血吸虫病
控制和消除适宜技术

主 编 杨 坤 李石柱

副主编 许 静 汪 伟 李 伟

编 委（以姓氏拼音排序）

操治国	安徽省血吸虫病防治研究所	刘金明	中国农业科学院上海兽医研究所
曹淳力	中国疾病预防控制中心寄生虫病预防控制所	钱熠礼	江苏省血吸虫病防治研究所
		任光辉	湖南省血吸虫病防治所
邓 瑶	江苏省血吸虫病防治研究所	施 亮	江苏省血吸虫病防治研究所
何 健	江苏省血吸虫病防治研究所	汪 伟	江苏省血吸虫病防治研究所
胡 飞	江西省寄生虫病防治研究所	汪天平	安徽省血吸虫病防治研究所
胡广汉	江西省寄生虫病防治研究所	王鑫瑶	江苏省血吸虫病防治研究所
贾铁武	中国疾病预防控制中心寄生虫病预防控制所	闻礼永	浙江省医学科学院
		许 静	中国疾病预防控制中心寄生虫病预防控制所
李 伟	江苏省血吸虫病防治研究所		
李春林	复旦大学	严晓岚	浙江省医学科学院
李胜明	湖南省血吸虫病防治所	杨 坤	江苏省血吸虫病防治研究所
李石柱	中国疾病预防控制中心寄生虫病预防控制所	袁 敏	江西省寄生虫病防治研究所
		张光明	安徽省血吸虫病防治研究所
梁幼生	江苏省血吸虫病防治研究所	张键锋	江苏省血吸虫病防治研究所
林丹丹	江西省寄生虫病防治研究所	张世清	安徽省血吸虫病防治研究所
林矫矫	中国农业科学院上海兽医研究所	周艺彪	复旦大学
刘 阳	四川省疾病预防控制中心	朱宏儒	江苏省血吸虫病防治研究所
刘建兵	湖北省疾病预防控制中心		

人民卫生出版社

图书在版编目（CIP）数据

血吸虫病控制和消除适宜技术 / 杨坤，李石柱主编
. —北京：人民卫生出版社，2020

ISBN 978-7-117-30115-2

Ⅰ. ①血… Ⅱ. ①杨…②李… Ⅲ. ①血吸虫病－防
治 Ⅳ. ①R532.21

中国版本图书馆 CIP 数据核字（2020）第 105264 号

| 人卫智网 | www.ipmph.com | 医学教育、学术、考试、健康，购书智慧智能综合服务平台 |
| 人卫官网 | www.pmph.com | 人卫官方资讯发布平台 |

版权所有，侵权必究！

血吸虫病控制和消除适宜技术

主　　编：杨　坤　李石柱
出版发行：人民卫生出版社（中继线 010-59780011）
地　　址：北京市朝阳区潘家园南里 19 号
邮　　编：100021
E - mail：pmph @ pmph.com
购书热线：010-59787592　010-59787584　010-65264830
印　　刷：人卫印务（北京）有限公司
经　　销：新华书店
开　　本：787×1092　1/16　印张：24
字　　数：599 千字
版　　次：2020 年 7 月第 1 版　2020 年 7 月第 1 版第 1 次印刷
标准书号：ISBN 978-7-117-30115-2
定　　价：70.00 元
打击盗版举报电话：010-59787491　E-mail：WQ @ pmph.com
质量问题联系电话：010-59787234　E-mail：zhiliang @ pmph.com

序

血吸虫病是一种呈全球性流行的被忽视的热带传染性寄生虫病；就其公共卫生和社会经济的重要性而言，为仅次于疟疾的全球第二大寄生虫病。目前，该病流行于全球 78 个国家和地区，感染者超过 1.4 亿人。2010 年，全球血吸虫病疾病负担约为 330 万伤残调整生命年（DALYs），在全部 20 种被忽视的热带病中列第 2 位。2012 年 1 月，WHO 发布《加快消除被忽视的热带病对全球的影响：行动路线图》，并和全球合作伙伴签署《抗击被忽视的热带病伦敦宣言》，加快了全球消除血吸虫病的步伐。2012 年 5 月 28 日，世界卫生大会通过了"2025 年全球消除血吸虫病公共卫生问题"的 WHA 65.21 号决议。2015 年 9 月 25 日联合国大会通过了《改变我们的世界：2015—2030 可持续发展目标》，将血吸虫病作为全球需重点防控的疾病之一。经过全球共同努力，2017 年全球血吸虫病疾病负担已下降为 108.9 万伤残损失健康生命年（YLDs）。

我国流行日本血吸虫病，该病在我国的流行历史可追溯到 2 100 年前。我国曾是全球血吸虫病疾病负担最重的国家之一。新中国成立前，流行区人民长期遭受血吸虫病的危害。新中国成立后，党和政府一贯高度重视血吸虫病防治工作。1955 年 11 月，党中央发出了"一定要消灭血吸虫病"的号召；1955 年底，中共中央防治血吸虫病领导小组成立，正式拉开了全国血吸虫病防治工作的序幕。自 20 世纪 50 年代以来，我国血吸虫病防治工作始终坚持"预防为主、标本兼治、综合治理、群防群控、联防联控"的方针，遵循"因地制宜、科学防治"的原则，按照"政府主导、部门协作、社会参与"的机制，历经"以钉螺控制为主的综合防治策略""以人畜化疗为主的综合防治策略"和"以传染源控制为主的综合防治策略"3 次防治策略调整，取得了举世瞩目的巨大成就。特别是自 2004 年以来，国务院将血吸虫病作为政府优先防控的四大传染病之一，并启动实施《全国预防控制血吸虫病中长期规划纲要（2004—2015 年）》。2014 年，中央政府将血吸虫病作为五大重大疾病之一予以重点防控，并在湖南长沙召开了全国血吸虫病防治工作会议，中共中央政治局常委、国务院总理李克强作出重要批示，批示指出："血吸虫病防治关系群众生命安全和全面实现小康社会目标。经过多年努力，防治工作取得显著成就，但巩固成果、完成消除血吸虫病的任务还很艰巨。值此攻坚制胜的关键时期，各有关地区和部门要牢牢把群众疾苦时刻放在心头，将打好血吸虫病歼灭战作为保障和改善民生的重大工程毫不松懈地抓实抓好。继续实施以控制传染源为主的综合防治策略，不断提高科学防控能力，切实阻断传播途径。继续着力提高基层防控能力，结合实施基本公共卫生服务项目加大治理力度。继续做好患者救治，特别是要为欠发达地区的困难群众提供帮扶。血防工作部际联席会议要加强指导，把防治规划和措施落到实处，将'瘟神'危害群众扫进历史，还一方水土清净、百姓安宁。"在党和政府的正确领导和关心支持下，经过农业、水利、林业、卫生等部门积极协作，广大血防工作者科学防治、精准施策，全国血吸虫病人数已从20世纪50年代初的1 100万例降至2018年的2万多例；截至2018年底，全国450个流行县（市、区）中，58.44%达到消除标准，27.56%达到传播阻断标准，2030年实现消除血吸虫病的目标仅剩"最后一公里"。

在近70年的血吸虫病防治历程中，我国广大血防工作者紧密结合现场防治需求、尊重科学规律，在灭螺技术、灭螺药物筛选、免疫诊断方法、化疗药物、健康教育和信息化管理等方面取得了一系列创新性成果，这些技术、方法和措施在我国血吸虫病防治工作的不同阶段发挥了重要作用，有力推动了我国血吸虫病防治工作进程。这些技术、方法和措施不仅在我国血吸虫病流行区现场得到广泛应用，部分技术和产品已经推广到"一带一路"沿线国家，在当地血吸虫病防治工作中发挥了重要作用。

但是，目前用于血吸虫病控制和消除的适宜技术和产品众多，不同技术的适用范围亦有所差异，且国内尚缺少有关血吸虫病控制和消除适宜技术的专题资料与专著。更重要的是，目前广大基层血防专业技术人员对诸多血吸虫病控制和消除适宜技术的操作规范、注意环节和优缺点尚不十分了解。鉴此，杨坤、李石柱等一批长期从事血吸虫病防治、科研、教学的专家和学者因时而动，根据多年防治经验，按照面向时代、面向防治、面向基层的原则，以保障广大人民群众身体健康的责任感和使命感，积极搜集文献资料，精心编撰完成了《血吸虫病控制和消除适宜技术》一书。该书翔实全面，注重实用，反映进展，图文并茂，是目前国内一部难得的血吸虫病防治技术专业参考书与实用性专著。该书填补了这个领域的空白。我相信该书的出版，必将为促进我国血吸虫病消除工作进程作出积极贡献，并在我国"一带一路"卫生健康合作重大战略中发挥重要作用。

中国疾病预防控制中心寄生虫病预防控制所（国家热带病研究中心）所长

《贫穷所致传染病》主编　**周晓农**

2020年2月

前　言

血吸虫病在我国分布广、流行重，我国曾是全球血吸虫病疾病负担最重的国家之一。据 20 世纪 50 年代统计，我国曾有血吸虫病患者 1 160 万余例，分布于南方 12 个省（自治区、直辖市）。经过近 70 年的不懈努力，特别是以传染源控制为主的综合防治策略和《全国预防控制血吸虫病中长期规划纲要（2004—2015 年）》的有效实施，有力推动了我国血吸虫病控制进程。截至 2019 年底，全国 12 个血吸虫病流行省（自治区、直辖市）中，上海、浙江、福建、广东、广西等 5 个省（自治区、直辖市）继续巩固血吸虫病消除成果，四川和江苏 2 省达到传播阻断标准，云南、湖北、安徽、江西及湖南 5 个省达到传播控制标准。由此可见，近 70 年的防治成效显著，全国实现消除血吸虫病的目标已经取得阶段性胜利。

我国血吸虫病防治实践表明，科学、有效的适宜技术是我国血吸虫病防控工作取得举世瞩目巨大成就的重要支撑。在我国血吸虫病防治进程的不同阶段，我国广大血吸虫病防治和科技工作者根据现场防治工作需求，充分发挥聪明才智，研发出一大批可解决现场防治工作中实际问题的适宜技术，从而推进了我国血吸虫病防控工作进程。目前，我国血吸虫病防治目标已由传播控制向阻断和消除迈进，现场防治也将从"粗放型防治"向"精准化防控"转变，如何针对不同流行程度阶段采取"高效、精确"的防控适宜技术，已成为解决血吸虫病现场防治实际工作中难点与问题的重大需求。在向消除血吸虫病进程迈进过程中，我国广大防治科研工作者研发出了一批可用于现场应用的适宜技术，这些实用和适宜的新技术、新方法、新工具的应用，显著提高了血吸虫病现场防治工作的效率、降低了防治投入成本，提高了防治工作的针对性和信息利用及管理水平，较大程度上推进了我国血吸虫病防治工作进程，已成为促进我国控制、阻断和消除血吸虫病进程的助推器，将在中国乃至全球消除血吸虫病进程中发挥重要作用。但至今尚无系统介绍我国血吸虫病控制和消除适宜技术的参考资料。

针对我国血吸虫病现场防治工作中这一现实需求、弥补国内尚无可参考的资料及工具书现状，我们邀请了国内从事血吸虫病流行病学、诊断、临床、健康教育和家畜血吸虫病防治、科研、临床和教学一线的专家和学者，在较系统全面收集相关资料的基础上，编写了此书，旨在抛砖引玉，为推进我国消除血吸虫病进程添砖加瓦。全书共有十三章，包括三方面内容：第一方面主要介绍全球和我国血吸虫病流行现状及消除规划，第二方面主要描述了我国血吸虫病监测体系，第三方面重点阐述了查灭螺、查治病、监测预警及处理、传染源控制、健康教育与健康促进和信息化管理适宜技术。本书对目前我国血吸虫病流行区现场应用的诸多适宜技术进行了较为系统的阐述，可供广大血防专业技术人员、临床医务工作者、疾病预防和控制工作者、畜牧兽医工作人员、林业血防工作者、水利血防工作者、预防医学科研和教学人员、医学院校寄生虫学与传染病学专业教师、研究生和本科生等参考之用。为突出实用性,本书对每种适宜技术的操作规范、注意环节和优缺点都进行了较为详细的描述,特别适合基层专业技术人员参考应用。

　　本书的出版得到了来自中国疾病预防控制中心寄生虫病预防控制所、中国农业科学院上海兽医研究所、复旦大学、四川省疾病预防控制中心、湖北省疾病预防控制中心、浙江省医学科学院、湖南省血吸虫病防治研究所、江西省寄生虫病防治研究所、安徽省血吸虫病防治研究所及江苏省血吸虫病防治研究所等机构的领导、专家、教授的大力支持;《中国血吸虫病防治杂志》编辑部的责任编辑在本书统稿和编辑、校对过程中付出了大量辛勤劳动;本书的出版获得了江苏省地方病协会和江苏省医学重点人才项目(ZDRCA2016056)的部分资助,在此一并表示感谢!

　　鉴于编者水平有限,同时又因编撰时间仓促,书中不妥和疏漏之处在所难免,敬请同道不吝赐教指正。

杨　坤　李石柱

2020 年 2 月

目　录

第 一 章

全球血吸虫病流行状况及消除

第一节　全球血吸虫病流行现状

一、血吸虫病概述

（一）血吸虫种类及生活史

血吸虫病（又称裂体吸虫病）是由裂体吸虫属血吸虫引起的一种寄生虫病，在全球范围分布广泛，严重影响人类健康和社会经济发展。感染人体的血吸虫有六种，即曼氏血吸虫（*Schistosoma mansoni*）、埃及血吸虫（*Schistosoma haematobium*）、日本血吸虫（*Schistosoma japonicum*）、间插血吸虫（*Schistosoma intercalatum*）、湄公血吸虫（*Schistosoma mekongi*）和几内亚血吸虫（*Schistosoma guineensis*），以前三种血吸虫引起的血吸虫病流行范围最大、危害最严重。

各种血吸虫生活史均包括虫卵、毛蚴、母胞蚴、子胞蚴、尾蚴、童虫、成虫等 7 个阶段，宿主包括中间宿主（淡水螺）和终宿主（哺乳动物）（图 1-1）。虽然各种血吸虫的中间宿主不

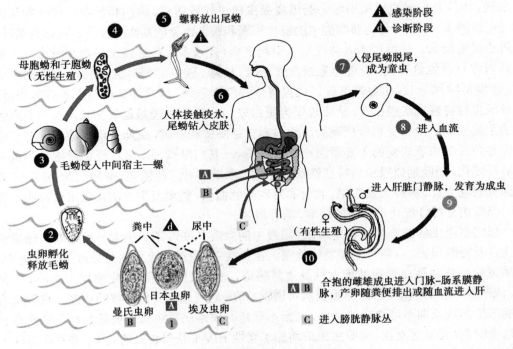

图 1-1　血吸虫生活史（来源：美国 CDC 网站）

同，但血吸虫和中间宿主的地理分布基本一致。血吸虫雄、雌成虫在终末宿主体内的静脉内交配产卵，虫卵随粪便或尿液排出体外，成熟的虫卵遇水孵化释放出自由游动的毛蚴，并主动钻入水中适宜的中间宿主淡水螺体内，发育成母胞蚴，通过无性繁殖产生子胞蚴进而发育成大量尾蚴，尾蚴离开淡水螺在水中自由游动，当人或其他哺乳动物接触水体时，尾蚴穿透皮肤，进入皮肤后即转变成童虫，并随后通过肺迁移至肝脏，进而在终宿主的肠系膜静脉、膀胱或盆腔静脉丛中合抱产卵（表1-1）。

表 1-1 3 种血吸虫生物学特征

特征	日本血吸虫	埃及血吸虫	曼氏血吸虫
形态	成虫表皮无细节 虫卵为卵圆形，侧棘短小	成虫表皮细节明显 虫卵纺锤形，一端有小棘	成虫表皮细节较小 虫卵长卵圆形，侧棘长、大
成虫寄生部位	肠系膜下静脉、门静脉	膀胱静脉丛、骨盆腔静脉丛	肠系膜上静脉、门静脉
虫卵在人体的分布	肠壁，肝	泌尿及生殖系统的器官	肠壁，肝
雌虫每日产卵量（只）	1 500～3 500	100～300	300～600
虫卵排出途径	粪	尿	粪
中间宿主	钉螺	水泡螺	双脐螺
保虫宿主	牛、猪、羊、马等40余种哺乳动物	猴、狒狒、猩猩等灵长类	猴、狒狒等灵长类、鼠等

（二）血吸虫病临床表现

根据血吸虫成虫寄生的部位，血吸虫病主要分两种类型，一种是肠道血吸虫病，由曼氏血吸虫、日本血吸虫、湄公血吸虫、几内亚血吸虫和间插血吸虫感染引起；另一种是尿路血吸虫病，由埃及血吸虫感染引起。肠道血吸虫病可导致腹痛、腹泻和便血。在晚期病例中常见肝脏肿大，并且经常与腹膜腔中的液体积聚和腹部血管的高血压相关。在这种情况下，脾脏也可能增大。尾蚴侵入人体皮肤后引起皮疹，皮疹多在接触疫水后数小时出现。童虫在体内移行可致血管炎，表现为毛细血管充血、栓塞、破裂、局部细胞浸润、点状出血和炎症，特别是肺部，引起出血性肺炎。成虫寄生在门脉系统，可致静脉内膜炎和静脉周围炎，另外成虫对肾脏也造成损害，临床表现为蛋白尿、水肿、肾功能减退等症状。虫卵是血吸虫病的主要致病阶段。受累最严重的组织与器官是肠壁和肝脏，虫卵周围形成肉芽肿和纤维化是导致血吸虫病病变的主要原因。重症感染者，其门脉周围出现广泛的纤维化形成干线型肝纤维化，是晚期血吸虫病特征性病理变化。窦前静脉广泛阻塞，导致门脉高压，患者在临床上表现为肝、脾肿大及腹壁、食管和胃底静脉曲张，甚至发生上消化道出血及腹水等症状。肠壁肉芽肿纤维化可导致肠狭窄、肠息肉等。

尿路血吸虫病的典型症状是血尿（尿液中的血液），在晚期病例中易被诊断出输尿管纤维化以及肾脏损害，后期可能并发膀胱癌。在女性中，尿路血吸虫病可导致生殖器病变，如沙质斑块和病理性血管可能使女性易重复感染，导致接触性出血、生育能力下降、异位妊娠、流产等。在男性中，尿路血吸虫病可诱发精囊、前列腺和其他器官的病变。这种疾病还可能产生其他长期不可逆转的后果，包括不孕症。尿路血吸虫病也被认为是艾滋病毒感染的危险因素，尤其是女性，血吸虫感染增加了女性 HIV-1 获得感染的几率，并且在 HIV-1 血清转换时提高了 HIV-1 病毒载量。在血吸虫病和艾滋病都流行的地区，血吸虫病似乎是艾滋病毒/艾滋病传播和进展的辅助因子。

二、全球血吸虫病疫情概况

（一）地理分布

血吸虫病呈世界性分布，热带和亚热带地区普遍存在，主要集中影响撒哈拉以南非洲地区的贫困和弱势群体。血吸虫病分布于78个国家和地区，全球受血吸虫感染的人口有8亿，每年有超过2.4亿人感染，需要治疗的血吸虫病病人90%以上生活在非洲。实际上，由于全球人口数量增加和受检测技术的限制，这些数据严重被低估。

按病种分，日本血吸虫病分布在亚洲的中国、日本、菲律宾和印度尼西亚，曼氏血吸虫病分布在非洲、南美洲和加勒比海地区，湄公血吸虫病分布于柬埔寨和老挝，间插血吸虫病分布在非洲中部的雨林地区，埃及血吸虫病分布在非洲及中东地区。我国只流行日本血吸虫病，历史上流行于长江中下游一带及其流域以南的湖南、湖北、江苏、浙江、安徽、江西、四川、云南、广东、广西、福建和上海等12个省、市、自治区。

（二）疾病负担

对血吸虫感染率的估计主要是基于发现虫卵的技术，但由于技术的缺陷，实际情况被低估。血吸虫病导致的死亡估计值在全球范围内每年在24 072和200 000之间变化，与感染相关的慢性疾病剥夺了个人和家庭的健康、学业和社会生产力，给流行地区造成严重疾病负担。据2010年世界卫生组织（WHO）报告，仅在非洲，血吸虫病每年导致28万人死亡。撒哈拉沙漠以南非洲地区居民的感染风险从2000年开始下降，但2012年估计仍有1.63亿居民感染血吸虫病。根据2014年Hotez等的估算，血吸虫病造成的疾病负担约为331万（95%CI：170万～626万）伤残生命调整年（DALYs）。事实上，由于血吸虫病对病人的影响是长期的，即使是进行了驱虫治疗，生长迟滞、认知障碍和永久的器官伤害以及增加的各种癌症患病风险等等因素均没有被考虑，因此血吸虫病所造成的疾病负担是被严重低估的。有专家认为，全球血吸虫感染人数应在4.4亿左右。

非洲54个国家中，51个流行血吸虫病，承担着世界上最沉重的血吸虫病疾病负担，但不同国家和地区间血吸虫病感染率和感染度差异较大。如突尼斯于1969年宣布已消除血吸虫病，最后一例本地病例发生于1981—1982年。阿尔及利亚、毛里求斯已处于消除血吸虫病状态但需要评估和验证。非洲目前病例主要集中在撒哈拉沙漠以南地区。Lai等研究表明莫桑比克学龄儿童血吸虫感染率最高（52.8%，95%CI：48.7%～57.8%）。低风险国家（学龄儿童感染率低于10%）包括布隆迪、赤道几内亚、厄立特里亚和卢旺达。据估计，每年需要吡喹酮治疗的学龄儿童为1.23亿（95%CI：1.21亿～1.25亿），整个人口数达2.47亿（2.39亿～2.56亿）。位于非洲东北的埃塞俄比亚，需要治疗血吸虫病的学龄儿童估计有1 310万，此外还有数百万成年人在流行区受到感染。按地区分，埃塞俄比亚全国833个地区中，有374个未发现肠道和尿路血吸虫病病例，分别有190个、153个、69个地区呈血吸虫病低度、中度和高度流行，剩下的地区是否流行血吸虫病尚未确定。

在亚洲，血吸虫病主要在中国、日本、菲律宾、印度尼西亚等国传播流行，日本是目前亚洲唯一一个消除血吸虫病的国家。在中国，日本血吸虫病主要分布在长江以南的12个省（自治区、直辖市），是亚洲血吸虫病流行最严重的国家。20世纪50年代初估计病人数达1 200万人，受感染威胁人口1个亿。经过多年防治，2015年中国顺利实现血吸虫病传播控制目标。2017年底，全国现有病人数估计为37 601人，包括29 407例晚期血吸虫病病例。

近年来中国血吸虫病流行情况呈持续下降趋势，但是部分地区仍然存在疫情反弹的风险，实现传播阻断乃至消除目标仍面临不少挑战。在菲律宾，日本血吸虫病流行于28个省份，其中高度流行（感染率>5%）、中度（1%～4.9%）、低度或接近消除水平（<1%）的省份分别有10个、6个、12个，受威胁人口1 200万。水牛在菲律宾血吸虫病传播中发挥重要作用，qPCR和福尔马林 - 乙酸乙酯沉淀试验表明部分地区牛的感染率可达50%以上。在印度尼西亚，血吸虫病主要在该国的纳普（Napu）、林杜（Lindu）、巴杜（Badu）三地流行，2008—2011年，纳普的感染率为0.3%～4.8%，林杜的感染率为0.8%～3.2%，巴杜于2008年首次被认为是新的流行区，当时居民感染率为0.5%，2010年则上升至5.9%。湄公血吸虫病仅在老挝人民民主共和国南部的一个省（2个区）和柬埔寨北部的两个省（6个区）流行，大约有20万人处于感染风险。基于化疗的控制活动使得两国血吸虫病的感染率均已降至5%以下。

在拉丁美洲及加勒比海地区，有10个国家和地区流行曼氏血吸虫病。据估计，巴西、委内瑞拉约有1 600万人需要预防性服药，苏里南和圣卢西亚可能还有部分残留地区有血吸虫病传播，其他六个国家和地区包括安提瓜和巴布达、瓜德罗普、马提尼克、蒙特塞拉特、波多黎各、多米尼加可能已经消除血吸虫病，但需要通过进一步的查阅档案和流行病学调查进行验证。

血吸虫病是一种贫穷所致疾病，患病使受感染者贫困，反过来又增加了感染风险，医疗资源和医务人员有限的地区的贫困和不发达使问题更加复杂。在尼日利亚西南部，血吸虫感染的流行率从收入超过1 600美元的家庭的1.5%增加到收入低于600美元的家庭的70%。血吸虫病主要影响儿童和成年人以及稻农和渔民等高风险职业群体中的个体。学龄儿童由于经常接触含有血吸虫尾蚴的水体和低水平的获得性免疫力而特别容易受到感染，学龄前儿童也是血吸虫病的高危人群；在成年人中，20岁以上的个体血吸虫感染的概率最高，男性的感染率普遍高于女性。妇女由于在自然水体中洗衣服、洗器具，感染血吸虫后可能发展成为女性生殖器血吸虫病，并成为艾滋病毒 / 艾滋病传播的协同因子。近年来，由于出国务工、旅游等原因，境外感染血吸虫病的病例报告越来越多。不少游客感染血吸虫但因症状较轻而被漏诊或者误诊，在来自非洲的无症状旅行者中，据报道有多达11%的人被感染，且男性感染血吸虫的风险是女性的两倍。欧洲移民中发现血吸虫病感染病例比较常见。

三、防治策略和主要措施

（一）防治策略

理论上，阻断血吸虫生活史的任一环节均可阻断血吸虫病传播。但随着社会经济、防治技术、卫生体系的发展等，全球血吸虫病防治策略也是不断发展和变化的。

历史上，各国对于血吸虫病的防控主要采取以下措施，一是终末宿主体内的寄生虫的干预，二是对中间宿主螺的干预，目的是降低发病率和减少传播。埃及、日本最早于20世纪早期采取干预措施试图控制血吸虫病。1920年，埃及首次使用静脉滴注酒石酸锑剂对成人和儿童实施大规模治疗干预。随后，一些国家项目开始用化疗和 / 或媒介控制辅以健康教育的方式控制血吸虫病。自1948年成立以来，WHO就认识到血吸虫病的公共卫生意义，制订了一系列的文件和指南指导血吸虫病流行国家开展血吸虫病干预和控制。在1984年以前，防治血吸虫病的目的是为了阻断其传播，但由于当时治疗血吸虫病的药物毒性较大，且疗效不够理想，防控策略重点放在消灭中间宿主媒介上。

随着安全有效的血吸虫病治疗药物如硝唑、甲硝酸盐、奥沙尼奎和吡喹酮的问世及价格下降，且人们意识到在资源有限、流行非常严重的国家/地区，彻底阻断血吸虫病非常困难，1985年，WHO 调整了血吸虫病防治目标和策略，把以媒介控制为主的消灭血吸虫病策略调整为以化疗为主的病情控制策略。在中国和埃及，通过扩大预防性化疗以控制血吸虫病的防治项目取得了很大成功，血吸虫病疫情显著下降。随后，由于吡喹酮价格大幅下降，加上越来越多的宣传和国际组织/基金会为控制被忽视热带病（NTD）提供资源，撒哈拉以南非洲很多国家重新启动了血吸虫病控制项目。该策略将在一段时期内成为撒哈拉以南非洲大部分国家开展血防的主要策略。为有效控制病情，2001年世界卫生大会通过了 WHA 54.19 决议，鼓励成员国血吸虫病和土源性蠕虫病的学龄儿童化疗覆盖率至少达到75%以上。自此，在血吸虫病控制倡议（Schistosomiasis Control Initiative，SCI）、美国国家发展机构（USAID）以及英国国际发展部（DFID）的大力支持下，全球血吸虫病化疗的规模得到扩大，特别是 Merck 公司自2008年起承诺捐赠的吡喹酮片剂进一步扩大了化疗规模。

鉴于日本、中国、摩洛哥、埃及等国家在血吸虫病防控取得显著成就，越来越多的呼声认为：血吸虫病是一种可以被消除的热带传染病。2012年5月，WHA 通过了 WHA 65.21 决议，号召血吸虫病流行国家加大防控和监测力度，整合资源加强综合治理、启动血吸虫病消除运动。

（二）主要措施

2012年，WHO 发布了《2001—2011年血吸虫病防控进展及2012—2020年战略计划》，提出全球无血吸虫病的愿景，并提出以下目标：2020年全球控制血吸虫病疫情；2025年全球消除血吸虫病公共卫生问题；到2025年，在 WHO 的美洲区、东地中海区、欧洲区、东南亚区和西太平洋区以及非洲部分国家阻断血吸虫病传播。为实现以上目标，希望在所有流行国家扩大控制和消除活动，保证吡喹酮供应量和所需的资源。

1. 以疾病控制为目标 预防和降低血吸虫病引起的病情最快速有效的方式是用吡喹酮进行化疗。对需要预防性化疗的人群进行阶段性的规模化治疗过程如下：

（1）在血吸虫病传播的地区启动大规模治疗，面临的挑战是扩大治疗，实现对流行区100%的地理覆盖。

（2）根据当地的考虑，国家卫生系统内可以适当地调整最小干预包，但至少要服用吡喹酮；

（3）在国家覆盖率达到75%且能维持几年的地方，如果传播仍然较高，需要衡量开展治疗的培训工作和其他补充控制措施。

持续的75%的覆盖率将会显著降低感染率和感染度，重度感染的人群比例将达到5%以下，达到这个阈值，目标人群中的疾病控制就会实现。血吸虫感染度的划分依据如下（表1-2）。

表1-2 血吸虫感染度划分

血吸虫病	轻度感染	中度感染	重度感染
肠道血吸虫	1～99个虫卵/克粪便	100～399个虫卵/克粪便	≥400个虫卵/克粪便
尿路血吸虫	<50个虫卵/10ml尿液	—	≥50个虫卵/10ml尿液

为了评估血吸虫病控制项目实施的进展，需要强有力的监督评价系统以及时发现感染率和病情指标的变化情况，这样的系统可用于随访学龄儿童，特别是小学一年级注册的学龄儿童。在那些处于感染风险的人群，如渔民或者灌溉工人，可以定期随访。

2. 以消除血吸虫病公共卫生问题为目标　在通过预防性化疗血吸虫病病情得到控制的地区，应进一步降低重度感染的感染率使其低于1%以下，从而消除血吸虫病公共卫生问题。为了达到这一目标，除预防性化疗外，强烈推荐实施其他公共卫生措施作为补充。残存的血吸虫病传播区域将逐步缩小，传播的集中性将逐渐变强。在这样的热点地区，需要集中实施更加综合的措施（预防性化疗和补充的公共卫生干预），化疗策略将要从全面化疗调整为对那些感染的或者有疫水接触的高危人群进行化疗。在那些动物传染源发挥作用的流行地区，有必要治疗动物或者预防他们与含有寄生虫卵的环境接触。在这些流行病学环境，监测监督至关重要，以识别疫点并采取适宜的干预措施。

3. 以传播阻断为目标　在通过化疗实现血吸虫病病情控制和消除公共卫生问题的国家，应启动传播阻断项目，即当地感染的发病率降至0。在这一阶段，应实施更加综合的对策。化疗需要加强，目标人群要扩大，化疗频率要增加。必要的话，反复治疗的时间间隔应短于12个月。在某些情况下，提供饮用水以避免接触疫水，提供足够的卫生设施减少对水体的污染，实施对螺的控制，消除媒介在血吸虫病传播中的作用。强化监测识别传播疫点并加强控制措施。在低度流行区，低度感染可能比较多，寄生虫病学诊断技术可能不够敏感。这就需要用新的诊断工具和／或者算法和有助于识别传播热点的技术，以加强干预。

4. 以消除为目标　在几个血吸虫病流行国家，已经10年以上没有本地感染的新病例报告。在其他国家，病情得到有效控制并通过努力阻断传播。在这些情况下，用建立的特定的验证程序确定传播已经被阻断是十分重要的。这就需要尽快确定监督的工具和策略，判断传播阻断和消除验证的标准。

5. 消除后监测　在确认血吸虫病传播已经被阻断的地区，公共卫生措施规模会缩小，但监测应在所有以前流行的地区逐步加强，以及时发现疫情或者预防从流行区的输入。防控项目中的监督评价主要是通过组织监测点以评估感染指标的下降，监测则需要更加广泛、系统和敏感，目的是发现任何新的感染，理想状态下，需要整合到常规卫生系统中。例如，血吸虫病应作为依法报告的疾病，这样任何感染的个体，接诊医生都应报告给国家当局并采取适宜的措施。监测是一个消除项目的基本内容。鉴于再发或者输入性的情况存在，监测应该在大部分地区实施很多年，所有的干预都旨在阻断血吸虫病传播。

四、全球防治工作进展

血吸虫病作为最普遍的寄生虫感染之一，被WHO列为被忽视的热带病。病原体复杂多样、缺乏强有力的国际地位，无可靠的统计数据以及难以准确发音的疾病名称是这类疾病被忽视的原因。根据2015年WHO成员国残疾调整生命年（DALYs）、生命年损失（YLL）和因残疾损失年（YLD）的数据估计显示，在NTDs中排在前三位的是：土源性蠕虫病（DALYs＝444.34万、YLL＝44.95万、YLD＝399.40万）；血吸虫病（DALYs＝351.39万、YLL＝104.22万、YLD＝247.17万）；登革热（DALYs＝261.01万、YLL＝184.88万、YLD＝76.13万），可以看出血吸虫病造成了巨大因病致残致死的危害。

WHO对于预防性化疗的原定最低指标是：到2010年，有发病危险的国家实现有至少75%，乃至100%的学龄儿童定期进行化疗。然而，截至目前仍未达到该设定目标值。据统计，2010 年全球只有 12.2% 具有血吸虫感染风险的人接受了吡喹酮的预防性化疗，造成该情况的主要原因在于全球范围内吡喹酮的供不应求。这种短缺成为阻碍许多流行国家控制血吸虫病的首要问题。尽管如此，预防性化疗在控制全球血吸虫病方面仍取得了重大进展。2017 年，据统计全球 9 869 万人接受了治疗，包括 8 182 万名学龄儿童和 1 685 万名成年人，学龄儿童的覆盖率达到 68%，全球覆盖率达 44.9%，非洲区域的覆盖率高达 57%。在接受吡喹酮治疗的人群中，WHO 非洲区占了全球的 88.3%，又以尼日利亚（1 370 万）、刚果民主共和国（820 万）、坦桑尼亚（690 万）、乌干达（680 万）和埃塞俄比亚（570 万）居多。

在亚洲地区，老挝和柬埔寨的首例血吸虫病例分别发现于 20 世纪 50 年代、60 年代。之后，两个国家均采取 WHO 推荐的策略，成功降低了国内的血吸虫病流行率。1989 年，老挝卫生部在 WHO 的支持下，在两个主要流行区（Khong 和 Mounlapamok）开展了以第一次化疗干预、卫生管理、健康教育和促进为内容的综合防治计划，干预每年进行一次。直到 1999 年调查显示，监测村的血吸虫感染率降至 2%。后期由于财政支持减少，两个流行区的感染率迅速回升。2007 年，老挝卫生组织和其他合作伙伴重新设立第二个干预计划，对 5～60 岁的人进行吡喹酮干预，平均覆盖率>80%，最终 2016 年所有地区感染率降至 10% 以下；2017 年，感染率低于 3%；2018 年，只有不到 6% 的村民受到感染，总体感染率为 3.2%。没有诊断出高感染度的病例。同样，柬埔寨也通过建立大规模吡喹酮治疗、结合信息和教育活动解决了湄公河血吸虫病的公共卫生问题，感染率迅速下降。1995—2018 年的湄公河血吸虫感染率在四个监测点大幅从 70% 下降到 1% 以下。中国血吸虫病防控活动始于 20 世纪 50 年代，先后经历了以钉螺控制为主的消灭策略（20 世纪 50 年代至 20 世纪 80 年代早期）、以化疗为主的病情控制策略（20 世纪 80 年代中期至 21 世纪初）、以传染源控制为主的综合防治策略，每个策略在当时均发挥了重要作用，有力地推动了血吸虫病防控进程。为进一步降低血吸虫病疫情，中国自 2004 年开始全国范围内实施以传染源控制为主的综合防治新策略，病原学阳性者从 2004 年的 18 952 人下降至 2018 年的 8 人，急性血吸虫病人由 2004 年的 816 例下降为 0，全国实现了血吸虫病传播控制目标，86%（387/450）的流行县达到传播阻断或者消除标准。

事实上过去几年中，一些血吸虫病流行国家已未出现新的本土病例。在 WHO 非洲区，自 1991 年，毛里求斯就未在学龄儿童中发现新的血吸虫病病例，提示该国血吸虫病已经被消除。同样，阿尔及利亚也已无病例报告。在 WHO 的美洲区，安提瓜、多米尼加、瓜德罗普、马提尼克、波多黎各等均已无血吸虫病病例报告。WHO 东地中海区域包括约旦、伊朗、摩洛哥和突尼斯在内的几个国家似乎也阻断了血吸虫病传播。在 WHO 欧洲区，土耳其至少已连续 50 年未发现本地病例。在西太区，只有日本和马来西亚似乎消除了血吸虫病。所有这些国家，都需要确认传播状态，并决定这些国家是否应已无血吸虫病流行。

与此同时，全球血吸虫病流行的国家中，有 51 个位于非洲，其血吸虫感染者约占全球总感染人口数的 97%。非洲国家目前主要采取药物化疗为主的国家血吸虫病防治战略，但非洲各国收入低，无法负担起平均治疗费用估计为 0.20～0.30 美元的吡喹酮治疗。为此，WHO 建立了一个药物化疗实施联合机制，各国如果希望通过 WHO 获得预防性化疗药物的捐赠，需要至少在预防性化疗干预实施前 6～8 个月（不能晚于每年的 8 月 15 日）向 WHO 提出申请，以便评估和认可，安排药物生产、运输等。通过该平台，许多合作伙伴为控制及消灭血吸虫捐赠了吡喹酮及其他相关资源，成为扩大化疗规模的促进因素。非洲血吸虫病流行地区控制疫情的主要措施是以学校为基础的药物化疗。但由于各国缺乏政策环境、财政来源，人民血防知识贫乏，失学率高，同时吡喹酮无杀卵作用，对童虫杀灭效益不佳等一系列缺点的交互影响，使得化疗药物覆盖率低，无法实现预防血吸虫反复感染和阻断传播。此外，非洲地区学龄前儿童、孕妇及其他高危人群、药物运输链不易抵达的偏远地区的人群容易被忽视而无法得到吡喹酮治疗。

预防性化疗是对血吸虫感染的一种强有力但效果短期的控制策略，不能有效避免感染和再感染。因此长期解决方案（改善卫生条件、提供安全用水和卫生设施）就成为保持发病下降趋势的关键。目前有不少国家和地区发表有关 WASH 的研究成果，尤其是非洲各国，这也从侧面反映出在 WHO 提出 WASH 战略后全球的积极响应。

五、全球消除血吸虫病所面临的挑战

（一）防控体系不健全

大部分血吸虫病流行国家的公共卫生系统不完善，未建立有效覆盖全国的疾病防控体系，因此很多血吸虫防控措施很难在基层得到落实。现阶段很多国家和地区的血吸虫病监测体系非常不健全，如不能对所有疑似血吸虫病例开展实验室检测，或只有基于简单的病例报告系统，有的虽建立了网络报告系统但数据上报严重滞后，严重影响了后续响应干预措施的准确开展，从而不能及时阻断血吸虫病的传播和流行。

（二）受重视程度不够

血吸虫病作为一种被忽视的贫困病，在全球范围内并没有受到足够重视，从而导致其相关产品研发、防治宣传等项目的实施备受阻挠，一些较落后地区依然在依靠地表水进行生活，这就极其需要政府的重视，进行基本的公共卫生改造。如今，血吸虫病的消除工作进入了一个新时期，各国开始逐步确立消除血吸虫的目标并为之努力，全球消除血吸虫病工作进入最后的关键时期，此时，更需要国际以及本国政府对于血吸虫病防控的关注与经费投入，如果不能保证，将对各地保持血吸虫病防控机构和稳定防控人员等方面带来不利影响，对保障多年来的血防成果产生威胁。

（三）化疗药物缺口严重

很多血吸虫病流行国家特别是非洲国家血防工作主要依靠外部资助开展，资助形式多为药物捐赠，且一旦资金停止，血防成果将难以巩固。由于药品实际需求缺口较大，2017 年全球血吸虫病化疗覆盖率仅为 44.9%，大量风险人群得不到及时化疗。非洲国家目前预防性化疗目标群体主要覆盖学龄儿童、渔民、农民和家庭主妇等，其他高危人群难以得到及时化疗。对于感染艾滋病毒的妇女而言，极易尿路感染血吸虫，因此在埃及血吸虫病流行地区，吡喹酮治疗尿路感染血吸虫的需求很大。此外，由于缺乏吡喹酮儿童用药原则和相关配套法规支撑，婴儿和学龄前儿童治疗同样存在缺口。

（四）防治水平参差不齐

无论是各国之间，还是国内各省（或地区）之间，血吸虫病的严重程度千差万别，由于低流行区本身具有血吸虫病传播的自然条件，如果高流行区的疫情向其扩散，就可能引起血吸虫病的暴发。现如今，人员的外出流动，物品的跨区交易，甚至单纯沿河流传向下游和对岸都可能将传染源从高流行区向其他地区扩散。此外，全球吡喹酮的供应量不足，非洲地区化疗覆盖率距离 WHO 所要求的 75% 的覆盖率尚有较大的差距。所以世界各国应联合起来，动员所有可以动员的力量和资源，攻坚克难，为实现消除血吸虫病目标共同努力。

（五）疫情反弹的风险

血吸虫病的传染源种类众多，其终末宿主除人外，尚有许多种哺乳动物，作为传染源的家畜尚且可以进行控制，但仍存在一些野生动物的感染可以形成独立的传播链，导致血吸虫病继续传播，续而引起疫情反弹。除部分经济收入较好的国家/地区外，很多流行国家卫生状况堪忧，媒介控制很少或仅小范围内实施，血吸虫病流行的环节和危险因素均存在。这可能会导致低水平流行在一定范围内维持较长时间，稍微地松懈都会引起血吸虫疫情回升，增大了治理的难度。

（六）群众查治病依从性差

由于 21 世纪经济的快速发展，国际交流、外出旅游和务工的人员不断增加，流行地区常住人口逐年减少，血吸虫病查病对象数量随之减少且较为固定，目前，血吸虫病查病依然依赖于传统的病原学检查技术，流行区群众接受查病意愿较低。虽然化疗药物吡喹酮安全高效，但气味难闻、味苦，单次服药剂量大，服药后可能出现恶心、呕吐等不良反应，降低了化疗对象的依从性。

六、展望

2013 年，WHO 召开理事大会通过决议，将全球消除血吸虫病规划列为优先重点工作，到 2020 年，所有流行国家血吸虫病的病情得到有效控制，2025 年所有国家消除血吸虫病，这注定将是一段曲折难行之路。至今，全球血吸虫病防控虽然取得了令人可观的成就，但要实现消除血吸虫病的既定目标依然任重道远。阻碍各国如期实现消除血吸虫病的因素有很多，除了流行区域特有的自然环境条件、难以改变的居民生活习惯外，国内外的资金和政策支持等都会对血吸虫病防控产生巨大影响。全球血吸虫病防治工作面临着一个全新的挑战，就是血吸虫病的消除之路进展到了最终攻坚的阶段，稍有松懈，就可能毁掉我们多年来在防治血吸虫病道路上所付出的辛苦工作、投资和成就。因此，各个国家和国际社会必须共同关注，认清当前形势，开展一系列行之有效的血吸虫病控制工作：

（1）各国政府应提高对血吸虫病防控的重视程度，在法规、规划、经费和项目实施上给予保障，建立完善的工作机制，卫生、农业、教育、交通、水利、林业、国土等加强配合，动员一切可以使用的资源，攻坚克难推动血吸虫病消除进程；

（2）完善血吸虫病防控体系，对于血吸虫病防控项目加大经费和人员投入，特别注意提高基层人员的待遇问题，确保各项防控措施落实到位；

（3）针对当前血吸虫病防控中所存在的薄弱环节，应逐步建立以病例为核心的监测响应体系，保证监测的敏感性和响应的及时性，有效阻断疾病的传播，同时加强药物灭螺的实施力度与效果，保证螺的消除或低密度水平；

（4）加强对创新性研究的关注和投入，特别是加快血吸虫疫苗和新型诊断产品、灭螺药物、媒介检测技术研发，以应用于血吸虫的现场防控，加快全球消除血吸虫病进程；

（5）加强国际合作和交流。已经取得显著成就的国家，需要总结凝练防控经验和教训，分享给东南亚、非洲各国，并对严重流行国家设立国际援助项目，推进全球化消除血吸虫病。

总之，实现全球血吸虫病的消除，是一项伟大而艰巨的任务，需要采取谨慎的态度，实施科学的防控策略，投入足够的人力物力，方能最终实现全球无血吸虫病的宏伟目标。

第二节 中国血吸虫病流行现状

一、背景

血吸虫病也是一种古老的疾病。其中日本血吸虫病主要流行于中国、菲律宾及印度尼西亚，是严重威胁我国人民身体健康和阻碍社会经济发展的重大传染病。在中国，分别在1972年出土的湖南长沙马王堆西汉女尸和1975年出土的湖北江陵西汉男尸直肠和肝脏内发现血吸虫虫卵，确证中国在2 100多年前就流行血吸虫病。由于日本血吸虫病在20世纪初才逐渐被医学界认识，传统医学并无血吸虫病病名的记载，中医研究者通过血吸虫病各个时期临床症状，尤其是晚期血吸虫病患者肝脾肿大、腹水的症状结合血吸虫病流行的地方聚集性而在中医文献中查找线索，借此推断血吸虫病流行的大致年限，因此有其局限性。正如寄生虫病学家E.C.Faust所言，血吸虫病可能和人类历史一样久远。

二、我国血吸虫病流行状况

（一）我国血吸虫病流行分布

20世纪30年代开始，陆续在各省开展血吸虫病调查，至1949年，我国江苏、浙江、安徽、江西、湖北、湖南、四川、广西、云南、广东、福建、台湾和上海等13个省、市均为血吸虫病流行区，估计约1 000万人受到感染，导致200万人口死亡。同时，有关钉螺生态学的调查也在进行。John于1934年3月至1935年4月，在浙江KUTANG（一个典型的血吸虫病流行区）开展了中间宿主的生态学调查。内容包括生态习性、感染率、繁殖期及其他生物学因素。调查结果显示，钉螺沿沟渠两岸分布，适宜钉螺孳生的条件是水流速较缓的中渠两岸，且植被好、土壤疏松。

我国学者在长江以南一带进行日本血吸虫病调查，肯定了钉螺分布与血吸虫病分布的一致性以及钉螺与水系的关系，这对我国血吸虫病防治提供了现代医学的基础和流行病学资料。在这一阶段中，由于当时政府不重视血吸虫病防治工作，调查研究也很有限，血吸虫病的流行因素与规律不很清楚。

中华人民共和国建立后，通过大规模普查，证实我国南方的湖南、湖北、江西、安徽、江苏、浙江、福建、广东、云南、四川、上海和广西等12省、市、自治区的373县（市）有血吸虫病流行，累计感染者达1 180万，有钉螺面积为147亿 m²，受威胁人口在1亿以上，查出病牛120万头。流行范围，北至江苏省宝应县（北纬33°15′），南至广西的玉林县（北纬22°5′），东至上海市的南汇县（东经121°51′），西至云南的云龙县东经99°50′）。流行区最低海拔为零（上海市），最高达3 000m左右（云南省）。严重流行区主要位于长江沿岸及湖沼地如洞庭湖和鄱阳湖等。

（二）我国血吸虫病流行区分类

我国血吸虫病流行有典型的地方性，它与钉螺的分布基本一致。根据地理环境、钉螺分布特点和血吸虫病流行特征，我国血吸虫病流行区可分为水网型、湖沼型和山丘型三种类型。2017年全国实有钉螺面积363 068.95hm²，其中湖沼型、水网型、山丘型有螺面积分别为344 337.41hm²、108.44hm²和18 623.10hm²，分别占全国总有螺面积的94.84%、0.03%和5.13%。湖沼型流行区钉螺主要分布在垸外环境，有螺面积323 052.84hm²，占湖沼型流行区总有螺面积的93.82%（表1-3）。

截至2017年底，全国450个流行县（市、区）中，215个（47.78%）达到消除标准，153个（34.00%）达到传播阻断标准，82个（18.22%）达到传播控制标准。广东、上海、福建、广西和浙江5省（直辖市、自治区）先后达到了血吸虫病传播阻断标准，为血吸虫病监测巩固地区。上海、浙江、福建、广东、广西已达到消除标准，四川、江苏、湖北、云南、安徽、江西先后达到传播控制标准。疫区范围大幅度缩小的同时，疫情显著减轻，有症状的病例和晚期病例显著减少，疫情降至历史最低水平。

表1-3　2017年全国实有钉螺面积分布情况

省（直辖市、自治区）	总面积/hm²	湖沼型流行区/hm²		水网型流行区/hm²	山丘型流行区/hm²
		垸内	垸外		
上海	1.70	0.00	0.00	1.70	0.00
江苏	2 461.20	0.00	2 342.55	106.19	12.46
浙江	74.76	0.00	0.00	0.55	74.21
安徽	26 520.76	0.00	23 036.01	0.00	3 484.75
福建	2.00	0.00	0.00	0.00	2.00
江西	83 359.11	0.00	80 928.2	0.00	2 430.91
湖北	68 281.68	20 625.27	45 176.53	0.00	2 479.88
湖南	173 129.41	659.30	171 569.55	0.00	900.56
广东	0	0.00	0.00	0.00	0.00
广西	6.61	0.00	0.00	0.00	6.61
四川	7 831.51	0.00	0.00	0.00	7 831.51
云南	1 400.21	0.00	0.00	0.00	1 400.21
合计	363 068.95	21 284.57	323 052.84	108.44	18 623.10

张利娟等，2017年全国血吸虫病疫情通报，中国血吸虫病防治杂志。

（三）我国血吸虫病流行特点

我国钉螺孳生地按其孳生的环境可分为水网型、湖沼型、山丘型等3种类型。其中，水网型的水系由河道及灌溉沟渠组成，纵横交错，常与江河湖泊相通。湖沼型的水系，面广量大，大量的滩面呈夏水冬陆，水位落差难以控制。山丘型的水系分布于山区的山坡、水溪以及山坳田间，水系较为独立，自成体系。

1. 水网型　又称平原水网型，主要指长江与钱塘江之间的长江三角洲的广大平原地区。这类地区气候温和，雨量充沛。在水网地区，钉螺主要沿河道和灌溉系统呈线状分布。由于河道的纵横交错，使这一地区的钉螺分布在宏观上呈网状分布，或相互蔓延。在地势较平坦的斜坡、水流缓慢的河道、沟渠及浅滩、稻田进出口、涵洞、节制闸、低洼水宕和未垦植的荒地等处钉螺密度较高。河边乱石、树木、码头等处，钉螺常可隐匿其中。钉螺有沿水线上下移动的趋势，水位上涨，钉螺被淹没，水位下降，钉螺被暴露在岸上。较大的河道或水流较急的沟渠，不利于钉螺孳生。日潮差大于1m以上或波浪经常冲刷处以及与河、沟不通的死水塘没有钉螺孳生。

2. 湖沼型　在湖沼地区，钉螺呈面状分布，且范围较大。通常，钉螺分布在洪水线以下枯水线以上的一定范围的滩地上，洪水线以上地势较高的滩地以及枯水线以下的低洼滩地往往没有钉螺。一年水淹时间超过 7～8 个月的地方，无钉螺孳生；水淹 2 个半月至 5 个月的高程内钉螺最多；一年之中水淹日数极少的地带一般也无钉螺孳生，即使有钉螺孳生，其死亡率极高。在滩地高程较高的湖南和湖北，有些湖滩钉螺分布呈现"两线三带"的状态。"两线"指最低有螺线与最高有螺线，"三带"为上稀螺带、密螺带及下稀螺带。江西鄱阳湖区河边滩地地势稍高，一年中水淹次数较多但时间不长，则钉螺较多，活螺密度也高；河湖间滩地地势高度次于河边滩地，则钉螺较少，活螺密度较低；湖中滩地地势较低，则钉螺很少，活螺密度也低。钉螺分布除与滩地高程有关外，还与植被及其周围地势有关。根据 1992 年在安徽东至县七里湖江外滩的调查，滩地植被不同钉螺分布也不同，表现为芦滩钉螺最多，活螺密度最高，其次为草滩和柳林滩，再次为水杉、意大利白杨滩，油菜套种地的钉螺数和活螺密度极低。在已开垦的滩地，钉螺主要分布在沟渠中。堤脚河套及滩地坑洼因积水时间长，常无钉螺孳生。湖沼地区血吸虫病流行与其地理环境特点密切相关。按地形特点，疫区可分为洲岛亚型、洲滩亚型、洲垸亚型和垸内亚型。洲岛亚型疫区四周环水，被有螺洲滩包围，汛期形成孤岛，交通不便，当地居民及家畜上洲活动及接触疫水频繁，人畜粪便污染严重，以当地的病人和病畜为主要传染源，故流行程度最为严重。洲滩亚型疫区洲滩面积大，湖草茂盛，耕牛数量大，既有外来牛，又有本地牛，故病牛是最重要的传染源；居民感染率与村庄离易感染洲滩远近密切相关，村、洲间距离<500m 的沿湖一线居民感染率可达 15%～30%。洲垸亚型疫区多由围湖而成，垸外洲滩面积大、外来耕牛多，湖上流动渔船民不仅感染严重，且多直接排粪于水中，所以病牛和流动渔船民等外来人群是该类疫区的主要传染源；居民感染率也以沿堤一线为高，二线次之，但普遍低于洲滩型疫区。垸内亚型疫区的主要威胁在于钉螺孳生地和易感地带靠近村庄，易发生人畜感染。

3. 山丘型流行区　根据地貌、环境特征、钉螺分布和孳生特点，山丘型血吸虫病流行区又可分为平坝、丘陵和高山三种亚型，不同亚型其流行病学特点各有不同。平坝亚型钉螺主要孳生在灌溉沟渠，高山亚型钉螺成块状或者点状分布，主要分布在梯田埂、荒地、烂泥田、渗水荒坡等环境，丘陵亚型钉螺沿水系散在分布，稻田、荒地是主要的钉螺孳生地。历史上平坝亚型流行区血吸虫病人为主要传染源，疫情最为严重；高山亚型牛、羊等家畜为主要传染源；丘陵亚型则以耕牛和人为主要传染源。随着防治工作的不断深入和社会经济的不断发展，各亚型的流行态势发生了极大的变化，平坝亚型由于经济发展快，疫情下降幅度也快，防治重心逐步从平坝亚型向高山亚型和丘陵亚型转变，但整体来说，血吸虫病流行强度大幅度降低。2004 年第三次全国流行病学调查结果显示四川省居民和耕牛感染率分别较 1995 年下降了 55.21% 和 56.61%，云南省则分别下降了 60.6% 和 72.56%，但从各亚型看高山亚型仍为重点防控地区。通过血吸虫病中长期规划的实施，各地开展了以传染源控制为主的综合治理措施，截至到 2017 年，浙江、福建、广东、广西等省区全部实现消除，四川和云南两个山区省的 81 个血吸虫病流行县（市、区），已有 39.5% 的县达到消除标准，51.9%的县达到传播阻断标准，其余 7 个县达到传播控制标准。但由于山丘型血吸虫病流行区中丘陵亚型和高山亚型自然环境复杂、社会经济发展较平坝地区落后，动物传染源种类多等因素，疫情极易反复。对照血吸虫病"十三五"规划和三年攻坚行动的任务和目标，仍然面临极大的挑战。

三、我国血吸虫病防治策略的发展

我国血吸虫病流行区分布广泛，传染源众多，不同地区流行因素差别很大。从 1955 年起确定了以消灭钉螺为主的综合性防治策略来阻断血吸虫病的传播。当时使用的杀螺剂灭螺或改变钉螺孳生环境等措施造成了环境的污染和破坏。特别是1975年，国家制定了以消灭钉螺为主要指标来考核血吸虫病防治成效的方案，随着血吸虫病防治工作的进展，能够采用各种措施消灭钉螺的地区都达到了阻断传播的目标。1984年后，随着WHO的防治策略转变，我国也实施了人、畜同步化疗的策略，以控制血吸虫病流行和传播，但效果难以持久，人、畜重复感染现象仍较严重。多项研究表明，耕牛是湖沼型流行区日本血吸虫病的主要传染源，且感染性钉螺寿命较短。血吸虫病是一种人畜共患寄生虫病，传播过程复杂，人、家畜以及多种野生动物都是其传染源，防治难度较大。从流行病学的角度来看，只要做到切断传染源、阻断传播途径、保护易感者这3个环节中的任何一个，就能够达到传播阻断血吸虫病的要求。但在实际防治中，由于社会经济等各方面因素的限制，若要在不同时期达到理想的防治效果，一般要对血吸虫病流行的多个环节采取针对性措施，进行综合防治。在社会发展以及血吸虫病疫情变化的不同阶段，我国对血吸虫病疫区流行环节的防治重点有所不同，综观我国血吸虫病防治策略的变化，主要可以分为以下3个阶段。

（一）以消灭钉螺为主的综合性防治阶段

20世纪50年代至20世纪80年代初，受当时科学技术和社会发展水平所限，控制病原和人群暴露尚无良策，治疗血吸虫病没有安全、价廉和高效的药物；群众没有条件采取有效的个人防护措施，也不可能大规模普及农村改水改厕工程；在农村集体经济体制的大背景下，我国采取了以消灭钉螺为主、人、畜查治和抢救危重病人相结合的综合性防治策略。具体的灭螺措施，一是改变钉螺孳生环境的物理灭螺措施，包括土埋、沟渠改造、水改旱、围垦和堵汊蓄水养殖等方法；二是直接药杀钉螺的化学灭螺措施，灭螺药物包括早年使用的生石灰、尿素、五氯酚钠等。在绝大多数水网地区和大多数山丘地区，由于上述两类灭螺方法的联合和交替应用，疫区的钉螺面积大幅度下降，有的地区钉螺甚至灭绝。

通过这一防治策略的实施，到1984年底，全国370个流行县（市）中，有76个达到"消灭血吸虫病标准"，193个达到"基本消灭血吸虫病标准"。全国累计救治病人1 100多万人，累计消灭钉螺110多亿平方米，广东、上海、福建、广西等4个以山丘型或水网型疫区为主的省（区、市）先后达到了消灭血吸虫病标准。但是，这一时期存在的主要问题是：在湖沼型地区，当时所采取的部分物理灭螺方法尽管对压缩有螺面积有一定的效果，但严重影响蓄洪、泄洪和湿地生态平衡；大面积药物灭螺费用昂贵，且污染环境、有损水产资源，其中最为突出的例子就是20世纪70年代江西省鄱阳湖地区利用飞机播撒五氯酚钠灭螺，造成很长一段时间鄱阳湖水产资源大幅度减产。因此，在湖沼型地区和地形复杂的山丘型地区，无论采取物理或化学灭螺措施，都只能将钉螺密度和感染性螺数控制在一定水平，难以实现"无螺"。

（二）以人畜化疗为主的综合性防治阶段

20世纪80年代以后，我国农村经济体制开始由集体所有制逐渐过渡到家庭联产承包制，用工筹资开展群众性灭螺运动，在大多数地区已难以组织实施。另外，高效低毒、使用方便的抗血吸虫药物吡喹酮问世，简便易行、费用低廉的血吸虫病快速诊断方法开始广泛应用。在WHO提出并推行"病情控制（morbidity control）"为血吸虫病防治目标的情况下，我国从20世纪80年代中期开始，将血吸虫病防治策略调整为"以人畜扩大化疗为主、辅以易感地带灭螺的综合防治"。

这一策略在世界银行贷款"中国血吸虫病防治项目"的有力支持下，得到了有效实施，取得了较大的成效。至 2002 年底，血吸虫病病人数降为 81 万，晚期血吸虫病患者降为 2.6 万，病牛约 6 万头，当年报告急性血吸虫病感染病例 913 例，病人数和病牛数等指标较项目开始时（1992 年）分别下降了 48.74% 和 47.08%。浙江省在 1995 年达到了"消灭血吸虫病的标准"。但这一策略的局限性是，受药物化疗依从性、覆盖率等因素的限制，该策略可将人、畜感染率控制在一个相对较低水平，但不能阻断血吸虫病传播，流行因素和传播环节依然存在，当自然因素（如洪水等）、社会经济因素（如农村经济体制等）变化以及防治力度减弱时，极易引起血吸虫病的疫情回升。

（三）以传染源控制为主的综合防治阶段

我国进入 21 世纪后，血吸虫病防治工作坚持以法防治、科学防治、因地制宜的原则，集中有效资源，卫生、农业、水利、林业、国土、教育等部门同心协力，紧密与新农村建设的步伐相结合。多部门合作的血防综合治理策略，体现了政府和社会在血防中的主导和重要地位。我国"以传染源控制为主的综合性防治策略"经 2006 年国务院血防工作会议提倡后，国务院血吸虫病防治领导小组办公室在全国 5 个省各 1 个县分别开展了试点工作。在试点成功的基础上，在全国湖区 5 省中的 90 多个重流行县中推广了新的防治策略，四川、云南 2 个省也分别设立相应的试点县实施新的防治策略，这些推广工作也促进了全国 2008 年达到血吸虫病疫情控制目标的进程。

实施了以传染源控制为主的血吸虫病防治策略，全面使全国血吸虫病疫情自 2000 年以来的回升趋势得到遏制，全国各流行省于 2008 年实现血吸虫病疫情控制目标，同年四川省实现了血吸虫病传播控制目标。利用全国已经建立的 80 个监测点、新建立的 5 个试点县和 36 个策略实施效果观察点对新策略实施效果进行全面监测与评估，同时于 2008 年全国对达到疫情控制标准的省进行了省级评估。资料表明，除了血吸虫病疫情控制外，该策略中的传染源控制措施对其他通过粪便传播的肠道寄生虫病感染率下降也有显著效果，这为我国今后血吸虫病防治工作模式走基于基层卫生保健网络维持巩固血吸虫病控制成果之模式提供了新途径。

四、我国血吸虫病防治成效

建国初期，全国估算病人数为 1 160 万，其中晚期血吸虫病病人 60 多万，钉螺面积 143 亿 m²。六十多年来，党中央、国务院高度重视，我国血吸虫病防治工作成绩显著。特别是 2004 年国务院办公厅转发的《全国预防控制血吸虫病中长期规划纲要（2004—2015 年）》有力地推动了我国血吸虫病防治进程。2015 年全国达到传播控制标准，2016 年底上海、浙江、福建、广东、广西等 5 省（直辖市、自治区）先后通过血吸虫病消除复核，2017 年四川省达到传播阻断标准，云南、江苏、湖北、安徽、江西及湖南 6 省达到传播控制标准。截至 2017 年底，全国 450 个血吸虫病流行县（市、区）中，215 个（47.78%）达到血吸虫病消除标准，153 个（34.00%）达到传播阻断标准，82 个（18.22%）达到传播控制标准。2017 年全国推算血吸虫病人 37 601 例，较 2016 年的 54 454 例减少了 30.95%，其中晚期血吸虫病病人 29 407 人。全国钉螺面积下降至 36.3 亿 m²。

这些成就的取得，得益于《血吸虫病防治条例》的贯彻执行，得益于"政府主导、部门配合、群众参与"工作机制的有效运转，得益于"春查秋会""联防联控"工作制度的长期坚持，得益于以传染源控制为主的综合治理防治策略的有效实施。特别是近年来，国家将血吸虫病防治工作与扶贫攻坚、乡村振兴战略和健康中国建设紧密结合，先后制定了系列防治血吸虫病规划，明确防治目标，卫生、发改、财政、农业、水利和林业等部门按照职能分工，履职尽责、密切配合，投入专项资金，大力落实各项防控措施。卫生部门制定年度工作计划和技术方案，组织开展防治、监测、健康教育、技术培训和考核评估等工作；水利部门将血吸虫病流行区改水工作纳入农村饮水安全工程规划，并优先安排实施；农业部门在血吸虫病流行地区优先安排农村新型能源建设项目；林业部门对纳入退耕还林规划的血吸虫病病区进行重点扶持；扶贫部门对贫困的地方病病区人群进行重点帮扶；教育、广电、民政等部门开展地方病健康教育和病人医疗救助，促进了病区群众健康行为转变，保障了经济困难病人的治疗；发改、财政、科技等部门将血吸虫病防治工作列入国民经济和社会发展计划，给予资金保障，设立科研项目，保障了血吸虫病防治工作的顺利进行。

五、我国血吸虫病防治经验

新中国成立以来，党和国家十分重视血吸虫病防治工作，经过 60 余年的不懈努力，我国的血防工作，取得了举世瞩目的成绩，创造了很多好做法，总结了很多好经验。

（一）加强组织领导，建立高效有序的责任管理机制

2015 年，国务院批准建立了国务院防治重大疾病工作部际联席会议制度，部分省份成立了省级防治重大疾病工作联席会议制度，重点防治省份继续保留了政府负责同志牵头的血防领导小组，不断增强领导、高位推动、加大投入，相关部门与地方政府建立了血防联动机制，坚持春查秋会制度、述职制度，"湘鄂赣皖苏"湖区五省和"粤沪闽桂浙和滇川渝"八省分别建立了联防联控机制，"政府领导、部门合作、群众参与"的工作机制进一步完善，增强了对血防工作的组织领导。各级血防领导小组认真贯彻落实《血吸虫病防治条例》和国家、省级血吸虫病防治工作会议精神，安排布置当年防治任务，还采取专题调研、现场办公等形式解决血吸虫病防治达标工作中的问题和困难。在政府主导血防工作的同时，各级采取行政、技术方式相结合的双向目标责任制管理模式，政府各部门确保各项工作的具体落实，技术督导和指导保证防治工作的质量。

（二）实施标本兼治，开展配合有效的综合治理措施

长期的血防经验表明，不改变钉螺孳生环境，仅仅依靠药物灭螺等单一技术措施难以从根本上解决钉螺问题。必须坚持两手抓，两手都要硬的举措，即：一手抓治标，一手抓治本。为此各级血防领导小组在传统的防治工作基础上积极整合部门资源，组织卫生、农业、畜牧、林业、水务等部门实施重点血吸虫病综合治理项目，并在长期防治工作中，积极创新思路，探索出适合不同地区的综合防治策略。在治标上，通过加大查、灭螺，人、畜查治病等工作力度，控制急性血吸虫病发生，降低人畜感染率，消除重点易感环境，控制钉螺密度，压缩钉螺面积，推进防治进程；在治本上，大力开展沟渠硬化，环境改造，退耕还林，农业产业结构调整，改厕及沼气池建设，"以机代牛"等综合防治措施，消除钉螺孳生环境，管好人、畜粪便，控制传染源，巩固防治成果。各省相关部门在血防领导小组的领导下，认真履行血防工作职责，齐抓共管，相互配合，将重点项目安排与血防工作统筹考虑，向重点防治地区倾斜，加强综合防控，凝聚血防工作合力。

（三）强化政策理念，推行全民普及的宣传教育活动

通过健康教育来改变目标人群的危险行为，降低血吸虫病发病是一项重要措施。各地认真贯彻《血吸虫病防治条例》，利用不同形式的会议、技术培训等机会对领导、干部和防治机构专业人员进行法规政策培训，提高各级政府、部门和防治机构依法行政、依法防治的能

力。同时通过报刊、电视等对疫区群众和外来流动人员进行媒体宣传普及血吸虫病防治法规政策知识，增强群众法律意识，营造良好的知法、守法的舆论环境和群防群控、联防联控的社会氛围。教育系统也根据规划要求把血吸虫病防治知识纳入流行区中小学校健康教育课内容，加大健康教育工作力度，组织开展诸如"小手拉大手"、血防"十个一""评选血防小卫士"和血防知识竞赛答题等内容丰富、生动活泼的健康教育活动，形成"教师 - 学生 - 家长 - 社会"血防健康教育模式。通过广泛深入社会动员，广大干部群众普遍理解、支持并主动参与血防工作，形成了良好社会氛围，对防治工作的顺利开展起到了巨大的推动作用。

（四）加强科研创新，完善敏感有效的监测体系

我国科技工作者坚持科技引领、与时俱进，及时掌握国内外血吸虫病的疫情动态和防治工作进展，把科研、教学与现场防治工作紧密结合起来，不断创新防治理念与防治手段，在血吸虫病防治的关键技术上有所突破，为加快血防工作进程提供技术支撑。血吸虫病防治策略的演变与科研成果密不可分。20 世纪 50 年代至 20 世纪 80 年代，灭螺、化疗药品的产生和优化，达到迅速降低居民感染率、感染度的效果。针对不同流行地区血吸虫病的流行因素和流行规律的研究，总结出因地制宜的血吸虫病防治模式。20 世纪 90 年代初，国内许多学者就卫生经济学理论对不同的防治策略进行了成本效益研究，对不同流行程度应采用的化疗方案提出可行性建议。运用 GIS 对血吸虫病的研究，分析血吸虫病传播的社会和环境影响因素及作用机制，建立血吸虫病传播模型，评价流行风险及防控策略。现阶段根据血防工作的难点和重点，跨部门、跨学科的科学研究和技术攻关增多。加强技术标准制定，开发适宜防治技术和产品，特别是更加敏感快速的血吸虫病诊断产品、低毒高效的灭螺药物、灵敏的血吸虫病监测预警工具等非常重要。

监测是指长期、连续和系统地收集疾病的动态分布及其影响因素的资料，经过分析将信息及时上报和反馈，以便及时采取干预措施并评价其效果。新中国成立以来，随着防治工作的开展和防治模式的演变，我国血吸虫病监测工作先后经历了疾病监测、流行病学监测和公共卫生监测等 3 个阶段，监测模式则包含了纵向监测和横断面监测、固定监测和流动监测、主动监测和被动监测等多种类型，为推进不同时期的防治工作发挥了重要作用。随着时间推移，防治目标和重点也在变化，从疾病控制转向消除，监督、评估和监测活动等也要相应地从观测疾病发病和病死转向发现感染和测量传播。各地把血吸虫病监测纳入血防工作总体计划，加大监测工作的管理和支持力度，逐步构建了覆盖全国的监测体系。国家防治机构和省级防治机构每年对重点区域开展风险监测，江苏将大数据引入疫情监测工作中，江西、湖南两省开发渔船民血吸虫病信息管理系统，对渔船民等高危人群实行动态管理，四川率先建设预警监测体系，针对不同传播风险分类监测，创新监测工作手段和管理方式。

六、现阶段我国血吸虫病防治工作挑战

尽管我国血防工作成效显著，血吸虫病对疫区群众的危害正在逐步减轻，但血吸虫病流行因素未发生根本改变，近期风险评估结果显示：局部地区血吸虫病传播风险较大，极易造成疫情反弹。而对照《"十三五"全国血吸虫病防治规划》目标，在未来不到 3 年的时间里，7 省有 174 个县（市、区）达要到消除标准，101 个县（市、区）要达到传播阻断标准，15 个县（市、区）要巩固传播控制成果。因此，持续推进血防工作、如期实现防治目标，面临问题和困难仍然不少，挑战很大。

（一）传染源控制难度大，综合治理措施落实困难

湖沼型血防区多为水系发达、环境复杂地区，河湖密布、草洲巨大，渔民以及牛羊等人、畜传染源众多。由于牛羊养殖成本低、效益高，牛羊淘汰、封洲禁牧工作难以推动；加之渔民长期水上作业，流动性强，感染风险高，人、畜传染源管控均难形成长期有效的机制。山丘型血防地区多处于四川省、云南省边远、民族地区，以机代牛、农村改厕、家畜圈养推广困难，加之人员流动频繁、自然灾害频发，传染源控制难度也很大。"十三五"以来，除卫生血防项目仍有专项经费补助流行区开展查治病、查灭螺工作外，农业、林业、水利、国土等部门的血防专项经费均未获中央财政继续支持，对综合治理措施的落实造成了较大影响。

（二）血防机构建设滞后，防治能力亟待提高

多年来，血防机构设施设备陈旧落后以及血防队伍专业素质不高、年龄结构老化的局面一直没有根本改变，薄弱的防治能力与当前血防工作要求不相适应。个别地方因达标多年出现了思想松懈、工作松劲的端倪，对血防的重视减弱和投入减少，防治工作隐患多、疫情反弹风险大。加之血吸虫病现场应用技术没有根本性突破，血吸虫病疫苗、新型灭螺药物和机械等的研制没有明显进展，从而影响了防治工作的开展。

（三）血吸虫病病人数量多，与健康中国要求差距大

血吸虫病对疫区危害历史悠久，血吸虫病病人累计数量巨大，全国目前尚有晚期血吸虫病病人3万余人，每年还有部分慢性血吸虫病病人向晚期发展。对这项重要的民生工程，部分流行区重视不够，没有按照"三个一批"的原则，强化各项措施，把血吸虫病"治"的工作落到实处。据调查，大部分流行省没有将慢性血吸虫病治疗纳入医保范畴，晚期血吸虫病治疗医保补助程度也不一致。血吸虫病治疗还没有完全实现患者"零负担"。这些病人因病致贫、因病返贫、因病难以脱贫可能性大。

（四）环境保护与长江经济带建设给新时期血防工作带来新考验

随着环境保护要求的进一步提高，污染治理、生态修复、退耕还湖、拆围还水等措施的落实，将使更多河湖洲滩适合钉螺孳生；而长江经济带的快速发展，东、中、西部省份之间交流更加频繁，人员、物资流动速度加快，钉螺随着苗木、芦苇、船只等被动向非流行区扩散以及非疫区人员到疫区工作生活染病的风险将大大增加。灭螺药物对环境影响的质疑也将进一步限制灭螺药物的使用范围和强度。这些新的血吸虫病传播扩散风险，将给血防工作带来新考验。

第三节　全球血吸虫病防治战略规划

2001年举行的世界卫生大会（WHA）通过了WHA 54.19决议，决议声明要在全球范围内大规模推广实施驱虫控制血吸虫病和土源性蠕虫病（STH），目标是减少世界范围内两种疾病的发病率。自2001年的最初决议以及WHO撰写发布预防性化疗指南以来，全球战略基本保持不变。随着WHO、公益组织对被忽视热带病的重视和吡喹酮捐赠量的增大，不少国家血吸虫病防控取得显著成就，已有19个国家10年以上没有本地感染的病例报告，提示阻断血吸虫病传播甚至消除血吸虫病是有可能的。因此为推动各地血吸虫病防控进程，WHO各区及其成员国或单独或与其他NTDs结合编制血吸虫病防控规划，以指导各地开展血吸虫病防治或消除活动。

一、全球战略规划

（一）被忽视热带病防控战略

2003 年起，WHO 开始着重于贫困社区的卫生需求而不是特定疾病的控制措施。控制 NTDs 的转折点出现在 2007 年 WHO 召集的第一次全球伙伴会议，形成了非政府机构的倡议，承诺支持 WHO 的策略、目标和对象，以一种创新、高效率的方式共同努力并在公共卫生方面取得显著的收获，包括控制和消除项目的扩大、加强药物的可及性使数百万贫穷和边缘人群受益。

2012 年 1 月，WHO 发布了 2020 年全球 NTDs 防治战略——《加快消除被忽视热带病对全球的影响的行动路线图》（简称路线图）以及由全球合作伙伴联合签署的《对抗 NTDs 伦敦宣言》。路线图推荐的预防、控制、消除和消灭 NTDs 的 5 个策略包括：预防性化疗、强化疾病管理、媒介和中间宿主控制、动物卫生干预、安全用水及改善厕所等卫生设施。作为一种被视为可消除的 NTDs，行动路线图对血吸虫病的目标是：到 2015 年，美洲的东地中海区域、加勒比地区、印度尼西亚和湄公河流域实现区域性消除血吸虫病目标；到 2020 年，美洲区和西太区实现区域性消除血吸虫病，非洲部分国家消除血吸虫病。要实现这些目标，需要逐步加大吡喹酮治疗的规模，使非洲所有流行国家学龄儿童的化疗覆盖率达到 75% 以上，即非洲 7 600 万学龄儿童要得到吡喹酮治疗，事实上 2010 年所有年龄组得到治疗的人数仅 3 300 多万。

（二）全球血吸虫病防控战略

2012 年 5 月，WHA 通过了 WHA 65.21 决议，号召血吸虫病流行国家加大防控和监测力度，整合资源加强综合治理启动血吸虫病消除运动，并希望 WHO 尽快制订消除血吸虫病的指导原则和停止化疗的验证程序。2012 年，WHO 发布了《2001—2011 年血吸虫病防控进展及 2012—2020 年战略计划》，提出全球无血吸虫病的愿景，并提出以下目标：2020 年全球控制血吸虫病疫情；2025 年全球消除血吸虫病公共卫生问题；到 2025 年，在 WHO 的美洲区、东地中海区、欧洲区、东南亚区和西太平洋区以及非洲部分国家阻断血吸虫病传播（表 1-4）。为实现以上目标，希望通过在所有流行国家扩大控制和消除活动，保证吡喹酮供应量和所需的资源。

表 1-4　2012—2020 年血吸虫病战略计划愿景、目标和目的

愿景	全球无血吸虫病
目标	1. 到 2020 年，在所有国家控制血吸虫病病情； 2. 到 2025 年，在所有国家消除血吸虫病公共卫生问题； 3. 到 2025 年，在美洲区、东地中海区、欧洲区、东南亚区、西太区一级非洲部分国家阻断血吸虫病传播。
目的	1. 在所有流行国家加大控制和消除活动； 2. 保证足够的吡喹酮和资源供应，以满足需求。

当血吸虫病流行国家实现 100% 的地区覆盖率，75% 的国家覆盖率，一级重度感染的感染率小于 5%，第一个目标就能实现；在所有流行国家血吸虫病重度感染的感染率小于 1% 时第二个目标将会实现；当血吸虫的发病率降至零时，第三个目标将会实现。为了实现以上目标，战略计划的操作性目的必须要满足，包括在所有流行国家扩大旨在控制和消除血

吸虫病的活动,确保所有国家有足够的吡喹酮和资源可以提供。

为了监督扩大全球血吸虫病控制的规模及进展,WHO 还设立重要时间节点,见表 1-5。

表 1-5　全球扩大血吸虫病控制规模工作进展重要时间节点

年份	重要事件
2012	• 全球战略计划被采纳 • 建议全球合作机制旨在: 　• 保证充足的吡喹酮供应 　• 在国家水平实施控制的资源 　• 协调合作伙伴的活动 • 50% 的需要预防性化疗的国家出台血吸虫病在内的 NTDs 控制的国家政策 • 提供包括监督和评价的学校驱虫手册 • 采纳血吸虫病消除的决议
2013	• 75% 的需要预防性化疗的血吸虫病流行国家出台了 NTDs 控制国家计划 • 建立验证传播阻断的流程和指南 • 在需要的国家实施传播阻断验证工作 • 需要预防性化疗的国家至少 75% 完成了地图绘制,并更新 PCT 数据库 • 修改并分发中间宿主螺的控制指南 • 实施 NTD 项目管理者培训 • 制订监督吡喹酮疗效的标准操作流程
2015	• 在所有的国家行动计划中强调多部门合作,包括用水、卫生设施、教育和农业部门 • 包括血吸虫病在内的 NTDs 国家行动计划在所有国家实施 • 至少 50% 的需要预防性化疗的国家实现 100% 的地理覆盖和至少 75% 的国家覆盖率 • 设计并运行监测大规模应用吡喹酮效果的标准系统
2016	完成战略计划的中期评估
2019	准备 2020 年以后的战略计划
2020	在需要预防性化疗的国家达到至少 75% 的国家覆盖率

二、西太区及其成员国战略

在 WHO 西太区,28 个国家和地区不同程度地流行着 NTDs,重点防治的疾病包括淋巴丝虫病、血吸虫病、致盲性沙眼、麻风病、雅司病、土源性蠕虫病和食源性吸虫病。其中日本血吸虫病流行于 WHO 西太区的中国、菲律宾,而湄公血吸虫病流行于柬埔寨的 2 个省和老挝的 1 个省。根据 WHO 的 NTDs 路线图,在咨询了诸多成员国和利益相关方后,2012年 12 月 WHO 西太区发布了《西太平洋区域被忽视的热带病行动计划(2012—2016)》,总目标是减少 NTDs 对健康和社会经济的影响,特别是脆弱人群,并在可能的地方消除特定的 NTDs,以对实现千年发展目标有所贡献。该计划对血吸虫病提出的目标是:到 2016 年,柬埔寨、老挝和中国消除血吸虫病公共卫生问题,2025 年消除血吸虫病。要实现上述目标,需要进一步扩大化疗力度,并辅以改水改厕、媒介控制、动物传染源控制等措施。

老挝于 1957 年首次在占巴塞省发现血吸虫病病例,1967 年 WHO 派专家赴占巴塞省确认了感染风险并识别了传播重点地区,部分地区居民的感染率高达 60% 以上。但由于战乱,在 20 世纪七八十年代未开展后续跟踪研究。1989 年,在 WHO 的支持下,老挝卫生部首次在占巴塞省的 Kong 和 Mounlapamok 地区启动了基于化疗的干预措施,调查发现 1/3

的儿童感染了湄公血吸虫，从而提出建议除化疗外还需开展卫生信息、教育和交流（IEC）。至 1999 年前，每年都实施这种干预模式。在 1999 年，因资金支持减少，MDA 和 IEC 断断续续，老挝湄公血吸虫的感染率毫无疑问地快速反弹。2003 年开展的调查显示，在老挝 Kong 地区，64 个流行村的居民感染率平均为 11.0%（0%～47%），Mounlapamok 地区的居民感染率平均为 0.7%（0%～3.5%）。2005—2006 年，老挝 - 瑞士的一个研究合作项目确认了疫情的回升，研究结果显示 Kong 和 Mounlapamok 地区的居民感染率平均为 68% 和 4%，回到了 1989 年实施干预前的流行程度。2007 年，老挝政府与 WHO 和其他合作伙伴，共同发起了第二次以化疗为基础的干预框架，以消除血吸虫病公共卫生问题（重度感染的感染率低于 1%）。为实现这个目标，WHO 建议每年开展群体化疗，社区人群的覆盖率至少达到 75%，并用 7 个监测村来评价干预效果。2009 年，老挝卫生部下发了第一个国家蠕虫感染政策和战略，是淋巴丝虫病、土源性蠕虫病、食源性吸虫病和血吸虫病等四种具有公共卫生意义的蠕虫病开展国家控制项目的基础。2015 年，老挝修改了国家控制蠕虫感染的政策和战略，扩大领域覆盖所有具有公共卫生意义的 NTDs，如麻风病。随后，成立 NTDs 控制国家委员会，成员包括老挝卫生部、老挝热带病和公共卫生研究所、国家疟疾、寄生虫学和昆虫学中心、国家环境卫生和供水中心，以及其他部委如教育体育部、农业林业部和交通建设部等的成员。由卫生部副部长主持，委员会指导、监督、支持和授权老挝内的包括血吸虫病在内的所有 NTDs 控制活动。老挝各级政府共同制订并发布了《老挝人民民主共和国消除血吸虫病国家行动计划（2016—2020 年）》，成为国家控制项目的指南。该计划由中央、省级和地区各期的技术组提供支持，技术组成员都是国家 NTDs 控制委员会的成员。经过 10 轮的 MDA，2016 年所有监测点的感染率均已降至 10% 以下且无重度感染。2017 年，感染率低于 3%，且仅有 0.1% 的感染者为重度感染。2018 年，大部分监测点的居民感染率均低于 6%，平均感染率为 3.2%，未发现重度感染者。在随机选择的 20 个村庄，居民感染率 2017 年、2018 年均已降至 1% 以下。但为巩固成果，老挝将继续实施群体化疗。

　　柬埔寨首批血吸虫病病例发现于 20 世纪 60 年代，但首个试点项目始于 1995 年，即在 Kratie 省实施 MDA 和 IEC。两年后，项目扩大到 Kratie 省和 Stung Treng 省的 114 个流行村，覆盖 8 万受感染威胁人口。1994—1995 年开展的调查显示 Kratie 省湄公河沿岸的村庄居民感染率在 1%～68% 之间。2003 年，柬埔寨成立了国家土源性蠕虫、血吸虫和丝虫病控制特别工作组，成员是各种部门、部委和 NGO 的代表。所涉及的每个部门、机构和部委都有责任为特定的控制 / 消除活动作贡献。2004 年，国家土源性蠕虫、血吸虫和丝虫病控制特别工作组发布了柬埔寨首个国家蠕虫病控制策略和指南。自实施 MDA 和 IEC 以来，对 Kratie 省 4 个监测点的纵向观察显示，居民感染率已由 1995 年的 70% 下降至 2018 年的 1% 以下。2018 年，柬埔寨制订了《消除血吸虫病国家战略计划（2019—2023）》，目标为到 2025 年阻断血吸虫病传播，2030 年验证血吸虫病已经消除。主要的消除策略是：①普及大健康干预包，包括预防性化疗、社区主导的适于血吸虫病的水、环境和卫生项目（CL-SWASH）、家畜传染源的治疗等；②加强社区成员的卫生素养，通过改变卫生行为预防再感染和阻断传播；③对居民和其他传染源实施有效和持续的主动和被动监测。

　　菲律宾首例血吸虫病病例报道于 1906 年。目前，日本血吸虫病主要分布于菲律宾的三个岛群（Luzon，Mindanao 和 Visayas）、28 个省份，估计受威胁人口 1 200 万，直接暴露人口 250 万。由于缺少低毒、高效和价廉的治疗药物，菲律宾血吸虫病防控措施最早强调媒介控制。1979 年，菲律宾卫生部的血吸虫控制和研究机构开展的一项研究促进了防控策略由媒介控制转向用吡喹酮化疗的病情控制策略，这一研究表明在经过第一年、第二年、第三年化疗后，血吸虫感染率有基线的 42.71% 分别降至 16.79%、13.73%、15.17%。1990 年，在菲律宾卫生发展计划框架下，菲律宾世行贷款血吸虫病防控项目实施，其目的是发现 95% 的病例以及 100% 的治疗覆盖率，焦点转移到主动病例筛查和群体化疗，WASH 干预和媒介控制作为辅助措施。项目的实施使得菲律宾的血吸虫感染率由项目实施前的 10% 以上降至 5% 以下。但世行贷款项目结束后，由于经费、人力、物力等的不足，血吸虫病疫情出现回升，卫生部门也将群体化疗的措施集中在高度流行地区。2005 年，在 Western Samar 省开展得横断面调查显示居民感染率为 0.7%～47%，和 Ross 等 2012 年在 Northern Samar 的报道结果相似。随后开展得全国调查显示，菲律宾感染率>5% 的省有 1 个，1%～5% 的 12 个，<1% 的 14 个。2015 年在 Northern Samar 开展的横断面调查显示，在高度流行的一个地区化疗的覆盖率仅有 27%。目前，菲律宾正在持续推进措施，加强家畜疫病部门的能力建设和应用性研究以强化日本血吸虫动物感染防控，实施 WASH 项目。

三、东南亚区及其成员国战略

据 2011 年报道，WHO 东南亚区占了全球 70 亿人口的 26%，并占了全球贫困线下总人口的 50%。在 WHO 的区域中，东南亚区 NTDs 的疾病负担排第二位，但血吸虫病仅在印度尼西亚局部地区流行。鉴于东南亚区很多地区／地域同时流行多种 NTDs 并且易于控制，在资源有限的国家采用综合策略而非单一病种开展 NTDs 控制成本效果和成本效益更高。2011 年 8 月 9—10 日，WHO 东南亚区办公室在新德里召开了非正式的专家咨询会，形成了《东南亚区综合控制 NTDs 区域战略计划（2012—2016 年）》，该计划的愿景是区域内无 NTDs 病情。目标是预防／控制／消除 NTDs。对血吸虫病提出的目标是：到 2016 年，印度尼西亚实现消除血吸虫病公共卫生问题，即人群中重度感染的感染率低于 1%。

该计划提出了四个主要的干预包：①对淋巴丝虫病、土源性线虫病、血吸虫病和沙眼，进行全民化疗或者预防性给药；②对媒传 NTDs（淋巴丝虫病、黑热病、登革／登革出血热或者日本脑炎）进行综合媒介治理；③对麻风病、黑热病、沙眼和雅司病进行病例筛查和治疗；④对淋巴丝虫病和麻风病进行综合的伤残预防和照料。

在印度尼西亚，日本血吸虫病主要是在苏拉威西省中部的林杜、纳普山谷流行，2008 年巴达山谷被发现为血吸虫病新流行区。对血吸虫病的防控始于 1974 年，主要的干预措施包括用尼立达唑治疗病人、药物灭螺、安全供水即建造公用厕所。1982 年，印度尼西亚卫生部通过疾控局、国家卫生、研究和发展所与苏拉威西省卫生办公室联合，实施了一个更加紧密合作和强有力的血吸虫病控制项目，这个项目包括 5 个阶段，每个阶段 3～5 年。第一阶段（1982—1986 年），控制措施包括吡喹酮群体化疗、粪便检测、野鼠检测和螺情调查。第二阶段（1986—1990 年），主要实施了选择性化疗、强化农业生产消灭钉螺孳生环境、将流行区居民安置到非流行区、动员家庭福利组织支持血吸虫病预防和控制活动。这一阶段，卫生部与农业、移民安置和社会部门合作。这种部门间的合作在第三（1990—1993 年）和第四阶段（1993—1998 年）得到加强。随后卫生部门不再作为牵头组织，中部苏拉威西省的省级计划署被任命为项目协调者协调血吸虫病防控项目。

1999—2005 年，印度尼西亚政府在亚洲发展银行的资金支持下实施了一个 7 年的"中部苏拉威西综合区发展和保护项目"（CSIADC）。这个项目旨在改善中部苏拉威西血吸虫病流行区的社会经济条件。其目的除要控制血吸虫病外，还包括保护位于林杜和纳普山谷

之间的纳普 - 贝索亚国家公园。因此掌握钉螺分布区、开展动物传染源调查、结合同业工程、社区参与改造环境，提供安全用水和卫生设置，健康教育等等被整合进该项目中。通过CSIADC 实施的监测和控制措施，使得流行区血吸虫病流行程度显著下降。纳普的居民感染率从 2001 年的 12% 下降至 2004 年的 1.0%，林杜居民血吸虫感染率为 0.2%～0.6% 波动，纳普和林杜螺的感染率则分别从 7.7%、1.79% 下降至 2.4% 和 1.1%。但随着 CSIADC 项目的停止，两个山谷血吸虫病疫情回升。2008 —2010 年，对巴达山谷的调查显示该地流行血吸虫病，居民感染率从 2008 年的 0.8% 达到 2010 年的 5.9%，提示日本血吸虫病已经向中部苏拉威西省的其他地区扩散。为进一步阻止流行区居民感染率的回升，印度尼西亚政府编制了控制 NTDs 的 2011 —2015 年综合行动计划，对血吸虫病的核心策略是吡喹酮化疗降低居民疾病发生。基于流行程度的差异，国家健康目标（National Objectives for Health，NOH）调整了血吸虫病控制目标，采用了多方面的途径。控制目标包括高度流行区人群的化疗覆盖率达到 85%，中度流行区实施主动选择性化疗，低度流行区进行被动选择性化疗，并辅以实施家畜查治、媒介控制、健康教育、改善用水和卫生，实施监测和评估以及能力建设，以实现印度尼西亚设定的 2020 年消除血吸虫病的目标。

四、非洲区及其成员国战略

非洲区 47 个国家，每个国家至少流行 1 种 NTD，37 个国家流行 5 种及以上的 NTDs，42 个国家流行血吸虫病，非洲区约占全球 NTDs 引起的疾病负担的一半。在世界卫生大会通过了 NTDs 决议后，非洲区域各国控制和消除 NTDs 的意愿增加。WHO 于 2012 年出台了《加速努力克服被忽视的热带疾病的全球影响：实施路线图》后，2012 年 6 月《阿克拉紧急行动呼吁》敦促非洲区域各国利益相关者加快努力，消除特定的 NTDs。2013 年 9 月，WHO非洲区制订了 NTD 区域策略（2014 —2020 年）。该策略最终目标是通过控制、消除和根除NTDs 减少疾病负担，促进非洲区受威胁人民的减贫、生产和生活质量。具体目标是：①扩大 NTD 相关干预的可及性；②强化国家 NTDs 控制项目的结果、资源动员和资金的可持续的计划性；③加强宣传、协调和国家所有权；④强化监督、评估、监测和研究。针对血吸虫病的目标是 2020 年在部分选择的国家消除血吸虫病，但限于资金、吡喹酮等各种因素，该目标的实现比较遥远。

鉴于在日本、中国、菲律宾、巴西、埃及开展的血吸虫病防控项目非常成功，表明非洲部分国家血吸虫病防控走向消除是非常有可能的。过去，非洲国家实施血吸虫病防控项目的主要瓶颈是缺少化疗药物吡喹酮。WHA 54.19 决议的通过意味着需要更多的吡喹酮。2007 年，Merck KGaA 发表意愿将每年将捐赠 2 亿片给 WHO，连续捐赠十年。2012 年，Merck KGaA 将这一捐赠量增大至 2.5 亿片 / 年，直至血吸虫病被消除，极大地鼓舞了非洲各国控制 / 消除血吸虫病的意愿和决心。2016 年 5 月，WHO 非洲区域办事处启动了消除被忽视热带病扩大特别项目（Expanded Special Project on the Elimination of Neglected Tropical Diseases，ESPAN），以帮助非洲国家减轻被忽视的热带疾病的负担。ESPEN 执行时间为2016 —2020 年，旨在继续推动 WHO 制定并于 2012 年 1 月通过的《伦敦宣言》中设定的NTDs 控制和消除目标。在启动会上，美国国际开发署（USAID）宣布将提供 400 万美元支持 ESPEN。美国国际开发署与科威特基金、英国国际开发署（DFID）、比尔和梅琳达盖茨基金会、END 基金、非洲阿拉伯经济发展银行、MSD、Sightsavers 和其他组织一起，共同提供了 1 140 万美元的种子资金。为了维持这些投资和最近取得的进展，非洲各国政府必须提供更大的资金和政治承诺，以确保淋巴丝虫病、盘尾丝虫病、土源性线虫病、血吸虫病和沙眼等五种NTDs得到控制并最终消除。

2014年1月，WHO非洲办事处发起了淋巴丝虫病、盘尾丝虫病、血吸虫病、土源性蠕虫病和沙眼病等五种主要被忽视热带病分布的地图绘制的倡议。在比尔和梅琳达盖茨基金会的支持下，这个项目加速了非洲区开展预防性化疗所需要的疾病分布信息收集。2016年6月，WHO非洲区的47个国家已经有41个国家完成了预防性化疗NTD疾病的分布图绘制。这是启动实现2020年、2025年控制和消除血吸虫病目标干预措施的关键一步。2017年，非洲区接受血吸虫病吡喹酮化疗的人数达到8 713万，化疗覆盖率达43.8%，其中学龄儿童化疗人数达7 503万，覆盖率达69.4%，距离WHO要求的学龄儿童接受化疗的覆盖率至少75%的目标值又近了一步。

在非洲流行血吸虫病的诸多国家中，桑给巴尔表达了强烈的消除血吸虫病的意愿。该国只流行埃及血吸虫病，主要流行于奔巴岛和温古加岛。自1994年，在外部资金的支持下，桑给巴尔启动了对学龄儿童多轮吡喹酮化疗，学龄儿童感染率显著下降。2006年，温古加岛的感染率已从20世纪80年代早期的50%以上降至10%以下。2010年年中，桑给巴尔政府表达了在奔巴岛和温古加岛消除血吸虫病的意愿，该意愿是基于桑给巴尔启动的抗击被忽视热带病的三年综合策略计划（2009 —2011年）。在这个国家计划中，除了吡喹酮化疗，辅以健康教育、社区动员以巩固和加强预防性化疗的效果。该计划聚焦于血吸虫病流行的地区。在这个国家计划的支持下，WHO同意提供足够的吡喹酮以满足反复化疗需求，血吸虫病控制倡议（Schistosomiasis Control Initiative，SCI）也将支持大规模的药物干预。一个国际团体，桑给巴尔消除血吸虫病传播（Zanzibar Elimination of Schistosomiasis Transmission，ZEST）致力于支持桑给巴尔政府消除血吸虫病。这个团体包括桑给巴尔卫生部（包括NTD控制项目、奔巴岛公共卫生实验室）桑给巴尔政府机构、WHO、SCI、瑞士热带病研究所、伦敦卫生和热带病学院、新墨西哥大学和成立乔治亚大学的统筹学研究和评价的血吸虫联合体（SCORE）。在ZEST项目中，防治策略从疾病控制向传播控制和消除血吸虫的综合措施转移。目前，中国正在桑给巴尔开展联合防控项目，传输中国的经验及产品技术，援助桑给巴尔开展血吸虫病消除项目，已取得较好的进展。

五、泛美洲区及其成员国战略

拉丁美洲和加勒比海的国家和地区仅流行曼氏血吸虫病。2001年，世界卫生大会（WHA）确定了吡喹酮化疗的目标是至2010年，学龄儿童（5～14岁）的化疗覆盖率至少达到75%。2009年，泛美卫生组织（PAHO，Pan American Health Organization）的区域指导委员通过了CD 49.R19决议，提出2015年高度流行区的血吸虫感染率低于10%。

在拉丁美洲，有10个国家和地区流行血吸虫病。20世纪60年代晚期、20世纪70年代早期开展的调查显示，圣卢西亚一些山谷的血吸虫感染率高达50%以上，1966 —1981年实施的圣卢西亚研究和控制项目评估了各种血吸虫病干预措施效果以及效益。在这些调查的基础上，加勒比海地区主要实施了三种策略：①药物灭螺；②化疗；③家庭和社区安全供水。并在可行的地方综合实施这些干预。血吸虫感染率大幅度下降。巴西的血吸虫病防控项目始于1975年，这个特殊的血吸虫病控制项目（1976 —1979年）首先在巴西东北部的6个州实施，综合措施包括：在所有感染率高于50%以上的社区用奥沙尼喹进行群体化疗；开展健康教育预防疾病；在每个自治区建造卫生设施和安全供水。1993年，血吸虫病控制项目去中心化，并整合到初级卫生保健系统，着重于提供诊断、治疗和健康教育服务。项目的目标是减少死亡率和发病率，降低高度流行区的感染率，预防和减少血吸虫病的扩散，并在低感染度地区消除血吸虫病。2005年，血吸虫感染率从1977年的23%下降至2005年的6%。委内瑞拉首例血吸虫病病例发现于1905年，正式的血吸虫病控制项目于1943年启动，据估计血吸虫病病人有7万，感染率为14%。1996年，曼氏血吸虫感染率降至1.4%以下。血吸虫病控制项目先是着重于媒介控制，随后减少居民接触疫水。虽然血吸虫感染率显著下降，但由于中间宿主光滑双脐螺向城市蔓延，部分地区血吸虫病传播风险在增加。巴西、委内瑞拉大约仍有160万人口需要预防性化疗。目前，苏里南、圣卢西亚可能有残留传播，另外六个国家和地区（安提瓜和巴布达、瓜达卢佩、马提尼克、蒙塞拉特、波多黎各和多米尼加）可能已经消除传播，但由于缺少相应数据支持，需要开展流行病学调查进行论证（表1-6）。

表1-6　美洲地区血吸虫病消除进展（2015）

国家	2014	2015	2016	2017	2018	2019	2020	2021
巴西	疾病控制						传播阻断	
委内瑞拉	传播阻断			消除后监测和/或消除证据的编写				消除验证
苏里南								
圣卢西亚								
瓜达卢佩								
马里蒂尼克								
多米尼加	消除后监测和/或消除证据的编写						消除验证	
波多黎各								
安提瓜和巴布达								
蒙塞拉特								

六、结束语

　　总体来说，在过去的几十年，各国政府致力于NTDs（包括血吸虫病）的防控，取得了许多里程碑意义的进展，这些国家正努力为了实现2030年终止传染病的流行的可持续发展目标而奋斗。虽然血吸虫病在某些国家，特别是在非洲撒哈拉沙漠以南地区仍是公共卫生问题，在很多国家血吸虫感染率已经显著下降并在一些国家实现局部消除。2018年全球估计至少有2.38亿人需要血吸虫病预防性治疗，学龄儿童、成年人的化疗覆盖率分别达到了60.2%、18.2%，距离WHO期望的至少75%的覆盖率尚有不少的差距。

　　鉴于不少国家血吸虫病取得的显著成就，为指导各国科学开展血吸虫病控制和消除工作，WHO正组织专家编制2021—2023年血吸虫病路线图，最终目标是2030年全球消除血吸虫病公共卫生问题，并在部分国家阻断血吸虫病传播。而要实现这一目标，需要进一步扩大化疗规模的基础上，加强部门协作开展综合干预，包括中间宿主控制、提供安全用水和改善环境卫生和个人卫生、健康教育、监测和评价，需要各个国家和政府给予关注和支持。

（许　静　刘　阳）

参 考 文 献

[1] WHA，WHA54.19 Schistosomiasis and soil-transmitted helminth infections. 2001.

[2] WHO，Preventive chemotherapy in human helminthiasis: Coordinated use of anthelminthic drugs in control interventions: a manual for health professionals and programme managers. 2006.

[3] WHO，Progress report 2001-2011 and strategic plan 2012-2020. 2012.

[4] London Declaration on Neglected Tropical Diseases.

[5] WHO. Accelerating work to overcome the global impact of neglected tropical diseases: A roadmap for implementation. 2012[cited 2015 Aug 15]; Available from: http://www.who.int/neglected_diseases/NTD_RoadMap_2012_Fullversion.pdf

[6] WHO，Schistosomiasis: population requiring preventive chemotherapy and number of people treated in 2010. Weekly Epidemiological Record 2012. 87(4): p. 37-44.

[7] WHA，WHA65.21 Elimination of schistosomiasis. 2012.

[8] WPR/RC63/6，Draft Regional Action Plan for Neglected Tropical Diseases in the Western Pacific(2012-2016). 2012: Hanoi，Viet Nam

[9] Ohmae，H.，et al.，Schistosomiasis mekongi: from discovery to control. Parasitol Int，2004. 53(2): p. 135-42.

[10] Sayasone，S.，et al.，Helminth and intestinal protozoa infections，multiparasitism and risk factors in Champasack province，Lao People's Democratic Republic. PLoS Negl Trop Dis，2011. 5(4): p. e1037.

[11] MOH，National Policy and Strategy for Parasite Control 2009，L.P.D.R. Ministry of Health，Editor. 2009，MOH: Vientiane Lao PD.

[12] Khieu，V.，et al.，Elimination of Schistosomiasis Mekongi from Endemic Areas in Cambodia and the Lao People's Democratic Republic: Current Status and Plans. Trop Med Infect Dis，2019. 4(1).

[13] WHO，WHO. Report on Schistosoma mekongi Paratological Surveillance from Village Sentinel Sites(2016-2018)，WHO，Editor. 2018: Geneva，Switzerland.

[14] Audebaud，G.，et al.，[1st case of human schistosomiasis observed in Cambodia(Kratie area)]. Bull Soc Pathol Exot Filiales，1968. 61(5): p. 778-84.

[15] Stich，A.H.，et al.，Foci of Schistosomiasis mekongi，Northern Cambodia: II. Distribution of infection and morbidity. Trop Med Int Health，1999. 4(10): p. 674-85.

[16] CNM，National Policy and Guideline for Helminth Control in Cambodia by the National Task Force for the Control of Soil-Transmitted Helminthiasis，Schistosomiasis，and for the Elimination of Lymphatic Filariasis，CNM，Editor. 2004: Albuquerque，NM，USA.

[17] Leonardo，L.，et al.，Schistosomiasis in the Philippines: Challenges and some successes in control. Southeast Asian J. Trop. Med. Public Health，2016. 47: p. 651-666.

[18] Yogore，M.G.，Jr.，R.M. Lewert，and B.L. Blas，Seroepidemiology of schistosomiasis japonica by ELISA in the Philippines. III. Selective mass chemotherapy with praziquantel in a control program. Am J Trop Med Hyg，1984. 33(5): p. 882-90.

[19] Inobaya，M.T.，et al.，Schistosomiasis mass drug administration in the Philippines: lessons learnt and the global implications. Microbes Infect，2015. 17(1): p. 6-15.

[20] Ross，A.G.，et al.，Road to the elimination of schistosomiasis from Asia: the journey is far from over. Microbes Infect，2013. 15(13): p. 858-65.

[21] Soares Magalhaes, R.J., et al., Geographical distribution of human Schistosoma japonicum infection in The Philippines: tools to support disease control and further elimination. Int J Parasitol, 2014. 44(13): p. 977-84.

[22] Gordon, C.A., et al., High prevalence of Schistosoma japonicum and Fasciola gigantica in bovines from Northern Samar, the Philippines. PLoS Negl Trop Dis, 2015. 9(2): p. e0003108.

[23] Gordon, C.A., et al., Asian Schistosomiasis: Current Status and Prospects for Control Leading to Elimination. Trop Med Infect Dis, 2019. 4(1).

[24] WHO/SEARO, Regional Strategic Plan for Integrated Neglected Tropical Diseases Control in South-East Asia Region 2012-2016. 2011.

[25] Satrija, F., et al., Current status of schistosomiasis in Indonesia. Acta Trop, 2015. 141(Pt B): p. 349-53.

[26] Available from: http://www.afro.who.int/en/clusters-a-programmes/dpc/neglected-tropical-diseases/cpc-country-profiles/3792-schistosomiasis-control-fact-sheet.html.

[27] Izhar, A., et al., Recent situation of schistosomiasis in Indonesia. Acta Trop, 2002. 82(2): p. 283-8.

[28] Garjito, T.A., et al., Schistosomiasis in Indonesia: past and present. Parasitol Int, 2008. 57(3): p. 277-80.

[29] Sudomo, M. and M.D.S. Pretty, Schistosomiasis control in Indonesia. Bul pENELITIAN kESEHATAN, 2007. 35: p. 36-45.

[30] AFRO/WHO, Regional strategy on neglected tropical diseases in the WHO African Region 2014-2020. 2013.

[31] Tchuem Tchuente, L.A., et al., Moving from control to elimination of schistosomiasis in sub-Saharan Africa: time to change and adapt strategies. Infect Dis Poverty, 2017. 6(1): p. 42.

[32] Expanded Special Project for Elimination of Neglected Tropical Disease. Available from: https://www.afro.who.int/health-topics/expanded-special-project-elimination-neglected-tropical-disease.

[33] WHO, The work of WHO in the African Region, 2015-2016, Reprot of the Regional Director. 2016: Brazzaville.

[34] WHO, Schistosomiasis and soiltransmitted helminthiases: numbers of people treated in 2017. Weekly epidemiological record, 2018. 50(93): p. 681-692.

[35] Wang, X.Y., et al., Efficacy of China-made praziquantel for treatment of Schistosomiasis haematobium in Africa: A randomized controlled trial. PLoS Negl Trop Dis, 2019. 13(4): p. e0007238.

[36] He, M.Z., et al., A Google Earth-based database management for schistosomiasis control in Zanzibar. Geospat Health, 2019. 14(1).

[37] Rollinson, D., et al., Time to set the agenda for schistosomiasis elimination. Acta Trop, 2013. 128(2): p. 423-440.

[38] Favre TC, Pieri OS, Barbosa CS, et al. Evaluation of control measures implementation from 1977 to 1996 in the endemic area of schistosomiasis in Pernambuco, Brazil. Rev Soc Bras Med Trop, 2001. 34(6): p. 569-576.

[39] Reis, D.C., et al., Accessibility to and utilisation of schistosomiasis-related health services in a rural area of state of Minas Gerais, Brazil. Mem Inst Oswaldo Cruz, 2010. 105(4): p. 587-97.

[40] Zoni, A.C., L. Catala, and S.K. Ault, Schistosomiasis Prevalence and Intensity of Infection in Latin America and the Caribbean Countries, 1942-2014: A Systematic Review in the Context of a Regional Elimination Goal. PLoS Negl Trop Dis, 2016. 10(3): p. e0004493.

第 二 章

血吸虫病监测体系的建立与发展

疾病监测是指长期、连续、系统地收集、核对、分析疾病动态分布及其影响因素，形成有价值信息资料，及时提供给所需要的机构和人员，为制定、实施、评价和调整疾病有关策略，采取干预措施提供基础资料。我国疾病监测体系从最初的传染病疫情报告制度逐步扩展到对行为、危险因素等的监测，并开始定期出版疾病监测信息年报，陆续建立重要传染病的单病种监测系统。

有计划、连续、系统地开展血吸虫病监测不仅是流行病学研究内容，更是有效控制和消除血吸虫病的重要工作。我国血吸虫病监测工作随着控制模式的变化及防治进程的发展，其内容和内涵得到不断丰富和充实，方法得到不断发展和完善，但监测工作始终围绕着消除目标开展，在血吸虫病防治工作中发挥了重要作用。纵观我国血吸虫病监测体系发展历史，大致可分成三类：①区域性监测，即血吸虫病流行区，疫情控制、传播控制、传播阻断和消除地区，以及潜在流行区的监测；②固定监测点的纵向监测，即血吸虫病监测点监测；③重复性横断面抽样调查，即全国血吸虫病流行状况抽样调查。随着国家疾病监测体系的发展和血吸虫病防治策略的变化，我国血吸虫病监测体系得到不断完善。

第一节　血吸虫病区域性监测

我国血吸虫病流行区主要分布于长江流域及其以南地区，包括上海、浙江、福建、广东、广西、四川、云南、湖北、湖南、江西、安徽、江苏等12省（直辖市、自治区）。由于行政区划的调整，流行县的数量年间有所变化，但流行范围没有实际变化，这是广义的血吸虫病流行区概念。

上海、浙江、福建、广东、广西等5省（直辖市、自治区）于20世纪末期先后达到传播阻断标准，20世纪通过国家四部委维持血吸虫病消除状态考核，这5个省份被称为消除地区；而四川省达到传播阻断标准，云南、湖北、湖南、江西、安徽、江苏等6省达到传播控制标准，由于达标时间短，疫情容易反弹，需要继续开展防治工作，这就是狭义的血吸虫病流行区概念。

一、流行区监测

新中国成立初期，全国血吸虫病流行区疫情类型复杂，疫情轻重分布不平衡，流行因素复杂多变，血吸虫病监测主要以疾病监测（流行病学调查）为主要手段，开展了以疾病发生、转归、死亡为主要内容的监测性查病、查螺工作，为救治病人及控制血吸虫病流行提供了可靠依据。通过这一阶段的疾病监测，掌握了不同地区和不同流行类型血吸虫病分布特征、规律和趋势，为制订防治策略和干预措施提供了科学依据。

二、消除地区监测

我国上海、浙江、福建、广东、广西等 5 省（自治区、直辖市）于 20 世纪末期先后达到了血吸虫病传播阻断标准后，2016 年通过国家四部委维持血吸虫病消除状态考核。由于血吸虫病是一种易反复的寄生虫病，只要稍有松懈或监测巩固措施不力，疫情就会反复。因此原卫生部于 1995 年及时制定下发了《达到消灭血吸虫病标准地区的监测巩固技术方案》，2000 年根据新情况修改完善为《血吸虫病传播阻断地区监测巩固方案》，重点为消除当地遗留传染源和残存钉螺，严防外来传染源和钉螺输入。

各有关省份按照方案要求，针对传播阻断地区的潜在流行因素，开展了以螺情监测（当地或输入）、病情监测（人畜和野生动物）等为主的疾病监测，做了大量卓有成效的巩固工作，结果除广东省于 1992 年在佛山市迳口农场发现 1 个残存螺点，并检出 2 例当地新感染病人外，其他 4 个省份均未发现当地新感染血吸虫病人和病畜，血防成果巩固。但监测结果也提示，血吸虫病重新传播和流行的因素仍然存在，表现为一是输入性血吸虫病例时有发生，且呈上升趋势；二是 5 个省份均出现了不同程度螺情回升，且钉螺孳生环境仍然存在。

目前，上海、浙江、福建、广东、广西等 5 省（自治区、直辖市）达到消除标准时间已有 20~30 年，进入远期监测阶段，监测和巩固工作向纵深发展，监测任务将越来越艰巨，当前应积极采取"查灭残存钉螺和防控外来传染源为重点的综合性巩固策略"，以进一步巩固血防成果。

三、潜在流行区监测

为评估气候变暖、水利工程等可能导致的血吸虫病传播扩散与流行风险，卫生部制定了《全国血吸虫病潜在流行区 2008—2012 年监测与研究方案》，在江苏、山东、安徽、湖北、重庆等 5 省（直辖市）的 10 个血吸虫病非流行县设立了血吸虫病潜在流行区监测点，主要通过对可疑环境、流动人畜等进行调查，开展输入性钉螺和传染源监测。结果显示潜在流行区已有血吸虫病传染源输入，外源性钉螺扩散输入的可能性较大，这一结果为明确潜在流行区的工作重点，有效降低血吸虫病传播风险提供了依据。

第二节　血吸虫病监测点监测

当血吸虫病监测点具有充分代表性时，采用监测点纵向监测体系替代全国范围内的常规监测系统，具有高效、准确、经济等优点，能够弥补常规监测系统的缺陷。我国血吸虫病监测点的纵向监测体系的建立和发展经历了四个阶段。

一、第一阶段（1990—1999 年）

20 世纪 80 年代末期，我国血吸虫病疫情出现反复，部分地区疫情回升明显，为了能及时掌握全国血吸虫病分布和流行现况、疫情动态变化和趋势，推算全国病人总数，为制定血吸虫病防治规划和防治对策提供科学依据，卫生部疾病控制局（原卫生部全国地方病防治办公室)决定,从 1990 年起在全国血吸虫病流行较为严重的湖北、湖南、江西、安徽、四川和云南等 6 省建立 13 个(1995 年增加至 14 个)"全国血吸虫病流行病学观测点",系统开展了以行政村为单位常住居民、家畜病情和螺情等为主的血吸虫病疫情监测,促进了防治工作的开展和防治质量的提高。

二、第二阶段(2000—2004 年)

2000 年,为了加强全国血吸虫病疫情监测工作,卫生部疾病控制局在原"全国血吸虫病流行病学观测点"基础上,将观测点数目扩大至 7 个流行省份建立 21 个点,并同时将观测点调整更名为"全国血吸虫病疫情监测点",监测内容除血吸虫病疫情外,还包括当地防治措施种类和强度等信息。与此同时,各省自行设立了数量不等的疫情监测点,包括固定(或纵向)监测点和流动(或横向)监测点,形成了监测网络,特别是大量流动监测点的设立,为各省每年正确估算病人总数、预测血吸虫病疫情变化趋势等发挥了重要作用,对全国各类流行区因地制宜开展防治工作,及时调整防治策略与措施提供了科学依据,提升了我国血吸虫病防治和监测工作的整体水平。

上述两个阶段长达 15 年,监测点基本固定,主要针对血吸虫病疫情开展了监测,基本反映了当时血吸虫病疫情变化趋势,正确评估了当时防治效果和存在的问题。发现的问题包括:①单纯性化疗措施的局限性;②再感染难以控制;③耕牛在血吸虫病传播中的作用;④输入性传染源可能成为血吸虫病传播阻断地区突出的问题。主要监测结论目前依然具有重要的指导意义。

三、第三阶段(2005—2014 年)

2005 年卫生部按照监测工作"横向到边、纵向到底"的建设原则,制定下发了《全国血吸虫病监测方案(试行)》,明确卫生部负责全国血吸虫病监测工作的组织领导和方案制订,中国疾病预防控制中心负责血吸虫病监测工作的技术指导、培训、质量控制和资料汇总分析,各省、市、县级卫生行政部门负责本辖区血吸虫病监测工作,各省、市、县级疾病预防控制机构负责血吸虫病监测工作的具体实施,纳入其常规性业务工作。根据血吸虫病不同流行类型和疫情分类,中国疾病预防控制中心在全国 10 个省(直辖市)设立了 80 个"国家级血吸虫病监测点",更系统地开展了血吸虫病疫情监测工作。监测内容除包括常规的螺情和病情监测外,还增加了人口、经济、气象水文等自然与社会相关因素的监测。各有关省(直辖市、自治区)根据自身情况还分别设立了数量不等的省级血吸虫病监测点。

2011 年中国疾病预防控制中心修订下发了《全国血吸虫病监测方案(2011 年修订版)》,在全国 12 个省(直辖市、自治区)建立了 81 个"国家级血吸虫病监测点",广东省和广西壮族自治区被新纳入了血吸虫病监测体系,在更大范围内开展血吸虫病疫情监测工作。监测方法和监测内容与前期基本保持一致,监测工作的组织领导、职责分工、具体实施与监测资料的收集、分析、报告和反馈等工作程序更加明确。

四、第四阶段(2015 年至今)

为及时掌握全国血吸虫病流行动态,为制定防控对策和实施干预措施提供科学依据,原国家卫生计生委将血吸虫病监测点工作纳入中央补助地方公共卫生血防项目。2015 年起,按照《全国血吸虫病监测方案(2014 版)》要求,在全国 13 个省(直辖市、自治区)所有血吸虫病流行县（市、区）和三峡库区的潜在流行县（市、区）共设立 458 个国家级监测点。血吸虫病监测内容分为常规监测、监测点监测和风险监测三大部分。常规监测范围包括全国 32 个省、自治区、直辖市（未包括港澳台地区），主要任务在流行省份，内容有疫情报告与预警、病例个案调查；监测点监测根据疫区类型分为未达到传播阻断区、达到传播阻断区和三峡库区三类地区实施，内容包括人群、家畜、钉螺、野粪调查；风险监测在可能的高危环境开展，重点是钉螺和野粪调查。从监测的范围来看，常规监测涵盖全国、范围最广，监测点监测在选定的流行村或一定区域，风险监测着眼高危流行因素，可能在监测点范围之内，也可能在监测点范围之外。

　　血吸虫病防治形势与任务的变化，对血吸虫病监测工作提出了新要求。与前三个阶段监测点相比较，本阶段与监测工作有四个新变化。一是"增点扩面"。原国家卫生计生委将血吸虫病监测纳入中央财政"转移支付"项目，国家监测点从 2011 年的 81 个增加到目前的 458 个，这是首次实现血吸虫病国家监测点对流行县的全覆盖，这对我国血吸虫病防治、监测工作具有里程碑的意义。二是"阶段转变"。按照我国血防中长期规划要求和进展，2015 年我国已全面实现血吸虫病传播控制目标，其中有 6～7 个省份达到传播阻断标准，血防工作将进入新的阶段。新阶段对防治、监测工作提出了新要求。三是"走向消除"。根据《"健康中国 2030"规划纲要》以及《十三五全国血吸虫病防治规划》，要求用"三个五年"的时间送"瘟神"，即在 2020 年基本实现血吸虫病传播阻断，到 2025 年力争消除血吸虫病，到 2030 年消除血吸虫病。走向"消除"，其策略、措施与"控制"应有很大的不同，显著的区别就是监测地位凸显，流行因素的监控、疫情的早期发现、病例的管理将逐步成为主导措施。在这历史的转折期，监测当先期反应、适应"消除"的需要。四是"经费转换"。随着疫情减轻、人畜感染率下降，监测任务逐渐加重；从"传播控制"走向"消除"，流行因素调查、标本检测要求更高，成本更大。据测算，一个病例个案调查的工作量相当于数十个甚至上百个日常查病的工作量。采用更敏感的技术（如 LAMP）检测钉螺，费用较传统方法成倍增加。

第三节　血吸虫病抽样调查

　　原卫生部分别于 1989 年、1995 年、2004 年、2016 年先后组织开展了 4 次全国血吸虫病流行状况抽样调查，其结果为掌握我国血吸虫病流行状况、制定和评价各阶段血吸虫病防治规划及其效果提供了重要的决策依据。

一、第一次抽样调查

　　1989 年，我国开展了第一次血吸虫病抽样调查，在原卫生部地方病防治司和原卫生部血吸虫病专家咨询委员会的领导和组织下，在湖南、湖北、江西、安徽、四川、云南、江苏和浙江等 8 个省进行，采用分层整群随机抽样方法开展了人群、家畜血吸虫病情调查。人群采用环卵沉淀试验或间接红细胞凝集试验进行过筛，血检阳性者再进行尼龙绢袋集卵孵化法检查，同时对 30% 的调查人群进行体格检查。对调查点的晚期病人开展普查；家畜采用尼龙绢筛淘洗孵化法进行检查。

　　结果在血吸虫病已控制地区抽出 207 个调查点，未控制地区抽出 146 个调查点。抽样检查显示，已控制地区 10～14 岁人群的粪检阳性率为 0.10%，未控制地区人群的粪检阳性率为 10.20%。除江苏，浙江两省以外，其余 6 省家畜血吸虫病感染情况仍很严重，黄牛粪检阳性率为 16.55%，水牛粪检阳性率为 12.27%。据本次调查结果推算，1989 年我国血吸虫病未控制地区病人数为 152.20 万人（149.96 万～154.44 万人），其中 80% 病人分布在湖沼地区，20% 病人分布在山丘地区。此次抽样调查结果为制定全国血防"八五"规划提供了科学依据，并为"世界银行贷款中国血吸虫病控制项目"的立项提供了系统、可靠的数据和资料。

二、第二次抽样调查

1995 年，我国开展了第二次血吸虫病抽样调查。为全面评价国家血防"八五"规划及"世界银行贷款中国血吸虫病控制项目"效果，为制定我国血防"九五"规划提供科学依据，在湖南、湖北、江西、安徽、江苏、浙江、四川、云南等 8 个省进行。对未控制流行地区，采用分层整群随机抽样法抽样，调查 3～60 岁居民、家畜。居民查病采用尼龙绢袋集卵孵化法和改良加藤法，耕牛等家畜查病采用尼龙绢袋集卵孵化法。对部分居民进行临床询检，并开展晚期血吸虫病调查。对已控制流行地区，每县随机抽取 2 个样本村，调查 10～14 岁居民。采用环卵沉淀试验或间接红细胞凝集试验初筛，血清学阳性者再用尼龙绢袋集卵孵化法和改良加藤法进行粪检。

在未控制流行县的 13 911 个行政村中，抽取样本村 195 个，人口 314 177 人，村抽样比和人口抽样比分别为 1.40% 和 1.41%。检查 224 819 人，居民受检率为 94.69%。居民粪检阳性率为 4.89%，病人感染度算术均数为 51.11，几何均数为 11.00，人群感染度算术均数为 2.50，几何均数为 0.13。耕牛粪检阳性率为 9.06%。其中黄牛为 7.17%，水牛为 9.59%。在 84 个已控制流行县中，抽取样本村 169 个，检查 10～14 岁居民 18 302，在湖北和四川两省查出 17 例粪检阳性者。现有晚期血吸虫病病人 55 961 例。推算感染者例数为 865 084，其中未控制流行地区 847 584 例，已控制流行地区 17 500 例。推算病牛头数为 100 251。推算感染者例数、病牛头数分别较 1989 年（第一次血吸虫病抽样调查）下降 47.19% 和 49.87%。

三、第三次抽样调查

2004 年，受原卫生部疾病控制司委托，中国疾病预防控制中心寄生虫病预防控制所组织开展了第三次全国血吸虫病流行病学抽样调查。采用分层整群随机抽样法，以湖南、湖北、江西、安徽、江苏、四川和云南等 7 省作为主层，各省按流行类型及其亚型划分第一亚层，即湖沼型流行区的湖汊亚型、洲滩亚型、洲垸亚型、垸内亚型；水网型流行区的水网亚型；山丘型流行区的丘陵亚型、高山峡谷亚型、平坝亚型等 8 个类型。在第一亚层的基础上，将各流行村的居民血吸虫估计感染率分为<1%、1%～、5%～、10%～等 4 个层次作为第二亚层。对第二亚层采用整群随机抽样法抽取 1% 的行政村作为调查点，进行人、畜血吸虫感染情况的调查。在各省已确定的调查点中，按血吸虫估计感染率（<1%、1%～、5%～、10%～）各随机抽取 1 个行政村，作为体检和 B 超检查点。各省除将已抽取的调查点作为螺情专题调查点外，另按流行类型抽取 3 个未控制县（市、区）作为螺情专题调查县。

抽样调查内容包括六个部分：①人群感染情况调查。各调查点常住人口中 6～65 岁者为调查对象，对受检者采用 ELISA 方法进行血清学筛查，阳性者采用改良加藤法进行病原学检查，每份粪样涂片 3 张。②居民血吸虫病病情调查。对调查点中 6～65 岁常住居民进行体格检查，包括采用 B 超检查。③晚期血吸虫病个案调查。④流动人群专题调查。各调查省选择 2～3 个有代表性水域，作为流动人群血吸虫感染情况调查点。每个水域调查渔民不少于 100 名，采用 ELISA 方法进行血清学检查。血清学阳性者进行粪便病原学检查。

⑤家畜感染情况调查。各调查点检查耕牛(黄牛、水牛)、猪和羊各 100 头(不足 100 头者普查),其他牲畜根据各地情况酌情调查。采用塑料杯顶管法进行粪检。⑥螺情调查。调查点内全部历史有螺环境,采用系统抽样结合环境抽样方法进行普查;钉螺孳生的可疑环境,先采用环境抽样方法进行定性调查,发现活螺后再用系统抽样结合环境抽样方法进行调查。螺情专题调查县根据历史钉螺分布环境、周围毗邻地区的可疑环境等情况综合分析确定,查螺方法同上。

抽样调查结果显示:①湖沼型及高山峡谷亚型地区是我国血吸虫病防治重点和难点,全国人群平均感染率为 2.50%,推算全国感染例数为 726 112 人,其中湖沼型地区占总数的 82.16%,山丘型地区占总数的 17.73%,水网型地区占总数的 0.11%。②在血吸虫病流行区,尽管采取积极有效的防治,但新感染或再感染仍难以避免,多数居民肝脏均有不同程度的损伤,血吸虫病仍是严重影响疫区居民身体健康的重要疾病之一。③高危人群血吸虫感染率仍居高不下,在湖区 5 省水上作业流动人群的平均感染率最高达 37.32%,有必要加强高危人群血吸虫病防治力度,有效保护人群健康。④耕牛感染率处于较高水平,与人群血吸虫感染密切相关,全国耕牛平均感染率为 4.36%,进一步加强家畜尤其是耕牛血吸虫病防治,在我国控制血吸虫病进程中具有重要作用。⑤钉螺及感染性钉螺主要分布于湖沼型流行区,查出的钉螺总面积中湖沼地区占 89.88%,山丘型地区占 9.46%。查出的感染性钉螺总面积中湖沼地区占 82.96%,山丘型地区占 7.93%。值得指出的是水网地区尽管钉螺面积分布少,但感染性钉螺面积占有螺面积的 62.07%,对人群直接危害更为严重。

本次流行病学调查与第二次全国流行病学调查的同类地区(未控制流行区)调查结果相比较,我国血吸虫病疫情呈现如下流行态势:一是未控制流行区范围进一步压缩,但疫情严重程度在上升;二是全国血吸虫感染率稳中有降,但局部地区回升明显;三是耕牛感染率总体呈下降趋势,局部地区明显上升;四是感染性钉螺分布广,对人畜危害大。

本次流行病学调查突出反映了家畜传染源在我国血吸虫病流行传播中的重要作用,以及在控制中存在问题,为提出实施"以传染源控制为主的综合防治策略"和制定《全国预防控制血吸虫病中长期规划纲要(2004—2015)》提供了重要的科学依据。

四、第四次抽样调查

为进一步掌握全国钉螺分布情况,为制定血吸虫病防治策略措施提供科学依据,2016 年启动了全国钉螺调查工作。调查范围涉及上海、江苏、浙江、安徽、福建、江西、湖北、湖南、广东、广西、四川、云南等 12 个省(自治区、直辖市),调查内容包括历史有螺环境、现有钉螺环境、可疑钉螺孳生环境。

目前全国各地已基本完成钉螺调查以及相关数据的收集、整理、建档和上报工作。全国钉螺分布数据的汇总、分析、总结工作正在进行之中。

第四节　监测数据管理

一、血防工作报表制度

我国自开展血吸虫病防治工作以来即建立起血吸虫病疫情报告制度,形成了一整套血吸虫病防治工作报表系统,实行自下而上的逐级、按时(每月、每年)统计上报,用以掌握血吸虫病疫情和防治工作进展。1985 年中央血防办撤销后，全国血吸虫病防治工作移交卫生部负责，每年召开全国血防工作报表数据工作例会，将各省上报的报表数据进行统计、汇总、分析及编辑成册。1992—2001 年期间，实施"世界银行贷款中国血吸虫病控制项目"，每年通过项目疾病控制和疾病监测系列报表数据来监测项目执行情况。1999 年起，卫生部每年通过《中国血吸虫病防治杂志》公开发表"全国血吸虫病疫情通报"，报告血吸虫病流行态势与防治进展，分析存在问题与面临挑战，这一惯例延续至今。2002 年起，全国血吸虫病防治工作报表正式由中国疾病预防控制中心寄生虫病预防控制所负责汇总与审定。2011 年 6 月起，全国血吸虫病防治工作数据正式通过网络报送，实现了从纸质报表到电子报表的提升转化，达到了血防信息数字化和网络化管理。

二、血防信息管理系统

国家法定报告传染病监测系统自 2004 年 1 月 1 日起正式启动，血吸虫病作为乙类法定报告传染病也纳入该系统，直接进行法定传染病的报告（简称"网络直报"），迄今已基本实现了血吸虫病病例（特别是急性病例）从县级到国家通过计算机网络的实时报告与管理，改变了以往长期采用的手工方式实施监测、层层报告和逐级审批导致疫情信息严重滞后的落后模式。

由于基层血吸虫病防治单位是独立于医院及疾病预防控制机构的单列机构，因此血吸虫病网络直报系统对于慢性及晚期血吸虫病病例的报告不完善。随着血吸虫病防治工作的深入开展，各级防治机构积累了大量的疫情数据和防治工作资料，传统的信息管理方式和单一的病例报告制度已不能满足当前防治工作的需求。随着国家网络直报信息网的建立，血吸虫病防治信息的网络报告和现代化管理成为可能。2009 年在卫生部疾病控制局的领导下，中国疾病预防控制中心组织开发了"寄生虫病防治信息管理系统"，其中血吸虫病防治信息管理系统是其子模块之一，用于各级血防机构开展急性和晚期血吸虫病病例调查核实登记、防治和监测等工作任务的管理和信息采集，并可对上述信息数据开展查询统计和生成各类统计报表。该系统经过 2 年的研发及试运行，于 2011 年 6 月在全国 12 个血吸虫病流行省（直辖市、自治区）正式运行，血吸虫病监测系统全面实现监测指标多元化、信息网络化，从而实现了高效正确的信息反馈机制；实现了及时、全面、准确地掌握全国血吸虫流行动态和趋势及评价不同干预措施在不同流行类型地区防治效果的目的。

第五节　监测体系存在的问题

血吸虫病监测体系，特别是纵向监测点经过了长期发展，监测内容不断丰富，数据的管理手段和质量不断提升，积累了大量珍贵疫情及防治相关信息，为指导我国血吸虫病防治工作提供了有力的数据支撑，但血吸虫病监测体系依然存在一些有待完善之处。

一、监测技术相对落后

（一）查病技术

血吸虫病常用的诊断方法分为病原学诊断和血清学诊断两大类，其中粪便改良加藤厚涂片法（改良 Kato-Katz 法）和尼龙绢集卵孵化法是最常用的病原学诊断方法。血清学诊断方法包括间接红细胞凝集试验（IHA）、酶联免疫吸附试验（ELISA）、斑点金免疫渗滤试验（DIGFA）、胶体染料试纸条试验（DDIA）等。2004 年以前，全国血吸虫病监测点监测中人群查病主要采用改良 Kato-Katz 法；2005 年以后则主要采用血清学筛查，阳性者再用改良 Kato-Katz 法粪检。研究显示，改良 Kato-Katz 法血吸虫感染漏检率为 5.56%～89.47%，且在人群感染率<3% 的地区，漏检率均>30.00%。常用的几种血清学诊断试剂现场应用效果评估，结果血清学检测的敏感性均显著高于病原学检测，但其特异性较低，且不能有效排除既往感染者。随着我国血吸虫病防治工作的推进，目前全国流行区以村为单位人群血吸虫感染率已<5%，采用血清学诊断方法筛查后再用改良 Kato-Katz 法检查，仍无法克服漏检和假阳性的问题，致使人群感染率监测结果的可靠性下降。

（二）查螺技术

目前仍沿用人工查螺的方法，但影响查螺质量的因素较多，如查螺季节、天气、光线、调查环境植被等自然因素和查螺范围、频率（重复调查年限）、方法、时间、查螺人员年龄等，因此该传统的螺情监测方法已无法满足当前监测工作的要求。

二、监测数据利用度低

2005 年以前，原卫生部每年公布上年度的血吸虫病疫情监测点监测报告；从 2006 年起，中国疾病预防控制中心于每年上半年在《中国重点传染病和病媒生物监测报告》（内部资料）中发布上年度的"全国血吸虫病监测报告"，并根据监测点疫情分析结果提出政策建议。承担监测点工作的各级专业机构和技术人员也积极在各种学术期刊上发表相关监测论文，但总体上监测数据利用水平仍较低，主要体现在以下几个方面：①监测结果发布时间滞后，不便于决策部门及时作出迅速反应。通常全国监测结果要在次年上半年才发布，其时已错过了当年血防任务的规划时间，难以直接对当年血防对策的调整和资源分配等提供数据支持。②监测点疫情自成体系，难以对监测点所在辖区的防治策略提供支持。目前全国设立的 81 个血吸虫病监测点，分散在 12 个省（直辖市、自治区），监测点数最多的省为 12个点、最少的仅 1 个点，其结果主要反映的是疫情和当地防治措施的长期趋势，无法代表各省、市、县的疫情现状，无法满足决策部门了解疫情现状的需求，这也是导致监测数据利用度低的根本原因之一。

三、缺乏有效的监测评价体系

目前，血吸虫病监测最主要的功能还停留在数据收集、整理等阶段，而对监测系统本身的科学性、功能性、有效性及其质量控制、费用效益等缺乏系统的评价体系。

第六节　监测体系发展方向

随着我国社会经济与科技水平的不断进步，血吸虫病监测体系应当如何进一步完善和发展，是血吸虫病预防控制工作面临的重要课题。疾病监测已经从流行病学监测逐渐向公共卫生监测发展，血吸虫病监测也须特别注重血吸虫病相关因素的监测，在建立和完善即时报告等基础信息平台后，应由疫情监测向综合监测发展，逐步建立一个集多种监测功能于一体的综合性监测系统。

一、由单一疫情监测向综合因素监测发展

目前，我国血吸虫病监测系统仍以疫情监测为主，未来血吸虫病监测的发展趋势应由

单一的疫情监测向综合因素监测发展。尽管目前458个国家级监测点也开始收集相关的人口、经济、气象、水文等资料，但相关因素监测作为疫情监测的补充仍处于辅助地位，较少受到重视，导致监测质量参差不齐，监测数据难以有效利用。今后要完善相关的自然与社会环境因素、流行因素、行为变化因素的定量收集功能，将相关因素监测提到与疫情监测同等重要的位置，从而通过综合因素监测系统地实现对血吸虫病疫情的预测或预警。

二、由结果监测向预警监测发展

当前，血吸虫病监测工作多数是对已经发生的疫情进行收集数据和汇总上报。未来的血吸虫病监测工作要求对可能发生的疫情进行预测和预警，提出有针对性的预防控制措施，即将现有的监测系统逐步向监测、预警系统发展，逐步建立和完善血吸虫病信息监测系统、预警评价指标体系、预警评价与判断系统、报警系统和预警反应启动系统等5大系统。

三、由传统数据收集向数据综合利用发展

血吸虫病监测系统不应该仅具备收集数据信息的功能，更多的是要将收集到的信息进行科学分析、提炼和总结，供决策部门和有关人员参阅，因此对监测数据进行科学分析是疾病监测工作的重要环节。未来血吸虫病监测网络应该是国家权威的血吸虫病防治数据收集系统，需要制定统一的数据报告规范和标准，并能整合科学研究、防治项目等信息的收集，以实现宏观数据和微观数据、横断面数据和纵向数据的共享，使血吸虫病监测数据发挥更大的作用。同时血吸虫病监测要定期将各方面的信息资料加以整理、评价、分析、综合、编辑和发布，以及时反映全国血吸虫病疫情动态，交流各地防治工作的经验，实现监测数据的综合利用。

四、建立完善的监测网络评价体系

无论是相关因素监测还是数据的综合利用，都必须建立在完善的监测体系基础之上。而完善的血吸虫病监测系统，首先要有一套完善的针对血吸虫病监测体系的评价系统，以评价监测系统的敏感性、特异性、代表性、及时性、简单性和灵活性等；其次要将监测体系评价作为一项常规性工作，定期发布评价结果，为监测体系的改进和完善提供依据。

进入21世纪以来，随着我国社会和经济的发展，政府对公共卫生工作的重视，群众对健康需求的增加，特别《血吸虫病防治条例》《"健康中国2030"规划纲要》等颁布，血吸虫病监测工作的重要性日益凸显，监测工作步入新的阶段。而完善、高效的血吸虫病监测体系的发展，还有赖于各级血防机构和专业人员的共同参与和努力。

（严晓岚　闻礼永）

参 考 文 献

[1] 朱蓉，赵根明，李华忠，等．我国血吸虫病监测网络的发展与展望．中国血吸虫病防治杂志，2011，23（1）：14-17.

[2] 闻礼永．血吸虫病监测手册．北京：人民卫生出版社，2014.

[3] 周晓农，姜庆五，孙乐平，等．我国血吸虫病防治与监测．中国血吸虫病防治杂志，2005，17（3）：161-165.

[4] 闻礼永，严晓岚，张剑锋，等．当前我国传播阻断省份血吸虫病监测情况和巩固策略．中国血吸虫病防治杂志，2011，23（1）：18-21.

[5] 周晓农. 我国血吸虫病的监测与预警. 中国血吸虫病防治杂志，2009，21（5）：341-344.

[6] 许静，杨坤，李石柱，等. 我国血吸虫病传播控制后的监测体系. 中国血吸虫病防治杂志，2014，26（1）：1-5.

[7] Zhang LJ，Li SZ，Wen LY，et al. The Establishment and Function of Schistosomiasis Surveillance System Towards Elimination in The People's Republic of China. Adv Parasitol，2016，92：117-141.

[8] Tambo E，Ai L，Zhou X，et al. Surveillance-response systems：the key to elimination of tropical diseases. Infect Dis Poverty，2014，3：17.

[9] Tong QB，Chen R，Zhang Y，et al. A new surveillance and response tool：risk map of infected Oncomelania hupensis detected by Loop-mediated isothermal amplification（LAMP）from pooled samples. Acta Trop，2015，141（Pt B）：170-177.

[10] Qian YJ，Li SZ，Xu J，et al. Potential schistosomiasis foci in China：a prospective study for schistosomiasis surveillance and response. Acta Trop，2015，141（Pt B）：342-348.

[11] Zhou XN，Xu J，Chen HG，et al. Tools to support policy decisions related to treatment strategies and surveillance of Schistosomiasis japonica towards elimination. PLoS Negl Trop Dis，2011，5（12）：e1408.

[12] Wu XH，Chen MG，Zheng J. Surveillance of schistosomiasis in five provinces of China which have reached the national criteria for elimination of the disease. Acta Trop，2005，96（2-3）：276-281.

[13] Zhao GM，Zhao Q，Jiang QW，et al. Surveillance for schistosomiasis japonica in China from 2000 to 2003. Acta Trop，2005，96（2-3）：288-295.

第 三 章

钉螺调查适宜技术

钉螺是雌、雄异体，水陆两栖的螺蛳，属于软体动物门、腹足纲、栉鳃目、圆口螺科、圆口螺属。钉螺的螺壳呈小圆锥形，长度不超过 10mm，宽度不超过 4mm。螺壳上一般有 6～9 个螺旋。钉螺是日本血吸虫唯一的中间宿主，湖沼和水网型地区的钉螺螺壳表面有明显的纵肋，称肋壳钉螺；山丘地区的钉螺螺壳表面纵肋不明显或光滑，称光壳钉螺。钉螺的孳生分布受水文、温度、光照、食物、植被的多种环境因素的影响。我国大陆钉螺分布的最北线为北纬 33°15′，钉螺孳生地区 1 月份平均气温都在 0℃以上，全年降雨量都在 750mm 以上。钉螺的迁移扩散方式有自主爬行、水面漂移、水中悬移、水底推移等多种方式，洪涝灾害和水利工程对于钉螺扩散影响明显。钉螺、螺卵、感染性钉螺、残存钉螺在分布上除具有众多共性外，还有自身的一些特点。掌握钉螺孳生分布的特点对于开展钉螺调查工作十分重要。钉螺调查工作是一项集群众性和技术性于一体的工作，要了解和掌握钉螺调查的基本原理和基本要求。调查前要明确调查目的和调查范围，充分做好组织发动、人员培训、物资安排等准备工作；现场调查工作中要科学采用适宜的调查方法和调查工具，并做好记录；调查完成后要做好各项调查资料的整理维护、分析和归档工作。此外，根据工作需要，还可能需要开展钉螺孳生环境的调查工作。钉螺调查是钉螺控制工作的前提和基础，通过钉螺调查，可以了解和明确血吸虫病流行区的范围，掌握血吸虫病疫情及其变化特点，为制定钉螺控制计划和考核控制效果提供科学依据。

第一节　钉螺生态与调查

了解钉螺的生态特点是开展钉螺调查和控制工作的基础。对于钉螺现场调查来说，必须要掌握钉螺的孳生条件与习性、迁移扩散和分布特点等最基本的钉螺生态特点以及钉螺调查最基本的要求，才能使钉螺调查工作开展得更加科学和规范，才能为钉螺控制工作打下坚实的基础。

一、钉螺的孳生条件和习性

钉螺的生长发育、繁殖受多种环境因素的影响，如水环境、温度、光照、食物、植被、土壤等。

（一）水环境

钉螺的生长、繁殖离不开水。尤其是对于幼螺来说水至关重要。我国北方地区之所以没有钉螺孳生，除气温因素外，雨水少、地下水位低、地表干燥等也是钉螺难以孳生的重要因素。在我国血吸虫病流行区，不论是在水网地区、湖沼地区还是山丘地区，钉螺在分布上总是沿水系分布。在钉螺生存其他条件得到满足的情况下，水分适宜的环境往往钉螺密度较高，生命力也更强。山坡上泉眼周围泥土常年湿润，钉螺可终年存在；高山上有钉螺的地方也是时常潮湿的。为保持水分，钉螺在长期的进化中具备了一定的耐干能力，当钉螺在干燥不利的环境中时，钉螺可以将软体缩入壳内闭厣不动，以减少水分蒸发。水质也会对钉螺产生影响。有钉螺孳生的地方，其水的 pH 多半为中性或弱碱、弱酸性，但有的地方钉螺在 pH 8.0 左右的水中也可生存，在 pH 9.75～9.80 的水中尚有部分钉螺爬行，在 pH 9.80 以上的水中，即闭厣不动。另外，除了微观水环境因子外，水位、水体流速等也会对钉螺孳生分布产生影响。

1. 水位对钉螺孳生分布的影响　在江湖洲滩地区，水位是钉螺孳生分布的重要影响因素。在长江中下游地区，滩地呈"冬陆夏水"，土壤疏松肥沃，十分有利于钉螺孳生。冬春季节，洲滩显露有利于钉螺产卵，入夏之后洲滩开始淹水，有利于螺卵孵化与幼螺的发育生长。有研究报道，夏汛期淹水滩的子代新螺数量显著高于不淹水滩地。对于冬季容易被水淹的洲滩，其钉螺成螺死亡率增高、繁殖力下降，此类地区滩块无或少有钉螺孳生。滩地年水淹时间与钉螺分布呈现一定关联，年淹水时间过长或过短都不利于钉螺孳生。有研究显示，在湖区水淹 8 个月以上或 1 个月以下的地带为无螺带，水淹 6～8 个月的地带为稀螺带，而水淹 4～5 个月的地带为密螺带。另外，在三峡大坝建设前，由于长江水位得不到有效控制，洪涝灾害频发，常造成钉螺扩散和血吸虫病蔓延。

2. 水体流速对钉螺活动的影响　流速也会对钉螺扩散产生影响。幼螺主要浮于水面随水扩散，成螺可以倒悬水面随水迁移，在汛期幼螺可借助水的流动，以浮游、漂游和吸附于漂浮物的形式扩散到远处。但是，高速旋转的水流、高光照强度、噪声及红色光照等可使钉螺脱落于载体。钉螺在静水和低流速（5cm/s）水体中可表现出无方向选择性。随着流速增加，其方向选择性渐趋明显。当流速为 10～20cm/s 时，向下游爬行钉螺逐渐减少，水流速度为 25～30cm/s 时，所有正在爬行和原本未爬行的钉螺迅速呈现壳底朝上游，壳顶指下游态势。当流速>30cm/s 时，钉螺停止爬行，全力吸附以抗御水流冲击力。钉螺在静水和动水不同流速时能较敏感地改变爬行方向、爬行速度和行为方式，说明钉螺可能有"水速压力感受器"的存在，其阈值范围在 30cm/s 左右。

（二）温度

作为影响钉螺的孳生分布的重要生态因子，温度在钉螺生活中扮演重要作用。气温决定了钉螺在我国的地理分布。从全国血吸虫病流行区来看，我国钉螺孳生地的年平均气温都不低于 14℃，或者 1 月份平均气温不低于 0℃，孳生地最北界为江苏宝应县。周晓农等认为随着全球气温变暖，钉螺北移的潜在可能性在增加。此外，温度对钉螺个体的影响主要体现在对钉螺活动能力、休眠、耐受、繁殖以及感染的影响。

1. 温度对钉螺活动的影响　钉螺生活最适宜的温度是 20～25℃，过冷或者过热都不利于钉螺的活动。实验研究显示，在低温条件下（2～4℃）钉螺仍然能够爬行，随着环境温度逐渐升高，其爬行速度也相应变快，在 28～30℃时速度达到最快；而在 30～35℃时，钉螺在经历爬行很快的开始阶段后，很快就出现了衰竭状态，提示钉螺的最高爬行速度所处的温度并不是舒适的温度。苏德隆曾报道，13℃是钉螺最喜欢的温度。温度对钉螺开、闭厣和舐食运动也有影响，在 3℃以下极少开厣，随着环境温度的升高，钉螺的开厣率也逐渐增高，至 9℃时可达 50% 左右，至 13℃可达 90% 以上。但温度过高对钉螺的开厣活动也不利，温度超过33℃时，钉螺的闭厣率开始随着温度的升高而增加，至37℃时有半数以上的钉螺呈闭厣状，39℃时钉螺都呈闭厣不动状。据实验观察，5℃时钉螺完全不舐食，高于30℃的温度对钉螺的舐食也不适宜，最适宜钉螺舐食的温度为10~20℃。

2. 温度对钉螺休眠的影响　休眠是无脊椎动物和变温动物等对外界温度的季节变化的一种适应。休眠分为冬眠和夏蛰（夏眠）两种。由于各地气候不同，在自然界的钉螺是否表现为冬眠或夏蛰，各地观察到的情况不尽相同。洪青标等人通过实验观察显示，当环境温度降低至11℃左右时，部分钉螺开始出现冬眠现象；当温度降至6℃时，钉螺的冬眠率为56.7%；当温度降至3℃时，钉螺冬眠率达91.8%；降至1℃时，钉螺冬眠率达100%，经计算认为钉螺半数冬眠温度为5.87℃。此外，在对钉螺夏蛰进行研究时发现，钉螺夏蛰现象并不明显。洪青标等实验研究发现，当环境温度升高至38℃时，86.51%的钉螺呈闭厣状，但仅有6.74%的钉螺表现为夏蛰状态；当温度上升至40℃时，也仅有27.28%的钉螺表现出夏蛰状态，而当温度再进一步升高时，钉螺则迅速死亡。

3. 钉螺对高温和低温的耐受极限　在有利的温度条件下，钉螺具有最适宜活动的温度范围，超出该范围钉螺就表现为静止不动或极度兴奋，一旦温度过高或过低，则钉螺就会死亡。苏德隆曾报道，在 −10~−2℃环境中，在同等低温下处于水中的钉螺比干燥环境中的钉螺死亡更快。实验室研究显示，在 −3~−2℃水中钉螺在4小时内全部死亡，而干螺在 −5~−4℃时8小时死亡率才达15%，在 −10~−9℃时1小时死亡率才接近100%，而在 −14℃时，不论是水中环境还是干燥环境钉螺都在1分钟内死亡。钉螺耐高温的能力似乎不如耐寒能力。在干燥的环境中，钉螺经烈日暴晒数小时便死亡。在实验室，水温为0~5℃时，大多数钉螺潜伏水中不动，10~30℃时，钉螺在水中活动力强，并有爬出水面的趋势。在水温为29~30℃和38~42℃的试管中，一旦不让钉螺爬出水面，则试管内钉螺分别在48小时和12小时内全部死亡。洪青标等通过实验方法对钉螺的低温和高温极限致死温度进行了系统观察。结果发现，在干燥和潮湿环境中，当环境温度降到0℃以下时，钉螺开始出现死亡。当温度降到 −3℃时，干燥环境和潮湿环境中经12小时后钉螺的死亡率分别为73.3%和56.7%，半数致死低温分别为 −2.34℃和 −2.72℃；钉螺在干燥和潮湿环境中的半数致死高温分别为40.01℃和42.13℃。提示钉螺在完全干燥的环境中对极限温度的耐受性要比在潮湿环境中的弱些。总体上说，在低温或高温情况下，钉螺不能久居干燥环境，也不能久居水中。潮湿的环境对钉螺更为有利。

4. 温度对钉螺繁殖发育和生长的影响　温度对钉螺的繁殖有很大的制约作用，而对钉螺胚胎的发育、生长的速度等都有直接影响。和其他无脊椎变温动物一样，钉螺也有其发育的生物学零点温度（biological zero）或称发育阈温度（developmental threshold temperature），在这个温度下钉螺处于不发育状态。钉螺的发育与成熟也需一定的总积温（sum of heat）或有效积温（sum of effective temperature），即遵循生物学上普遍的有效积温法则：$K = N(T-C)$。式中 K 为生物完成某阶段的发育所需要的有效总热量，用"日度"表示；N 代表发育历期，即完成某个阶段的发育所需要的天数；T 为发育期间的环境平均温度；C 为该生物的发育阈温度。洪青标等在实验室模拟环境中对钉螺成螺及螺卵的发育阈温度进行了观察；对钉螺卵在恒温环境中的发育历期和积温、钉螺在自然环境中从螺卵生长发育至成螺并产卵所需的发育历期与积温进行了系统观察。结果发现，钉螺卵的发育阈温度为1.79℃，钉螺成螺的发育阈温度为5.87℃；钉螺卵在15~30℃环境中的平均发育历期为 (27.29 ± 17.29) d，平均发育积温和有效积温分别为 (557.76 ± 198.95) 日度和 (236.02 ± 68.20)

日度；钉螺从螺卵发育至成熟产卵（即完成世代发育）的平均历期为（334.22±7.52）d，平均总积温为（5 821.38±70.05）日度，平均有效积温为（3 846.28±32.59）日度。钉螺的致死温度、休眠温度、世代有效积温等是钉螺适生性指标中的重要参数，也是建立温度 - 钉螺适生性模型的关键参数，为全球气候变暖影响日本血吸虫病传播流行等预测模型的建立提供了重要的理论参数。

5. **温度对钉螺感染的影响**　研究显示，在 21～31℃范围内，毛蚴对钉螺的感染率并无差异，在低温时，毛蚴对钉螺的感染率显著下降。孙乐平等通过实验研究显示，当环境温度为 10～20℃，毛蚴对钉螺的感染率明显差异，10℃以下时毛蚴对钉螺的感染率为 0%～2.4%，且不同温度下毛蚴对钉螺的感染率差异无统计学意义。可见，影响日本血吸虫毛蚴感染钉螺的敏感温度范围为 10～20℃。

（三）植被

植被是钉螺孳生分布的重要环境因素之一。适宜的植被条件，既可以起到冬天防寒、夏天荫蔽烈日作用，保持钉螺生存繁殖必要的温度和湿度，还可为钉螺提供丰富的食物来源。水网地区钉螺分布和密度与草量有明显关系。在杂草较多的地方，有螺块数相对较多，钉螺数量和密度也高，反之则低。山丘地区的钉螺常聚集于溪流旁的杂草丛里。在江湖洲滩地区，芦苇滩地表面腐植层较厚，能够为钉螺孳生提供所需的食物、水分以及适宜的温度环境，这样的环境钉螺密度往往最高，草滩和树林滩相对略少，对于已开垦滩地来说，钉螺密度极低，甚至没有钉螺。总体来看，不论是何种类型的钉螺孳生环境，植被的群落类型、高度、盖度等对钉螺孳生分布有重要的指示作用。以吴刚等人对长江中下游滩地植被和钉螺分布关系的研究为例进行详细介绍。

1. **植被群落与钉螺孳生的关系**　调查发现，在长江中下游滩地的杂草群落类型中，由莎草（主要以多脉莎草、高杆莎草和异型莎草三个种为主）、苔草（主要以苔草、灰脉苔草、毛果苔草三个种为主）、狗牙根为优势种组成的三种杂草群落中钉螺分布最多，调查发现其活螺密度最大，达 157 只 /m²；由多种苔草、荻为优势种组成的苔草、荻群落植被类型，活螺密度为 63 只 /m²；而由芦苇、菱笋、萎蒿及蓼类为优势种组成的芦苇群落植被类型，活螺密度为 29 只 /m²。

2. **植被高度与钉螺孳生的关系**　对于杂草群落植被类型，发现植被高度在 22.05cm 时，活螺密度最大（21.94 只 /m²）；植被高度在大于 47cm 或者小于 13cm 时，活螺密度为 10 只 /m² 以下；植被高度在 15～47cm 时，活螺密度为 10～22 只 /m²，提示在杂草群落植被类型中，植被高度在 15～47cm 是最适宜钉螺生存的高度。对于苔草、荻群落植被类型，研究发现 20～33cm 是该种植被类型最适宜生存的植被高度要求；而对于芦苇群落植被类型，植被高度为 72～78cm 时，为该群落植被类型钉螺最适宜生存的植被高度。

3. **植被盖度与钉螺孳生的关系**　对于杂草群落植被类型，盖度小于 35% 或者大于 95%时，均无钉螺分布，盖度在 71%～75% 是最适宜钉螺生存的盖度。对于苔草、荻群落植被类型，植被盖度在 66%～80% 时为该群落植被类型钉螺最适宜生存的植被盖度。对于芦苇群落植被类型，植被盖度在 66%～78% 时为该群落植被类型钉螺最适宜生存的植被盖度要求。在湖区，以鄱阳湖为例，钉螺主要分布在薹草生长较为茂盛的地区，有研究显示，其盖度超过 60% 就能够查到钉螺，且密度处在较高水平，对于盖度小于 20% 的滩地则很难查到钉螺。

（四）土壤

钉螺孳生繁殖离不开土壤，土壤养分有机质含量、理化性质、物理性状等与钉螺分布密切相关。在疏松、水分适宜、富含有机质、含氮、磷、钙等微量元素较高的肥沃土壤环境中，钉螺分布和密度往往较高。

1．土壤养分对钉螺分布的影响　在湖沼地区，由于土壤富含腐烂或半腐烂的有机物，钉螺体型相较于山丘地区钉螺更大，壳表的纵肋显著粗而高；而在土壤贫瘠地区，钉螺体型较小，纵肋较细或不明显。就土壤 pH 而言，钉螺总体上较易孳生在微酸性、微碱性和中性的土壤环境中。对于土壤养分而言，有研究认为，土壤全磷含量的高低对钉螺分布的影响最大，土壤有机质次之，土壤 pH 和全氮含量的影响则相对较小。

2．土壤的物理性状也影响着钉螺的孳生分布　板结、干燥的土壤，以及砂壤土、砂土等土壤都不适宜钉螺孳生。洲滩钉螺分布与土壤的比重、容重呈直线负相关，土壤比重和容重大的土壤钉螺分布少；钉螺密度与土壤总孔隙度呈直线正相关，蓬松的土壤更适宜钉螺孳生。在全部土壤环境因子中，对钉螺影响最大的三个因子分别为 0.002～0.02mm 的土壤颗粒、土壤全磷含量和土壤水分。对于土壤水分物理性质而言，土壤水分的高低对钉螺分布的影响最大，因为钉螺孳生局限在常年潮湿的地方；湖区洲滩钉螺分布与土壤的密度、重度呈显著负相关。

（五）食物

钉螺的食物种类繁多，但以植物性食物为主，也可摄食原生动物等。

1．钉螺有着广泛的食物种类　实验证明，钉螺可摄食的植物种类相当广泛，其中高等植物涉及菊科、茜草科、唇形科、千屈菜科、大戟科、豆科、蔷薇科、十字花科、毛茛科、石竹科、沙草科、禾本科和香蒲科等 13 个科，苔藓植物包括小羽藓、真藓、湿地藓、浮藓和角藓等，水生植物涉及水鳖科、眼子菜科、蓼科、浮萍科和菱科等 5 个科。有学者曾对钉螺进行解剖，发现钉螺胃中的藻类多达 11 种，包括无隔藻属、水绵属、转板藻属、卵形藻属、舟形藻属、羽纹藻属茧形藻属、桥弯藻属、双眉藻属、双梭藻属和色球藻属。现场工作中，经常可观察到钉螺在大量吞食泥土，实则在摄食土壤表层的藻类食物。

2．钉螺喜食的人工食物　有研究发现，钉螺对米粉、小扁豆粉、麦粉、藕粉等人工食物较为偏爱，对奶粉、荞麦粉、马铃薯粉等也较喜爱。用糕粉、麦麸、鱼粉饲养钉螺，成螺率达95% 以上。这些观察结果为配制混合饲料人工饲养钉螺积累了经验。目前在钉螺的饲养方面有用蚯蚓粪饲养饲料、泥土混合饲料、螺旋藻和鱼腥藻饲料等等。

3．钉螺的食物种类影响着钉螺的产卵　有学者实验研究显示，水生浮游植物干粉饲养的钉螺产卵量最高，混有水生浮游植物干粉的各动物型干粉饲养的钉螺产卵量次之，单一动物型干粉饲养的钉螺产卵量最低。从产卵量的时间效应看，各饲料饲养的钉螺产卵量随产卵时间的延长，产卵量逐渐减少，室内饲养实验的产卵数量与时间的关系与野外调查的结果基本一致。不同食物饲养对湖北钉螺卵的孵化率和孵化历期影响不明显，各种食物饲养的钉螺所产卵孵化率均为 77.30%～80.91%。

（六）光线

钉螺对光的反应较为敏感，表现出光对于钉螺的活动有一定影响。钉螺喜爱的照度为 3 600～3 800lx，高于此照度钉螺表现出背光性，低于此照度表现为趋光性，即使照度低至 0.1lx 时，也能强烈地吸引钉螺。

1．自然光对钉螺活动的影响　在自然界中，钉螺喜爱的照度大约相当于破晓时或黄昏时的天然光，或是乌云蔽日时的地面照度。在晴朗的白天，地面所受的照度恒定在 4 000lx以上，钉螺常表现为畏缩，背光而行，或潜伏在隐蔽物下，直至光照度降低钉螺才开始活动。

现场观察发现，在4、6、9月份，钉螺的活动以下午6时至次晨6时为最活跃，白昼活动较少。还有观察发现，钉螺在一天中活动以上午6时为最多，下午6时次之，中午12时活动最少，夜晚12时的活动与上午6时无大差别。现场观察发现，在6～8月，气温25～34℃时，钉螺在无草的干泥面上，经阳光照射8～10小时后，其死亡率达98.3%～99.6%；在湿泥面上，无草者钉螺死亡率高于有草者。

2. 钉螺对光线感应的实验室研究　有学者通过设置不同光强、光质、光色3种光刺激环境，来观察湖北钉螺在所设环境下的趋避和体位反应。实验结果表明，湖北钉螺对光强刺激反应明显，当白炽灯光强达到1 050lx、节能灯达到605lx时，钉螺表现出明显的远避行为；而且钉螺对2种不同光质的光源反应表现为对节能灯光刺激反应比白炽灯强烈；钉螺对所试的4种光色的反应无明显差别。钉螺对光强和光质有明显的趋避和体位反应，对光色无明显的差异反应。钉螺在不同照度下的爬行速度也不同。实验观察发现，在有适当的光吸引时，钉螺的爬速高于全暗和全亮环境，遇强光时的背光爬速最慢；钉螺在全暗和全亮环境中的行动是无定向的，爬行速度也相近，分别为（0.343±0.051 4）cm/min 和（0.307±0.047）cm/min。

在春、秋季进行药物灭螺时，如果先割草再灭螺，可以充分发挥药物的灭螺作用，同时光照对药物灭螺也能起到很好的协同作用，从而进一步提高灭螺效果。另外，针对一些灌溉沟渠如能把明沟改成暗沟，也将不利于钉螺生存，达到控制钉螺的目的。

二、钉螺的迁移扩散

根据钉螺的生理特性，钉螺的运动主要有两种方式。一是主动扩散，顾名思义，就是依靠钉螺自身行进而发生的迁移。另一种方式称之为被动扩散，是指钉螺借水流在水面漂移、水中悬移、水底推移，以及靠足吸着在船舶、杂草等载体上随水流扩散或者通过人为运输或者携带动植物等方式引起的迁移扩散。

（一）钉螺主要的迁移扩散方式

1. 自主爬行　钉螺的自主爬行主要通过腹足在地面或者河床表面慢慢行走得以完成，其自主爬行能力和范围有限。钉螺的爬行面必须是潮湿的，雨天土面潮湿时，钉螺爬行比较活跃。在干燥的土面上，钉螺只能爬行极短的距离或完全不能爬行。促使钉螺爬行的原因主要是逃避不利环境、觅食、寻偶或产卵。钉螺爬行的能力较弱。根据实际观察发现，钉螺横面爬行24小时内最远达2.7m，60天后可达6.5m，也有达19.5m者，而纵面爬行，最远可距水缘1.8m或离地2.25m的树干上。钉螺的爬行无定向，且受到条件的限制。钉螺还有上爬的习性。据现场观察，钉螺可沿沟渠壁爬上0.5～1.0m高处。湖区汛期，钉螺能沿着芦苇、树木、涵闸等上爬，最高能爬到水面以上2m左右。钉螺的爬行随季节、晴雨及栖息场所等不同而不同。以气候而言，不论在哪一季节，钉螺的活动在雨天比阴天多，阴天又比晴天多。以季节而言，同为晴天，4～6月活动的钉螺最多，12～2月活动最少。以栖息地点而言，在水边湿土上的钉螺活动比栖息在陆上的多这一现象尤以晴天为最明显，阴天较不显著，而雨天河岸边水线上20cm以内和以外的地方都潮湿，钉螺的活动情况也接近。一日之中，钉螺的活动一般从18时起逐渐增多，24时至次日上午6时活动力达到高峰，6时以后活动减缓。

2. 悬移质形式迁移　当水流流速相对较大时，螺龄较小的钉螺由于吸附力较小而容易随水流起动，从而以悬移质形式随水流迁移扩散。通常根据无因次数 ψ 的大小将钉螺划分为Ⅰ级、Ⅱ级、Ⅲ级。试验观测表明,在可冲性床面上,当流速>0.3m/s时,Ⅰ级钉螺能以悬移方式扩散,而Ⅱ级、Ⅲ级钉螺则由于吸附力较大,不易随水流起动,因此不能以悬移方式迁移。

3. 推移质形式迁移　在水深流速都不太大的条件下,沉入水底的钉螺常以推移质形式,同力学特性与其相似的泥沙颗粒一起滚动、跳跃、走走停停向下游运动。根据模型试验和现场观测,当水流流速>0.6m/s时,钉螺即可以推移质形式发生迁移。

4. 水面输送　水面输送分为3种情况,①水深、流速较大的水域(如H>1m,U>1m/s),钉螺很难成活,但它们可以主动吸附于漂浮物上,借助漂浮物进行远距离的迁移;②被动受载迁移,钉螺可能分布于具有孔洞、夹层、缝隙的漂浮物中,从而随着漂浮物挟带迁移;③倒挂悬浮于水面迁移,钉螺可以将自身倒挂悬浮于水面进行漂流。

以上几种迁移扩散方式中,随漂浮物迁移是钉螺完成远距离迁移的主要方式。据实验观察,在江面水流速度0.97~2.2m/s,风速3m/s和3级浪高的情况下,有17.3%的钉螺可附在载体上漂流50km以上。在此距离以内,钉螺失散率随距离增加而增大,2~4旋小螺失散率明显低于5~8旋大螺。

(二)洪涝灾害对钉螺扩散的影响

洪涝灾害是造成钉螺扩散的重要因素,其对钉螺扩散的影响主要体现在以下几个方面。①洪涝灾害可使江滩淤积、滩地抬高,钉螺孳生地扩大。洪涝灾害期间,大量泥沙随洪水自上而下地沉积在某些江段,使原有江滩面积不断扩大而形成新涨滩,部分滩地淤沙堆积到一定高程后,先出现杂草、继而移栽芦苇或杨树等,钉螺也随之迁入,繁衍成新螺区。②洪涝灾害使水流速度加快,促使钉螺扩散。洪涝灾害期间,随着滩地水位逐渐上升,钉螺将顺植物上爬漂浮水面(钉螺不能直接上浮至水面),当水流度达到一定程度时,钉螺的软体部分向壳内收缩,直至闭厣,不论其原来爬行在什么物体的表面上,一闭厣就立即失去其立足据点,而随水流向两侧及下游浮游扩散。③洪涝灾害使堤垸溃决,造成钉螺扩散。湖南省常德市因1980年部分高围溃垸和1988年洞庭湖秋汛内溃,导致垸内扩散钉螺面积170km²,垸外扩散回升130km²。④洪水倒灌,引起钉螺扩散。洪涝灾害期间,洪水倒灌可造成钉螺沿通江河流向内陆扩散。江苏省江宁县江宁河与长江相通,在1998年长江特大洪发生前,其河口以上500m外并无钉螺孳生,但1998年长江特大洪水发生后,引起河水倒灌,超历史最高水位3个月之久,造成钉螺向江宁河上游严重扩散。据当年10月份调查,河口向上延伸9km的河床及河套滩地、支流都有钉螺分布,有螺面积达11.3hm²。⑤洪涝灾害除引起钉螺扩散外,还可引起螺卵向周边地区扩散。

(三)水利工程对钉螺扩散的影响

在血吸虫病流行区兴修水利对钉螺孳生扩散的影响是多方面,不同水利工程对钉螺及血吸虫病扩散可能产生不同的影响,有些水利工程可以降低钉螺及血吸虫病扩散风险,而有些水利工程却会增加钉螺及血吸虫病扩散风险。国内外因兴修水利引起中间宿主螺类和血吸虫病蔓延的事例很多。国外,埃及阿斯旺水库是世界上建立在血吸虫病流行区最大的水库之一,早在20世纪30年代初期,埃及阿斯旺低坝的建立改善了部分省的灌溉状况,但因此使埃及血吸虫中间宿主水泡螺沿灌溉地区扩散孳生。国内,安徽泾县陈村水库(也称太平湖)于20世纪70年代建成后,其尾水灌溉工程显著改善和增加下游的灌溉面积,但同时导致下游地区钉螺随毛渠、斗渠等大范围扩散,使得该地区曾经成为泾县严重的血吸虫病流行区。

水利工程对钉螺扩散的影响主要通过以下两种方式：一是水利工程实施后，改变了河道洲滩环境，如硬化护坡、开挖隔离沟等工程通过改变土壤含水率、植被覆盖率、水位等，从而干扰钉螺的孳生、繁殖；二是水利工程的实施影响钉螺在水中迁移扩散，该影响有可能促进钉螺的扩散，如水系连通工程、引调水工程等，从而扩大了有螺面积，增加血吸虫病感染的风险，另外有些水利工程的实施也有可能起到阻止钉螺扩散的作用，如涵闸、沉螺池等。不过，值得注意的是，有些水利工程对钉螺及血吸虫病扩散的影响并不是单方面的，而是具有综合影响，如三峡工程的实施，一方面随着水库蓄水，库区内的水沙形势发生了变化，水流变缓、泥沙淤积，为钉螺孳生提供了便利；另一方面，由于水库的调蓄作用，导致库区下游的水文情势发生较大变化，从而也在一定程度上影响了钉螺的迁移和扩散。

三、钉螺的分布特点

按照孳生的环境进行划分，我国钉螺孳生地主要分为湖沼型、水网型、山丘型三种类型。其中，水网型的水系由河道及灌溉沟渠组成，纵横交错，常与江河湖泊相通。湖沼型的水系，面广量大，大量的滩面呈冬陆夏水，水位落差难以控制。山丘型的水系分布于山区的山坡、水溪以及山坞田间，水系较为独立，自成体系。但地形复杂，植被多样，山洪暴发易使钉螺扩散。

（一）在不同孳生地类型的分布特点

钉螺在不同类型的孳生地，其分布特点有所不同。

1. 湖沼型　湖沼地区的钉螺主要呈面状分布，分布范围广。在一般情况下，钉螺分布在洪水线以下枯水线以上的一定范围的滩地上，在洪水线以上滩地上水时间很少的高程较高滩地以及枯水线以下的常年淹水的低洼滩地一般没有钉螺孳生。在湖南和湖北两省，因滩地高程较高，湖滩钉螺分布呈现"两线三带"的状态。"两线"指最低有螺线与最高有螺线，"三带"为上稀螺带、密螺带及下稀螺带。江西鄱阳湖区河边滩地地势稍高，一年中水淹次数较多但时间不长，则钉螺较多，活螺密度也高；河湖间滩地地势高度次于河边滩地，则钉螺较少，活螺密度较低；湖中滩地地势较低，则钉螺很少，活螺密度也低。钉螺分布除与滩地高程有关外，还与植被及其周围地势有关。滩地植被不同钉螺分布也不同，表现为芦滩钉螺最多、活螺密度最高，其次为草滩和柳林滩，再次为水杉意大利白杨滩，油菜套种地的钉螺数和活螺密度极低。在已开垦的滩地，钉螺主要分布在沟渠中。堤脚河套及滩地坑洼因积水时间长，常无钉螺孳生。

2. 水网型　水网地区的钉螺主要沿河道和灌溉系统呈线状分布和网状分布。在地势较平坦的斜坡、水流缓慢的河道、沟渠及浅滩、稻田进出口、涵洞、节制闸、低洼水宕和未垦植的荒地等处钉螺密度较高。河边乱石、树木、码头等处，钉螺常可隐匿其中。钉螺有沿水线上下移动的趋势，水位上涨，钉螺被淹没，水位下降，钉螺被暴露在岸上。较大的河道或水流较急的沟渠，不利于钉螺孳生。日潮差大于 1m 以上或波浪经常冲刷处以及与河、沟不通的死水塘没有钉螺孳生。

3. 山丘型　山丘地区的钉螺主要是沿水系自上而下分布，并呈孤立散在分布。水系上游钉螺呈点状分布，随水系越向下分布的范围越宽，至盆地发展成扇形或树枝状分布。根据地貌可分为高原峡谷、高原平坝和丘陵三种类型。高原峡谷钉螺绝大部分分布在梯田（主要在田后埂），其次是菜园沟和水塘。高原平坝地区钉螺绝大部分分布在灌溉渠中，稻田中钉螺分布相对较少。大山区因环境相对稳定，钉螺分布范围变化不明显，有的地方多年来孳生地范围都没有显著变化，但种群数可成倍增长。大山区季节分明，干、湿季钉螺密度相差很大。丘陵地区钉螺呈现点块状分布于一些水系和沟渠、田塘，个别地方钉螺只存在于山顶、山腰等常年保持潮湿的局部地区。如水流和水位变化不大，这类地区钉螺分布比较稳定，有的地区山前有螺，山后无螺；有的在同一水系，一些支流有螺，另一些支流无螺。但遇到大的洪水，钉螺往往沿水系和沟渠扩散。

（二）在水上和水下的分布特点

成螺一般在潮湿而食物丰富的陆地上生活，而幼螺则主要在水中生活。在湖沼地区的夏季和初秋（6～10月），被水淹没、处于水底的钉螺无法生存。钉螺可在浅水处沿着草茎或草叶爬到水面。即使在深水处，如果江水尚未完全淹没芦苇等较高植被时，钉螺也可向上爬行并附着在茎、叶上。在江滩地区，汛期部分钉螺可沿滩地种植的杨树、柳树等树木向上攀爬，这个时期的钉螺主要分布于树干洪水线迹上下1m的范围内。在水网地区，钉螺则沿着水线分布，调查发现，绝大多数钉螺生活和栖息在水线以上1m的范围内、特别是水线上33cm的范围内。受气温的影响，春夏之交水下钉螺多，冬季水下钉螺少。在山丘地区，沟渠中的钉螺常年以陆栖为主，集中于近水地带；在沟渠水退后，沟底潮湿、肥沃，钉螺会密集。此时如遇大雨，尽管沟内积水钉螺被淹，但钉螺仍能逐渐离水上陆。尚未发现沟渠中的钉螺有主动定期下水或上陆的情况。

（三）在土表和土层的分布特点

钉螺在土表与土层均有分布，但其分布情况因地而异，且受气候变化的影响。

1. 土表　钉螺大多数的时间都是分布在土表。一般认为土表和土层中钉螺的分布比例大约为3:2，但由于气候及土壤性质在不同地区的差异性，钉螺在土表与土层中的分布情况会有所不同。不同季节对土层内钉螺数量的影响较大，土层中钉螺数量分布由多到少的季节分别为冬季、夏季和春秋季。

2. 土层内　在土层内，随着土层深度的增加，钉螺数量减少，且死螺增多。根据不同类型钉螺孳生地区，钉螺在土层中匿居的深度和密度有所差异。例如在山丘地区，因土壤水分、温度等多种因素的影响，钉螺在冬季匿居的深度最大可达14cm，通常在6cm以内的土层中都能找到钉螺，特别是在2～4cm土层内密度较高。在湖沼地区，钉螺较多居住在2cm内的土层中，有调查显示，2cm土层内的钉螺占土层内总钉螺数的98%，2～5cm深处仅占2%，超过5cm深的土层中很难查到活螺。钉螺在土层内的分布特点，对于科学开展钉螺控制工作以及灭螺效果评价非常重要。季节也影响着土表与土层中钉螺分布，在春季、夏秋季和冬季，以浙江开展的有关调查为例，土层中钉螺的向土表移动的比例分别约为95%、75%和50%，但7月份出土的钉螺仅占约2%。另外，温度、湿度及地理环境也会对土表和土层内钉螺分布产生影响。如适宜的温度下钉螺容易出土，气温过高或者过低均会抑制钉螺出土。阴雨天比晴天钉螺出土率高，尤其是雨天最高；土质疏松、地表有裂隙或洞穴的土层内钉螺较多。

（四）螺卵的分布特点

钉螺一般选择在松软的泥土环境中进行产卵。螺卵产在松软的泥土上后，螺卵即被周围的泥土封埋起来。实验发现只有被泥土包裹的螺卵才能孵出幼螺，已包裹的螺卵，当去除了泥皮，或产在光滑石头上的无泥土包裹的螺卵，不能完成孵化过程。因此，泥土对螺卵的发育极为重要。水分也是钉螺产卵的重要因素。钉螺一般选择潮湿泥土进行产卵，同钉螺分布基本一致，螺卵也主要分布在近水线的潮湿泥面上，表现为近水线处的密度最高，离水线愈远密度愈低。水中螺卵很少，而且多数都是由于水位升高或者从岸上冲入。同钉螺分布类似，螺卵的分布也呈现聚集性，服从负二项分布定律。

另外，在不同血吸虫病流行区，由于气候各异，螺卵出现时间也有所不同。有的地区螺卵出现最早时间是在早春2月，高峰在4～5月，7月以后极少。有的地区在2～6月为螺卵出现高峰期；有的地区则主要在3～4月份最多。尽管如此，但螺卵出现时间还是春季最多，秋季较少。总体来看，南方因入春时间较早，螺卵也较早的出现。

（五）感染性钉螺的分布特点

血吸虫毛蚴侵入钉螺后在螺体内经多个阶段的发育和繁殖后形成大量成熟尾蚴并在水体中释放，这种含有日本血吸虫幼虫的钉螺被称为感染性钉螺，俗称阳性钉螺。在自然界，感染性钉螺的分布常与环境中受虫卵污染粪便的分布有关。近年来，随着我国以传染源控制为主的综合防治策略的实施，牛、羊等主要传染源已经得到有效控制，感染性钉螺分布和密度显著减少。近几年来，全国血吸虫病疫情监测点中已经很难发现感染性钉螺存在。

感染性钉螺的分布环境主要取决于传染源粪便对有螺环境的污染地点，而感染性钉螺的密度则主要取决于污染的程度。一般在一个地区人、畜活动有一个相对集中的场所，因此感染性钉螺的分布也具有地域性和聚集性。对于水网型地区，调查发现，河岸上钉螺的感染率最高，且呈现越近水边钉螺感染率越高的现象；村庄周围的河岸感染性钉螺密度高于村庄外的环境，且以船户停泊处、洗马桶处和饲养家畜处附近的河岸感染性钉螺密度较高。河、沟等处的钉螺感染率显著高于田地；水线附近的感染性钉螺密度一般较高。在山丘地区，感染性钉螺大多分布于居民点周围及远离居民点的环山埝沟，与高程关系不大。在湖沼地区，感染性钉螺呈现高度聚集性，分布范围主要集中在居民区周围及放牧区，传染源越是集中的地方，钉螺感染率有可能越高。近年来，很多学者还通过SaTScan、电子地图等软件从宏观上研究感染性钉螺的时空分布。李广平等曾对2004—2011年湖南省感染性钉螺时空分布规律进行研究，发现沿垸外有螺水系乡镇感染螺分布相对严重。高凤华等曾对2006—2012年安徽省感染性钉螺分布进行时空聚类分析，发现几年间全省有8个热点区域为感染性钉螺的聚集区，分布于长江安徽段及其支流流域，从上游至下游均有分布。

在自然界中，除粪与粪便污染程度密切相关外，钉螺感染率还与当地气温、雨量、水分等有关。因此，感染性钉螺分布也体现了季节性差异。有些大山区一年四季都可查获阳性钉螺，钉螺感染率夏季低，秋季和初冬高，深冬和初春感染率维持在较低水平。对于秋季雨量少、地面土壤干燥、传染源粪便分散的山丘地区，春季钉螺感染明显高于秋季。还有一些湖区草洲，春季和夏初感染性钉螺分布广、密度高，到了盛夏和秋冬时节，钉螺感染率开始下降，并长期处在较低水平。但无论如何，总体上看，春、夏、秋季的钉螺感染率较冬季要高。钉螺感染率还跟钉螺体型及雌雄有关。通常情况下，成年钉螺感染率高于幼螺，可能是因为幼螺在外界环境中的生活时间尚短，感染机会相对较少。雌螺感染率比雄螺高，可能与其更喜栖息于水中的特点有关，增加了水体中毛蚴接触的机会。

感染性钉螺的分布特点与当地传染源种类和数量密切相关。在以传染源为主的综合防治策略实施前，我国血吸虫病传播最主要的传染源就是耕牛。随着"封洲禁牧""以机代牛""家畜圈养"等传染源控制措施的实施，目前我国耕牛感染显著下降。随着防治工作的推进，在很多地区，当地主要传染源的种类和数量正在发生改变。梁幼生等研究认为，当前羊是我国日本血吸虫病重要传染源之一，有必要将羊日本血吸虫病综合治理纳入国家层面的防控规划。此外，一些地区野生动物（例如野鼠、野猪等）已成为当地主要的传染源，控制难度大。因此，随着血吸虫防治工作的进一步推进，科学准确掌握当地传染源变化和分布特点，对于掌握感染性钉螺的分布规律有着重要作用。

（六）残存钉螺的分布特点

残存钉螺是指某地达到传播控制，乃至传播阻断标准后，在原分布区域内尚存的钉螺。从总体上看，残存钉螺的分布特点呈现孤立、分散、面积小和密度低等特点。在实际工作中，对于发现的残存钉螺区域环境，常称之为螺点。

各地由于灭螺程度及自然环境的不同，残存钉螺的螺点分布的环境也有所差异。安徽省原徽州地区于 1978 年底达到了传播控制标准，1979 年仅发现 300 余个螺点，有螺面积超过 10hm²，分散在 35 个乡的 74 个村，其地理分布仍按水系、山岭呈分散、孤立、以点聚集的分布；残存钉螺所在地多为山坞、古坟、石壁沟塘、竹园、荒滩、暗沟、涵洞等特殊环境。方益民等调查认为，黄山市自 1994 年进入巩固监测阶段以来查出的残存螺点，超过 70% 是石砌磅的沟渠、塘库等复杂环境。药物灭螺效果不佳，极易引起反复。原浙江省金华县浙江省金华县 1990—1994 年在 13 个乡 103 个村查获的 619 处残存螺点主要分布在沟渠、田壁、溪滩、塘库等环境。高智慧等曾对江苏省苏北沿海地区 1998—2000 年的残存钉螺分布现状进行调查，发现钉螺分布以西部地区沟渠、河道为主要孳生地，88.82% 的有螺环境钉螺面积在 5 000m² 以下，呈小块点状分布，灭螺质量差是残存钉螺的主要原因。邵丰尧等对金华市婺城区 2012—2014 年残存螺点进行调查，认为当地达到传播阻断后，螺情反弹因素未得到根本消除，苗木环境是当前婺城区残存钉螺的主要孳生地。安徽省含山县血吸虫病达到传播控制后 11 年共查出残存螺点 617 处，其中面积在 15m² 以下的有 356 处，面积在 16～50m² 的有 143 处，面积在 50～100m² 的有 67 处，100m² 以上的 51 处。残存钉螺密度都很低，有时一个螺点仅发现 1 只钉螺。还有些残存钉螺分布地主要为行政区划交界处、荒山野岭等僻静之处、乱石密布并杂草丛生的溪沟以及水库干渠及其支渠等；有些地区呈现老螺点与新螺点交错出现的现象。除自然因素外，残存钉螺的存在与当地开展的查灭螺工作质量有关。部分地区残存螺点难以压缩、新螺点不断涌现，通常与漏查、漏灭和查漏、灭漏等因素有关。

四、钉螺调查的基本要求

钉螺调查工作是开展钉螺控制工作的前提和基础。通过钉螺调查，可以明确日本血吸虫病的流行范围，监测和掌握血吸虫病流行区的钉螺扩散和分布特点，掌握钉螺和感染性钉螺密度变化，为制定灭螺规划或计划提供科学依据；通过钉螺调查还可以考核评估灭螺质量以及血吸虫病防治效果等。本书调查技术适用于湖沼型、山丘型或者水网型血吸虫病流行区，以及包括三峡库区在内的血吸虫病潜在流行区的钉螺调查工作。

（一）调查原则

钉螺调查的原则包括：①湖沼地区的滩地，按自然或人工标记，将滩地分成若干条块，逐块调查；②垸内和水网地区，沿河道和灌溉水系等，按干、支、斗、农、毛渠及田块的顺序进行调查；③山丘地区按从源头到下游、从湿地到水凼等进行调查，发现钉螺后要追查有螺水系的源头和末尾；④对与钉螺分布环境相毗邻的地区、潜在血吸虫病流行区、洪水淹没地区扩大范围调查。

（二）调查时间

钉螺调查时间一般为上半年 3、4、5 月和下半年 9、10、11 月，而对钉螺扩散途径调查、可疑携带钉螺载体的监测可在每年的4～10月份进行。

（三）调查范围与频次

钉螺调查范围应包括现有钉螺环境、历史有螺环境、可疑钉螺孳生环境以及潜在钉螺扩散环境。现有钉螺环境是指近2年内开展钉螺调查且查到钉螺的环境，或轮查末次查到钉螺的环境。历史有螺环境是指近2年内连续开展钉螺调查均未查到钉螺的环境，或轮查末次未查到钉螺的环境。可疑钉螺孳生环境是指与现有钉螺环境毗邻、水系相通，且具备钉螺孳生条件的环境。潜在钉螺扩散环境是指当地具备钉螺生存和繁殖的自然条件且存在钉螺扩散的危险，但目前尚无钉螺分布的区域。

1. 现有钉螺环境　人、畜活动频繁的现有钉螺分布环境，每年应至少查螺1次，春季查出感染性钉螺、螺情回升或通过风险评估认为存在传播风险的有螺环境秋季应复查1次。人、畜不常到、环境偏僻的现有钉螺分布环境每年至少调查1/3面积，原则上3年轮查1次。

2. 历史有螺环境　孳生环境未改造或部分改造但仍适宜钉螺孳生的历史有螺环境，如近2年内未查出钉螺，每年应查螺1次；3～9年内未查出钉螺，每3年应轮查1次；10年及以上未查出钉螺，每5年应轮查1次。孳生环境彻底改造且经过调查评估确认已不适宜钉螺孳生的历史有螺环境，可不定期进行监测查螺。

3. 可疑环境　从有钉螺分布地区引进植物、水生物的环境，以及洪水淹没区等可疑环境，每年应调查1次。

4. 潜在钉螺扩散环境　对与血吸虫病流行区毗邻和/或有水系密切沟通、养殖来自有螺地区的水生动植物、来自有螺地区的船泊停靠的码头、船坞等环境，应开展钉螺扩散途径调查、可疑携带钉螺的载体（包括水体漂浮物、船只及水生动植物等介质）携带钉螺的监测，钉螺监测至少每3年1次。

（四）调查工具的准备

在一般的钉螺调查工作中，使用最多的调查工具主要有查螺框、镊子（竹筷）、钉螺袋、记录笔、防护工具等；对于土层中钉螺调查还要用到铲子等工具；对于水上漂浮物钉螺调查，还要用到打捞工具等等。在早年前的查螺工作中，这些器材大多数是分别配发给查螺人员，也有查螺人员自行携带。近年来随着血防工作的深入推进，有条件的地区已经开始统一制作查螺包、查螺服等，进一步提升了钉螺调查工作的便捷性。现将一般土表成螺调查需要的调查工具简要介绍如下。其他钉螺调查装置详见第五节。

1. 查螺框　用8号铅丝制成33cm×33cm正方形的框（框内面积为0.1m²）。

2. 镊子或竹筷　15～20cm医用直镊或普通筷子。

3. 钉螺袋　用牛皮纸制成5cm×8cm螺袋，并印刷以下信息：环境名称、查螺日期、天气情况、线号、点号（框号）、捕螺只数、查螺员签名等。

4. 记录笔　参加查螺人员每人应准备一支笔，用以记录查螺框号和线号等原始信息。

5. 防护用具　防护油、手套（橡胶手套或一次性手套）、胶靴等用具，作为个人防护使用，以防止血吸虫感染；在杂草较深的地方，可带一根长棍子，驱赶毒蛇。

6. 查螺服和查螺包　有条件的地方可统一制作查螺服和查螺包，除可放置查螺专用工具外，还可方便携带饮用水、驱虫药剂等其他随身物品，有利于调查工作的开展。

（五）调查的组织实施

1. 制订查螺计划与组织实施　钉螺调查前要制订查螺计划，具体实施方案内容应包括目的意义、目标任务、查螺方法、工作步骤、技术规范、技术培训、日程安排、器材准备、经费预算、资料管理、考核评估等相关内容。国家级机构协助国家卫生健康行政部门制定全国钉螺调查方案和技术规范，并负责审核省级机构上报的查螺实施方案和计划；省级机构根据国家卫生健康行政部门制定的查螺技术规范，结合本省钉螺分布情况以及防治工作需求，制定查螺实施方案，并审核、调整市级机构上报的查螺计划；市级机构根据省级机构制定的查螺实施方案，指导县级机构编制查螺计划，并审核、汇总县级机构上报的查螺计划；县级机构按照省级机构制定的查螺实施方案，结合本地钉螺分布情况，以流行村为单位编制查螺计划，并汇总上报市级机构。

国家级机构负责全国查螺工作的督导检查。省、市级机构指导和督查县、乡镇级机构实施查螺工作的实施。县级机构根据查螺实施方案及查螺计划，组织、培训查螺人员，准备查螺器材，指导、实施钉螺调查；乡镇级机构在县级机构的指导下，按查螺实施方案组织、实施钉螺调查。

2. 组织查螺队伍

（1）查螺队：从当地挑选有查螺经验、工作认真、体能胜任者为查螺员，以乡（镇）为单位组建查螺队。各乡（镇）应根据查螺村数及应查面积确定查螺队数量，一般1个查螺队由12～15人组成，调查1～2个村。每个查螺队选定2人为正副队长，负责查螺工作安排、资料汇总、螺点卡建立等。

（2）查螺小组：为了合理安排劳力，便于管理，提高工效，将查螺队分成4～5个查螺小组，每个查螺小组3人，负责目标责任地段查螺。如采用5m系统抽样结合环境抽查2框的方法开展钉螺调查，则2人查环境框，其中1人兼记录，另1人查机械框。

（3）查螺员：查螺前查螺员需进行必要的培训，内容包括查螺方法、钉螺鉴别、质量要求和自我防护等。查螺后需进行评估，建立查螺队员档案，保障查螺队员的素质和稳定性。

（六）钉螺与相似螺类的鉴别

在开展钉螺调查前，需要掌握钉螺与其他相似螺类的鉴别要点。在自然环境中孳生的某些螺类，其外形同钉螺较相似，易与钉螺混淆。根据形态特征，即螺壳的旋数、长度、旋向、颜色以及唇脊和厣的有无，来将查获的钉螺与其他螺类进行区别（表3-1）。常见的与钉螺相似螺类主要有：方格短沟蜷（*Semisulcospira cancellata* Bonson，俗称海蛳）、真管螺（*Euphaedusa*，俗称烟管螺）、细钻螺（*Opeas gracile*，俗称菜螺）、拟钉螺（*Tricula*，俗称小黑螺）等。

表3-1　钉螺与相似螺类的鉴别要点

鉴别要点	钉螺	方格短沟蜷	真管螺	细钻螺	拟钉螺
螺旋数/个	5～9	12	10～11	6～8	5～8
长度/mm	5～10	15～28	10～17	7～9	3～6
旋向	右旋	右旋	左旋	右旋	右旋
壳色	暗褐色或黄褐色	黄褐色	黄褐色	灰白色或乳白色	灰黑色
壳口	卵圆形	半卵圆形、较薄、有锯齿	近似三角形	椭圆形	卵圆形，壳脐呈沟裂状或窄缝状
唇脊	有	无	无	无	无
厣	有	有	无	无	有

续表

鉴别要点	钉螺	方格短沟蜷	真管螺	细钻螺	拟钉螺
其他	假眉金黄色、阴茎较粗大，呈浅红色	体螺旋基部近壳口处有3条明显横纹，纵肋比钉螺稀疏，突起较为明显	壳口有皱褶	眼有柄，能伸缩	假眉为白色，阴茎细长。不呈红色，壳表光滑
栖息习性	水、陆两栖，多见于河、沟、渠、塘、田及江洲湖滩等有草的潮湿泥土上	水栖，常见于清凉的河、湖、渠水中	陆栖，常见于老墙角、树洞阴湿处	陆栖，常见于菜园、屋基阴湿处	水栖，常见于山区沟水中小石块上

第二节　钉螺调查装置介绍

钉螺调查是开展钉螺控制的前提和基础，钉螺调查需要依托各种调查工具。半个多世纪以来，在血吸虫病流行区以及血吸虫病潜在流行区，我国广泛开展了钉螺调查工作。但是，由于我国钉螺孳生环境种类繁多、环境复杂，在多年的钉螺调查工作中我国绝大部分地区仍采用最为原始的人工调查方法，也就是主要借助自制查螺框（有时甚至不使用）、镊子等工具，用人工下蹲、肉眼识别获取等方法进行钉螺调查，调查费时费力、调查质量不高。为解决这些问题，部分专业人员研究设计了相关钉螺调查装置，并申请了专利，有的还完成了技术转让，实现了企业化生产。现介绍几种主要的钉螺调查装置。

一、折叠式钉螺调查框

在各地实际工作中，钉螺调查框（查螺框）主要是由铁丝手工折成，存在易生锈、体积大、不便携带和存放等缺点。孙军玲等为克服这一问题，研制了一种折叠式钉螺调查框。该折叠机构的设置，能够使连接杆均具有折叠的功能，同时，利用四边形方框的四个角点均可以灵活转动的优势，在对该折叠式钉螺调查框进行收纳的过程中，采取周边对折的方式，从而达到缩小该折叠式钉螺调查框体积的目的，实现了该折叠式钉螺调查框具有体积小巧和方便携带的特点（图3-1）。

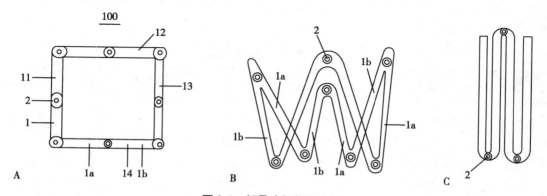

图3-1　折叠式钉螺调查框
A. 整体结构示意图；B. 折叠状态示意图；C. 折叠后的状态示意图
注：100：折叠式钉螺调查框；1：方框本体；2：折叠机构；11：第一连接杆；12：第二连接杆；13：第三连接杆；14：第四连接杆；1a：第一子连接杆；1b：第二子连接杆。

　　吴峰等人考虑到现场使用的钉螺调查框固定性差容易移位、准确性不够等问题,采用折叠钉将框体横向折叠,便于携带和存放,在角处设有收放定位脚,使调查框不会发生位移,整体材质采用了塑料材质、不生锈、便于操作,提高了准确性、可折叠便于携带和存放、安全环保等优点(图3-2)。

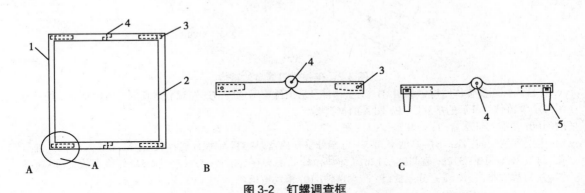

图3-2　钉螺调查框

A. 调查框的仰视图示意图；B. 定位脚收起时侧面示意图；C. 定位脚放下时侧面示意图

注:1:左部框架；2:右部框架；3:固定螺栓；4:折叠螺钉；5:收放定位脚。

二、钉螺盒

　　当前,我国在钉螺调查过程分装钉螺普遍采用的是钉螺袋,然而,这种包装袋主要材质为纸质,将潮湿的钉螺放入后,容易使纸质的包装袋因受潮而发生破损,造成各框钉螺混杂,此外可能导致感染风险。李华忠等人针对这种情况,研制了一种便携式钉螺盒。该装置包括防潮盒体、水平分隔板、钉螺分格存放盒、拾螺夹存放槽体等部件。防潮盒体的内部构造有上端具有第一开口、下端具有第二开口的容纳空间,在该容纳空间的中间区域设有水平分隔板,以将其分隔为上层容纳空间和下层容纳空间；上层容纳空间内的钉螺分格存放盒组和拾螺夹存放槽体呈并排式设置；防潮盒体的第一开口部位并能盖合第一开口的上盖体以及第二开口部位并能盖合第二开口的下盖体呈活动设置。该便携式钉螺盒具有防潮、钉螺有序存放、用具方便存取以及查螺效率高的优点(图3-3)。

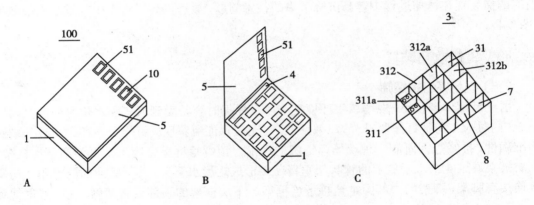

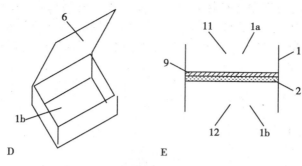

图 3-3　便携式钉螺盒的结构

A. 便携式钉螺盒整体结构示意图；B. 上盖体打开后的结构示意图；C. 钉螺分格存放盒组的整体结构示意图；D. 下盖体打开后的示意图；E. 图 A 的侧视图

注：100：便携式钉螺盒；1：防潮盒体；11：第一开口；12：第二开口；2：水平分隔板；1a：上层容纳空间；1b：下层容纳空间；3：钉螺分格存放盒组；31：钉螺分格存放盒；311：底板；311a：通气孔；312：环形周板；312a：前侧板；312b：后侧板；4：拾螺夹存放槽体；5：上盖体；51：钉螺存放口；6：下盖体；7：钉螺收纳格；8：垂直分隔板；9：防潮部件；10：滑动盖板。

三、水中钉螺诱捕装置

当前在血吸虫病流行区，尤其在三峡库区、南水北调沿线等血吸虫病潜在流行区，除采用常规的钉螺调查方法外，还需要对在水中以及漂浮物等处的钉螺进行调查监测。在对水体中的钉螺进行调查的过程中，目前使用最多的是草帘诱螺法，但是该方法形式多样，没有统一标准，诱螺效果不佳，草帘吸水后容易沉入水中，存在无固定装置、易丢失等现象和弊端。孟晓军等人研制了一种稻草帘诱捕水中钉螺装置，该装置主要包括诱捕装置和固定装置。诱捕装置包括形状为立方体的漂浮主体和包裹在漂浮主体四周的诱捕层，诱捕层为优质水稻稻草密集编制的稻草帘；固定装置包括四根固定杆和设置在各固定杆中上部嵌入有滑动杆的纵向滑槽，诱捕层四个直角端通过牵引绳分别与四根固定杆上的滑动杆连接。具体使用方法为：将装置放入距岸边 2～3m 的水域水面，通过固定装置的固定杆插入水底固定，由于诱捕层通过材料为聚苯乙烯的漂浮主体浮于水面，这样既保持草帘不下沉又可以使草帘不漂走。与此同时，在警示牌上还可以书写警示语（例如有钉螺水域，请勿接触，防治感染血吸虫病等），该装置放置一段时间后，将草帘收起即可查看诱捕钉螺情况。该装置结果简单、操作简便，在保证装置在现场水域中不同位置放置的灵活性的同时，解决了当前诱捕装置在诱捕过程中容易沉降丢失的技术问题，显著提高了对水中钉螺的诱捕效果（图 3-4）。

四、钉螺收集装置

（一）现场筛钉螺螺筛

由于钉螺体型较小、现场孳生环境复杂以及捕捉时容易受到天气和水位等外界因素的影响，同时人工捕捉钉螺费时费力，效率低下，无法保证所获现场钉螺分布和螺口校长增殖的准确性，吴峰等人研制一种现场筛钉螺的螺筛。该螺筛框架分为上层框架和下层框架。上层框架通过 4 个水平放置的管状架垂直连接形成矩形水平架，其下断面的四个角上均垂直连接有脚架，脚架的中部固定连接下层框架。下层框架的顶部设有筛网，在下层框架和

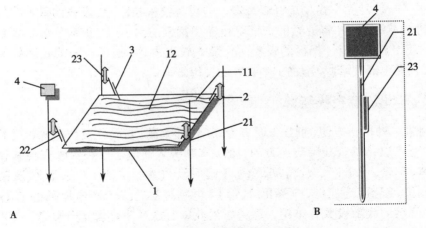

图 3-4　稻草帘诱捕装置示意图

注：1：诱捕装置；2：固定装置；3：牵引绳；4：警示牌；11：漂浮主体；12：诱捕层；
21：固定杆；22：滑动杆；23：纵向滑槽。

上层框架之间设有挡板。使用方法主要将江湖洲滩的有螺泥土等混合物倒在筛网上，而后用水将泥沙冲掉，最后只剩下钉螺在筛网上。该螺筛整体结构简单、使用方便、成本低廉，能适应不同环境下的移动并确保螺筛框架稳定，避免筛螺时因固定性差出现移位的缺陷，提高了查螺的工作效率（图3-5）。

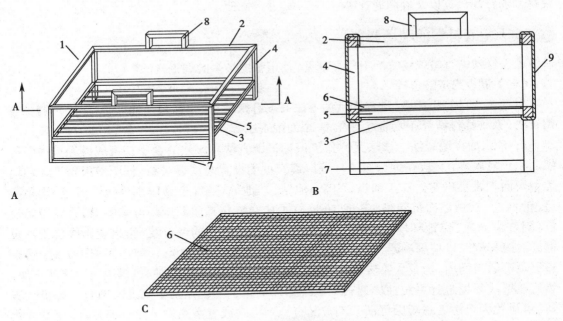

图 3-5　现场筛钉螺螺筛

A. 螺筛整体结构示意图；B. 沿图 A 中 A-A 向的剖视图；C. 筛网结构示意图

注：1：钉螺筛框架；2：上层框架；3：下层框架；4：脚架；5：加固杆；6：筛网；7：框脚；8：提手；9：挡板。

（二）其他钉螺收集装置

在部分地区，人们在收集钉螺时会使用类似于吸尘机的吸螺机，但是这种吸口大多采用的是敞口模式，在吸收钉螺时很容易将较大的物体吸入，导致机体堵塞和机器损坏。胡飞等人研制了一种易操作式收集钉螺装置。与现有技术相比，该设备的保护罩能够防止切割锯割草时杂草迸溅，并将迸溅的杂草阻止在切割锯的前方，防止杂草迸溅到后方的使用者，保证了使用者的安全；挡板的设置防止吸入较大物体，挡板表面的孔洞只能使钉螺通过，减少了装置内部被堵塞，增加了本装置的使用寿命。

五、自动化钉螺查找装置

为了提供一种操作方便、查找省时省力、工作效率高、自动化及智能化程度高的稳定性查螺装置，还可以精确查找隐蔽地方的钉螺，李勋等人研制了一种钉螺查找装置。该装置包括有车体、车轮、底盘、气泵、支架、气缸Ⅰ、顶板、气囊Ⅰ、挡板、气缸Ⅱ、气缸Ⅲ、气缸Ⅳ、高清数码相机、圆盘、连接杆、气囊Ⅱ、气管Ⅰ、电控阀Ⅰ、气管Ⅱ和电控阀Ⅱ，车体的底部设置有底盘，底盘的底部设置有车轮。但考虑到我国钉螺孳生环境十分复杂，该装置目前以及今后一段时间仍将难以在现场工作中投入使用。

第三节　钉螺的现场调查

现场调查是钉螺调查的核心工作。现场调查方法的选择、组织实施和质量控制对于科学准确地掌握一个地区乃至全国的钉螺分布情况至关重要等。根据钉螺孳生、分布等生物学特征，钉螺调查工作可以分为土表钉螺调查、土内钉螺调查、幼螺调查、水下钉螺调查、可疑携带物钉螺调查以及螺卵调查等。

一、土表钉螺的现场调查

土表钉螺调查是现场防治工作最常见、使用范围最多的调查方法。

（一）调查方法的选择

根据调查目的和环境，选择合适的方法开展钉螺调查，包括系统抽样调查法、环境抽查调查法、系统抽样结合环境抽查调查法、全面细查法等。

1. 系统抽样调查法　该法又称作机械抽样调查法。该法适合于初查或虽经灭螺但钉螺面积仍然较多，又散在性分布的环境。调查框的设置及调查线距、框距应根据调查环境类型及面积大小确定。对于河道、沟渠、池塘、洼地等环境，在常年水位线沿河道、沟渠两边、池塘边、洼地周边每间隔 5m 或 10m（在血吸虫病传播阻断地区可采用 10m）等距离设框；对江湖洲滩、田地环境，在滩面、田地上设置若干平行的调查线，再沿调查线等距离设框。线距和框距可根据洲滩、田地面积大小确定，一般为 5～20m。滩地面积较大时，线距和框距可适当增加，但最大不宜超过 50m；面积特别大的江湖洲滩，可以先划分成若干块，然后在每块环境进行系统抽样调查。系统抽样调查法的优点是不同地段都有同等机会查到，可避免因查螺者主观因素而长期被漏查。因主观或者客观原因而长期漏查，可造成大面积高密度螺区出现，应引起重视。调查结果可用于活螺密度、感染性钉螺密度、活螺框出现率的计算。

2. 环境抽查调查法　在钉螺可能孳生的环境设框调查。对于山地、坟堆、竹林等特殊环境，可采用环境抽查法进行调查。

3. 系统抽样结合环境抽查调查法　该方法又称作双重查螺法。系统抽样调查法未查到钉螺时，对一些可疑钉螺孳生环境进行设框抽查。或在系统抽样调查基础上，对适宜钉螺孳生的环境设框抽查，调查框数应足以弥补系统抽样产生的漏查误差（一般应为系统抽样框数的 20% 以上）。该法适用于钉螺密度下降时的调查，当钉螺密度下降时，钉螺不呈散在性分布，具有聚集性，即呈负二项分布。其优点是在不同地段有同等机会被查到，避免漏查；同时检查钉螺容易孳生的环境，发现钉螺的机会较多。在血吸虫病传播阻断地区钉螺监测可采用 5m 系统抽样结合环境抽样 2 框的方法查螺。系统抽样结合环境抽查调查结果可用于计算钉螺面积和感染性钉螺面积。

4. 全面细查法　调查时不设框，细查全部可疑钉螺孳生环境，发现钉螺后采用系统抽样调查法进行调查。一般用于确定日本血吸虫病流行区钉螺接近消灭的地区以及难以系统抽样的小块复杂环境。其优点是可避免主观的环境抽查，检查的范围更为全面，查出钉螺的机会更多。缺点是这种查螺方法花工费时，全面推广有困难。对从有螺地区引进水生动植物进行饲养繁殖的环境，可采用此法查螺。

总体而言，现有钉螺环境直接利用系统抽样法调查，如未查到钉螺，再利用环境抽查法调查；对于历史有螺环境、可疑钉螺孳生环境以及其他环境，应先采用环境抽查法调查（调查框数不少于按照系统抽样法查螺应调查框数的 20%），查获钉螺后再采用系统抽样法调查，检获框内全部钉螺，并解剖观察，鉴别死活和感染情况。

（二）调查要点

1. 调查人员首先熟悉查螺现场环境。提前根据查螺图账或者有关电子地图了解现场环境，明确目标环境中查螺区域以及重点环境。其次，要明确现场调查方法，以沟渠环境为例，应采用系统抽样（5m）结合环境抽查（2 框）法进行调查，查螺框应设置在近水线上成地面。再次，要对部分重点环境进行细查。这些重点环境有：①水网地区的浅滩、注滩、石驳桥、桥墩、水码头、宅基、树根、河边小芦苇丛、灌溉系统的干渠和支渠及连通的田地、鱼塘、竹林等；②山丘地区的进出水口、水闸、涵洞、烂冬田、山上源头、山坡草圃、竹林、石缝、石洞、梯田后壁等；③湖沼地区的坝埂边、圩堤护石岸、取土坑、闸门、柳林、芦苇丛、芦滩内的坑洼、草滩上的废垄等。对于山坡地应重点检查坡地壁高 1m 以内的土表钉螺，注意石缝、石洞内钉螺。对于河岸应重点检查岸壁水线上 33cm 范围内有无钉螺。对于稻田应重点检查进出水口及距田埂壁 3m 以内是否有钉螺，荒田和没有积水的冬闲田要重点查。沟渠重点检查沟渠壁近水线处、无水潮湿的沟底。洲滩重点检查水退后滩地潮湿，杂草或芦苇丛生处。

2. 在查螺时，要先看到土壤，然后用查螺棒依次翻动调查框内的杂草和杂物，仔细查看土壤表面、缝隙、草根等处，自上而下，自左至右、边查边翻仔细检查。对于复杂环境，如难以用拉线、设置调查框时，可以用脚步估算距离及"心中有框、实际无框"方法替代。查获的钉螺要用镊子或筷子捡起并放入钉螺袋中，不能徒手去捡。每个机械框内查获的钉螺应全部捡取，装入一个小螺袋内，外面写明环境编号、机械框号、钉螺数，最后将一个条块的所有小螺袋全部装入一个大螺袋，外面注明村名、小地名、环境编号、查螺日期、查螺员等，带回实验室解剖。一个条块环境框的所有钉螺装入一个小螺袋，然后装入大螺袋中，带回实验室进行解剖。

（三）质量控制

首先，查螺队伍技术能力建设是查螺质量控制的关键。一是要结合实际选择富有工作积极性、熟悉当地环境的查螺员，并认真开展岗前业务培训，确保掌握钉螺调查技术；二是要选择一名经验丰富、发动力和号召力强的查螺员作为队长，便于在现场工作中进行有效协调。其次，要建立现场带班巡查制度。血防组、乡镇卫生院或社区卫生服务中心在查螺阶段要实施现场带班巡查，发现并解决现场调查中存在的问题。第三，各地可根据工作实际，决定是否进行假螺点设置。在调查前，由县级血防机构在部分地区的应查范围内提前设一定数量的假螺点。每个假螺点为应查环境 10m 长范围内的水线上或地面上放置 10 只死螺壳，螺壳的壳口内点以褐漆。查螺结束，统计假螺点检出率。采用 5m 系统抽样结合环境抽查 2 框法查螺，查螺质量控制指标为假螺点检出率 60%～80%。第四，在查螺季内，上级机构通过专项督查组或者综合督查组等方式，对基层查螺工作实施督导检查，督查的内容包括但不限于以下内容：查螺工作方案、查螺队伍组建、业务技术培训、现场带班巡查制度等。督导组还可深入现场，查看查螺操作、原始记录等是否规范。

此外，螺点和螺情复核是钉螺调查质量控制的重要措施。

（1）螺点抽样复核：在当地钉螺调查结束后，由上级机构组织查螺专业队，对其中 10%～20% 的条块抽查复核，统计螺点查漏率。螺点查漏率一般控制在 15% 以内。螺点查漏率（%）= 上级查出螺点数÷（当地查出螺点数 + 上级查出螺点数）×100%。

（2）螺情分级复核：以乡（镇）为单位，根据当年新查出的钉螺面积大小及螺点性质确定复核等级：①乡（镇）负责对查螺专业队报告螺点的初步核实；②县级专业机构负责对当年新查出的全部螺点进行复核；③市级专业机构负责对当年新查出有螺面积 3 000m² 以上螺区进行复核；④省级专业机构负责对当年新查出有螺面积 5 000m² 以上螺区、非历史流行村的螺点、感染性钉螺螺点进行复核。

（四）GPS 定位与空间数据库的建立

近年来，各地均配发了手持 GPS 设备，通过该设备（当前也可使用智能手机等）能较准确地测量钉螺分布环境的面积、经纬度、高程等，还可以结合谷歌地球（Google Earth）建立钉螺分布空间数据库，为决策部门提供准确的螺情及其地理分布数据。目前主要应用有：①精确计算钉螺面积和提供地理分布相关数据，绘制钉螺地理分布特征电子信息图；②设置定位查螺区域和测量查螺面积，快速准确完成查螺信息数据统计；③通过螺点 GPS 动态数据分析，计算有螺面积压缩率，评估灭螺效果；④与 GIS 联用，建立血防数据库，可实现血防工作电子化和网络化等。

（五）查螺注意事项

钉螺调查是一项群众性和技术性很强的工作，具有明显的季节性，必须在各级政府的统一领导下，组织查螺队伍。查螺人员必须事先进行业务培训，查螺工作要按照工作计划有序进行推进。查螺过程中要注意个人安全防护。在野外环境中，要做好个人防护，避免被昆虫叮咬；在气温较高的时候，避免长时间工作，防止中暑；在杂草比较茂盛的地方，要防止毒蛇咬伤；在岸边陡坡查螺时，要注意防止滑跌落水。

二、土内钉螺、幼螺、水下钉螺、可疑携带物、螺卵的现场调查

（一）土内钉螺的调查

钉螺经常出没于土表层。水网地区土内钉螺约占 40%，在冬季土层中的深度可达 14cm，其他季节一般在 6cm 以内；山丘地区土内钉螺比例要低，深度也浅。土层钉螺调查可为查灭螺工作提供科学依据。

土内钉螺的调查主要采用分层铲土筛螺法。以 0.1m² 为单位，先检查土表钉螺，铲除框四周的表土，防止四周表土钉螺散落铲土层。然后每 2cm 为一层，逐层向土层深处铲土。

铲下的土用 30 孔 /25.4mm 的铜丝筛分层筛洗钉螺，观察死活，计算钉螺在土表及每土层的分布比例和分布深度。

（二）幼螺、水下钉螺调查

幼螺生活在水中，部分成螺分布于水下，水下钉螺调查可为制订查灭螺方法提供依据，也可在血吸虫病潜在流行区等特定环境中开展调查。

1. 草帘诱螺法　6～8 月为诱螺最佳季节。该法以稻草编成 $0.1m^2$ 大小的方帘，按等距离的系统抽样调查法放置于河沟的近岸水面或洲滩水面，经一周后取回，冲洗以获成螺和幼螺，以了解水下钉螺的情况。也可用稻草把诱螺法，将稻草切成 33cm 长，取 20～30 根稻草为一把，其中间用粗棉线捆扎，棉线的一端预留 3cm 线头。按系统抽样调查法将稻草把放置于河沟岸边或洲滩水面，使稻草把两端展开形成 2 个扇面，将草把预留的棉线捆于岸边柴草固定。1 天后取稻草把分别放入塑料袋带回实验室，在白色搪瓷面盆水中用毛笔刷洗成螺和幼螺，按草把分别放入培养皿计数。

2. 漂浮物打捞　对于已经达到传播阻断标准的地区、与有螺区毗邻或有螺水系相通的非流行区，在汛期或退水后，在漂浮物较多的水域内开展携带钉螺的监测。采用网捞 - 淘洗法即利用定制的网兜打捞工具打捞漂浮物，打捞时可使用铁耙等辅助工具，主要打捞水草等水生植物。对漂浮物进行归类、称重、登记，详细检查每一物体上是否有钉螺以及附着的成、幼螺情况。

（三）外来动植物可疑携带调查

对从流行区引进的牛、羊、猪等哺乳动物，引进的树种以及从流行区运来的鱼、虾等水生动物等进行钉螺监测，以防钉螺通过携带物造成扩散。

（四）螺卵调查

通过螺卵调查，可了解当地钉螺的分布及其繁殖、发育情况，在特定环境中可开展调查。在调查的地点取表层泥土，一般厚 2cm，面积为 $0.1m^2$，放在两只相叠的铜丝筛中筛洗。上层一只筛孔较大，为 30 孔 /25.4mm，能挡住水草、石块等体积较大的物质，钉螺也被留在上层筛内；下层一只筛孔较细，为 60 孔 /25.4mm，留住螺卵。留在下层筛内的螺卵，可用水冲出倒入平皿内，再用乳头吸管把 0.8mm 直径大小的球形或椭圆形边缘光滑的暗褐色颗粒吸出，这种颗粒即为螺卵。有可疑时，用解剖针剥去螺卵外层泥皮，放在解剖镜或显微镜下检查，可见透明的胶球内略带黄色发育阶段不同的卵胚，即为螺卵。

上述调查对象的调查方法、调查要点、质量控制、注意事项等与土表成螺现场调查的内容类似。

第四节　空间信息技术在钉螺调查中的应用

空间信息技术（spatial information technology），通常也称为 3S 技术，是 20 世纪 60 年代兴起的一门新兴技术，泛指与空间位置相关的信息技术。主要包括地理信息系统（Geographical Information System，GIS）、遥感（Remote Sensing，RS）、全球定位系统（Global Positioning System，GPS）等。20 世纪 70 年代中期以来，空间信息技术在我国得到迅速发展。当前，以 3S 为主导的空间信息技术以其快速高效的数据获取、强大的空间数据处理分析、直观生动的地图数据表达能力，被广泛应用于地学、交通、农业、林业、军事、医学等领域。20 世纪 90 年代后期，我国学者周晓农、郑英杰等曾较早地将地理信息系统引入钉螺分布与监测等领域,掀起了空间信息技术在我国血防领域的广泛应用。目前空间信息技术在钉螺研究方面主要应用于钉螺分布特征、钉螺分布与生态的关系、可疑有螺环境探测、钉螺的聚集性分析等。

一、常用的空间信息技术介绍

(一)地理信息系统(GIS)

地理信息系统(GIS)是一种采集、存储、管理、分析、显示与应用地理信息的计算机系统,是分析和处理海量地理数据的通用技术。自 20 世纪 60 年代初产生以来,GIS 先后经历了探索、发展和产品化等阶段,目前在许多领域得到广泛的应用。我国 GIS 起步稍迟,但发展迅速。经过三十多年的发展,我国 GIS 基础平台软件行业集聚度逐步提高。当前,我国 GIS 软件市场主要被超图、Esri、中地数码、武大吉奥等四大巨头瓜分,除 Esri 是美国产品外,其余三种软件均为国产软件。三大国内公司代表性的 GIS 软件产品分别为:超图的 SuperMap、中地的 MapGIS 以武大吉奥的 GeoStar。

(二)遥感(RS)

遥感顾名思义就是"遥远的感知",通常是指在航天或航空平台上对地球系统或其他天体进行特定电磁波谱段的成像观测,进而获取被观测对象多方面特征信息的技术。现代遥感技术起源于 20 世纪 60 年代,以数字化成像方式为特征,是衡量一个国家科技发展水平和综合实力的重要标志,历来被世界主要科技和经济大国所重视。长期以来,美国始终是国际遥感科技发展的主要引领者之一,如美国的全球第一颗气象卫星(1961 年)、第一颗陆地观测卫星(1972 年)、第一颗海洋卫星(1978 年)等。我国政府也特别重视遥感科技的发展,尤其是 20 世纪 80 年代以后,我国航天遥感事业取得长足进步,风云气象卫星(1988 年以来)、资源系列卫星(1999 年以来)、环境减灾系列卫星(2008 年以来)、高分系列卫星(2013 年以来)、碳卫星(2016 年)等重要遥感卫星的成功发射,使我国也已跻身于世界遥感科技的前列。当前,遥感科技已显现出高空间分辨率、高光谱分辨率、高时间分辨率的"三高"新特征,并开拓了更多的应用新领域。

(三)全球定位系统(GPS)

全球定位系统是利用人造地球卫星进行点位测量导航技术的一种。其他的卫生导航系统有俄罗斯的 GLONASS、欧洲空间局的 NAVSAT 以及我国的北斗导航定位卫星等。GPS 系统主要包括三大部分:空间部分——GPS 卫星星座、地面控制部分——地面监控系统、用户设备部分——GPS 信号接收机。由于 GPS 具有无需通视、观测时间短,能够全天候、连续实时地提供高精度的三维位置、速度和时间等数据,因此近几十年来被广泛应用于高精度测量、监控导航、位置服务等领域。

二、钉螺调查研究中常用的空间信息软件

(一)ArcGIS 系列软件

ArcGIS 是美国 Esri 公司研发的构建于工业标准之上的无缝扩展的 GIS 产品家族。它整合了数据库、软件工程、人工智能、网络技术、云计算等主流的信息技术,宗旨在为用户提供一套完整的、开放的企业级 GIS 解决方案。在我国,杨国静等人曾较早地运用 ArcView(ArcGIS 的桌面版产品)建立了长江下游江苏、安徽和江西三个省份血吸虫病相关数据库和地理分布图,实现了对钉螺、血吸虫病的纵向分析。当前,随着 ArcGIS 软件功能的不断

提升和版本的不断更新，该软件在血防领域的应用越来越广泛。例如，为分析三峡大坝建立后库区环境是否适合钉螺孳生，有学者利用 ArcGIS 软件的空间分析功能，结合气象资料及数字高程模型（DEM）对库区淹没时间、气温、降水、日照时间、植被种类及覆盖度进行研究，分析了库区钉螺孳生的可能性。

（二）Google Earth（谷歌地球）

Google Earth（谷歌地球）是一款由美国 Google 公司开发的虚拟地球仪软件，它把卫星图像、地图、百科全书和飞行模拟器整合在一起，布置在一个地球的三维模型上。近年来，该软件在我国血吸虫病防治领域应用越来越广泛。工作人员在通过运用手持 GPS 设备（或者智能手机加载 GPS 软件）对钉螺相关信息进行采集，再导入谷歌地球（Google Earth）高分辨率影像地图上，进而实现了对钉螺分布等有关信息的展示、制图、预警和空间分析。

（三）MapInfo

MapInfo 是美国 MapInfo 公司的桌面地理信息系统软件，是一种数据可视化、信息地图化的桌面解决方案。它依据地图及其应用的概念、采用办公自动化的操作、集成多种数据库数据、融合计算机地图方法、使用地理数据库技术、加入了地理信息系统分析功能，形成了极具实用价值的、可以为各行各业所用的大众化小型软件系统。在实际工作中，专业人员可使用手持 GPS 采集钉螺环境数据和查螺数据，同时使用 MapInfo 软件制作调查地区的行政区划地图，而后将 GPS 采集相关数据导入 MapInfo 软件，绘制出螺点环境图，建立钉螺环境信息专用数据库。通过 MapInfo 的专题地图功能，绘制区域范围图、直方图、点密度图等地理统计图，分析有螺面积、阳性螺面积等变量的地理分布特征。近年来，随着 Google Earth（谷歌地球）的普及，MapInfo 常与 Google Earth 相结合，在钉螺调查分布等应用逐渐增多。

（四）SatScan

扫描统计量（Scan statistics）是由 Naus 于 1965 年提出，最初用于识别一维电过程的聚集性，后来逐渐扩展到探讨事物在二维空间和三维时空上的聚集性。时空扫描统计量是空间扫描统计量由二维空间向三维时空的扩展，用于识别时空的聚集性和近似的聚类位置及时间。通过时空扫描统计量可以用来分析疾病和健康事件在时空分布上是否存在聚集倾向或趋势，可用于疾病暴发的早期预警、潜在公共卫生风险的早期发现和监测。SatScan 是一个用于对时间序列数据、空间数据或者时空数据进行时间、空间和时空扫描统计的开源软件。其主要功包括：①执行疾病地理监测，探索疾病的空间或时空聚集区，同时探索对应的数据是否存在显著性相关；②探索疾病在时间、空间或者时空上的分布是离散还是聚集的；③评估疾病聚集区的统计学显著特征；④进行多种时间周期性疾病监测，以便及早发现疾病暴发。近年来，越来越多的学者运用该工具开展钉螺时空聚集分析特征、感染性钉螺分布预警等方面的研究。

（五）遥感图像处理软件

1. 遥感图像处理软件 PCI　PCI Geomatica 是全球地理空间信息领域知名公司加拿大 PCI 公司推出的一款软件。该软件是目前所有遥感图像处理软件中正射处理效果最好、精确度最高的遥感图像处理软件。其应用领域十分广泛，包括石油天然气勘探、林业、农业、土地资源调查评估与管理、测绘、环保、城市规划、铁路交通、气象预报等诸多领域。近年来，在钉螺调查以及血吸虫病防治研究中也有一定应用。

2. ENVI（The Environment for Visualizing Images）　ENVI 是一个完整的遥感图像处理

平台,应用汇集中的软件处理技术覆盖了图像数据的输入／输出、图像定标、图像增强、纠正、正射校正、镶嵌、数据融合以及各种变换、信息提取、图像分类、基于知识的决策树分类、与 GIS 的整合、DEM 及地形信息提取、雷达数据处理、三维立体显示分析。近年来国内部分学者也将该软件应用于钉螺调查研究领域。

第五节　钉螺的实验室检测

根据各种防治工作需要,在钉螺调查工作结束后,还需要进行一系列的实验室检测工作。钉螺的实验室检测主要包括钉螺生存状态检测、成螺幼螺的鉴别、雌雄鉴别以及感染性钉螺的检查等等。

一、检查前准备

(一)器械准备
解剖镜、解剖针、白大褂、乳胶手套、培养皿、小铁锤、镊子、碘酒等。

(二)样本数量
已多年查不到感染性钉螺地区,为使检查结果能较准确地反映钉螺血吸虫感染情况,解剖钉螺数需要多些。一般是以螺点为单位,当查到的钉螺数少于 1 000 只时,要全部采集;当查到钉螺较多时,每个螺点至少采集 1 000 只。

(三)样本送检
查螺队以螺袋形式将现场采集的钉螺样本在 24 小时内送实验室待检,实验室专业人员应在 3 天内完成检查,以保证检查结果的准确性。

(四)样本保存
现场查到的钉螺应放入螺袋内,切勿放在有水的瓶子里,否则钉螺会很快死亡。螺袋应放置室内干燥的草纸上及阴凉通风处,否则在温度较高时,钉螺极易死亡。

(五)个人防护
检取钉螺要用镊子或竹筷,不能用手拾取。检查时应戴有防护作用的手套。

此外,由南京市江宁区疾病预防控制中心研制并投入生产的全自动钉螺压碎机,自 2015 年在江苏省、市有关专家的指导下,获得两项了国家专利。该设备一键自动压螺,结构简单、操作方便,可放置于实验台上工作。传统手工压碎钉螺时,常因钉螺尾部不能压碎而要多次返工,手工压碎钉螺的效率差、精度低和有因手工操作而感染血吸虫病的风险,手工捣碎田螺、福寿螺等其他淡水螺类用时较长,而使用自动压螺机能提高工作效率数十倍。有条件的地区可以使用该设备辅助钉螺实验室检测工作。

二、钉螺生存状态检测

钉螺死活鉴别一般采用三步法,最后确定死活需用敲击法。

(一)爬行法
将草纸铺于平底瓷盘底部,在草纸中心上画直径为 5cm 的圆圈,瓷盘内加入少许脱氯水使草纸湿润。将钉螺置于草纸上的圆圈内,置室温(20～25℃)下放置 24 小时后,观察钉螺爬动情况。若钉螺开厣活动或爬到圈外,则为活螺。在原位不动的钉螺,通过压碎法或敲击法鉴别钉螺是否存活。

（二）敲击法

将钉螺置于平板玻璃或硬物上，用小铁锤轻击使之破碎，如见钉螺软组织有收缩反应则为活螺，反之为死螺。

（三）压碎法

将钉螺置于平板玻璃上，每块玻片上放置钉螺若干只，钉螺相互分开，另用一块较厚的玻片将钉螺轻轻压碎，用解剖针将黏附在上面玻片上的钉螺软组织拨到下面玻片上，然后在每个螺体上加一滴脱氯清水。如压碎后钉螺有收缩反应，且见新鲜软体组织者为活螺，反之为死螺。

（四）温水法

将现场捕捉的钉螺放入温水（20～25℃）中，15分钟后发现钉螺开厣活动的即为活螺，无开厣活动的钉螺，通过压碎法或敲击法鉴别钉螺是否存活。

三、成、幼螺鉴别

将钉螺洗净后，逐个按下表所列要点进行鉴别。亦可根据螺旋数判定成、幼螺，凡螺旋数≥5者为成螺，<5者为幼螺（表3-2）。

表3-2　湖北钉螺成、幼螺鉴别要点

鉴别要点	成螺	幼螺
长度	5mm以上	5mm以下
壳顶	不一定完整	完整，微带红色
唇脊	有，明显	无
壳色	黄褐色或暗褐色	黄褐色（鲜淡）
内脏结构	雌、雄生殖系统发育成熟	生殖系统未完全发育成熟

四、雌、雄螺鉴别

（一）透视法

把洗净的钉螺放在灯光下，用放大镜透视，体螺旋背部有红色"指状"阴茎为雄螺；在螺体腹侧体螺旋底部具灰白色副腺的为雌螺。

（二）直窥法

在钉螺开厣活动时，直接从壳口见阴茎的为雄螺；在钉螺交配时，拉开两螺，见阴茎的为雄螺；没有阴茎的为雌螺。要注意到有时两个雄螺也可作交配状。

（三）解剖法

压碎钉螺，观察到阴茎者为雄螺，否则为雌螺。

五、感染性钉螺检测

采用压碎镜检法、逸蚴法或分子生物学方法，检测钉螺体内是否含有日本血吸虫胞蚴、尾蚴或血吸虫DNA。

（一）压碎镜检法

将钉螺置于载玻片上，另用一张较厚的玻片将钉螺轻轻压碎，然后在螺体上加一滴脱氯清水，将钉螺置于解剖镜（10×倍）或显微镜（4×物镜，10×目镜）下，用解剖针拨开外壳，依次撕碎钉螺消化腺等软体组织，发现日本血吸虫尾蚴、胞蚴即为感染性钉螺，感染早期的钉螺有时可检获母胞蚴。解剖针每拨弄一次螺软组织后，应及时擦干净，防止尾蚴污染。

（二）逸蚴法

将钉螺放在指形试管内，每管放一只钉螺，加脱氯水至试管口，用尼龙纱盖好管口。置20～25℃、光照条件下，4～8 小时后用肉眼或放大镜在灯光下观察指管水面有无日本血吸虫尾蚴。如无法鉴别，可用铂金饵钩取表面水滴于载玻片，在显微镜或解剖镜下观察。如待检钉螺数量较多，感染率又不高时，可用较大的指管，每管放 10 只钉螺，对检出有感染性钉螺的指管，再按照单个螺逸蚴的方法辨别感染性钉螺。

（三）基于血吸虫核酸检测的分子生物学方法

1. 钉螺处理　将钉螺置于载玻片上，用另一块较厚的玻片将钉螺轻轻压碎，尽量弃去螺壳残渣，仔细挑取钉螺软体组织至干净的离心管（1.5ml 或 2.0ml）内，移液器吸取适量的 TE 缓冲液（pH 8.0）覆盖钉螺软体组织，漩涡振荡器振荡漂洗组织，8 000r/min 离心 30 秒，弃上清液。

2. 核酸提取　将清洗干净的钉螺软体组织用商用或者自行配置的组织基因组提取试剂（通过研磨 - 匀浆组织 -DNA 结合 - 洗脱等步骤）提取 DNA，紫外可见分光光度计测定 DNA 含量及纯度。亦可进一步行 1.0% 琼脂糖凝胶电泳测试基因组提取质量。

3. 基因扩增　将提取的基因组 DNA 作为模板，以日本血吸虫特异引物为探针，用聚合酶链式反应（PCR）、环介导等温扩增技术（LAMP）、荧光定量 PCR、重组酶介导的核酸等温扩增（RAA）等方法进行核酸扩增反应，通过观察颜色反应或有无目的条带判断被检钉螺中有无血吸虫特异性核酸序列，以判定钉螺日本血吸感染情况。下面主要介绍下现场工作中使用较多的 LAMP 技术以及近期杨坤等人新建立的 RAA 法检测感染性钉螺技术。

（1）环介导等温扩增法（LAMP）检测技术：是由 Notomi 等于 2000 年开发的一种新颖的恒温核酸扩增结果。这种方法应用针对 6 个靶序列的 4 条特异性引物，利用一种具有链置换活性的 DNA 聚合酶（Bst）在等温条件下（65℃左右）保温 1～2 小时，即可实现核酸的大量扩增，通过肉眼观察扩增产物颜色的变化即可判断样本中是否存在特异性 DNA 扩增片段。

1）实验器材和主要试剂：恒温水浴箱（可调温 37～65℃）；移液器（或移液枪）一套（量程包括 20～200μl，0.5（或 1μl）～10μl）；微量离心机（或称迷你离心机，0.2ml 转头）；移液枪头（量程包括 20～200μl，0.5（或 1μl）～10μl）；1.5（和 2.0ml）微量离心管（灭菌处理）。主要试剂：钉螺体内血吸虫核酸检测试剂盒（环介导等温扩增技术）。

2）操作规程：①LAMP 检测混合样本的准备，LAMP 反应体系配制前，需预先准备混合样本，即将同一个环境的钉螺基因组 DNA 按照 50 个钉螺软体组织 DNA 进行混合，从每管样本分别吸取 5～10μl 钉螺基因组 DNA 溶液入一个干净的 1.5ml 离心管中，组成1 个混合样本用于 LAMP 检测（通常 5 管并 1 管）。②LAMP 反应，按 25μl 反应体系进行 LAMP 反应。按照设计，取无菌（消毒处理）的 0.2ml PCR 反应管，分别加入待测钉螺基因组 DNA 模板 2.0μl、2×LAMP 反应缓冲液 12.5μl、扩增引物混合物 1.0μl、灭菌去离子水 7.5μl、BstDNA 聚合酶 1.0μl、显色试剂 1.0μl，充分混匀反应体积，另外分别以日本血吸虫成虫基因组 DNA、灭菌去离子水代替抽提的 DNA 模板设置阳性、阴性对照。将反应管插入浮标上，放置于 65℃水浴锅，恒温孵育 60～120 分钟。结果判定：肉眼观察反应管内液体颜色变化，液体变成绿色判定为阳性；阴性为（棕）黄色。③注意事项：a）所有 Tip、微量离心管实验前均需无菌处理（建议高压蒸汽灭菌）；b）LAMP 反应水浴锅（箱）宜用小型的几孔样式，需用蒸馏水或去离子水，并能每次进行 LAMP 反应前及时更换蒸馏水或去离子水；c）因在运输过程中样本或试剂可能黏附在管壁或管盖上，开盖操作前需将试剂和样本于冰上或 4℃溶解（Bst 酶须置 −20℃或冰上，不能放 4℃），并低速离心（<2 000r/min）5～10 秒；d）LAMP 检测试剂需 −20℃保存，避免反复冻融 10 次以上；e）LAMP 结果判读时，若阴性对照反应管内液体显示绿色，说明实验室或检测系统可能受到外源 DNA 污染，需重新试验；

LAMP 显色完后置黑色背景（或白色背景）拍照成图片，反应管可用塑料袋密封 −20℃保存。

（2）重组酶介导的核酸等温扩增（RAA）技术：杨坤等学者以日本血吸虫 SjG28 基因片段作为靶序列，根据 RAA 反应原理设计合成引物，建立的 RAA 法，可特异性扩增日本血吸虫中国大陆株成虫及虫卵基因组 DNA，反应可在 30 分钟内完成。以重组质粒为模板，RAA 法最低可检出的质粒拷贝数为 20 个 /µl；以基因组 DNA 为模板，RAA 法最低可检测浓度为 0.01ng/µl。该方法反应快捷、敏感性和特异性均较高，具有应用于日本血吸虫病基因诊断的价值。在此基础上，杨坤等学者还进一步探索建立了荧光 RAA 法，进一步提高了 RAA 法检测的敏感性，有望成为新的钉螺检测适宜技术，推动血吸虫病监测预警工作。现简要介绍 RAA 法检测感染性钉螺的主要步骤。

1）待扩增序列选择及引物设计：选择 SjG28 基因片段作为待扩增的靶序列。根据重组酶介导的等温扩增反应原理设计用于 SjG28 特异性扩增的正向和反向引物，正向引物序列：5′-TACCTCAAGAAGTAATGTCCTTCCATTGTG-3′，反向引物序列：5′-ATGCGAGGTTTCAGGAGACCAAGAAGAACG-3′。

2）RAA 反应体系的建立：根据重组酶介导的等温扩增反应原理，在 0.2ml PCR 管中建立包含如下组分的 50µl 反应体系：Tris 缓冲液（30～50mmol/L）、醋酸钾（60～120mmol/L）、醋酸镁（10～20mmol/L）、二硫苏糖醇（4～9mmol/L）、聚乙二醇（质量浓度 5.5%～7.8%）、ATP（1～6mmol/L）、dNTPs（0.1～0.4mmol/L）、磷酸肌酸（20～100µg/U）、单链结合蛋白（300～1 000ng/µl）、重组酶（50～500ng/µl）、UvsY 蛋白（50～200ng/µl）、DNA 聚合酶（60～150ng/µl）、正向和反向引物（浓度均为 200～600mmol/L）、日本血吸虫基因组 DNA（40～60ng）。将以上反应体系混合均匀，置水浴箱或 PCR 反应仪在 37℃条件下反应 30 分钟。反应结束后，将反应管取出，每个反应管中加入 50µl 酚 / 氯仿（1:1），振荡均匀，12 000×g 离心 1 分钟。吸取 10µl 上层溶液进行琼脂糖凝胶电泳（胶浓度 1%，100V）45 分钟，置紫外灯下观察。

第六节 调查资料登记、整理和分析

在钉螺现场调查工作中，不论是土表成螺调查，还是土内钉螺、幼螺、水下钉螺、可疑携带物、螺卵等调查，都要做好调查资料的登记和整理工作。准确和完善的调查资料除作为重要的档案资料外，还可以为及时掌握钉螺分布、开展钉螺控制以及效果评价等工作提供重要依据。

一、基本要求

对于各种原始资料和基础资料，记录要真实，现场查螺记录表、卡要与实地相符；将各类原始数据转录于有关表、卡，绘制成有关统计图账资料时要完整无缺；在汇总资料要齐全准确，各类基础资料每年要及时进行整理，反映逐年有螺面积、钉螺分布动态变化情况。

在资料汇总过程中，一般是以行政村为单位收集现场原始查螺记录表、查螺日志、查螺投工、查螺图账、工作方案、业务总结等资料；乡（镇）有关部门负责审核各行政村的查螺资料，并按要求汇总上报及网报；县级及以上机构负责对下级查螺数据审核、汇总、上报和网报审核。

二、现场查螺记录

在现场工作中，首先就要对原始数据进行准确记录。实际工作中可参照《现场查螺记录表》（表 3-3），主要内容包括调查日期、条块编号、环境名称、环境类别、植被类型、调查宽度、经纬度、查螺及有螺框数等。环境类别主要包括江滩、洲滩、湖滩、河流、沟渠、水田、塘堰、旱地等，植被类型主要包括杂草、芦苇、树林、水稻及其他等，均用阿拉伯数字进行标记。现场调查时，在"查螺及有螺框数记录"一栏中，用画"正"字方法记录无螺机械框数，机械框调查 1 框画 1 划，一旦查到钉螺时则填写机械框的框号。无螺环境框不做记录，环境框一旦查到钉螺，则在相应环境框一栏中记录机械框的框号，仅提供统计有螺面积和感染性钉螺面积的依据。

例如，在调查沟渠环境时，对于沟渠宽度（两壁高+底）超过 1m 的，应在沟渠两壁同时设置调查框，调查框数只需记录一侧的数量，用于计算沟渠的长度，如果在沟渠两侧对应的 2 个机械框都查到钉螺，则有螺机械框号重写 1 个，在统计有螺框出现率时，有螺框数要加上重写号码的机械框数。以表 3 中的信息为例。该调查沟渠宽度为 1.5m，机械框和环境框都查到了钉螺。钉螺分布在中间 2 段（8~11 框以及 14~16 框）。机械框前 7 框（6 段，长度为 30m）、12~13 框（2 段，长度 10m）以及 17~20 框（4 段，长度 20m）没有查到钉螺。同时，8、10、12、14 及 16 机械框号的环境框中查到钉螺。

表 3-3　现场查螺记录表

_____市_____县（市，区）_____镇_____村　　　　　　　日期：_____年___月___日

编号	环境名称	环境类型	植被种类	宽度（m）	经度	纬度	框别	查螺及有螺框记录
1	×××	2	1	2	—		机	正、丁、8、9、10、11、丁、14、15、16、正
							环	8　　10　　12　14　　16

环境类型：1=河流；2=沟渠；3=水田；4=塘堰；5=旱地；6=江滩；7=洲滩；8=湖滩；9=其他

植被种类：1=杂草；2=芦苇；3=树林；4=水稻；5=其他

三、螺点卡的建立和维护

对于初次查到的螺点要建立螺点卡，正面内容如下（表 3-4）。以便对该钉螺孳生环境进行详细记录，为后期开展钉螺调查工作提供重要参考。为使螺点资料使用和维护更加方便，应当同时建立螺点卡电子数据库。

表3-4　螺点卡正面

县(市、区)乡(镇)村	螺点简图
查螺日期：　　　　年　　月　　日	N
螺点经纬度：N　　　　E	↑
环境面积/m²	
有螺面积/m²	
有螺框数：　　　　　　阳性螺数：	
查螺者：	
首次灭螺日期：　　　　年　　月　　日	
首次灭螺方法：	
首次灭螺面积/m²：	

螺点卡反面内容见表3-5。

表3-5　螺点卡反面

复查记录			灭螺记录		
查螺日期	查螺面积	有螺面积	灭螺日期	灭螺方法	灭螺面积

四、钉螺面积的计算

(一)山丘、水网地区

该地区主要为线状分布的钉螺孳生环境。

(1)确定有螺段：相邻框中有螺为一个有螺段。两个有螺段之间的无螺区在30m以内时，融为一个有螺段。无螺区超过30m时，按两个有螺段计算。

(2)计算有螺段的长度：确定有螺段后，从有螺段的最远点各延伸15m为有螺长度，孤立螺点的长度按30m计算。

(3)计算有螺段的宽度：常年有水且水位比较稳定的河沟，以河沟岸的实际坡高为宽度。夏水冬涸的河沟，以河沟两侧的实际高度+底宽为宽度。如仅一侧有螺。则以一侧的高度为宽度。田埂以1m计算。

计算公式：面积(m²)=长(m)×宽(m)

特殊地形如冷浆田、山地、坟堆、竹林、木林等，发现有螺，按孳生地的实际面积计算。

山丘和水网地区感染性钉螺面积的计算方法参照上述钉螺面积的计算方法进行，即先确定有感染性螺段，再确定有感染性螺段的长度、宽度，最后计算感染性钉螺面积。

(二)江湖洲滩地区

该地区主要为面状分布的钉螺孳生环境。

环境总面积不超过15hm²的洲滩，发现有螺全部计算为有螺面积。环境总面积大于15hm²的洲滩，先确定有螺片。有螺框之间的距离在300m以内时，融为一个有螺片，有螺框之间的距离大于300m时，分为两个有螺片单独计算。

有螺面积：有螺片确定后，先计算出有螺片的长度和宽度，再将长、宽各向两端延伸

50m 计算有螺面积。

$$长度（m）＝最远点间距＋50×2$$
$$宽度（m）＝（最宽处间距＋最窄处间距）/2＋50×2$$

计算公式：面积（m^2）＝长（m）×宽（m）

江湖洲滩地区感染性钉螺面积的计算方法按以下原则进行：发现 1 个孤立感染性螺点，向四周各延伸 50m，即按 $1hm^2$ 计算面积。若 2 个感染螺点相邻在 50m 以内，以 2 螺点距离相加，再向四周各延伸 50m，计算感染性钉螺分布面积。若各感染螺点相邻超过 50m，以孤立螺点计算感染螺面积。若孤立感染性螺点自然环境小于 $1hm^2$ 以实际面积计算。

结合《现场查螺记录表》（表 3-3）中数据进行整理，可统计出下列数据。

（1）查螺框数：机械框＝7＋4＋2＋3＋4＝20

（2）查螺面积

$$长度＝（机械框－1）×5＝（7＋4＋2＋3＋4－1）×5＝（20－1）×5＝19×5＝95m$$
$$宽度＝1.5m$$
$$查螺面积＝长度×宽度＝95×1.5＝142.5m^2≈140m^2$$

（三）有螺面积

根据上表所记录的条块，其环境抽查有螺框落在系统抽样有螺段中，故只根据系统抽样调查结果来计算有螺面积。系统抽样调查显示 2 段有螺，但两有螺段之间的距离仅 10m，应视为连续有螺。

$$有螺段长度＝有螺段机械框数×5＋30＝（4＋2＋3）×5＋30＝75m$$
$$有螺面积＝长度×宽度＝75×1.5＝112.5m^2≈110m^2$$

感染性钉螺的面积计算方法参照上述钉螺面积计算方法。

五、有关统计指标

主要的统计指标有活螺密度、活螺框出现率、钉螺感染率、感染螺密度、钉螺死亡率、钉螺自然死亡率、校正钉螺死亡率等。主要计算公式如下：

$$活螺密度（只/0.1m^2）＝捕获活螺数/调查框数$$
$$活螺框出现率（\%）＝（活螺框数/调查框数）×100\%$$
$$钉螺感染率（\%）＝（感染螺数/解剖螺数）×100\%$$
$$感染螺密度（只/0.1m^2）＝感染螺数/调查框数$$
$$钉螺死亡率（\%）＝（捕获死亡钉螺数/捕获总螺数）×100\%$$
$$钉螺自然死亡率（\%）＝灭螺前查获死螺数/灭螺前查螺钉螺数×100\%$$
$$校正钉螺死亡率（\%）＝（灭后钉螺死亡率－灭前钉螺死亡率）/$$
$$（100－灭前钉螺自然死亡率）×100\%$$

仍以《现场查螺记录表》（表 3-3）中记录的数据为例进行计算。假设本例机械框查到的全是活螺，主要计算结果为：

$$活螺密度（只/0.1m^2）＝29÷20＝1.45 只/0.1m^2$$
$$活螺框出现率（\%）＝（7÷20）×100\%＝35\%$$

感染性钉螺相关指标计算参照活动密度计算方法。

对相关钉螺孳生环境调查完毕后，可将有关结果填写至《螺情调查结果登记表》（表 3-6），以便进行相关分析。

表 3-6 螺情调查结果登记表

环境编号	环境名称	植被类别	环境面积/m²	现有螺面积/m²	感染性钉螺面积/m²	调查时间(年/月)	查螺面积/m²	查出钉螺面积/m²	新发现钉螺面积/m²	复现钉螺面积/m²	系统抽样						环境抽查					
											调查框数/框	活螺框数/框	捕获螺数/只	活螺数/只	感染性钉螺框数/框	感染螺数/只	调查框数/框	活螺框数/框	捕获螺数/只	活螺数/只	感染性钉螺框数/框	感染螺数/只

植被类别：1=杂草，2=芦苇，3=树林，4=水稻，5=旱地作物，6=其他。

第七节　钉螺孳生环境的调查

根据防治工作需要,各级政府部门会定期或不定期对所辖范围内的钉螺分布进行摸底调查,为使调查工作得以开展得更加准确和科学,在钉螺调查前,会首先开展钉螺孳生环境的调查工作。

一、调查对象

从当地历年防治资料、资料汇编、血防志等收集和整理螺情信息,以历史有螺环境、现有钉螺环境、可疑钉螺孳生环境为调查对象。

二、环境编号

对每个环境进行标准化编号,相关信息可参照钉螺孳生环境编号登记表(表3-7)进行填写。钉螺孳生环境编码为13位数。其中,第1~2位为省级国编码;第3~4位为市级国编码;第5~6位为县级国编码;第7~8位为乡镇级国编码;第9~10位为行政村编码,统一用中国疾病预防控制中心传染病报告信息管理系统中的行政村编码;第11~13位为环境顺序号。编码的前10位是固定的国编码。环境顺序号是3位,空间/地理上相邻的环境,序列号也相邻。

表3-7　钉螺孳生环境编号登记表

环境编号	省(市、区)名称	地级市名称	县(市、区)名称	乡(镇)名称	行政村名称	环境顺序号

三、基本信息的采集

通过查阅资料和现场调查,了解钉螺孳生环境基本信息及演变情况,填写钉螺孳生环境基本信息登记表(表3-8)。根据环境演变情况可将钉螺孳生环境分为:Ⅰ类环境,即现有钉螺环境;Ⅱ类环境,即孳生环境未改变且具备钉螺孳生基本条件的历史有螺环境;Ⅲ类环境,即孳生环境改变但仍具备钉螺孳生基本条件的历史有螺环境;Ⅳ类环境,孳生环境彻底改变且不具备钉螺孳生基本条件的历史有螺环境;Ⅴ类环境,可疑钉螺孳生环境。

四、地理信息的采集

地理信息采集有两种方式,一是用全球定位系统(GPS)现场记录;二是借助谷歌地球等电子化地图平台绘制。

通过现场调查,以全球定位系统(GPS)记录每个孳生环境的地理信息。对沟渠、田埂等线状分布的孳生环境,沿起点到终点记录线状地理信息;对水田、洲滩等面状分布的孳生环境,则沿孳生环境周围走一圈,记录环线的地理信息。

表 3-8 钉螺孳生环境基本信息登记表

环境编号	环境名称	流行类型	历史环境类型	现在环境类型	环境演变类型	环境面积/m²	历史累计有螺面积/m²	首次发现钉螺年份	首次发现钉螺面积/m²	最近一次查到钉螺年份	首次发现感染性钉螺年份	最近一次查到感染性钉螺年份	所属水系

流行类型：1＝湖沼型，2＝水网型，3＝山区型。

环境类型：1＝沟渠，2＝塘堰，3＝水田，4＝旱地，5＝滩地，6＝其他。

环境演变类型：1＝Ⅰ类，2＝Ⅱ类，3＝Ⅲ类，4＝Ⅳ类，5＝Ⅴ类。

对于现场难以完整采集地理信息的孳生环境，应采集一些关键拐点的经纬度。对于线状分布的孳生环境，至少要记录起点、终点及中间 2 个拐点的经纬度；对于面状分布的孳生环境，至少记录孳生环境边缘上 4 个具有代表性拐点的经纬度。然后，利用采集到的关键拐点数据，借助地理信息系统（GIS）平台，在数字地图（如高清航拍图片）上电子绘制面状孳生环境以获取完整的地理信息。所有测定的经纬度用度（°）为单位，至少保留小数点后五位数，坐标系统采用 WGS84。

（汪天平 操治国 张光明）

参 考 文 献

[1] 中华人民共和国卫生部疾病控制司. 血吸虫病防治手册（第三版）. 上海：上海科学技术出版社，1982.

[2] 闻礼永. 血吸虫病监测手册. 北京：人民卫生出版社，2014.

[3] 周晓农. 实用钉螺学. 北京：科学出版社，2005.

[4] 国家卫生计生委疾控局. 关于开展全国钉螺调查工作的通知（国卫疾控血地便函〔2016〕30 号）.

[5] 国家卫生计生委疾控局. 关于印发血吸虫病消除工作规范的通知[EB/OL].（2018-06-28）[2019-06-21]. http://www.nhc.gov.cn/jkj/s5873/201803/ce9e1b1c398f4ead9914f3005fea0b4e.shtml.

[6] WS/T 563—2017. 钉螺调查[S].

[7] 吴春红，余超波. 钉螺的取食特性初步研究[C]// 第五届广东、湖南、江西、湖北四省动物学学术研讨会论文摘要汇编. 2008.

[8] 柯文山，陈玺，陈婧，等. 湖北钉螺（Oncomelania hupensis）对光照的感觉反应. 湖北大学学报（自科版），2014，36（2）：103-105.

[9] 申云侠，诸葛洪祥，梁幼生，等. 光强和光色对钉螺趋光性的影响. 中国人兽共患病学报，2010，26（10）：939-941.

[10] 张琳,王家生,杨启红,等.水中钉螺迁移扩散的研究进展及展望.长江科学院院报,2019,36(1):11-16.

[11] 操治国,汪天平.洪涝灾害对钉螺扩散的影响及防控措施.热带病与寄生虫学,2011,9(1):60-61.

[12] 高凤华,张世清,汪天平,等.2016年安徽省钉螺调查结果分析.中国血吸虫病防治杂志,2018,30(5):19-25.

[13] 夏蒙,周杰,赵正元,等.2016年湖南省钉螺分布状况调查.实用预防医学,2018,25(11):43-47.

[14] 严晓岚,谢娟,张剑锋,等.浙江省2013-2015年钉螺分布情况及有螺原因分析.中国媒介生物学及控制杂志,2017,28(3):276-279.

[15] 吕尚标,李宜锋,陈喆,等.江西省血吸虫中间宿主分布现状研究Ⅱ钉螺孳生环境时空分布分析.中国血吸虫病防治杂志,2018,30(4):42-49.

[16] 胡飞,吕尚标,李宜锋,等.江西省血吸虫中间宿主分布现状研究Ⅰ鄱阳湖区钉螺分布态势分析.中国血吸虫病防治杂志,2017,29(5):544-549.

[17] 沈美芬,董毅,吴明寿,等.2015-2017年云南省国家级血吸虫病监测点螺情监测结果分析.中国血吸虫病防治杂志,2018,30(05):74-77.

[18] 胡飞,李召军,刘跃民,等.一种易操作式收集钉螺装置[P].江西:CN208144242U,2018-11-27.

[19] 孟晓军,高东林,吴锋.一种稻草帘诱捕水中钉螺装置[P].江苏:CN206895612U,2018-01-19.

[20] 李华忠,冯婷,孙军玲,等.一种便携式钉螺盒[P].北京:CN206857244U,2018-01-09.

[21] 孙军玲,李华忠,冯婷,等.一种折叠式钉螺调查框[P].北京:CN206851749U,2018-01-09.

[22] 孟晓军,高东林,吴锋.一种稻草帘诱捕水中钉螺装置[P].江苏:CN107173340A,2017-09-19.

[23] 李勋,曾祥志,王凤鹏,等.一种高稳定性钉螺查找装置[P].江西:CN205880248U,2017-01-11.

[24] 吴锋,孙乐平,杨国静,等.一种现场筛钉螺螺筛[P].江苏:CN203591943U,2014-05-14.

[25] 吴锋,杨坤,李伟,等.一种现场钉螺调查框[P].江苏:CN203087306U,2013-07-31.

[26] 赵松,李婷,杨坤,等.重组酶介导的日本血吸虫特异性基因片段核酸等温扩增检测方法的建立.中国血吸虫病防治杂志,2018,30(3):35-39,68.

[27] 赵松,刘燕红,李婷.结合重组酶介导的核酸等温扩增和荧光探针快速检测日本血吸虫基因片段.中国寄生虫学与寄生虫病杂志,2019,37(1):23-27.

[28] 李婷,刘燕红,赵松,等.重组酶介导的核酸等温扩增荧光法快速检测日本血吸虫感染性钉螺.中国血吸虫病防治杂志,2019,31(2):109-114,120.

第 四 章

灭螺适宜技术

钉螺是日本血吸虫的唯一中间宿主，消灭钉螺是阻断血吸虫病传播的重要途径之一。传统的灭螺方法有化学灭螺、物理灭螺、生物灭螺和生态灭螺。化学灭螺即通过化学药物杀灭钉螺，化学灭螺具有见效快、可反复使用的优点，但化学灭螺给环境带来不良影响，对水生动物毒性大，使用成本较高，效果难以持久，特别是在我国长江流域江洲湖滩地区，无法全面实施。物理灭螺主要是通过高温、微波等方法，但高温灭螺土层和土缝中的钉螺存活较多，不能发挥持续的杀螺作用，且能量消耗较大，目前很少应用。生物灭螺主要是通过藻类、真菌、细菌、原虫、吸虫及线虫等水生螺寄生物，对螺体产生危害。然而要筛选出较为理想的有效杀钉螺菌株，是一项工作量大、机遇性较强的工作，目前为止尚未找到一种较理想的能推广应用于现场灭螺的有效菌株。生态灭螺主要是通过改变钉螺的孳生环境，从而达到永久性控制和消灭钉螺的目的。灭螺方法的选择应因地制宜，依据钉螺分布环境特征、流行区经济社会发展水平情况，确定采取适宜的灭螺方法，尤其是要重视与农业、水利、林业、国土等综合治理项目相结合，发挥灭螺与社会经济的综合效益。

第一节 化学灭螺

一、基本原理

化学灭螺是指利用有毒的化学物质或者有一定毒性的植物来杀灭钉螺。化学灭螺主要通过破坏钉螺细胞的线粒体，对钉螺的能量代谢、肝脏解毒功能以及生殖功能造成影响，并且通过对神经信号传导、应激水平相关酶的活性的作用，导致细胞功能不足发生变性坏死，最终螺体失去功能而死亡。目前应用的化学灭螺药物根据其杀螺方式可以分为接触中毒、胃中毒及熏蒸中毒 3 大类。根据杀螺剂的成分可以分为有机物及无机物两大类，或者进一步分为酚类、烃类、有机磷类、酯环类、生物碱类及金属类。

二、适用范围

化学灭螺是最常用的灭螺方法，几乎适用于各类有螺环境。但目前现场使用的化学灭螺药物多数对鱼类等水生动物具有一定的毒性作用，在水产养殖区域实施药物灭螺，应做好安全防范，防止药液随雨水或渗漏流入河道和鱼塘，造成鱼类等水生动物死亡现象。环境保护的愈加受重视，对化学药物灭螺的范围及使用频次提出了更高的要求，严格控制化学灭螺药物不规范、不科学的使用，在不影响控制血吸虫病疫情的前提下，尽可能减少化学灭螺药物对环境污染的影响。随着血吸虫病传播风险的逐步降低，当前化学药物灭螺的范围重点为以下几类环境：

（1）人、畜常到的有螺环境，近2年内发现血吸虫感染风险因素的环境，计划压缩钉螺面积的环境，每年灭螺1～2次。

（2）计划环境改造的有螺环境，在工程实施前进行1次药物灭螺。

（3）其他有螺环境，根据防治目标和任务要求开展药物灭螺工作。

三、应用现状

在血吸虫病防治早期，人们即采用化学灭螺的方法控制血吸虫病流行。日本于1913年试用石灰氮灭螺，埃及于1920年开始采用硫酸铜灭螺。1972年WHO第一次血吸虫病专家会议上曾提出以灭螺为主要措施来控制血吸虫病。1978年第二次专家会议上提出要采取综合措施，但在综合措施中仍强调灭螺。我国自20世纪50年代开展使用化学药物灭螺工作，化学灭螺具有使用范围广、省时省力、见效快、可反复使用的特点，现阶段化学灭螺仍然是我国主要的灭螺方法。

（一）化学灭螺药物

新中国成立以来，我国研究了许多种化学灭螺药物，据不完全统计，化学合成灭螺药有2 000余种，植物灭螺药近1 000种，但能够大规模应用于现场灭螺的药物种类并不多。理想的化学灭螺药物应具备一定的安全性，必须对哺乳动物无毒，无急、慢性毒性作用，药物现场使用过程中进入食物不产生副作用；药物具有一定的稳定性，自然条件下储存期限至少2年时间；低浓度时对钉螺有较高的毒性作用，在水中具有较好的溶解度，既有杀灭钉螺又具有杀螺卵作用；药物具有价格便宜，操作简便，使用剂量小，便于运输等特征。由于血吸虫病流行区大多属于经济欠发达地区，只有具备上述特征，才有大规模现场推广应用价值。常用的化学灭螺药物有氯硝柳胺、四聚乙醛、烟酰苯胺、溴乙酰胺、螺威、五氯酚钠（该药因其毒性大，对环境污染严重，现已禁止应用于现场）等。其他有效的化学灭螺药物还有生石灰、硫酸铵、尿素、杀虫丁、硼镁石粉、敌百虫、硫酸铜等。为了加强对化学灭螺药物的管理，控制对环境污染严重的药物现场应用，化学灭螺药物应获得农业部中国药检所杀螺剂登记证，严禁使用国家明令禁止使用的药物。

1. 氯硝柳胺　氯硝柳胺最早由拜耳药厂生产，化学名为5, 2'- 二氯 -4'- 硝基水杨酰苯胺，是一种水杨酰胺衍生物，因其具有高效低毒、对环境污染少等显著优点，是目前国内使用最普遍的化学灭螺药，也是1972年以来WHO唯一推荐使用的灭螺药。该药系无嗅无味的黄色结晶状粉末，不溶于水，能溶于有机溶剂或碱性溶剂，主要影响钉螺能量代谢、腺体损伤而导致钉螺死亡，氯硝柳胺可降低钉螺体内细胞色素 C 氧化酶、乳酸脱氢酶、琥珀酸脱氢酶、胆碱酯酶和一氧化氮合酶的活性，对钉螺酶活力的影响也是导致钉螺死亡的主要原因。氯硝柳胺是目前杀螺活性最高的一种杀螺药物，约高于五氯酚钠的8～10倍，对成螺、幼螺及螺卵均有效，但该药对鱼及水生生物毒性大。世界上血吸虫病流行区的70多个国家和地区均使用它杀灭钉螺。由于氯硝柳胺不溶于水，现场使用不便，初期人们将该药制成糊剂，即血防 -67 糊，但糊剂易于干燥和凝结成块，不仅使用、运输、包装不便，且严重影响其灭螺效果，使得血防 -67 糊在国内逐渐停用。为了提高氯硝柳胺灭螺效果及现场使用的方便程度，研究者对氯硝柳胺的剂型进行了系列研究，分别研制出50% 氯硝柳胺乙醇胺盐可湿性粉剂、4% 氯硝柳胺乙醇胺盐粉剂、26% 四聚杀螺胺悬浮剂、25% 杀螺胺悬浮剂、50%

杀螺胺乙醇胺盐悬浮剂、5% 杀螺胺颗粒剂等，以满足不同环境条件下开展化学药物灭螺。

（1）50% 氯硝柳胺乙醇胺盐可湿性粉剂：该剂型是将原药、载体和填料、表面活性剂、辅助剂混合并粉碎为很细的可湿性制剂。改变剂型后的 50% 氯硝柳胺乙醇胺盐可湿性粉剂在水中悬浮性良好，储存方便，极大地提高了灭螺效果，是当前我国主要灭螺药物种类之一。此剂型一般通过浸杀法和喷洒法施药，在现场应用中发现氯硝柳胺乙醇胺盐可湿性粉剂的溶解性和分散性不够理想，小块状沉淀易堵塞喷药器具，造成使用困难和药液浓度不均匀导致灭螺效果下降。该药使用需要水为载体，适合在水源充足的环境中使用，不适用于缺水地区灭螺，而许多钉螺孳生环境缺乏水源，从而使得氯硝柳胺乙醇胺盐可湿性粉剂在这类地区的灭螺效果受到较大影响。

现场使用可采用喷洒法和浸杀法灭螺，适用于滩涂、沟渠等各类有螺环境，推荐剂量喷洒为 $2g/m^2$，浸杀剂量为 $2g/m^3$。该药对鱼、蛙、贝类等水生动物有毒，现场使用应远离水产养殖区，避免在鱼虾养殖区使用，不要在河塘等水体中清洗施药器具，防止引起水生动物死亡，造成灭螺与养殖矛盾和纠纷；滩涂灭螺后 2 周内禁止耕牛在灭螺滩面放牧，以防药物毒害家畜、鱼类和农作物；在施药时，施药人员应穿防护服，戴手套、口罩，避免药剂直接接触到皮肤，用药后应用大量清水和肥皂将手、脸及其他裸露的部位清洗干净；在现场喷洒使用过程中，应安排人员不时搅拌药桶，防止药物沉淀堵塞喷药器具；避免孕妇及哺乳期妇女接触；用过的容器应妥善处理，不可做他用，也不可随意丢弃。

（2）4% 氯硝柳胺乙醇胺盐粉剂：该剂型是由原药、填料和少量助剂经混合、粉碎再混合至一定细度的粉状制剂。氯硝柳胺乙醇胺盐粉剂可使用喷粉机直接喷洒于有螺环境，克服了灭螺过程中对水的需求。喷粉法具有操作简便、撒布均匀、施药效率高、节省劳力、易于加工、成本低廉等优点，使用中不受水源限制，是一种较适合于缺水地区的灭螺剂。该剂型的应用是对 50% 氯硝柳胺乙醇胺盐可湿性粉剂的补充，同时由于其克服了水源的限制，进一步扩大氯硝柳胺乙醇胺盐的应用范围。同时该药的现场使用，对环境处理的要求比 50% 氯硝柳胺乙醇胺盐可湿性粉剂低，现场使用可降低用工成本，提高灭螺效果。4% 氯硝柳胺乙醇胺盐粉剂适用于湖沼水网地区各类有螺环境，特别适用于缺水或用水困难地方的灭螺。

现场使用方式可以直接喷粉，也可以拌土撒施，推荐使用剂量为 $40g/m^2$。现场使用过程中应注意不要吸烟或饮食，施药后应及时洗手和洗脸；施药时穿戴口罩、防护镜、工作服、手套、胶靴，避免粉尘吞入口中、吸入鼻中、接触皮肤、溅到眼睛；施药后，用清水彻洗施药器械，用大量清水和肥皂洗手和身体及其他接触到药剂的部位；在贮存期间应注意保管，防止解聚，忌用有焊锡的铁器包装；孕妇及哺乳期妇女应避免接触该药。

（3）25% 杀螺胺悬浮剂：该剂型是在氯硝柳胺乙醇胺盐可湿性粉剂的基础上，将难溶于水的氯硝柳胺乙醇胺盐原药与润湿剂、分散助悬剂、增稠剂、黏度调节剂、防冻剂、防腐剂和消泡剂等以一定的比例混合后，以超微湿性研磨，制成一种性能稳定、分散均匀的 25% 氯硝柳胺悬浮剂。25% 氯硝柳胺悬浮剂悬浮颗粒小，分散均匀，由于该剂型还具有较好的黏附性，用药后可黏附、滞留于螺体的表面，从而提高杀灭钉螺的效果，在有效含量低一半的情况下，此剂型具有与 50% 氯硝柳胺乙醇胺盐可湿性粉剂同等杀螺效率，且悬浮剂毒性小、稳定性好、经济、使用方便，可广泛用于山区、江滩等复杂环境。不仅可因减少用药量而降低使用成本，而且也可减轻氯硝柳胺对环境的污染危害。

现场使用可采用喷洒法和浸杀法灭螺，适用于滩涂、沟渠等各类有螺环境，推荐剂量喷洒为 $2g/m^2$，浸杀剂量为 $2g/m^3$。现场使用过程中应注意不能与强酸或强碱性物质混用，以免降低药效；该药对鱼、蛙、贝类有毒，现场使用应远离水产养殖区，避免在鱼虾养殖区使用，不要在河塘等水体中清洗施药器具，防止引起水上动物死亡；滩涂灭螺后2周内禁止耕牛在灭螺滩面放牧，以防药物毒害家畜、鱼类和农作物；在施药时，施药人员应穿防护服、戴手套、口罩，避免药剂直接接触到皮肤，用药后应用大量清水和肥皂将手、脸及其他裸露的部位清洗干净；避免孕妇及哺乳期妇女接触；用过的容器应妥善处理，不可做他用，也不可随意丢弃。

（4）26%四聚杀螺胺悬浮剂：杀螺胺乙醇胺盐杀螺具有胃毒作用，持效较长，但作用缓慢，故施药后有钉螺上爬现象。四聚乙醛也是一种杀螺药物，主要影响钉螺肌细胞的节律，抑制钉螺上爬。两者结合，对钉螺有良好防效。为了克服杀螺胺乙醇胺盐在灭螺过程中钉螺上爬现象，在25%杀螺胺悬浮剂制备过程中添加1%四聚乙醛，以抑制钉螺上爬，提高现场灭螺效果。

现场使用方法、推荐剂量以及注意事项等与25%杀螺胺悬浮剂相同。

（5）50%杀螺胺乙醇胺盐悬浮剂：50%杀螺胺乙醇胺盐悬浮剂是采用最新的水性化剂型技术研制而成，除有效成分外，其他成分主要是水和少量表面活性剂，极大减少了其他剂型（如可湿性粉剂、粉剂、乳油）中化学助剂的添加量，提高了有效成分含量，使有效浓度提高到50%后，辅料的含量也随之减少，在土壤和环境中残留较少。实验室和现场杀螺效果均显示该药对于钉螺具有很好的杀灭作用，使用方便，可减少运输成本。

现场使用可采用喷洒法和浸杀法灭螺，适用于滩涂、沟渠等各类有螺环境，由于悬浮液的药物粒径是粉剂药物粒径的七分之一，水分散性更好，使用时不易堵塞喷嘴，尤其适合应用于大面积的机械喷洒操作，在使用过程没有粉尘飘散污染，对周边环境、作物和使用者危害小，减少了使用过程中可能造成的意外安全事故。推荐剂量喷洒为$1g/m^2$，浸杀剂量为$1g/m^3$。现场灭螺试验结果显示喷洒剂量$0.5g/m^2$、浸杀剂量为$0.5g/m^3$也具有很好的灭螺效果，3天后钉螺死亡率均可达到90%以上。注意事项等与25%杀螺胺悬浮剂和26%四聚杀螺胺悬浮剂相同。

（6）5%杀螺胺颗粒剂：该剂型为5%的杀螺胺乙醇胺盐、0.2%的十二烷基硫酸钠、1%的烷基酚聚氧乙烯基醚磺酸盐混合后，经气流粉碎机粉碎成粉末，再与93.7%的石英砂和0.1%的聚乙烯醇水溶液混合均匀，烘干即为杀螺胺乙醇胺盐颗粒剂。所制得的颗粒剂为干燥、自由流动的黄色颗粒，无可见外来物和硬块，粉尘少，适于机器施药。适合于缺水地区控制钉螺，颗粒剂便于使用，无粉尘污染，药效较粉剂显著且也比较持久，赖雨水冲刷。灭螺效率较高，持效期较长，对螺卵也有杀死作用。

该药可采用机械喷洒或人工撒施的方式使用，适用于滩涂、沟渠等有螺环境，特别推荐在缺水地区使用，推荐使用剂量为$20\sim40g/m^2$。本品对鱼类等水生生物有毒，远离水产养殖区施药，禁止在河塘等水体中清洗施药器具；使用过程中做好个人防护，应穿防护服、戴手套和面罩或眼镜；禁止与强酸强碱性物质混用，以免降低药效；孕妇及哺乳期妇女禁止接触，使用时切勿吸烟或饮食，施药后应及时洗手和洗脸；用过的容器应妥善处理，不可做他用，也不可随意丢弃，防止污染环境。

2. 40%四聚乙醛悬浮剂　四聚乙醛为白色针状晶体，不溶于水，溶于苯、氯仿等有机溶剂，四聚乙醛为胃毒作用，当取食或接触到药剂后，螺体内乙酰胆碱酯酶大量释放，神经麻痹，分泌黏液，破坏螺体内特殊的黏液，使螺体迅速脱水。由于大量体液的流失和细胞被破坏，使钉螺在短时间内迅速中毒死亡，WHO评定四聚乙醛为低毒农药。1980年国内开始将其适用于杀灭钉螺，目前国内使用的剂型主要是40%四聚乙醛悬浮剂。40%四聚乙醛悬浮剂的分散性和展着性都比较好，并且具有粒径小、活性表面大、渗透力强、成本低、药效高等特点，其药效较可湿性粉剂显著且也比较持久。尤其是其对鱼虾等水产品低毒，可在水产养殖区域开展灭螺。

该药可采用喷洒法和浸杀法灭螺，适用于各类有螺环境，尤其是适用于水产养殖区域开展药物灭螺，能够有效解决灭螺与养殖的矛盾。推荐使用剂量为喷洒法2.5g/m^2，浸杀法2.5g/m^3。现场使用过程中做好施药人员的安全防护，选择适宜的天气施药，遇低温（低于15℃）或高温（高于35℃），因钉螺的活动能力减弱，会影响药效。尽管该药对鱼类等水生动物低毒，但仍应避免过量使用污染水源，水体每升含量超过100mg可能造成水生动物中毒。建议与不同作用机制的杀螺剂轮换使用。

3．荣宝　荣宝为50%氰氨化钙粉剂，是一种具有杀虫、除单叶草、促进植物生长的环保型农药，对鱼类毒性低，可以在水产养殖区域开展灭螺。在现场应用过程中，在使用剂量范围内，池塘中未出现死鱼现象，表明该药物对鱼类是比较安全的。荣宝除了具有灭螺作用外，还具有增肥、杀虫、除草效果，发挥增产增收效益，能够提高血防区农民对灭螺工作的依从性。现场试验显示该药作用持续时间较长，施药后4个月仍具有较好的杀螺效果。但鉴于其用药成本比较高，建议仅在特殊环境如养鱼水塘中使用。

该药主要采用撒粉法灭螺，为了提高撒药的均匀度，施药时可将干细土与药粉混匀后撒施。该药对非靶生物毒性低，特别是对鱼、蚌等低毒，价格也低，特别适宜在稻田有螺环境实施药物灭螺，施药后将稻田灌水，既不影响农作物生长，又能发挥杀螺作用。推荐使用剂量为45g/m^2。但该药现场使用剂量很大，运输成本高，长期使用对环境可能会产生一定的影响。

4．溴乙酰胺　1980年由中国预防医学科学院寄生虫病研究所研制而成，为白色针状结晶，易溶于水。对成螺、幼螺和螺卵均有较高杀灭效果，其药效比五氯酚钠高10倍。实验发现其对钉螺的超微结构影响明显，对鱼类的毒性较小，但是对哺乳类动物的毒性较大，且价格昂贵，不适合用于大规模的现场灭螺。

5．烟酰苯胺　呈粉状，难溶于水，溶于乙醇、氯仿和苯。对鱼类和植物毒性较低。现场用1～2mg/L浓度烟酰苯胺浸杀钉螺，3天后的死亡率达95%以上，但在使用过程中钉螺有上爬现象，影响了烟酰苯胺的灭螺效果，该药对人、畜无害，对鱼类和植物的毒性均较低，而且用药量少，使用方便。但由于它对人体皮肤刺激强烈，对幼螺及螺卵的作用较差，而且价格昂贵，产量少，大规模推广应用受到限制，目前已停止使用。

6．五氯酚钠　第二次世界大战后，美国开始研究灭螺药，并于1953年发现五氯酚钠杀螺效果优于以往所有的杀螺药。五氯酚钠杀螺效果好，能迅速地溶解于水，使用方便，价格又低，五氯酚钠曾在我国大规模现场使用，但若干年后，因发生施药人员中毒死亡，并证实该药有致突变、致畸、致癌等三致作用，国内外先后宣布禁用。五氯酚钠是我国使用时间最长、范围最广的灭螺药。但其对非靶生物毒性太大，环境污染严重，从2000年起已停止使用。

7．杀虫丁　杀虫丁是我国创制且拥有自主产权的产品，易溶于水，使用方便。钉螺一旦接触杀虫丁就很少爬动，有抑制钉螺上爬的作用，但毒杀作用时间慢，需3天后才达到较好的杀灭作用。杀虫丁具有对环境污染小的优点，但杀虫丁的杀螺效果易受环境条件影响，尤其是受到温度和湿度影响较大，在环境温度25℃左右，土壤湿度30%以上时灭螺效果较好,使用时应注意使用条件。

8.4% 螺威粉　植物灭螺药物是指对于某些含有杀螺有效成分的植物,利用一定的技术提取其有效成分用于杀灭钉螺,分属于皂素、鞣质、黄酮、萜及生物碱,其中国内报道的有一定杀螺作用的植物性杀螺药有 50 余种。虽然植物性杀螺剂具有高效、低毒、易降解等优点,从 1956 年的茶籽饼到后来的巴豆、麻风树籽等都有有效的杀螺效果,但是目前对植物性杀螺药的研究大多数仍停留在实验室阶段,现场使用的主要是 4% 螺威粉,该药是以油茶籽饼(粕)中提取的五环三萜类物质为有效杀螺成分。有效成分熔点为 233~236℃;可溶于水、甲醇、乙醇、乙腈等极性大的溶剂,不溶于石油醚等大多数极性小的有机溶剂。在通常贮存条件下稳定。由于该药系植物源灭螺药物,且具有低毒、廉价、环保等优点。

该药可采用喷洒法和浸杀法灭螺,在水源缺乏或滩面较宽的有螺环境可优先采用撒粉法灭螺。推荐现场使用剂量浸杀法为 $2.5g/m^3$,喷洒或喷粉法剂量为 $5g/m^2$,适用于各类有螺环境。尽管该药系植物源性灭螺药物,但在实施过程中仍应避免在水产养殖区域开展药物灭螺,防止因操作不慎引起鱼虾等水生动物死亡。采用喷洒法灭螺过程中应不时搅拌药桶,防止药物沉淀堵塞喷药器具。采用喷粉法灭螺,现场使用过程中做好施药人员的安全防护。

9.25% 吡螺脲硫酸盐可湿性粉剂　氯硝柳胺等传统的化学灭螺药物具有对水生生物毒性较大,在实施药物灭螺过程中,常常引起鱼类死亡,血防部门与养殖户间因药物灭螺而产生纠纷的现象时有发生,限制了药物灭螺工作的开展,迫切需要研发高效、低毒、对环境影响小的新型灭螺药物。吡螺脲是针对钉螺相关靶点的一种新型杀螺剂,具有结构简单、合成成本低、后处理简单、三废少等特点,其剂型 25% 吡螺脲硫酸盐可湿性粉剂制备简单、溶解性高、分散性好、现场使用简易便捷。

实验室及现场浸杀实验显示,25% 吡螺脲硫酸盐可湿性粉剂浓度为 $1.0g/m^3$ 时,浸杀 3 天后钉螺死亡率均达到 100%;使用浓度为 $2.0g/m^2$ 的 25% 吡螺脲硫酸盐可湿性粉剂进行现场喷洒灭螺,7 天后钉螺死亡率可达 85% 以上。在上述浓度条件下,对现场环境中的鱼类、蚯蚓、青蛙等生物较安全,现场试验亦未见死鱼现象。目前该药现场浸杀和喷洒灭螺推荐使用浓度(剂量)分别为 $1.0g/m^3$ 和 $2.0g/m^2$。吡螺脲的发现是我国目前在灭螺药物研究方面的新的重要进展,有望解决当前灭螺药不能在水产养殖场所周围有螺环境使用的瓶颈问题。吡螺脲是我国近期研发的一种新的灭螺药物,对其他特种水产养殖品种的安全性有待进一步评价。

(二)化学灭螺药物常用剂型

为了提高化学灭螺药物的水溶性以及灭螺效果,近年来国内对化学灭螺药物的剂型进行了改进。目前国内使用的剂型主要有可湿性粉剂、悬浮剂、颗粒剂、粉剂等。可根据不同的环境,现场选择适宜剂型和药物开展灭螺。

1. 可湿性粉剂　主要为 50% 氯硝柳胺乙醇胺盐可湿性粉剂,适用于浸杀和喷洒灭螺。

2. 悬浮剂　目前现场使用的主要有 26% 四聚杀螺胺悬浮剂、25% 杀螺胺悬浮剂、50% 杀螺胺乙醇胺盐悬浮剂、40% 四聚乙醛悬浮剂等,适用于浸杀和喷洒灭螺。

3. 颗粒剂　目前现场使用的主要有 5% 杀螺胺颗粒剂、50% 氰胺化钙颗粒剂。其中 5% 杀螺胺颗粒剂适用于喷洒灭螺;50% 氰胺化钙颗粒剂适合喷洒和浸杀灭螺。

4. 粉剂　目前现场使用的主要有 4% 杀螺胺粉剂、4% 螺威粉剂。其中 4% 杀螺胺粉剂适用于喷洒灭螺,4% 螺威粉剂适用于浸杀和喷洒灭螺。

四、化学灭螺基本原则

1. 全面规划原则　药物灭螺前要根据钉螺分布及环境特点进行全面规划,因地制宜讲究实效,做到灭一块、清一块、巩固一块。

2. 先近后远原则　优先杀灭靠近村庄、人畜接触频繁的易感地带钉螺。

3. 先上游后下游原则　灭螺要循水系,按照灌溉渠系,先上游、后下游,以防止钉螺向下游地区扩散。

4. 区域灭螺原则　按照钉螺分布单元,成片覆盖有螺区,灭螺区域越大,灭螺效果越能持久。河岸灭螺范围通常自水线扩大至最高水位线。一般沟渠则包括沟底及两壁(边)。田块则为隔埂所围区域。山涧溪流则需扩大至山洪淹没处。单元性较强的有螺环境需全部覆盖。江湖洲滩钉螺呈面状或片状分布,灭螺范围较大,施药时需按区域进行。

5. 反复杀灭原则　根据防治目标的需求,有感染性钉螺环境和需要压缩钉螺面积的环境要反复进行药物灭螺。

6. 安全用药原则　制订和严格执行药品管理制度,准确掌握剂量和使用方法,做好个人防护。大多数灭螺药物对鱼虾类水产品有毒性作用,实施药物灭螺时,要严格规范操作和管理,防止药液污染周边水域污染,导致水产品中毒等事故。

7. 公示公告原则　在开展药物灭螺工作前,按照血吸虫病防止条例的相关要求,应由乡镇政府通过广播、告示等形式提前 7 天通知当地群众了解灭螺时间和范围,以便做好相应的防范措施。

五、施药方法及操作规程

(一)浸杀法

适用于有少量积水或水位能控制的沟、渠、塘、田等有螺环境。浸杀法一般杀螺效果好,多次浸杀能够达到灭尽钉螺的效果,尤其在水位能够控制的沟、渠、塘、田等有螺环境。

1. 操作规程

(1)浸杀时首先筑坝堵住水流(如水源丰富,则可用引流法排除余水),短期内使其不流通。落差较大的沟渠应分段浸杀。

(2)筑坝后,清理水体周边植被,将周边有螺区域水线以上的草土铲入水中浸泡,铲草皮 6cm 左右厚度,铲后要清扫 1 次。

(3)待水体稳定后,计算水容量。根据用药剂量和水容量计算浸杀灭螺所需用药量,称取相应量的药物置于桶中,加少量清水充分搅匀成母液。浸杀总药量＝水容量(m³)×剂量(g/m³)。

(4)将配置好的母液均匀泼浇至浸杀灭螺区域水中,并用棍棒或机械搅拌,使药液在浸杀水体中均有分布。同时在浸杀水体四周堤岸以喷洒剂量泼浇药液,以防止钉螺上爬。

2. 注意事项

(1)浸杀期间须保持水位恒定,露出水面的芦草、树枝等均要割除并浸泡于水中,确保含有钉螺和螺卵的土壤均能浸泡于水中。

(2)浸杀时间不少于 72 小时。

(3)浸杀期间应密切关注筑坝水体渗漏情况,渗漏严重或蒸发较大时需随时补水加药,加药量按照补充水体量进行计算。

（4）施药时间应在春苗前7天和秋收后，避免对农作物的损伤。

（二）铲草皮沿边药浸法

适用于积水多，难以堵截流水和保持水位稳定的河、沟、渠、塘等环境，不强调保持水位，灭螺效果较好。

操作规程：

（1）将一定量药物沿水线上30～70cm撒布于河、沟、渠、塘等岸边。

（2）将岸边孳生钉螺的草皮与药物一起铲入河、沟、渠、塘等岸边水中，使土表、土内、水上、水下的钉螺同时受到药物的浸杀作用。铲草皮时要先铲近水线处30cm，再铲水线上较高处，铲的厚度一般在6～10cm，随铲随扫，将草皮推到水线下，不使其露出水面，以免钉螺上爬。但铲草皮可损坏堤岸，在防汛地段或沙土易塌河岸不宜提倡该方法。

（三）喷洒（粉）法

不能采用浸杀法的环境一般可采用喷洒（粉）法，适用于江洲湖滩滩地和没有积水的沟、渠、塘、田的埂边等有螺环境。喷洒法就是将水溶性或水分散性化学灭螺药物加入水中进行喷洒，而固体或粉体药物不溶于水或缺水地区，则直接进行药物喷洒（图4-1）。

1．加水喷洒用药的方法 对水源充足及取水方便的有螺环境，可将水溶性或水分散性化学灭螺药物加入水中进行喷洒。喷洒法应用较多，但大面积喷洒不易均匀，灭螺效果不如浸杀法，需反复使用。

（1）操作规程：

1）喷洒前先清除灭螺区域内的杂草等植被，将杂草等植物齐根割下后即集中进行填埋或药物浸泡处理，防止钉螺藉此扩散。

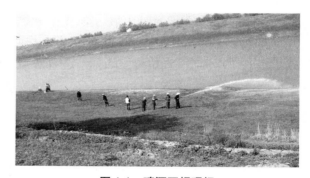

图4-1 喷洒灭螺现场

2）依据使用的化学灭螺药物灭螺剂量、灭螺面积等，计算并称（量）取所需要的灭螺药物使用量。

3）将称量的药品加入定量水桶（缸）中，搅匀后进行喷洒。如每桶内水量为100kg，使用化学灭螺药物为50%氯硝柳氨乙醇胺盐可湿性粉剂，其喷洒剂量为$2g/m^2$，则需加药200g，灭螺面积为$100m^2$。或先配制母液，即根据有效剂量、喷液量、母液与出水量的比例进行配制。例如，用灭螺机喷洒，喷液量$1kg/m^2$，母液与出水量的比例为1:8，母液桶的容量为20kg，则每桶母液的喷洒面积为$20×8＝160m^2$。如用灭螺药物为50%氯硝柳胺乙醇胺盐可湿性粉剂，喷洒剂量为$2g/m^2$，则每桶母液需加药物量为$160m^2×2g/m^2＝320g$。

（2）注意事项：

1）喷洒时要经常搅拌药桶，不使药物沉淀。

2）喷洒的用水量，根据土壤的含水量确定，一般为$1kg/m^2$，提高土壤含水量可显著提高喷洒法灭螺效果。

3）悬浮剂等液体性药物，可根据有效剂量、喷液量、与出水量的比例进行喷洒。用灭螺机喷洒，可用一皮管直接放入药桶，通过灭螺机的吸力直接将桶中的药物吸入灭螺机，吸药量根据灭螺机出水量和喷洒面积调节。如药桶的药物为20kg，如用26%四聚杀螺胺悬浮剂

$2g/m^2$（25%杀螺胺悬浮剂也为$2g/m^2$），则每桶药物的喷洒面积为$20\times1\,000\div2=10\,000m^2$。其他同上。

4）要注意选择喷洒机具。普通喷雾机喷嘴小，出水量少，容易堵塞，不适宜用于喷洒灭螺。喷洒时应采用低浓度大水量的喷洒方法，以确保喷匀喷透。大面积洲滩灭螺可采用出水量大、功效高的灭螺机。大面积滩地喷洒灭螺时需增加人员移动输水管，因此，一个灭螺机组通常需6～12人。内陆、山区小面积复杂环境可采用出水量较小，但机动灵活，移动方便的灭螺机。

2. 药物直接喷洒法　水源缺乏或水位不定的环境，如山丘地区、洲滩地区，干湿相间的灌渠农田，以及涵闸、石驳岸、树林等复杂有螺环境，可采用直接喷洒法进行灭螺（图4-2）。

（1）颗粒剂喷洒：采用农用背负式喷雾机行进式喷施，可定向喷药，操作方便，每个组由2～3人组成，1人喷药，其他人负责药物的运输和加药，轮换操作。喷洒时操作人员应戴口罩、手套，植被高度在不影响行走操作时可以不割草。

（2）粉剂喷粉法：采用农用18型背负式喷粉机行进式喷施（边喷边退）。灭螺前按一定面积称取药量试喷，取得正确的喷粉参考量。每个喷粉组由2人组成，轮换操作。喷粉时操作人员戴防尘口罩、手套及透气性好的连帽防护服，走上风向，喷嘴近距直向地面（对准草根、

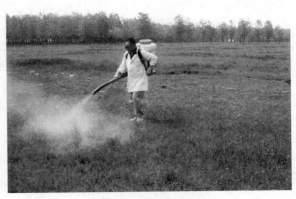

图4-2　喷粉灭螺现场

树根），按一定顺序均匀喷施。现场植被高度在不影响行走操作时通常可以不割草；有流动溪水的环境应先作引流处理。尽量做好个人的防护工作，防止粉尘的吸入。喷粉法适用范围较大，特别适用于缺乏水源的环境，或水位无法控制的洲滩或喷洒法难以操作的树林。

（四）泥敷法

泥敷法灭螺将土埋灭螺、药物灭螺和缓释剂多种方法相结合而形成新的灭螺方法。泥敷灭螺适宜于含泥土的沟渠、河岸壁、田埂、田地后壁、水塘、房屋周围等多种有螺环境（图4-3）。

1. 操作规程

（1）将泥敷灭螺环境中的杂草割去，将杂草集中处理，防止钉螺扩散，然后铲下大约3cm厚度的草皮及泥土。

（2）按照50%氯硝柳氨乙醇胺盐可湿性粉剂$6g/m^2$的药量取药，先将药在少量水中拌匀，再洒到铲下的泥土中，加水将药和泥土混匀。

（3）将混匀药物的泥土敷在沟渠壁和田壁上，用泥掌压紧敷实，不留空隙，保持3cm的药泥厚度。

2. 注意事项

（1）如果泥土较多的环境，按照上述铲土泥敷操作；如果环境中泥土较少，可按照3cm泥敷厚度的泥土用量，在附近无螺环境中取土，其他操作同上。

（2）泥敷灭螺时，一定要根据环境的土质情况，调整具体的操作。泥土的粘性好，泥敷灭螺的效果好；泥土含沙石较多，泥土黏附不牢固，可在附近取粘性好的泥土进行泥敷，或

改用其他方法灭螺。

（3）药物一定要在泥土中搅拌均匀，先将药在少量水中拌匀，洒到泥土中，再加水将药和泥土混匀。

（4）泥敷药泥的厚度一定在 3cm 以上，泥土压紧敷实，防止钉螺从土内爬出。

（5）泥敷后注意泥敷土层的保养，防止泥敷后药泥层快速干燥，而引起药泥层开裂。

（6）大环境开展泥敷灭螺时，不适合泥敷灭螺的部分要使用其他灭螺方法补充。

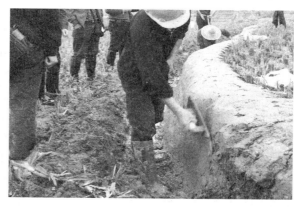

图 4-3 泥敷灭螺现场

（五）引洪药浸灭螺

相当于大范围的药物浸杀灭螺，适用于江洲湖滩有螺环境在药物供应充足的情况下，在江滩、湖滩修筑矮圩，引水并保持一定水位，投入一定药量，达到浸杀灭螺的效果。筑圩引洪药浸投入大，用药多，对水体及环境污染较重，而引潮药浸则水位难以控制，目前多不采用。

1. 操作规程

（1）在适宜开展浸杀灭螺的江洲湖滩，在距离滩边 10～20m 处修筑堤高 2m 左右的矮圩，并用无螺土将圩堤夯实。

（2）引水淹没有螺环境。由于滩面大，淹没所需用水量较大，往往在圩堤上直接修建引水涵闸，待洪水上涨时开闸将江水引入圩内，也可使用机械提水或从圩堤打开一个缺口引水入圩内（图 4-4）。待水体淹没全部有螺环境时，关闭闸口或堵住缺口，维持一定的水位。

（3）投药浸杀灭螺。在开闸引水进入圩内的同时，在涵闸口（引水缺口或提水机口）不间断投放灭螺药物于水流中，药物随水流淹没全部有螺滩地（图 4-5）。

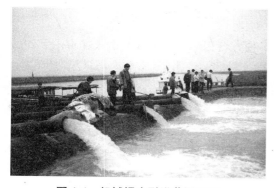

图 4-4 机械提水引洪药浸灭螺

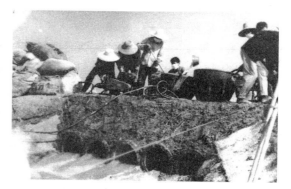

图 4-5 涵闸引水药浸灭螺

2. 注意事项

（1）在实施引洪药浸灭螺时，应使有螺滩面保持水淹 3 天以上，确保达到灭螺效果。

（2）非悬浮剂剂型类灭螺药物，应将药物先用水搅拌混匀，配制成一定浓度的药液，均匀地流入有螺滩地。

（3）药浸前应对滩面复杂环境进行处置，去高填低，平整滩地，铲除堤埂边杂草等植被并推入水中淹没。

（六）综合灭螺法

适用于水网地区河道灭螺。包括处理复杂环境、铲土、药物浸杀等几种有效灭螺措施，力求做到一次消灭水线上下、土层内外全部钉螺。

操作步骤：

（1）首先处理复杂环境，清理河岸容易隐藏钉螺的砖瓦滩和树根等，然后按照电灌站的分布情况，筑坝断水，降低水位，降低幅度一般为常年水位线起下 1m 左右。

（2）随后进行撒药，药物使用量视不同药物而定。

（3）撒药后进行铲土，先从撒药区向下铲土 10～20cm 厚，再从岸顶向下铲 10～20cm 厚，最后将铲过土的地方用扫帚向下清扫一遍，将浮土扫入水中。

（4）待全部灭螺操作结束后，至少要隔 5 天拆坝放水，拆坝前要检查灭螺区有无残存钉螺。

（七）清障灭螺一体机

目前我国钉螺面积主要分布于江洲湖滩地区，该类地区钉螺孳生环境大多杂草丛生，采用传统的药物灭螺方法，在施药前需要大量的人工清除芦苇、杂草等植被，且一次清理后短时间内植被又恢复原状，施药成本加大，工作效率低下，严重制约药物灭螺的有效开展，影响药物灭螺的效果。针对湖沼型流行区有螺环境特点，依据机械化、自动化技术与原理，近年来国内研制开发了机械化旋耕清障与自动化均匀投药于一体的清障灭螺一体机，为江洲湖滩地区开展大规模现场灭螺提供了新的有效手段。

清障灭螺一体机包括动力牵引、切碎旋耕和自动撒药三大系统。动力牵引系统一般选用功率为 73.5kW 拖拉机；切碎旋耕系统为秸秆切碎灭茬旋耕机，由于江湖洲滩环境植被中常含有矮小灌木，为了延长其使用寿命及提高切碎效果，常配备专用弹簧钢刀具；自动撒药系统由药箱、撒药板和药量调节器组成。现场作业时，动力牵引系统中前方板状下压装置压倒芦苇和杂草等植被，旋耕机高速旋转的刀片可将植被切碎成 3～5cm 的碎片，并对地面旋耕 20cm 将植被碎片埋入土层，达到清障灭茬和土埋灭螺的效果；投药机在电动机的带动下定量投放灭螺药物，在重力和机械振动作用下，灭螺药物经过梳状均匀地撒布于旋耕后的有螺环境，从而达到土埋和药物灭螺的协同灭螺效果。

江洲湖滩环境一般植被茂盛，清障灭螺一体机现场操作过程中，清障旋耕一遍后还不能够将覆盖的植被完全切碎，往往需要清障旋耕两遍才能达到滩面植被全部被切碎（3～5cm），且大部分被埋入土层的效果。因此，清障灭螺一体机在施药前清障旋耕次数应依据环境植被特征而定，环境植被简单，植被覆度不高的环境可清障旋耕一遍，否则应增加旋耕次数，以提高药物灭螺效果。此外，在江滩等面积较大环境现场作业，行进的施药过程中对有螺环境要做到无缝对接，确保全部有螺环境均能够均匀施药。清障灭螺一体机将现场环境清障、土埋灭螺和药物灭螺有机结合，极大地提高了工作效率，降低了灭螺人员的劳动强度，清障灭螺一体机现场旋耕作业时动力强劲，适合大现场清障旋耕作业，现场观察显示 30 天后旋耕 2 遍＋施药组土表钉螺密度可下降 90% 以上，灭螺工作效率可达为 3 600m²/小时，并减少了人工操作的误差，为当前我国江洲湖滩复杂环境开展大规模药物灭螺提供了新的技术。

六、灭螺工具

药物灭螺的施药用具较多，孤立小环境可采用人工方法进行药物灭螺，多数地方采用机械药物灭螺方法。主要工具有：压缩喷雾器和单管喷雾器、踏板喷雾器、背负式喷粉机、机动药物灭螺机等。

七、评估指标

灭螺工作结束后，应对灭螺效果进行考核，评价是否达到预期的灭螺效果。灭螺效果考核可以分为近期效果考核和远期效果考核。近期效果是指在实施灭螺后 3～15 天的灭螺效果，远期效果是指实施灭螺 1 个月直至一年后的灭螺效果。主要的灭螺效果考核指标有：

（1）活螺密度下降率（%）＝（药物灭螺前活螺密度－药物灭螺后活螺密度）/ 药物灭螺前活螺密度×100%

（2）活螺框出现率下降率（%）＝（药物灭螺前活螺框出现率－药物灭螺后活螺框出现率）/ 药物灭螺前活螺框出现率×100%

（3）感染性钉螺密度下降率（%）＝（药物灭螺前感染性钉螺密度－药物灭螺后感染性钉螺密度）/ 药物灭螺前感染性钉螺密度×100%

（4）校正钉螺死亡率＝（灭螺后钉螺死亡率－灭螺前钉螺自然死亡率）/（100－灭螺前钉螺自然死亡率）

（5）钉螺面积下降率（%）＝（药物灭螺前钉螺面积－药物灭螺后钉螺面积）/ 药物灭螺前钉螺面积×100%

（6）药物灭螺任务完成率（%）＝（实际灭螺面积 / 计划灭螺面积）×100%

第二节　生　态　灭　螺

一、基本原理

生态灭螺是指结合钉螺的生理学和生物学特性，通过改变生态（水、土、草等）环境，使之不利于钉螺生长繁殖从而达到控制和消除钉螺的目的。生态灭螺是目前国内外深入研究的发展方向，也是我国灭螺的主要措施之一。生态灭螺具有效果显著持久的优点，但是由于一次性投入较大，需要因地制宜分阶段分步骤进行。

二、适用范围

生态灭螺的方法较多，可依据不同类型环境选择适宜的生态灭螺方法。对于长江中下游洲滩或湖滩有钉螺孳生的自然湿地可采取建闸、筑坝等方式控制水位，水位控制后对有螺滩地进行围垦种植，改变钉螺孳生环境以消灭钉螺；低洼湿地可采用矮围高网蓄水养殖的方法，改变冬陆夏水生态条件以控制钉螺；对于滩程较高的滩地可采用不围垦种或林间翻耕种植的方法控制钉螺；对于渗水山坡、灌木林地（包括竹园）、乱石滩、果园苗圃等有螺环境也可用沙埋法进行灭螺；对沟渠、池塘等有螺环境可通过填埋、开新填旧或硬化护坡的方式进行灭螺；对田地有螺环境通过调整农业种植结构，采取水改旱和作物轮作等方式，改变钉螺孳生环境以达到消灭钉螺的目的。生态灭螺方法的选择应因地制宜，尽可能做到既发挥灭螺作用，又能够结合农田水利建设及滩涂治理，产生一定的经济效益，从而增加人们实施生态灭螺的积极性和主动性，持续保持生态灭螺的长期效果。

三、应用现状

在我国血吸虫病防治历程中，生态灭螺始终是有效控制血吸虫病流行的重要举措。我国消灭的钉螺面积绝大多数是通过生态灭螺的方法实现的，我国血防第一面红旗余江县实现消灭血吸虫病目标，其主要措施就是通过采取沟渠硬化、开新填旧等生态灭螺的方法，彻底消灭了境内钉螺，进而实现消灭血吸虫病的目标，60 年之后至今仍未发现钉螺，防治成果非常巩固。20 世纪六七十年代，长江中下游的江洲湖滩地区、洞庭湖、鄱阳湖区，根据水利部门的统一规划，开展了大规模的生态灭螺工程，对一些较大湖泊采取高圩垦植灭螺、围湖造田灭螺，使原来望而生畏的大面积湖滩变害为利，血防区到处呈现千军万马送瘟神的壮观场面，使过去的钉螺窝变为物产丰富的粮油区，彻底改变了钉螺孳生环境，建设成众多农场、湖泊，消灭了数以亿计平方米的有螺面积，为我国血吸虫病流行最为严重的地区摆脱血吸虫病危害作出了重要贡献。如据 1976 年调查，安徽省采取高圩垦植的龙湖、大官湖、黄湖、泊湖、漳湖、青草湖、冶塘湖、菜子湖、枫沙湖、竹丝湖、琚民湖、台湖、南猗湖等 13 个湖泊，均基本消灭了钉螺。全省通过围垦种植消灭钉螺 56 360 万 m^2，约占湖沼地区有螺总面积的 80%。1982 年 WHO 官员朱光玉博士考察七里湖灭螺工程，认为七里湖灭螺工程是世界上为消灭一种疾病而建造的伟大工程，是罕见的壮举。全省通过围垦修建的华阳河农场（1956 年修建）、九成畈农场（1958 年修建）、皖河农场（1958 年修建）、普济圩农场（1956 年修建），分别消灭钉螺面积 1 200 万 m^2、2 116 万 m^2、1 449 万 m^2、996 万 m^2，并分别于 1981、1972、1974、1973 年达到基本消灭血吸虫病标准。全国其他血吸虫病流行省份，同样也大力实施生态灭螺措施，因地制宜实施开新填旧、翻耕垦种、围湖造田等生态灭螺措施，实现了与安徽省相同的血吸虫病控制效果。在过去缺少机械化作业的条件下，生态灭螺措施需要投入大量人力，人力资源投入多，一个工程多则需要消耗几十万个劳动日，在当时全国集体经济体制下，往往能够组织实施。进入 20 世纪 80 年代后，动用众多劳动力资源难度越来越大，加之受到行洪、防汛的限制，实施大规模的生态灭螺措施逐渐减少。但区域性的生态灭螺措施仍然是各地消灭钉螺的主要方法。20 世纪 90 年代，我国世界银行贷款血吸虫病防治项目将小环境改造灭螺作为钉螺控制重要手段予以支持。21 世纪以来，为了加快实现我国血吸虫病中长期规划目标，国家相继设置农业、水利、林业、国土等血吸虫病综合治理项目，进一步加强了生态灭螺措施的组织实施，为我国进一步压缩钉螺面积提供了重要基础。

四、生态灭螺方法

（一）围垦灭螺

在有钉螺的地区通过翻耕种植、开沟沥水等，改变钉螺生态环境，使其孳生环境干燥、食物（如藻类、蕨类、苔藓、草本种子等）减少、失去屏蔽，同时翻耕可将钉螺压埋于土内，使其缺氧窒息，影响其交配产卵等，在诸因素综合作用下钉螺逐渐消亡（图 4-6）。在江洲湖滩地区，根据环境特征以及蓄洪、泄洪等要求，结合农田水利建设，在有螺滩地通过修筑高于滩面的矮堤或高堤，修建控制水位的闸口，变自然湿地为人工湿地，然后在圩堤内开垦种植，改变钉螺孳生环境，达到控制和消灭钉螺的效果。在有螺滩地垦种不仅可取得一定的灭螺效果，还可取得一定的经济效益。但也可能影响泄洪和珍稀动植物栖息生长，在大范围滩涂湿地实施该项目应加以充分考虑。围垦灭螺尤其适应于钉螺分布广泛的江洲湖滩环境。

（二）水淹灭螺

通过蓄水使钉螺长期淹没于水中，长时间的水淹可以影响钉螺的交配和产卵，抑制钉螺胚胎发育，引起成螺性腺受损及螺体代谢障碍（图4-7）。水淹时间越长钉螺死亡率越高，通常延续水淹8个月以上则没有钉螺孳生，从而实现消灭钉螺的目的。常用方法有堵湖汊蓄水养殖、修建山塘或水库、开挖鱼池，在水位波动的湖滩、江滩地区则采用高围蓄水养殖和矮围高网蓄水养殖。水淹灭螺往往与水产养殖相结合，此方法在消灭钉螺的同时，可获得水产等经济效益。如在湖沼型流行区可采取堵湖汊灭螺的方式，消灭湖滩环境钉螺，即在湖汊口处修筑堤坝，建立闸门，控制湖汊内的水位使其稳定在一定的高程，水位线以上进行开垦种植，水位线以下进行水产养殖。湖汊被围堵后，湖汊内水位稳定在一定高程范围内，水位涨落幅度变小，从而改变了钉螺孳生环境。水位线以

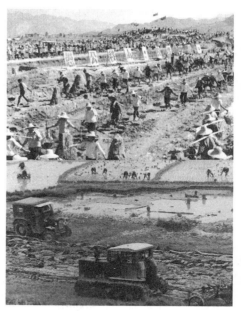

图4-6　围垦灭螺现场

上适宜于种植的环境进行开垦，其余环境则采取药杀等方法灭螺。水位线以下，长期水淹。这些都改变了钉螺孳生、繁殖的基本环境条件，钉螺逐渐减少，最终被消灭。水淹灭螺的关键是要确保有螺环境能够连续至少8个月保持被淹没状态，否则将影响水淹灭螺的效果。此外，为了避免或减少钉螺上爬，对于蓄水区域露出水面的植物要全部清除，水域沿岸可采用化学灭螺的方法沿边药浸，及时处理上爬的钉螺。

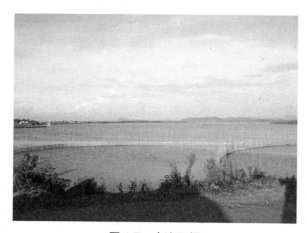

图4-7　水淹灭螺

（三）渠道硬化

渠道水位变化范围内的边坡土壤含水率较高，并生长杂草，适宜钉螺孳生。通过采用现浇或预制混凝土、浆砌块石等措施硬化有螺河（堤）岸坡或沟渠，消除钉螺生长必需的泥土、植被、水等条件。渠道边坡硬化后，渠道最高水位以上的边坡干燥，最低水位以下的边坡因常年有水，钉螺均不能存活，可达到消灭钉螺的目的。硬化护坡防螺是指在堤坡一定

范围内，采用现浇混凝土、混凝土预制块、浆砌石及经论证推广应用的新材料、新工艺等硬化材料，沿堤脚向上直接铺成连续的覆盖式护坡，以破坏钉螺孳生环境。堤坡硬化多适用于宽度较小且高程较低的外滩或无滩堤防工程。为了保障渠道硬化切实发挥长期灭螺效果，在渠道硬化设计及实施过程中，首先要明确渠道边坡硬化范围，硬化断面应上至渠顶或设计水位以上 0.5m，下至最低运行水位以下 1m 或渠底。渠道硬化的材料及型式一般选择现浇混凝土、预制混凝土块（板）、浆砌石和砖砌等，也可选择经论证能抑制钉螺孳生的硬化材料。渠道硬化表面的缝隙，易长杂草，是钉螺的孳生地，渠道硬化表面宜保持光滑、平整、无缝。如果有螺渠道较长，不能一次性完成硬化工程，在设计及实施工程中应按照自上而下的原则，分段组织实施。此外，混凝土硬化河岸改变了湿地生态结构，阻隔了水相和陆相生物交换通道，可导致湿地生态系统失衡和功能退化，影响环境自净能力，以致破坏自然景观，对于工程较大的硬化工程中应组织开展环境评估。渠道硬化施工清除的有螺土，应进行深埋、药物等灭螺处理，防止螺土搬家导致钉螺扩散（图 4-8）。

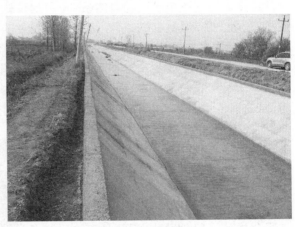

图 4-8　沟渠硬化灭螺

（四）土埋灭螺

　　土埋灭螺包括开新填旧、移沟土埋、挑土填埋、卷滩土埋等，将钉螺压埋于 30cm 以上厚度土层中，并压紧夯实不使钉螺爬出，使之缺氧和饥饿而死亡。同时土埋灭螺可能影响微生物生境和水土保持。土埋灭螺中最常用的方法为开新填旧，即将旧沟两岸的有螺草土铲 10～15cm 推至沟底，清扫两遍，然后开挖新的排灌沟渠，将挖出的无螺土填入旧沟中，厚度至少 30cm，并打紧夯实，旧的沟渠废弃，改换新的渠道，主要是用于处理有螺的灌溉沟渠（图 4-9）。但在实施过程中需要注意对老的有螺沟渠应彻底清除，若有钉螺输入或残留少量钉螺，则会重新成为钉螺孳生地，造成"留下一对螺，白挖一条河"现象。在田地整治过程中，也可以直接将有螺沟渠用无螺土填埋。在流行区一些坑塘、洼地往往是钉螺难以控制的复杂有螺环境，化学灭螺方法效果往往不理想，可采取就近取无螺土填平或抬高坑塘、洼地等有螺环境，达到防止或减少钉螺孳生的目的。在填埋坑塘、洼地时，应先对塘、洼周围钉螺孳生环境进行药物处理或铲除周围土层，深度超过 0.15m，铲除的有螺弃土应堆放于坑塘底部，然后再用无螺土压实夯紧，无螺土覆盖厚度至少 0.3m，填埋高度应至附近地面高程线或以上，并有一定的坡度，利于排水，防止积水重新形成洼地。土埋灭螺特别适用于水网地区及山丘型地区田地、沟渠等有螺环境，除人工成本外，其

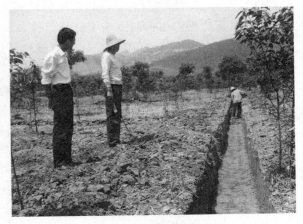

图 4-9　开新沟填旧沟灭螺

他费用少，对生态环境也不产生影响。在血吸虫病开展农田水利建设以及实施土地整治项目，应根据钉螺分布现状规划项目实施方案，采取开新填旧、移沟土埋、挑土填埋等土埋灭螺的方法消灭钉螺，充分发挥建设项目经济和血吸虫病防治等多重效益。

（五）兴林抑螺

我国在 20 世纪 90 年代开展了"兴林灭螺 / 抑螺""抑螺防病林"的研究和现场应用。提出了林业血防生态工程理念，林业血防生态工程建设是以生态经济为原理，以林业生态工程为手段，以改善生态和发展经济为途径，突出生态改善，最终实现抑螺防病的根本目的。具体措施为根据滩地不同的自然条件，做到宜林则林，宜农则农，宜渔则渔，宜副则副，将林业和农、牧、副、渔业有机结合，建立以林为主的自然 - 经济 - 社会复合生态系统，通过改善自然环境，提高生物多样性，获得生态改善和经济收益，达到抑螺防病，实现复合效益的充分发挥。其原理主要为结合林间翻耕种植改变生态条件，抑制了钉螺喜食的藻类、苔藓、蕨类和草本种子植物等的孳生，影响钉螺食物结构、干扰钉螺能量代谢而发挥灭螺或抑螺作用，或选种一些具有他感作用的植物抑制钉螺的生长。

"兴林抑螺"为湖沼型地区及复杂的山丘型地区提供了控制钉螺的新的方法和手段（图 4-10）。但"兴林"本身并不能灭螺，须通过建立林农、林渔复合生态系统进行综合治理。因此，山区有螺林区应配套林下间种，并注意引排地下水；在滩面较高的河湖湿地结合林间翻耕种植，在低滩洼地则结合蓄水养殖建立林农复合生态系统以控制和消除钉螺。依据各环境及当地的社会经济发展水平选择适宜的工程模式。单纯林业模式即对有螺滩地进行彻底的环境改造，毁灭芦苇、机耕深翻、平整土地、开沟沥水，做到路路

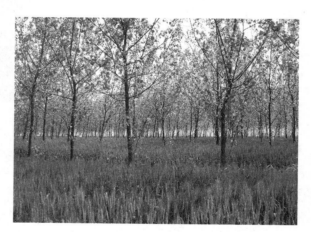

图 4-10　以林代芦（林农间种模式）

相连、沟沟相通、林地平整、雨停地干，在环境改造后的滩地种植树木。林农间种模式即滩地造林为宽行窄距，在行与行之间留有较大空地，在林地早期坚持对林下空地翻耕间种，直接将钉螺及其食物埋入土中，是林农间种模式灭螺的重要措施。此外，可在林间选种一些作物，利用其他感作用抑制或杀灭钉螺。林农渔或林农牧渔模式即对于高程差较大的有螺滩面，在高滩面实施林农间种的同时，对低洼滩地进行改造，可建闸蓄水养鱼，通过水淹灭螺和鱼吃螺，降低钉螺密度，起到灭螺防病的作用。在林农渔模式基础上，进行家禽、家畜饲养，便构成了林农牧渔模式。农作物喂养禽畜，禽畜的粪便经无害处理后给鱼池施肥，构成了一条高效的经营模式。在山丘型地区可实施经济林模式，改变了钉螺的生存环境，干扰了钉螺对营养物质的摄取及能量代谢过程，钉螺体内糖原减少，能源枯竭，导致钉螺生长发育障碍，起到控制和消灭钉螺的效果。"兴林抑螺"发挥灭螺效果的关键是要严格按照林业血防工程技术规范要求组织实施，要重视和加强工程抚育管理和后期维护，提高造林效益和造林质量，林农模式要坚持翻耕套种，才能达到消灭钉螺的目的。

（六）水改旱和作物轮作

水改旱是指因地制宜，将有钉螺分布的低产水田，结合农田基本建设基础上，改为旱

地（图 4-11），调整农业种植结构，达到改变钉螺孳生环境的目的。通过调整农业结构，开展水旱轮作、间作套种等种植模式，改变了钉螺水陆两栖的孳生环境。现场研究显示通过该方法，活螺框数出现率、活螺平均密度、感染框出现率、感染螺平均密度和钉螺感染率以及有螺面积均呈现大幅度的降低，研究表明水旱轮作每 3 年轮作一次较为适宜。在实施水改旱和作物轮作过程中，由于水田的钉螺一般孳生在田埂及田沟相通处，分布在田埂及田边的钉螺往往处置不理想，

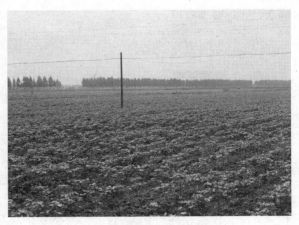

图 4-11 水田改作旱地

可在无水或者浅水季节，就近取无螺土，覆盖在有螺的田埂上及田边，并夯实打紧，将钉螺埋入埂内。

（七）抬洲降滩

江湖洲滩地区由于土壤湿润、植被茂盛、水位具有季节性变化的特点，这些自然因素有利于钉螺孳生繁殖，水位的变化幅度及范围直接影响钉螺的分布区域。即在江洲湖滩地区钉螺分布范围往往在最高无螺高程和最低无螺高程之间。该类地区可依据钉螺的分布及自然环境因素特征，采取填土覆盖的方法将有螺洲滩抬高至当地最高无螺高程线以上，或是通过取土、疏浚等工程措施，将有螺洲滩降低至当地最低无螺高程线以下，达到破坏钉螺孳生环境，消灭钉螺的目的。"抬洲"是指在靠近外堤坡处填筑一道防螺平台，防螺平台的台顶高程应高于相应河段的最高无螺高程线，坡面设置现浇混凝土护坡，以防钉螺在此孳生繁育；顶部宽度不应小于 1m，当平台较宽时，平台的顶面应规则平整，避免形成新的坑凹，以防止形成新的钉螺孳生环境。在不影响行洪的情况下，尽可能抬高防螺平台的顶部高程，增加宽度，保持常年绝大部分时间干燥，以彻底改变钉螺孳生的环境。"降滩"是指在"抬洲"区以外的其他滩地进行开挖，确保该部分滩地开挖后低于该区域最低无螺高程线，其目的同样是防止钉螺在此孳生繁育。"降滩"开挖的土方应尽量全部用于"抬洲"或"填塘固基"，设计和施工过程中都要确保二者相互平衡，即通过调整外平台宽度的方法来保证不要出外征地取土或弃土的现象。通过实施抬洲降滩、填塘固基等工程，既可消灭外滩地和堤内渊塘等环境的钉螺，又可以提高堤防的抗滑和抗渗稳定性，使得水利工程建设和血吸虫防治达到有机结合。由于"抬洲""降滩"工程措施往往投资很大，尤其是"降滩"措施对大堤堤脚的稳定性也会造成一定影响，在实施前应进行风险评估，目前在实际工程中很少采用。

第三节 物理灭螺

一、基本原理

物理灭螺是一种直接利用物理能源进行灭螺，主要是通过高温、微波等方法抑制或杀死钉螺，但高温灭螺土层和土缝中的钉螺存活较多，不能发挥持续的杀螺作用，且能量消耗

较大，目前很少应用。

二、物理灭螺方法

（一）高温灭螺

通过高温改变钉螺生理或生命生存需要的温度条件杀死钉螺。

1. 热水、热蒸汽、火焰灭螺　钉螺和所有动物一样，耐高温能力不强，75℃热水中1秒即死。日本藤浪鉴等（1922）就在日本提出用热蒸汽进行灭螺，横川定等（1931）报告用火烧、热水及热蒸汽对灭螺有效。我国在20世纪50年代，浙江于1952年进行了热水灭螺试验，江苏于1954年和1956年分别在现场试验了热水及热蒸汽的灭螺效果。无论使用热水、热蒸汽或火焰，都难以杀灭土层内及土壤中的钉螺，并且由于该种方法消耗能源较大，目前较少使用。但对于一些微小复杂环境，经监测发现为血吸虫病疫点，其他灭螺方法无法实施或效果不理想的有螺环境，可试用该方法进行处置，以消除血吸虫病传播隐患。

2. "走底火"及火烧灭螺　在冬季燃烧芦滩地面干燥的落叶和杂草，以热能杀灭钉螺。1951年内，国内首先由广东省血吸虫病防治所在枯草季节应用于草塘灭螺，然后开始在湖沼地区的芦苇滩上燃烧落叶，称"走底火"。但是由于该方法受地势、季节的影响，土层的灭螺死亡率较低，该方法的灭螺效果不理想，现场应用还需增加其他措施。在山区实施该方法还容易引起火灾风险，加之在江洲湖滩地区大面积燃烧落叶，一方面较难控制火势，另一方面对环境污染产生一定影响，目前基本不建议采用该方法灭螺。

3. 地膜覆盖灭螺　通过在有螺环境覆盖黑色塑料地膜（图4-12），在晴天经日光暴晒，地膜吸收太阳热能，膜内温度7月份可达70℃，从而达到灭螺作用。为了提高灭螺效果，可在膜下抛洒一些碳酸氢铵（化肥），高温使碳酸氢铵挥发产生毒性很强的氨气，在密封的环境下杀灭钉螺。实验证明该方法在不影响农作物生产和水产养殖的情况下，能有效杀灭土表和土内钉螺。该方法适用于靠近水产养殖的周边环境、山丘型和水网型流行区有螺沟渠环境，而湖沼地区由于其使用规模的局限性不宜全面推广。

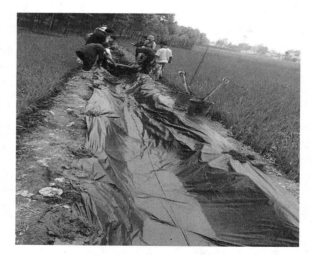

图4-12　地膜覆盖灭螺

（1）操作步骤：

1）清理覆盖灭螺环境，将杂草压倒，移除树桩、树枝和尖锐石块等，避免刺破地膜。

2）按每平方米300g剂量称取碳酸氢铵，均匀抛撒于灭螺环境中。

3）将黑色地膜覆盖于灭螺地面上，取无螺泥土压于地膜边缘，压紧、夯实，泥土压膜宽度20cm，厚5cm以上，以保持膜内环境呈相对封闭状态。

（2）注意事项：

1）选用的地膜厚度应大于0.06mm。

2）灭螺环境一定要处理干净，避免硬物（如树桩、树枝、尖锐石块等）刺破地膜，影响覆盖的灭螺效果。

3）封闭地膜的泥土一定要夯实，使地膜下处于一个相对密闭的环境。

4）注意地膜保养和维护，防止地膜被破坏，及时修补破损处。

5）沟渠覆膜需先断水，再覆盖地膜，完成后恢复正常流水。地膜覆盖环境进行维护10天，对破损的地方及时修补，保持其密封性。

6）大环境开展地膜灭螺时，不适合地膜灭螺的环境要使用其他灭螺方法补充。

7）注意覆盖有螺环境边角地带，不能留下死角。

4．堆肥灭螺　对沟渠、塘、田以及江洲湖滩等有螺环境，铲除有螺环境草皮，将有螺草皮集中堆放于地势相对较高的环境（图4-13），将螺土逐层夯紧压实，草与土的比例在1∶5左右，将螺土垒成坟状土堆，并在土堆的表面喷洒灭螺药物。一般于堆后一周后土堆内温度可达60～70℃，从而导致土堆内钉螺死亡。该方法特别适用于沟渠、田地等有螺环境，可结合农业生产一并组织实施。在实施过程中，应及时清扫铲除环境的有螺土和草皮，防止在运输堆放有螺土的过程中造成钉螺扩散。土堆应压实夯紧，防止雨水冲刷造成堆内有螺土流入其他环境。

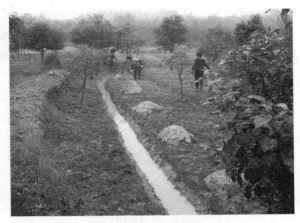

图4-13　铲草皮堆肥灭螺

（二）微波灭螺

指通过电磁波照射钉螺组织细胞，在细胞质中形成电磁振荡，造成组织高温使细胞破裂，导致钉螺死亡。

1985年南京微波试验站使用民用大微波对钉螺进行照射，频率2 450cm/s，输出功率为5kW，辐射1 000cm^{2}面积，钉螺的LD_{50}为20秒。辐射的优点是土层内9cm深的钉螺死亡率与土表基本相同，对碎石、砖瓦下的钉螺同样有效，缺点是微波束所及范围小，对实验人员有害，难以现场推广。

第四节　生物灭螺

一、基本原理

主要是通过藻类、霉菌、细菌、原虫、吸虫及线虫等水生螺寄生物，对螺体产生危害。然而要筛选出较为理想的有效杀钉螺菌株，是一项工作量大、机遇性较强的工作，目前为止尚未找到一种较理想的能推广应用于灭螺的有效菌株。此外，也可利用自然界中部分实物种群（如天敌等）或其他生物学方法，造成对钉螺生存或繁殖不利的环境，打破原有的种群平衡，达到控制或消灭钉螺的目的。一是利用植物对钉螺的化感作用杀灭钉螺；二是利用动物捕食钉螺；三是培养微生物，以其代谢产物对钉螺产生毒害作用；四是利用其他螺类的竞争性作用可控制钉螺。

二、生物灭螺方法

（一）植物他感作用灭螺

植物他感作用灭螺是指植物的快速生长造成钉螺缺乏氧气，同时其次生代谢物质对钉螺化学感受机制产生生理抑制甚至毒害作用。有研究表明用新鲜樟树的根皮、茎皮及不同浓度梯度的叶的水浸液处理钉螺，均有很好的灭螺效果，0.5%～1.0% 以上的樟树根皮、茎皮和叶水浸液均可达到 100% 的杀螺效果。研究山丘不同芳香性植物的抑螺作用及效果，发现其挥发气味与释放物质对钉螺具有毒性，并在一般条件下对人体健康有益。目前利用植物他感作用灭螺的工作正在逐步探索，一些地区在钉螺孳生地建立了一定规模的农林复合生态系统，或人工培植新的植物群落，以恶化钉螺的生态环境，但利用植物他感作用灭螺尚未达到实用阶段。

（二）捕食灭螺

利用一些水生或陆生动物对钉螺捕食或破坏钉螺孳生环境达到灭螺之目的。研究报道采取开挖精养鱼池、发展水禽等灭螺措施，不仅能够发挥控螺灭螺效果，还能够产生明显的社会经济和生态效益。另有研究发现，螃蟹、蚊幼虫、黄鳝、克氏原螯虾等水生生物亦有捕食或咬碎钉螺的现象，捕食灭螺为生物灭螺提供了一种新途径。

（三）微生物灭螺

指利用微生物的毒素或寄生来杀灭钉螺，包括细菌灭螺和寄生灭螺。细菌灭螺是通过人工培养或繁殖对钉螺敏感的菌种及代谢产物，感染和毒杀钉螺，导致钉螺致病或死亡的一种方法。我国自 20 世纪 50 年代起江苏省和湖北省就相继进行微生物对钉螺影响的研究，发现霉菌杆菌、分枝杆菌等对钉螺有抑制和杀灭效果，目前证实对钉螺有抑制或杀灭作用的细菌有凸形假单胞菌、"530"（蜡黄放线菌的代谢产物）、"673"（田螺中分离出的假单胞菌）、浅灰链霉菌"230"、抗生素"230"、淀粉酶产色链霉菌、诱变菌株"214"、放线菌"132"。寄生灭螺指利用非正常寄生的吸虫或者线虫寄生于钉螺体内，达到杀灭钉螺的目的，这些螺体寄生虫会对钉螺的繁殖能力和生长发育造成一定的损害。

（四）竞争灭螺

根据"优胜劣汰"的理论，引入一种螺使其成为某区域的优势种，通过争夺有限的资源来限制钉螺的增长数量，这一情况主要见于水生螺之间，尚未见到和钉螺竞争的螺类报道。如波多黎各应用拟黑螺控制光滑双脐螺较为成功。但是当竞争者是外来种时，将可能存在一定的风险，必须采取正确的措施保证它们不产生新的环境和健康问题。

第五节　灭螺与生态环保的关系

一、生态环保的重要意义

习近平总书记强调："走向生态文明新时代，建设美丽中国，是实现中华民族伟大复兴的中国梦的重要内容。"良好生态环境是最普惠的民生福祉，维护生态平衡，保护环境是关系到人类生存、社会发展的根本性问题。要实现中华民族伟大复兴的中国梦，就必须建设生态文明、建设美丽中国。党的十九大明确了在全面建成小康社会的基础上，分两步走，在21 世纪中叶建成富强民主文明和谐美丽的社会主义现代化强国的宏伟目标。长江经济带是我国重要的生态安全屏障，面积约 205 万平方千米，人口和生产总值均超过全国的 40%，是我国经济重心所在、活力所在，也是中华民族永续发展的重要支撑。确保一江清水绵延后世，走出一条绿色生态发展之路，事关中华民族永续发展。国家高度重视长江经济带生态环境保护，2017 年环境保护部、发展改革委、水利部联合印发了《长江经济带生态环境保护规划》，明确了长江经济带生态优先、绿色发展的总体战略，突出和谐长江、健康长江、清洁长江、优美长江和安全长江建设。明确到 2020 年，生态环境明显改善，生态系统稳定性全面提升，河湖、湿地生态功能基本恢复，生态环境保护体制机制进一步完善。

二、灭螺对生态环境的影响

当前采用的灭螺措施，无论是药物灭螺还是环境改造灭螺，均在不同程度上对微环境产生一定的影响。大多数化学灭螺药物对软体动物钉螺产生毒杀作用的同时，对鱼、贝类等水生动物也产生一定的毒性作用，在现场实施药物灭螺过程中，因组织实施不当导致鱼类等水生动物死亡的现象时有发生。少量灭螺药物也可能流入周边水体，反复药物灭螺可导致灭螺环境的土壤中有部分灭螺药物残留，进而对水体和土壤产生一定的污染。采取围垦、水淹、土埋、硬化、以林代芦、抬洲降滩等农业、水利、林业等血防综合治理措施，通过环境改造使其不利于钉螺的生长繁殖。在改变钉螺孳生环境的同时，也在不同程度上对原钉螺孳生地的生态产生一定的影响。如大规模的围垦、水淹、抬洲降滩及沟渠硬化将改变滩面的植被分布，并对地下水位产生影响。矮围垦种、高围垦种以及林代芦等措施对环境湿地产生影响，进而影响湿地生态功能以及生物多样性。

三、灭螺与生态环保的关系

人与自然是生命共同体，重视和加强生态环境保护是为了满足人民日益增长的美好生活需要和优美生态环境需要。实施药物灭螺、环境改造灭螺等钉螺控制措施，是控制和消除血吸虫病危害的重要举措。可见，保护环境与采取灭螺措施消除血吸虫病危害其宗旨应该是一致的，二者最终都是为了保障人民身体健康，为人民幸福美好的生活创造良好的内在和外部环境。长江经济带覆盖上海、江苏、浙江、安徽、江西、湖北、湖南、重庆、四川、贵州、云南等 11 省市中，仅重庆和贵州不是血吸虫病流行区，其地理区域与我国血吸虫病流行地区高度重叠。目前，我国几乎全部钉螺面积均分布于长江经济带的上海、江苏、浙江、安徽、江西、湖北、湖南、四川、云南等 9 个省份，长江经济带诸多环境保护措施均影响和制约着药物灭螺及环境改造灭螺措施的组织实施。在长江经济带有多达 120 处国家级自然保护区，诸如扬子鳄保护区、长江白鱀豚保护区等均对药物灭螺及环境改造灭螺提出了严格要求，在核心区域甚至禁止实施相关灭螺措施。在一些湿地保护区域，也限制农业、水利及林业血防工程措施的实施。

为了实现全国 2030 年消除血吸虫病的目标，应科学处置灭螺与生态环保之间的矛盾，促进生态环境保护与保障人民身体健康协同发展。为此，在实施药物灭螺措施应遵循精准、适量、低毒、高效的原则，最大限度降低对环境的影响。精准即实施药物的范围应有明确的疫情指标，灭螺的重点应在血吸虫病传播的高风险有螺区域，在相关划定的保护区域，要尽可能缩小药物灭螺范围，提高药物灭螺打击的精准度；适量即根据药物灭螺预测范围及药物灭螺的浓度，投放适量的灭螺药物，在药物灭螺实施过程中应强化灭螺质量，减少灭螺频次，防止过度施药，加重对环境的影响；低毒、高效即在选择灭螺药物时，应选用对鱼类、贝类等其他水生动物毒性小，而对钉螺杀灭效果好的药物。此外，在相关保护区域实施药物灭螺，应事先与环境保护部门沟通协调，加强对环境因素监测，及时开展药物灭螺对环境影响的评估，做到在消除血吸虫病传播风险的同时，又避免因实施药物灭螺对生态环境产生不利影响。要进一步加强科学研究，研发满足于环境保护要求的新型灭螺药物。组织环境保护及卫生领域相关专家开展灭螺药物对环境影响的卫生学评估，科学评价药物灭螺对环境保护的影响，以科学指导在生态环境保护区域实施药物灭螺工作。在实施农业、水利及林业等血防工程措施之前，应组织开展相关工程措施对环境影响的评估工作，科学评价钉螺控制措施对生态环境的影响，探索长江经济带钉螺控制新举措，做到生态环境保护与血吸虫病控制同步推进，如期实现我国到2030年消除血吸虫病的目标。

（张世清）

参 考 文 献

[1] 周晓农 主编. 实用钉螺学. 北京：科学出版社，2005.249-320.

[2] 杨国静，孙乐平，吴峰，等. 50%氯硝柳胺乙醇胺盐可湿性粉剂现场灭螺效果的Meta分析，中国血吸虫病防治杂志，2010，22（6）：579-582.

[3] 何家昶，汪昊，吴明耀，等. 4%氯硝柳胺乙醇胺盐粉剂杀灭钉螺现场应用的效果观察，热带病与寄生虫学，2007，5（3），153-154，172.

[4] 鲍子平，曹纯力，戴建荣，等. 26%四聚杀螺胺悬浮剂杀螺效果评价，中国血吸虫病防治杂志，2011，23（1）：48-53.

[5] 元艺，蔡顺祥，贺正文，等. 50%杀螺胺乙醇胺盐悬浮剂灭螺效果评价，中国血吸虫病防治杂志，2017，2/9（4）：416-419，435.

[6] 邢云天，戴建荣，戴洋，等. 5%杀螺胺乙醇胺盐颗粒剂的制备及杀螺效果，中国血吸虫病防治杂志，2013，25（5）：473-476.

[7] 倪海宏，金伟，魏强，等. 40%四聚乙醛悬浮剂与50%氯硝柳胺乙醇胺盐可湿性粉剂现场喷洒法灭螺效果观察，热带病与寄生虫学，2012，10（4），219-221.

[8] 顾灯安，张志海，严志文，等. 荣宝与氯硝柳胺灭螺效果比较及成本分析，中国血吸虫病防治杂志，2008，20（2）：106-109.

[9] 唐文坚，孙厚才，刘瑞华. 植物灭螺剂"螺威"杀灭湖北钉螺药效试验研究，长江科学院院报，2010，27（11）：105-108.

[10] 罗秉荣，王味思，姚俊敏，等. 25%吡螺脲硫酸盐可湿性粉剂杀灭湖北钉螺滇川亚种的效果评价，中国血吸虫病防治杂志，2019，31（2）：115-120.

[11] 王福彪，马玉才，孙乐平，等. 江苏省血吸虫病监测预警关键技术研究与集成示范Ⅲ-机械化清障自动投药灭螺一体机的研制，中国血吸虫病防治杂志，2016，28（1）：5-10.

[12] 吴子松，王天贵，张晓胜，等. 氯硝柳胺泥敷灭螺研究报告，中华预防医学杂志，2008，42（8）：269-273.

[13] 黄勇，张世清，何家昶，等. 湖沼型血吸虫病流行区林业血防工程控制钉螺效果，中国血吸虫病防治杂志，2011，23（2）：138-144.

[14] 李婷婷，何家昶，高风华，等. 黑色塑料地膜覆盖灭螺效果分析，热带病与寄生虫学，2014，256-257，219.

[15] 黄铁昕. 加强灭螺新药研究 加快消除血吸虫病危害，中国血吸虫病防治杂志，2019，31（2）：107-108.

第 五 章

人群血吸虫感染检测适宜技术

第一节 尼龙绢集卵孵化法

一、基本原理

成熟的虫卵进入水中,在外界条件适宜时(渗透压、温度、光线及 pH),卵内的毛蚴活动力增强,并在卵内不断旋转翻动破壳而出(纵裂)。根据毛蚴的向上、向光性观察。

二、适用范围

(1)血吸虫病病例的确诊方法,是血吸虫病诊断的"金标准"。

(2)在血吸虫病流行区,集卵孵化可作为查病方法是人群感染的定性诊断方法之一。

(3)可用于日本血吸虫病病原学流行病学调查手段和血吸虫病防控效果评估手段。

三、应用现状

作为目前现场唯一的日本血吸虫病确诊手段,粪检方法具有其不可替代的诊断价值。其中,尼龙绢集卵孵化法由于受检粪量大、漏检率低,作为常用的病原学检查方法广泛应用于目前血吸虫病防治工作的血吸虫病确诊、流行病学调查、疫情监测及防治效果考核等。但该方法用于日本血吸虫低感染率和 / 或低感染度流行区的现场检查时漏检率较高。该方法操作费时费力,但价格低廉,在现场检测结果易受温度、水质或操作技术等方面的影响。

四、操作规程

(一)检查器材

1. 登记材料　粪检花名册、标签等。

2. 集卵器材　40～60 目 / 英寸铜丝筛、260 目 / 英寸尼龙绢袋、250ml 三角烧杯、尼龙绢袋支架、淋水用橡皮管、冲洗操作台、搪瓷杯、压舌板或竹筷等(图 5-1)。

3. 孵化用品　光照培养箱或恒温室、水温计、明矾、漂白粉、水桶等。

4. 观察器材　日光灯、黑板或黑卡纸、显微镜、放大镜、吸管、试管架、10ml 试管、载玻片等(图 5-1)。

(二)样本检测

1. 验收登记　验看粪便重量、质量及标签,核对无误后统一编号,登记。

2. 淋水冲洗　取受检者粪便 30g,先置于 40～60 目 / 英寸的铜丝筛子中,铜丝筛置于

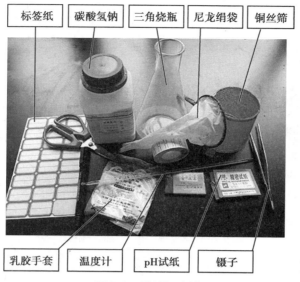

标签纸　碳酸氢钠　三角烧瓶　尼龙绢袋　铜丝筛

乳胶手套　温度计　pH试纸　镊子

图 5-1　器材与试剂

下口夹有铁夹的尼龙绢（260 目 / 英寸）袋口上，用水冲淋，压舌板或竹签调浆，使粪液滤入尼龙绢袋中。移去筛子，继续用水冲洗袋内粪渣，用压舌板或竹签轻轻振荡尼龙绢袋使过滤加速，直至滤出液变清为止（图 5-2）。

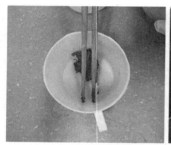 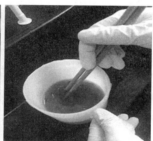 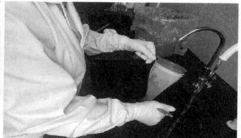

图 5-2　淋水冲洗

3. 沉渣入瓶　取下夹于袋底下口的铁夹，将尼龙绢袋下口移入烧瓶口内，将袋内沉渣用孵化用水淋洗入烧瓶，继续加孵化用水至离瓶口 1cm 处（图 5-3）。

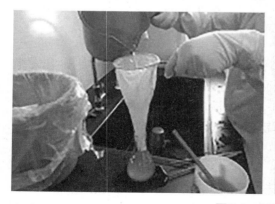 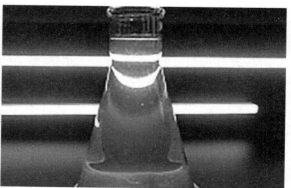

图 5-3　沉渣倒入三角烧瓶

4. 毛蚴孵化　将盛有粪便沉渣的烧瓶置于光照培养箱（图 5-4）或室温下孵化，最适宜的孵化温度为 22～26℃。

5. 毛蚴观察　取出烧瓶，瓶口向着光源，背衬以黑色背景，平视观察水面下 0～4cm 范围内浮游生物，每瓶每次观察时间不少于 3 分钟（图 5-5）。必要时可用放大镜观察。如见可疑毛蚴，用毛细吸管吸出，均匀分滴于载玻片上，观察其游动状态，然后加 1 滴碘酒固定，在显微镜下（40×～100×）观察形态。毛蚴应与水中原生动物相鉴别。为提高检出率，如孵化阴性，可进行沉渣镜检虫卵。

观察毛蚴宜在孵化后 1、3、5 小时各 1 次。

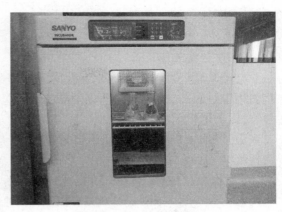

图 5-4　培养箱孵化毛蚴

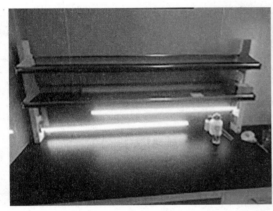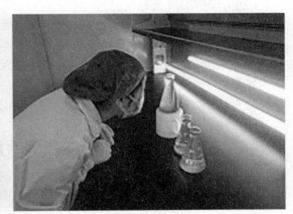

图 5-5　毛蚴观察

（三）结果判定

查见日本血吸虫毛蚴即判定为血吸虫感染者（图 5-6）。

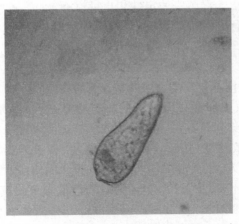

图 5-6　光镜下可见日本血吸虫毛蚴（×40）

五、注意事项

（一）受检粪便

必须新鲜，夏季不宜超过 12 小时，冬季不宜超过 24 小时，粪量不足 30g 的应退回再送。切勿用包过农药、化肥或其他化学品的纸张包粪便。

（二）孵化用水

适宜 pH 6.8～7.2。孵化用自来水时，一般要将水过夜脱氯；急用时可在水中加入少量硫代硫酸钠（每 50kg 水中，加入硫代硫酸钠 0.2～0.4g）除氯半小时后使用。如用河水或井水，可将水加热至 60℃或每 50kg 水用漂白粉 0.35g（漂白粉精 0.17g）去水虫；每 50kg 水加入明矾 1.5～2.0g（浓度超过 0.02% 以上时，对虫卵孵化有抑制作用），去混浊。

（三）虫卵孵化温度

25℃左右最适宜。室温在 20℃以下或更低时，必须加温，一般采用简化的土孵化室或孵化箱，使孵化环境能保温在 25℃左右。

（四）粪检用具洗涤

粪检用具每次用后都必须洗刷 3 次，洗净后用 60～80℃热水浸泡杀卵，避免交叉污染。

（五）标本处理

残余的粪便、粪渣、粪水和沉渣等必须倒入指定的沉淀粪池中贮存或用药物杀卵，以防病原扩散。

每批实验均需设置血吸虫虫卵阳性粪便作为对照。

第二节　改良加藤厚涂片法（Kato-Katz 法）

一、基本原理

利用甘油对寄生虫卵的透明作用和孔雀绿的染色效果使寄生虫卵透明着色，使虫卵能清晰地显示出来，从而利用血吸虫卵形态学特征在镜下观察及鉴别，以达到定性或定量的目的。

二、适用范围

（1）可用于日本血吸虫人群感染的定性和定量检测。

（2）用于血吸虫病流行区流行病学调查、疫情评估、防治效果考核等。

三、应用现状

改良加藤法是 WHO 推荐使用的血吸虫病病原学检测方法，其操作简便、所需器材少，特别是粪涂片中的血吸虫虫卵在显微镜下的特征明显、易于识别，因此结果判断可靠、稳定性强，特异性高。在感染率较高的血吸虫病流行区，常用该法进行血吸虫病普查。有研究表明，Kato-Katz 法的敏感性与 Kato-Katz 片数直接相关，低流行状态，采用常规 Kato-Katz 法（1 检 3 片）确诊病人，极易漏检；评估疫情，明显低估，在不同流行程度的疫区，不同 Kato-Katz 片数的低估率不一。增加检测片数或粪检次数可提高检测率，粪检阳性率随着 Kato-Katz 片数的增加逐渐增加，低估率则逐渐降低。在群体水平上，采用相同 Kato-Katz 片数情况下，阳性检出率主要取决于 Kato-Katz 片数而不是粪检次数，因此，在实际防治工作中,为同时达到足够"敏感性"(Kato-Katz 法)和"依从性"(受检对象的应答率),可采用 1 检多片而无需反复多检。

四、操作规程

(一)主要材料

原始登记表、塑料定量板(30mm×40mm×2.5mm 的聚苯乙烯模板,中央孔为圆形,其孔径为 3.5mm,孔中可容纳粪量 4.7mg)、软性塑料刮片(30mm×40mm×1.3mm,两端扁平)、尼龙绢片(80～100 目 /25.4mm)、亲水性透明玻璃纸(30mm×30mm×40pm)、载玻片、镊子、剪刀、记号笔、标本盒、吸水纸、恒温箱、光学显微镜和一次性手套等。

(二)改良加藤厚片制作

1．编号　取一张洁净的载玻片,按粪样编号在一端标注样本号。将塑料定量板小孔朝上放置在载玻片中部。

2．刮粪　置尼龙绢片于受检粪样上,用刮片轻压尼龙绢,使尼龙绢与粪便紧密贴合,再用刮片在尼龙绢片上轻刮,粪便细渣即由绢片微孔中露至尼龙绢片表面。

3．取样　将定量板小孔放在载玻片中部,用刮片从尼龙绢片上刮取细粪渣填入定量板小孔中,直至填满刮平。垂直向上移去定量板,使粪样留在载玻片上。

4．压片　取一张已浸泡过的亲水性透明玻璃纸,抖掉多余的浸泡液后,覆盖在粪便上。取另一块洁净载玻片十字交叉垂直均匀轻压粪样,使亲水性透明玻璃纸下的粪便均匀展开,不溢出载玻片,形成厚薄一致的圆形粪膜,粪膜直径约 2cm。

5．透明　用拇指固定亲水性透明玻璃纸,将压粪样的载玻片轻轻平移取下,制好的改良加藤厚涂片放置标本盒室温下或恒温箱内使其透明。

(三)镜检

将已透明的改良加藤厚涂片置于光学显微镜下镜检,在 10×物镜下按一定规律,如由上到下,由左至右检查全片,如需进一步鉴别,在 40×物镜下观察。

(四)结果判定

1．定性　根据改良加藤厚涂片中虫卵的大小、形状、颜色、卵壳、内容物、卵盖、小棘等特征综合判定血吸虫虫卵。

改良加藤厚涂片中日本血吸虫虫卵特征:大小 67μm×89μm,淡黄色,椭圆形,卵壳厚薄均匀,无卵盖,有小棘,内含毛蚴(图 5-7)。

2．定量　全视野观察并计数血吸虫虫卵数,计算 EPG。由于塑料定量模板每孔粪量为 41.7mg,所以将检获的虫卵数乘以 24 即为该片 1g 粪便虫卵数(EPG)。

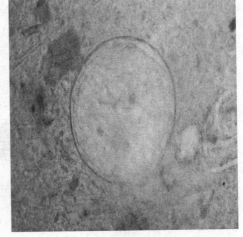

图 5-7　日本血吸虫毛蚴

五、注意事项

(一)玻璃纸浸泡

亲水性透明玻璃纸使用前需将其全部浸入透明液中浸泡,浸泡时间必须在 24 小时以上，使玻璃纸浸透并显示蓝绿色。透明液（甘油孔雀绿溶液）配制为取蒸馏水100ml、纯甘油100ml、3%的孔雀绿（或亚甲蓝）1ml，按此比例混合均匀。

（二）制片

定量板孔填入粪渣把塑料刮片上的细类渣填入定量模板时，必须填满中央孔全孔并抹平；压制涂片时，尽量使粪便均匀展开至玻璃纸边缘，但应避免粪渣溢出。

（三）透明时间

要控制好加藤片的透明时间和温度，一般放置在25℃室温过夜即可，冬季温度较低时则需放置25℃恒温箱内以加快透明，不可放在太阳下直晒。

（四）EPG计算

在药物疗效考核等防治专项研究中，EPG的计算还须再乘以粪便系数（成形便1，半成形便1.5，软便2，粥样便3，水泻便4），得到每克粪便虫卵数。由于儿童粪便总量比成人少，因此儿童每单位体积粪便中含虫卵数比成人多，故应以成人为标准，按比例减少，即儿童粪便所得虫卵数，1～2岁的乘以25%，3～4岁的乘以50%，5～10岁的乘以75%，11岁以上不减少。

第三节　血吸虫毛蚴动态自动识别系统

一、基本原理

血吸虫毛蚴动态自动识别系统由特别设计的卧式三目体视镜、数字摄像头、方形烧瓶套件和高配置的计算机组成。工作过程是将显微镜下肉眼看到的图像，通过安装在显微镜上的专用摄像头，连接到电脑上显示，通过专用的毛蚴识别软件来自动识别动态的活体毛蚴。运用动态图像自跟踪识别技术实现日本血吸虫毛蚴在动态（游动）状态下的捕捉、识别、圈记、报警、视频保存等功能，以确定血吸虫感染者或病人（图5-8）。

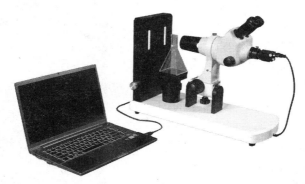

图5-8　血吸虫毛蚴动态自动识别系统构成

二、适用范围

（1）可用于日本血吸虫人群感染的病原学诊断。

（2）在血吸虫病流行区，血吸虫毛蚴动态自动识别系统可作为筛查或者综合查病方法的组成部分，用于确诊病人。

（3）可用于进行日本血吸虫病流行病学调查。

（4）可用于临床确诊血吸虫病病人（结合疫区、接触疫水和临床表现等）。

三、应用现状

在我国日本血吸虫病流行区，血吸虫毛蚴动态自动识别系统用于日本血吸虫感染人群检测对日本血吸虫毛蚴的识别率为98%以上（漏检率在2%以下），误检率在5%以下。本系统操作简单、方便、实用，可以帮助研究人员和现场检验人员准确发现并鉴别日本血吸虫毛蚴，彻底改变传统人眼检测方式，大大减轻了检验人员的劳动强度，提高了检测的可靠性和准确性，为现场病原学检测提供了可靠的工具，并为日本血吸虫相关的基础研究提供了先进的技术手段。

四、操作规程

血吸虫毛蚴动态自动识别系统零件组成、多功能载物台、背景板背面、方形烧瓶套装及软件界面见图5-9至图5-13。

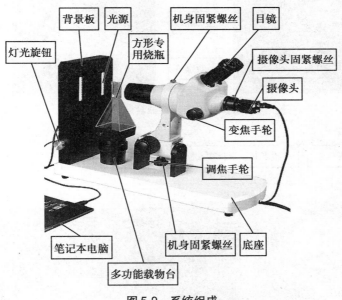

图 5-9　系统组成

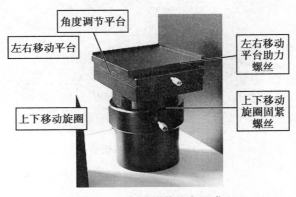

图 5-10　多功能载物台组成

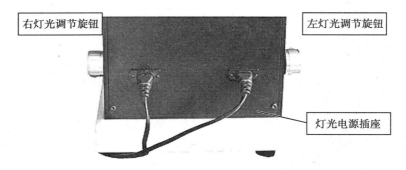

图 5-11　背景板背面介绍

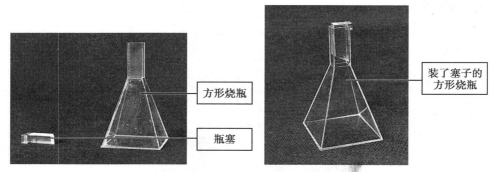

图 5-12　方形烧瓶套装介绍

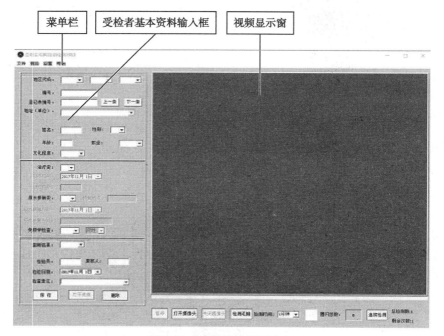

图 5-13　系统软件界面介绍

（一）安装调试

1. 双手将卧式三目体视镜从专用包装箱内取出，放置在平稳的工作台面上。

2. 将体视镜机身调整到中心位置,拧紧下方的"机身固紧螺丝"。

3. 将专用摄像头装入体视镜机身上的摄像头孔,调整好摄像头位置拧紧固定螺丝。

4. 打开电脑,点击图标,打开系统软件。注意:必须安装摄像头并将摄像头连接线接入电脑后再点击图标打开系统。

5. 用方形烧瓶和专用的对焦瓶塞调整载物台的高度、角度和左右位置。

6. 在视频窗口中,应把方形烧瓶的内边缘调整到视频窗口的外缘,以保证可视面积,以免不能自动识别和漏检。

(二)检测步骤

1. 采用尼龙绢袋集卵孵化法对粪样进行除渣、清洗。

2. 将尼龙绢袋内的清洗后的沉渣装入系统专用的方形烧瓶内,加脱氯清水至瓶口,加入专用瓶塞,放入 25～30℃生化光照培养箱中静置 1 小时。

3. 取出培养箱中的方形烧瓶,放在卧式显微镜的载物台上,调整焦距,至对焦点清晰即可。

4. 检测时间设定　现场检测时间一般在 1～2 分钟,低感染度地区或非批量检测可适当延长检测时间。

5. 点击检测毛蚴,系统开始检测电脑软件视频框中是否有毛蚴出现,毛蚴出现系统自动圈闪(红圈),并自动保存该视频,在软件左侧粪检结果栏,自动记录结果。

(三)结果判断

1. 疑似阳性　由于粪渣中一些小颗粒状物质随水流的上下流动会造成少量的系统误判,系统引入(阈值)的概念,在系统中可设置(阈值),默认为 6,即圈闪数 6 个以下为疑似阳性,视频被保存在疑似阳性的文件夹中,以备回看。在毛蚴极少的情况下(消除地区等),应全部回看疑似阳性的视频文件,以免漏检。

2. 阳性确认　当圈闪数超过(阈值)时,被系统确认为阳性(图 5-14),视频被保存在阳性文件夹中,可回看确认。

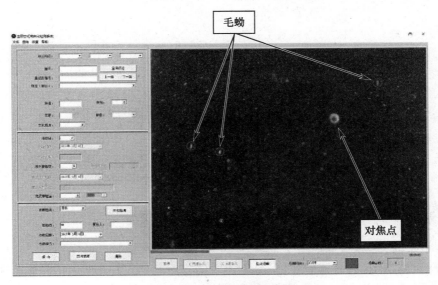

图 5-14　系统软件界面介绍

五、注意事项

（1）尼龙绢袋集卵孵化法对粪样进行除渣、清洗，应尽量清洗干净，以减少杂质的干扰。

（2）清洗和最后加水应采用静置自来水脱氯或冷开水或纯净水等，避免采用河、塘、井水，以提高检测准确性。

（3）必须先将摄像头连接到计算机上，否则系统会提示"未连接摄像头"，连接摄像头后需重新启动系统。

（4）在正式检测前应输入受检者的基本资料，并保存，亦可将制作好的受检者基础资料的 Excel 文件导入系统（项目和格式应按照系统的制作），再查找相对应的受检者样品进行检测，请反复核对以免出错。

（5）载物台放入一个新的样品后，视焦点是否清晰进行微调焦距。

（6）秋冬季检测室，应注意室内温度不低于 25℃，以避免温度过低影响毛蚴孵化或活动，造成漏检。

（7）样品不宜放置时间过长，放置时间过长会导致毛蚴活力下降，影响系统对毛蚴的自动识别。一般在 2～3 小时内检测完毕。

六、常见问题及处理

见表 5-1。

表 5-1　血吸虫毛蚴动态自动识别系统常见问题及处理方法

问题点	原因	处理方法
毛蚴过大或过小，系统不识别	没有调节到规定位置	在视频窗口中，把方形烧瓶的双侧内边缘调整至视频窗口的外缘
视频窗口一边较暗	两侧灯光调节不一致	1. 调节灯光 2. 更换灯管（调到最亮观察是否一致）
找不到对焦红点	1. 对焦点或高或低； 2. 对焦点或近或远	先手动找到对焦点，在调节高低远近
视频窗口物相倒置	摄像头安装反了	调整摄像头位置
太多的疑似阳性样品	1. 样品处理不够清洁，杂质过多 2. 静置时间过短	1. 样品处理尽可能清洁，尽量减少杂质 2. 样品静置时间应在 1 小时以上
检测不到已知阳性样品	1. 室温过低 2. 已知样品放置时间过长	1. 室温应调节至 25℃ 以上 2. 更换新鲜的样品

第四节　间接红细胞凝集试验

一、基本原理

将可溶性虫卵抗原吸附于红细胞载体上，使之成为致敏红细胞。当致敏红细胞与待检血清中相应抗体相遇，在适宜条件下，红细胞表面吸附的抗原和血清中特异性抗体相结合，红细胞聚集起来，肉眼可见，发生阳性反应（图 5-15）。

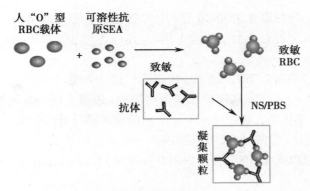

图 5-15 IHA 反应原理

二、适用范围

（1）可用于日本血吸虫人群感染的辅助诊断方法。

（2）在血吸虫病流行区，IHA 可作为筛查或者综合查病方法的组成部分，用于确定化疗的目标人群。

（3）可用于进行日本血吸虫病血清流行病学调查。

三、应用现状

在我国日本血吸虫病流行区，IHA 用于日本血吸虫感染人群检测的敏感性为 32.1%～99.4%，特异性为 33.2%～95.6%；在重、中度及低度血吸虫病流行区，IHA 用于日本血吸虫感染人群检测的敏感性分别为 84%、76% 和 94%，特异性分别为 73%、64% 和 73%。该方法操作简便、价格低廉，常用作流行区筛选化疗的目标人群，也是目前我国国家级血吸虫病监测点日本血吸虫人群感染监测的首选免疫学检测方法。但是，该方法检测试剂尚未实现标准化、试剂制备存在批间差异、结果判读存在主观性、与卫氏并殖吸虫交叉反应率较高；此外，该方法在低度流行区与粪检结果一致性较差，假阳性率和假阴性率较高。

四、操作规程

（一）主要材料

可溶性血吸虫卵抗原致敏的冻干"O"型红细胞或绵羊红细胞、V 形微量反应板、塑料管、采血针、酒精棉球、微量滴管、生理盐水、离心机等。

（二）操作步骤

采集末梢血 100μl 或静脉血 2ml，室温下静置 30～45 分钟。待血块收缩后，800g 离心 5 分钟，分离出血清后进行检测。取血凝反应板，横向平放纵向使用。于第 1 列第 1 孔加稀释液 100μl，第 1 列的第 3、4 孔各加稀释液 25μl，第 2 孔不加稀释液。于第 1 列第 1 孔加 1 号待测样本 25μl，充分混匀后吸出 25μl 至第 2 孔，再从第 1 孔吸出 25μl 至第 3 孔，充分混匀后吸出 25μl 至第 4 孔，充分混匀后吸出 25μl 弃去。同上操作，依次进行第 2～n 号样本、阴性对照血清、阳性对照血清的倍比稀释，血凝反应板纵向 4 孔的血清稀释度依次为 1∶5、1∶5、1∶10、1∶20。每支冻干致敏红细胞加 1ml 稀释液，充分混匀后备用。除每列第 1 孔血清稀释孔外，其余血清稀释孔各加致敏红细胞悬液 25μl，血凝反应板置微量振荡器震摇 1～2 分钟,封板并置 37℃ 电热恒温水浴箱 30 分钟,在白色背景下观察结果。每次试验均应设阴性、阳性对照。阳性、阴性对照血清为冻干品,使用前每管加稀释液稀释,充分溶解后使用。

(三)结果判断

1. 阴性反应 红细胞全部沉入孔底,肉眼见一边缘光滑,致密的小圆点。

2. 阳性反应 "++++",红细胞形成薄层凝集,边缘呈现不规则皱褶;"+++",红细胞形成薄层凝集,充满整个孔底;"++",红细胞形成薄层凝集,面积较"+++"小;"+",红细胞大部分沉积于孔底,形成一个圆点,周围有少量凝集的红细胞,肉眼见周边模糊。

3. 判断标准 以血清 1:10 稀释出现阳性反应可判为血吸虫抗体阳性(图 5-16)。

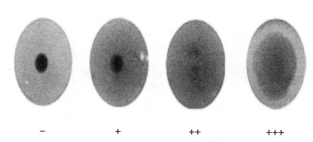

－　　　　　＋　　　　　++　　　　　+++

图 5-16　阳性结果判定

五、注意事项

(一)样本采集与保存

末梢血一般采用聚乙烯塑料管采集,塑料管孔径 2mm,长度 10cm。静脉血一般采用一次性真空采血管采集。全血采集后应在 4 小时内进行血清分离。血清样本不能混有红细胞或被细菌污染,血清量应不少于 25μl。血清样本若不能及时检测,可在 2~8℃ 保存 3~5 天,长时间保存应置于 −20℃ 以下冷冻保存。

(二)试剂准备

检测试剂如果从冰箱取出,应放在室温条件下平衡 30 分钟以上再行使用。

(三)加样

使用移液器加样,每检测一个样本应更换吸头,在倍比稀释待检血清中,混匀时应避免产生气泡(混匀吸打都在第一档位进行)而影响吸液量的准确性。

(四)致敏红细胞悬液

配置好的红细胞悬液临用前需充分混匀,多样本操作时需在加悬液过程中不时混匀悬液,以免悬液中的红细胞沉底而影响结果的准确性。

(五)加样后的血凝反应板应封板(加盖玻璃板或一次性封口膜,或放置密闭湿盒内)后,方可置 37℃ 电热恒温水浴箱。

(六)结果观察

应在 10 分钟内完成结果观察;观察结果时不宜震摇反应板,以免凝集分散,影响结果判断。

(七)血凝反应板的清洗

血凝反应板应使用 96 孔"V"型有机玻璃板,使用后应及时清洗。清洗时不可用锐物擦洗或用酸碱溶液浸泡,可使用清洗器或高压自来水冲洗干净,再用蒸馏水清洗 1~2 次,甩干后倒置于 37℃ 温箱烘干备用。

第五节　酶联免疫吸附试验

一、基本原理

受检者血清中的特异性抗体，在适宜的条件下，与载体上的 SEA 或其他血吸虫抗原相结合，形成抗原 - 抗体复合物。再加入酶标记物，此种酶标记抗体可与吸附在固相载体上的抗原或抗体发生特异性结合，但此种结合不改变抗体的免疫学特性，也不影响酶的生物学活性。滴加底物溶液后，底物可在酶作用下使其所含的供氢体由无色的还原型变成有色的氧化型，出现颜色反应。可根据加入酶底物溶液的颜色反应判定有无相应的免疫反应，而且颜色深浅与标本中相应抗体或抗原的量成正比。此种显色反应可通过 ELISA 检测仪进行定量测定，通过测定吸光度的改变以分析待测抗原或抗体的浓度。该技术将抗原抗体反应的特异性和酶的高效催化的灵敏性相结合，具有敏感、特异、安全和定量测定的特点。

二、适用范围

（1）可用于日本血吸虫人群感染的辅助诊断方法。

（2）在血吸虫病流行区，可作为筛查或者综合查病方法的组成部分，用于确定化疗的目标人群。

（3）可用于进行日本血吸虫病血清流行病学调查。

三、应用现状

ELISA 是血吸虫病免疫学检测技术中使用最为广泛的方法。1978 年严自助等人首先将 ELISA 方法用于日本血吸虫病诊断，自此以后，陆续有较多 ELISA 方法的研究和应用报道，衍生出了一系列相关检测技术，如快速酶联免疫吸附试验（F-ELISA）、斑点酶联免疫吸附试验（Dot-ELISA）、聚氯乙烯凹孔薄膜载体酶联试验（PVC-ELISA）、夹心 ELISA、虫卵组分抗原 ELISA（FA-ELISA）等，其中 F-ELISA 和 FA-ELISA 尤为突出，F-ELISA 较传统 ELISA 检测速度更快、操作过程简便，更适用于现场快速诊断。此外，ELISA 技术还与其他技术组合使用，如聚合酶链式反应 ELISA 法，将高灵敏度的 PCR 技术与高效的 ELISA 技术相结合，取其单克隆抗体捕获 ELISA 法（Mac-ELISA）和 Dot-ELISA 的优点，同时兼具 PCR 技术的敏感性，使得聚合酶链式反应 ELISA 法在检测敏感性方面更具优势。有研究表明，在低流行状态，ELISA 方法敏感度、阴性预测值较高，可达 90% 以上，但与粪检结果一致性较差，假阳性率较高，并存在假阴性；其检测结果不能区别现症感染和既往感染。在作为流行病学用途时，在某一时点上，ELISA 的抗体水平难以反映个体或人群感染度，也难以提供真实的感染率或传播强度信息，但人群抗体水平变化可反映人群感染状态的变化，在有效治疗 1～2 年后，阴性率可以达到 58.5%～59.8%。然而，ELISA 方法对现场试验条件、操作人员的检验技术能力和实验条件把控能力有一定的要求，操作过程需 2～3 小时，而且需要酶标检测仪，酶制剂的运输和储存需要冷链，这在疫区大规模的现场应用存在一定困难。

四、操作规程

（一）材料

1. 试剂（盒） SEA 包被抗原、酶标抗体、阴性及阳性参考血清、包被液、洗涤液、底物液、终止液等。

2. 检测器材 ELISA 检测仪、加样器、聚苯乙烯或聚氯乙烯反应板、恒温箱。

（二）操作步骤

见图 5-17。

1. 抗原包被 于反应板（40 孔或 96 孔）凹孔中，加入 100μl 以 pH 9.6 磷酸盐缓冲液 1:1 000～1:3 000 稀释的血吸虫虫卵抗原，置湿盒内 4℃ 过夜。次日，倾去抗原，用含有 0.05% 吐温 −20 的 pH 7.4 磷酸缓冲液（PBS-T20）洗涤 3 次，每次 3～5 分钟，甩干，4℃ 保存备用。

2. 加受检血清 用 PBS-T20 缓冲液 1:200 比例稀释受检者血清及参考血清，取 100μl 稀释液加入反应板凹孔中，置湿盒内 37℃ 孵育 1 小时。如上洗涤，甩干。

3. 加酶标抗体 用 PBS-T20 缓冲液 1:1 000～1:4 000 比例稀释辣根过氧化物酶（HRP）标记结合物，取 100μl 加入反应板各凹孔中，置湿盒内 37℃ 孵育 1 小时。如上洗涤，甩干。

4. 加底物 取 100μl 已加 H_2O_2 的邻苯二胺（OPD）或四甲基联苯胺（TMB）底物溶液，加入反应板各凹孔中，置湿盒内 37℃ 反应 30 分钟。

5. 终止反应 于反应板每孔加入 50μl 2M H_2SO_4 终止反应。

6. 结果判读 用酶标检测仪测定，读取各孔 492m（OPD 为底物或 TMB 为底物）波长的消光值（OD 值）。

$$受检样本的 OD 值 = \frac{1}{标准血清 OD 均值} \times 受测样本实测 OD 值$$

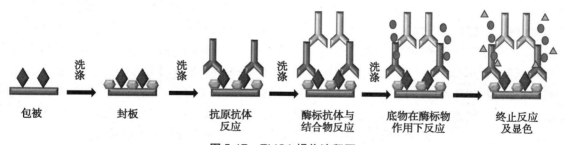

图 5-17 ELISA 操作流程图

（三）结果判定

已知阳性血清与已知阴性血清的比值（P/N）≥2.1，而且已知阳性血清的 OD 值≥0.4；在上述条件成立的情况下，如果待检血清与已知阴性血清的比值（P/N）≥2.1，而且待检血清的 OD 值≥0.4，则判为阳性，否则判为阴性。

五、注意事项

（一）实验条件

操作前应对实验条件有充分的了解，如环境温度（保持在 18～25℃）、反应孵育温度和时间、洗涤次数等。经过试验已确定的实验条件，如反应板批号、抗原、血清和酶结合物的使用浓度、孵育的温度和时间、溶液 pH 等都必须严格保持恒定，不得轻易变动。

（二）设立对照

试验时，每块反应板均应设标准参考阳性、阳性和 / 或临界血清对照。

（三）正确使用加样器

加样器应垂直加入试剂，避免刮擦包被板底部。加样过程中避免液体外溅，血清残留在反应孔壁上，加样器吸头要清洗干净，避免污染，加样次序要与说明书一致，否则可导致结果错误，实验重复性差。

（四）反应板洗涤

手工洗板加洗液时冲击力不能太大，洗涤次数不要超过说明书推荐的洗涤次数，洗液在反应孔内滞留的时间不宜太长。不要使洗液在孔间窜流，造成孔间污染，导致假阴性或假阳性。加底物前，反应板经洗涤和甩干后不宜在空气中暴露过久，应速加底物以免影响酶的活力和实验结果。

（五）试剂存放

试剂应妥善保存于 4℃ 冰箱内，在使用时先平衡至室温，不同批号的试剂组分不宜交叉使用。试剂开启后要在一周内用完，剩余的试剂下次用时应先检查是否变质，显色剂如被污染变色将造成全部显色，导致错误结果。底物溶液需放置在棕色瓶（或其他避光瓶）内，溶液应清晰无色，反应需在暗处进行。底物有一定毒性，应避免污染。

（六）测定

测定消光值时应注意擦干反应板底部的小水珠。

第六节　血吸虫病快速诊断试纸条

一、基本原理

将血吸虫可溶性虫卵抗原固定于硝酸纤维素膜的某一区带，当该干燥的硝酸纤维素一端浸入标记染料和待测血清混合液后，由于毛细管作用，混合液将沿着该膜向前移动，当移动至固定有抗原的区域时，混合液中相应的抗体即与该抗原发生特异性结合，若用免疫胶体金或免疫酶染色可使该区域显示一定的颜色（图 5-18），从而实现特异性的免疫诊断。

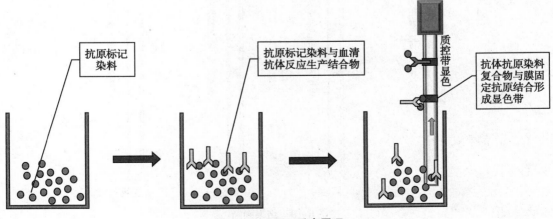

图 5-18　DDIA 反应原理

二、适用范围

（1）可用于日本血吸虫人群感染的辅助诊断方法。

（2）在血吸虫病流行区，可作为筛查或者综合查病方法的组成部分，用于确定化疗的目标人群。

（3）可用于进行日本血吸虫病血清流行病学调查。

三、应用现状

DDIA 操作简便快速，对技术人员的要求低，易于在基层推广，目前，该法在现场筛查病人中应用不多，多用于医疗临床门诊。该方法检测急性和慢性血吸虫病的敏感性分别达到 96.7% 和 95%～97.7%，非流行区健康人的特异性达到 98% 以上，与其他寄生虫病的交叉反应率较低（<10%）。

四、操作规程

（一）材料

试纸条、染料标记抗原液，PVC 小杯（试剂盒供应）。

（二）检测方法

轻轻混匀抗原贮存管中胶体染料标记的抗原液，在 PVC 反应小杯中加入 50μl 抗原液，再加入 10μl 受检血清，缓缓混匀 1 分钟；然后取试纸条插入反应小杯中 5～10 分钟，待对照带区出现紫蓝色反应带时，即可判断结果。

（三）结果判断

1.阴性反应　对照带区出现紫蓝色反应带，而检测带区无反应。

2.阳性反应　检测带区和对照带区均出现紫蓝色反应带（图 5-19）。出现阳性反应者可定为本法血吸虫抗体阳性。

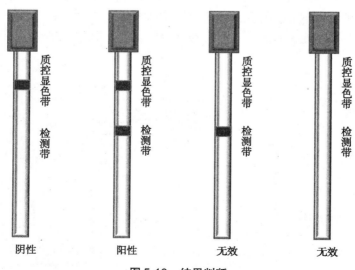

图 5-19　结果判断

五、注意事项

（一）试剂盒保存

试剂盒应置 4℃保存，有效期 6 个月。层析反应对试纸的湿度有严格的要求，在试纸条的保存中应注意干燥，避免层析试纸湿度过大影响层析反应过程。

（二）操作

取试纸条时，用手捏住吸水垫（较长的一端），严禁触摸检测膜。试纸条一定要插入杯底。

（三）结果判读

应注意对照线是否出现紫蓝色线条，如果没有需重新检测。如检测带区和质控带区均不显色，则试剂失效。检测带反应过强时，对照带显色会减弱，甚至不显色，此结果仍判断为阳性反应。

第七节　斑点金免疫渗滤试验

一、基本原理

免疫金标记技术（immunogold labelling techique）是一种新的免疫标记技术，它的示踪标记物是胶体金。胶体金标记过程，实质上是蛋白质等高分子物质被吸附到胶体金颗粒表面。金颗粒有高电子密度的特性，这些被标记的颗粒能在相应的配体处大量聚集，形成肉眼可见的红色或淡红色斑点，因而用于定性或半定量的快速免疫检测（图 5-20）。

用于血吸虫病诊断的 DGFA，是采用硝酸纤维素膜为固相载体，以亲和层析原理为基础，免疫胶体金结合物同时作为探针和指示剂而建立起来的一种简便、快速、灵敏的免疫新技术。将可溶性虫卵抗原（SEA）以物理吸附或结合在硝酸纤维膜表面，并保持其原来的免疫学活性，然后与血吸虫病人血清中的抗血吸虫抗体（IgG）结合形成抗原 - 抗体复合物。该复合物与胶体金标记的抗人 IgG 结合，则在膜上出现红色斑点，即为阳性反应。如血清中无抗血吸虫抗体，则不显色，为阴性结果。DIGFA 利用微孔滤膜的可滤过性，使抗原抗体反应和洗涤在这一特殊的渗滤装置上以液体渗滤过膜的方式迅速完成。

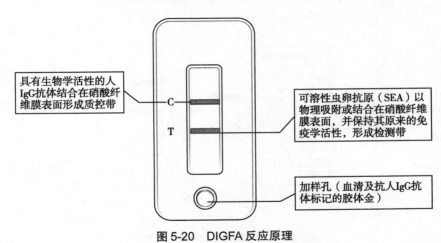

具有生物学活性的人 IgG抗体结合在硝酸纤维膜表面形成质控带

可溶性虫卵抗原（SEA）以物理吸附或结合在硝酸纤维膜表面，并保持其原来的免疫学活性，形成检测带

加样孔（血清及抗人IgG抗体标记的胶体金）

图 5-20　DIGFA 反应原理

二、适用范围

（1）可用于日本血吸虫人群感染的辅助诊断方法。

（2）在血吸虫病流行区，IHA 可作为筛查或者综合查病方法的组成部分，用于确定化疗的目标人群。

（3）可用于进行日本血吸虫病血清流行病学调查。

三、现状

斑点金免疫渗滤试验（Dot Immunogold Filtration Assay，DIGFA）是从 20 世纪 90 年代发展起来，以胶体金为标记物标记抗原或抗体，以检测未知抗体或抗原的方法，又名滴金免疫测定法（简称滴金法）。DIGFA 具有特异性强、敏感性高、与粪检阳性的符合率可达 96.8% 以上，对非流行区的健康人群的特异性亦较高，与卫氏并殖吸虫和华支睾吸虫的交叉反应也较低（6.7%～12.5% 和 6.7%）；操作简便、反应快速、无需特殊仪器等诸多优点，在临床检验中应用日渐广泛。

四、操作规程

（一）材料

移液器、枪头、加样检测板（有试剂盒供应）。

（二）操作步骤

操作流程，见图 5-21。

1. 将反应板平放于实验台面上，在中央孔膜上（已固定有 1% 血吸虫 SEA 抗原）滴加 B 液（pH 8.2 的 0.02mol/L Tris-HCL 缓冲液）2 滴（100μl），待渗入；

2. 加待检血清 25μl，待渗入；

3. 加 B 液 2 滴（100μl），待渗入；

4. 加 A 液（胶体金标记抗人 IgG 结合物或 SPA）2 滴（100μl），待渗入；

5. 加 B 液 2 滴（100μl），渗入后，肉眼观察，判断结果。

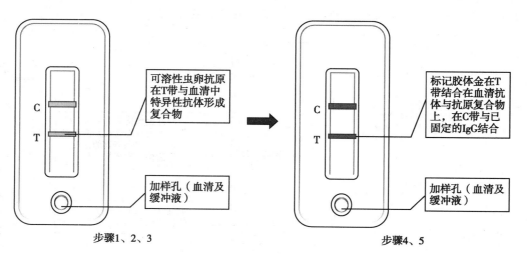

图 5-21 DIGFA 操作流程图

（三）结果判断

1. 阴性反应 质控点（C 点）显红色，检测点（T 点）无红色斑点出现或仅为痕迹。

2. 阳性反应 质控点（C 点）显红色，检测点（T 点）有红色斑点出现（图 5-22）。出现阳性反应者可定为本法血吸虫抗体（抗原）阳性。

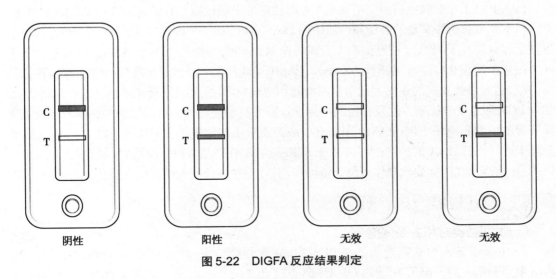

图 5-22 DIGFA 反应结果判定

五、注意事项

（一）试剂保质期

试剂应置 4℃保存，有效期 6 个月。试验前应放于室温下平衡；若遇冬天室温达不到 20℃请放于 37℃水温箱平衡 10 分钟。

（二）质量控制

每批试剂均设质控小盒，以控制试剂的质量。操作方法同上，但不加血清。质控点以人 IgG 点膜，检测结果应为阳性。每批试验均要设阳性对照和阴性对照。检测待检血清时，血清的加样量及 A 液的加入量，应严格按说明进行，不可多加或少加，否则有可能会引起假阳性或假阴性反应。单人份操作，严禁多个标本同时检测，每个标本的操作需要连续进行，不宜停顿过长。

第八节 环介导等温扩增技术

一、基本原理

选取血吸虫保守基因片段作为靶基因，对其 6 个特异部位设定 4 种引物，利用具有链置换活性的 BestDNA 聚合酶在恒温条件下催化新链合成，从而使靶基因高效、快速、特异地扩增。

二、适用范围

（1）侧重于血吸虫病的早期诊断。

（2）耗时较短，流程简单，比较适合血吸虫病的现场大批量早期检测和定期监测，尤其是低感染率地区的检测。

三、应用现状

LAMP 技术在血吸虫病的应用侧重于血吸虫病的早期诊断。有研究团队利用 LAMP 技术，扩增日本血吸虫感染家兔的粪便和血清中的 DNA 序列，该序列根据 Sj R2 序列（一种非长末端重复逆转录转座子）设计，在感染后 1 天即可检测到相应产物，敏感性达 0.08fg，同等条件下用 PCR 技术扩增 Sj R2 序列，敏感性为 0.8pg。LAMP 实验只需一台恒温扩增仪，耗时较短，流程简单，比较适合血吸虫病的现场大批量早期检测和定期监测，尤其是低感染率地区的检测，LAMP 相对 PCR 和免疫学诊断方法及传统的病原学诊断方法表现出了更高的敏感性。随着自动化集卵装置的成熟和现场应用，LAMP 因此有望成为血吸虫病的现场早期检测方法。但是，LAMP 不适于进行长链 DNA 的扩增；此外，由于其敏感性高，在现场大批量检测时，极易受到污染，导致严重的假阳性，因此要求操作人员谨慎仔细，并在卫生条件好的地方完成操作。

四、操作规程

（一）实验器材和主要试剂

1. 主要设备　台式高速离心机（1.5/2.0ml 离心管转头，转速要求≥10 000r/min）；恒温水浴箱（可调温 37～65℃）；迷你（微型）离心机（0.2ml 离心转头）；微量振荡器（或称微量震荡器）；移液器（或移液枪）一套（量程包括 1 000μl，20～200μl，0.5（或 1μl）～10μl；

2. 耗材　移液枪头、1.5 和 2.0ml 微量离心管、0.2ml PCR 反应管等；

3. 主要试剂盒　细胞（组织）基因组 DNA 提取试剂盒；血吸虫核酸检测试剂盒（环介导等温扩增技术）。

（二）基因组 DNA 提取

基因组 DNA 提取步骤[以天根公司的血液/细胞/组织基因组 DNA 提取试剂盒（目录号：DP304）举例]：

1. 将盛样本组织的离心管室温（25℃左右）、10 000r/min 离心 1 分钟，弃管内乙醇液体，加入 0.5～1ml 灭菌 TE 缓冲液于离心管内，混匀组织，10 000r/min 离心 1 分钟，弃管内液体，重复用 TE 漂洗钉螺软体组织 1 遍，离心，弃上清；

2. 加 400μl 缓冲液 GA，振荡至彻底悬浮；加入 40μl Proteinase K 溶液，混匀，置冰上用电动研磨器研磨软体组织（工作条件：每次 15 秒，间隔 5 秒，共 2 次）；

3. 将研磨处理的钉螺样本放置 56℃水浴充分裂解，期间每 30 分钟取出离心管放置振荡器上充分混匀 30 秒，56℃水浴时间 2～3 小时（注：如没有电动研磨器研磨软体组织，钉螺组织需放置孵育消化时间更长，如隔夜消化更彻底，且不影响结果）；

4. 加入 400μl 缓冲液 GB，充分颠倒混匀，70℃放置 10 分钟，溶液应变清亮，简短离心以去除管盖内壁的水珠。注意：加入缓冲液 GB 时可能会产生白色沉淀，一般 70℃放置时会消失，不会影响后续实验。如溶液未变清亮，说明细胞裂解不彻底，可能导致提取 DNA 量少和提取出的 DNA 不纯；

5. 加入 400μl 无水乙醇，充分振荡混匀 15 秒，此时可能会出现絮状沉淀，简短离心以去除管盖内壁的水珠；

6. 将上一步所得溶液和絮状沉淀都加入一个吸附柱 CB3 中（吸附柱放入收集管中）。

12 000rpm（～13 400×g）离心 30 秒，倒掉废液，将吸附柱 CB3 放回收集管中；

7. 向吸附柱 CB3 中加入 500μl 缓冲液 GD（使用前请先检查是否已加入无水乙醇），12 000rpm（～13 400×g）离心 30 秒，倒掉废液，将吸附柱 CB3 放入收集管中；

8. 向吸附柱 CB3 中加入 600μl 漂洗液 PW（使用前请先检查是否已加入无水乙醇），12 000rpm（～13 400×g）离心 30 秒，倒掉废液，将吸附柱 CB3 放入收集管中；

9. 重复操作步骤 8；

10. 将吸附柱 CB3 放回收集管中，12 000rpm（～13 400×g）离心 2 分钟，倒掉废液。将吸附柱 CB3 置于室温放置数分钟，以彻底晾干吸附材料中残余的漂洗液，避免残留的乙醇影响后续的酶反应（LAMP、PCR 等）实验；

11. 将吸附柱 CB3 转入一个干净的离心管中，向吸附膜的中间部位悬空滴加 80μl 洗脱缓冲液 TE，室温放置 10 分钟，12 000rpm（～13 400×g）离心 2 分钟，将溶液收集到离心管中。收集离心管内液体，即钉螺基因组 DNA，按照以下所述配制混合样本用于 LAMP 实验，剩余 DNA 样本 4℃（1 周内）或 −20℃（长期）冻存备用。

（三）LAMP 实验

1. 反应体系配制　按 25μl 反应体系进行 LAMP 反应。按照设计，取无菌消毒处理的 0.2ml PCR 反应管，分别加入待测基因组 DNA 模板 2.0μl、2×LAMP 反应缓冲液 12.5μl、扩增引物混合物 1.0μl、灭菌去离子水 7.5μl、BstDNA 聚合酶 1.0μl、显色试剂 1.0μl。每次扩增反应时，分别以日本血吸虫成虫基因组 DNA、灭菌去离子水代替抽提的 DNA 模板设置阳性、阴性对照。

2. 等温扩增反应　将反应管于 65℃水浴锅，恒温孵育 60～120 分钟。LAMP 恒温扩增反应最佳观察时间通常设定在 60～90 分钟范围内；若 90 分钟后阳性参考品仍然没有显示出绿色反应，可延长到 120 分钟观察第二次（图 5-2）。

3. 结果判定　肉眼观察反应管内液体颜色变化，液体变成绿色判定为阳性；阴性为（棕）黄色（图 5-23）。

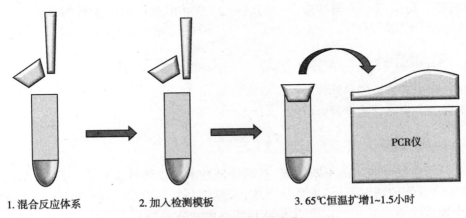

1. 混合反应体系　　　　2. 加入检测模板　　　　3. 65℃恒温扩增1~1.5小时

图 5-23　LAMP 实验步骤

五、注意事项

（一）实验器材

所有枪头、微量离心管实验前均需无菌处理（建议高压蒸汽灭菌）。

（二）实验操作

基因组 DNA 提取与 LAMP 操作中吸取不同样本注意更换枪头，以免造成交叉污染；操作过程中注意避免交叉污染。

（三）DNA 模板保存

组织 DNA 提取后一周内可放置 4℃ 保存，长期保存宜置于 -20℃。

（四）结果判读

LAMP 结果判读时，若阴性对照反应管内液体显示绿色，说明实验室或检测系统可能受到外源 DNA 污染，需重新试验（图 5-24）。

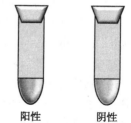

阳性　　　阴性

图 5-24　LAMP 实验结果判定

第九节　聚合酶链式反应试验（PCR）

一、基本原理

PCR 技术的基本原理类似于 DNA 的天然复制过程，其特异性依赖于与靶序列两端互补的寡核苷酸引物。PCR 由变性 - 退火 - 延伸三个基本反应步骤构成，①模板 DNA 的变性：模板 DNA 经加热至 93℃ 左右一定时间后，使模板 DNA 双链或经 PCR 扩增形成的双链 DNA 解离，使之成为单链，以便它与引物结合，为下轮反应做准备；②模板 DNA 与引物的退火（复性）：模板 DNA 经加热变性成单链后，温度降至 55℃ 左右，引物与模板 DNA 单链的互补序列配对结合；③引物的延伸：DNA 模板 - 引物结合物在 72℃、DNA 聚合酶（如 TaqDNA 聚合酶）的作用下，以 dNTP 为反应原料，靶序列为模板，按碱基互补配对与半保留复制原理，合成一条新的与模板 DNA 链互补的半保留复制链，重复循环变性 - 退火 - 延伸三过程就可获得更多的"半保留复制链"，而且这种新链又可成为下次循环的模板。每完成一个循环需 2～4 分钟，2～3 小时就能将待扩目的基因扩增放大几百万倍。

二、适用范围

（1）血吸虫病感染的早期诊断；

（2）血吸虫病流行病学调查研究。

三、应用现状

随着分子生物学技术的不断发展，核酸诊断技术的优势日益突显，可以在微量病原体 DNA（RNA）存在的情况下，即能作出迅速、准确的判断，在疾病的早期诊断和流行病学调查研究中发挥了重要作用。PCR 法检测日本血吸虫重度感染大白兔外周血中 DNA 效果比较理想。血清中的日本血吸虫核酸主要来源于移行过程中死亡的童虫残体或虫体发育过程中更新脱落的含有细胞核的表皮组织，雌虫产卵过程中可能伴随有母体细胞组织的脱落，部分虫卵被宿主免疫反应所破坏而释放出含血吸虫核酸的代谢产物以及死亡崩解的虫卵。PCR 法检测日本血吸虫病人血清 DNA 是否具有一定的疗效考核价值也需进一步探索。

四、操作规程

（一）实验器材和主要试剂

1. 主要设备 台式高速离心机（1.5/2.0ml 离心管转头，转速要求≥10 000r/min）；PCR 仪；迷你（微型）离心机（0.2ml 离心转头）；微量振荡器（或称微量震荡器）；移液器（或移液枪）一套（量程包括 1 000μl，20～200μl，0.5（或 1μl）～10μl）。

2. 耗材 移液枪头、1.5 和 2.0ml 微量离心管、0.2ml PCR 反应管等。

3. 主要试剂盒 细胞（组织）基因组 DNA 提取试剂盒，PCR 检测试剂盒。

（二）血细胞 DNA 模板提取

血液 DNA 提取步骤［以天根公司的血液/细胞/组织基因组 DNA 提取试剂盒（目录号：DP304）举例］，见图 5-25。

1. 将盛样本组织的离心管室温（25℃左右）、10 000r/min 离心 1 分钟，弃管内乙醇液体，加入 0.5～1ml 灭菌 TE 缓冲液于离心管内，混匀组织，10 000r/min 离心 1 分钟，弃管内液体，重复用 TE 漂洗钉螺软体组织 1 遍，离心，弃上清；

2. 加 400μl 缓冲液 GA，振荡至彻底悬浮；加入 40μl Proteinase K 溶液，混匀，置冰上用电动研磨器研磨软体组织（工作条件：每次 15 秒，间隔 5 秒，共 2 次）；

3. 将研磨处理的钉螺样本放置 56℃水浴充分裂解，期间每 30 分钟取出离心管放置振荡器上充分混匀 30 秒，56℃水浴时间 2～3 小时（注：如没有电动研磨器研磨软体组织，钉螺组织需放置孵育消化时间更长，如隔夜消化更彻底，且不影响结果）；

4. 加入 400μl 缓冲液 GB，充分颠倒混匀，70℃放置 10 分钟，溶液应变清亮，简短离心以去除管盖内壁的水珠。注意：加入缓冲液 GB 时可能会产生白色沉淀，一般 70℃放置时会消失，不会影响后续实验。如溶液未变清亮，说明细胞裂解不彻底，可能导致提取 DNA 量少和提取出的 DNA 不纯；

5. 加入 400μl 无水乙醇，充分振荡混匀 15 秒，此时可能会出现絮状沉淀，简短离心以去除管盖内壁的水珠；

6. 将上一步所得溶液和絮状沉淀都加入一个吸附柱 CB3 中（吸附柱放入收集管中）。12 000rpm（～13 400×g）离心 30 秒，倒掉废液，将吸附柱 CB3 放回收集管中；

7. 向吸附柱 CB3 中加入 500μl 缓冲液 GD（使用前请先检查是否已加入无水乙醇），12 000rpm（～13 400×g）离心 30 秒，倒掉废液，将吸附柱 CB3 放入收集管中；

8. 向吸附柱 CB3 中加入 600μl 漂洗液 PW（使用前请先检查是否已加入无水乙醇），12 000rpm（～13 400×g）离心 30 秒，倒掉废液，将吸附柱 CB3 放入收集管中；

9. 重复操作步骤 8；

10. 将吸附柱 CB3 放回收集管中，12 000rpm（～13 400×g）离心 2 分钟，倒掉废液。将吸附柱 CB3 置于室温放置数分钟，以彻底晾干吸附材料中残余的漂洗液，避免残留的乙醇影响后续的酶反应（LAMP、PCR 等）实验；

11. 将吸附柱 CB3 转入一个干净的离心管中，向吸附膜的中间部位悬空滴加 80μl 洗脱缓冲液 TE，室温放置 10 分钟，12 000rpm（～13 400×g）离心 2 分钟，将溶液收集到离心管中。收集离心管内液体，即钉螺基因组 DNA，按照以下所述配制混合样本用于 LAMP 实验，剩余 DNA 样本 4℃（1 周内）或 −20℃（长期）冻存备用。

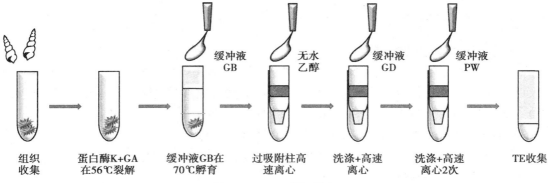

图 5-25 DNA 提取流程

（三）PCR 反应

1. 第 1 轮 PCR 反应体系为 25μl，其中，DNA 模板 2μl，10×PCR Buffer 2.5μl，Taq DNA 聚合酶 0.15μl、dNTP、外引物 SjR1、SjR2 各 0.55μl，ddH₂O 补充至 25μl。

2. 反应条件　94℃ 3 分钟；；94℃ 1 分钟、60℃ 1 分钟、72℃ 1 分钟；35cycle；72℃ 5 分钟。

3. 第 2 轮 PCR 反应体系为 25μl，其中，10×PCR Buffer 2.5μl，Taq DNA 聚合酶 0.15μl、dNTP、内引物 SjR3、SjR4 各 0.5μl，取 1μl 第 1 轮 PCR 产物作为模板进行扩增。

4. 反应条件　94℃ 3 分钟；94℃ 1 分钟、55℃ 1 分钟、72℃ 1 分钟；35 cycle；72℃ 5 分钟（图 5-26）。取第 2 轮 PCR 反应产物 8μl，用 1.2% 琼脂糖凝胶电泳观察。

5. 结果观察　观察出现 230bp 特征性条带显示结果为阳性（图 5-27）。

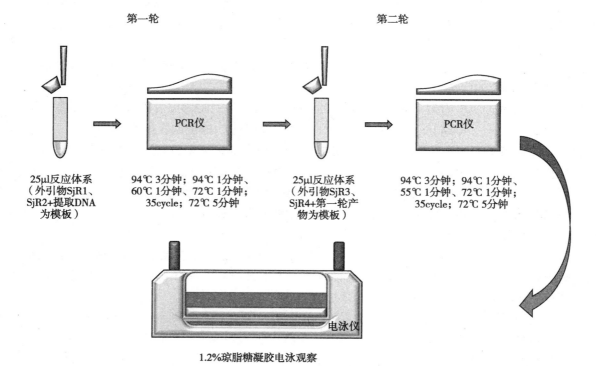

图 5-26　PCR 反应流程

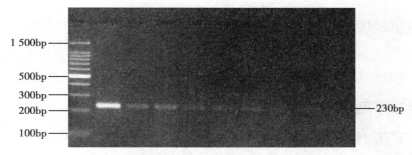

图 5-27　琼脂糖凝胶电泳鉴定 PCR 反应产物

五、注意事项

(一)实验材料
所有枪头、微量离心管实验前均需无菌处理(建议高压蒸汽灭菌)。

(二)实验操作
操作过程中注意避免交叉污染;基因组 DNA 提取与 LAMP 操作中吸取不同样本注意更换枪头,以免造成交叉污染;因敏感性极高,注意实验室的清洁以防污染。

(三)DNA 模板
组织 DNA 提取后一周内可放置 4℃保存,长期保存宜置于 −20℃;

(四)结果观察
注意虫卵提取 DNA 扩增结果,是否出现特征条带,如没有所有试验需重新完成。

第十节　实时荧光定量核酸扩增检测系统(qPCR)

一、基本原理

PCR 扩增时在加入一对引物的同时加入一个特异性的荧光探针,该探针为一寡核苷酸,两端分别标记一个报告荧光基团和一个淬灭荧光基团。探针完整时,报告基团发射的荧光信号被淬灭基团吸收;刚开始时,探针结合在 DNA 任意一条单链上;PCR 扩增时,Taq 酶的 5′ 端 -3′ 端外切酶活性将探针酶切降解,使报告荧光基团和淬灭荧光基团分离,从而荧光监测系统可接收到荧光信号,即每扩增一条 DNA 链,就有一个荧光分子形成,实现了荧光信号的累积与 PCR 产物形成完全同步。或者使用荧光染料 SYBR。SYBR 可以结合到双链 DNA 上面,当体系中的模板被扩增时,SYBR 可以有效结合到新合成的双链上面,随着 PCR 的进行,结合的 SYBR 染料越来越多,被仪器检测到的荧光信号越来越强,从而达到定量的目的。

二、适用范围

(1)血吸虫病感染的早期诊断。

(2)血吸虫病流行病学调查研究。

(3)提取基因组 DNA 血吸虫保守基因定量研究。

三、应用现状

实时荧光定量 PCR 的出现，极大地简化了定量检测的过程，而且真正实现了绝对定量。多种检测系统的出现，使实验的选择性更强。

四、操作规程

（一）实验器材和主要试剂

1. 主要设备　台式高速离心机（1.5/2.0ml 离心管转头，转速要求 ≥10 000r/min）、恒温水浴箱（可调温 37～65℃）、迷你（微型）离心机（0.2ml 离心转头）、微量振荡器（或称微量震荡器）、移液器（或移液枪）一套（量程包括 1 000μl，20～200μl，0.5（或 1μl）～10μl。

2. 耗材　移液枪头、1.5 和 2.0ml 微量离心管、0.2mlPCR 反应管等。

3. 主要试剂盒　细胞（组织）基因组 DNA 提取试剂盒，实时荧光定量检测试剂盒。

（二）血细胞 DNA 模板提取

血液 DNA 提取步骤[以天根公司的血液 / 细胞 / 组织基因组 DNA 提取试剂盒（目录号：DP304）举例]见图 5-28。

1. 将盛样本组织的离心管室温（25℃左右）、10 000r/min 离心 1 分钟，弃管内乙醇液体，加入 0.5～1ml 灭菌 TE 缓冲液于离心管内，混匀组织，10 000r/min 离心 1 分钟，弃管内液体，重复用 TE 漂洗钉螺软体组织 1 遍，离心，弃上清；

2. 加 400μl 缓冲液 GA，振荡至彻底悬浮；加入 40μl Proteinase K 溶液，混匀，置冰上用电动研磨器研磨软体组织（工作条件：每次 15 秒，间隔 5 秒，共 2 次）；

3. 将研磨处理的钉螺样本放置 56℃水浴充分裂解，期间每 30 分钟取出离心管放置振荡器上充分混匀 30 秒，56℃水浴时间 2～3 小时（注：如没有电动研磨器研磨软体组织，钉螺组织需放置孵育消化时间更长，如隔夜消化更彻底，且不影响结果）；

4. 加入 400μl 缓冲液 GB，充分颠倒混匀，70℃放置 10 分钟，溶液应变清亮，简短离心以去除管盖内壁的水珠。注意：加入缓冲液 GB 时可能会产生白色沉淀，一般 70℃放置时会消失，不会影响后续实验。如溶液未变清亮，说明细胞裂解不彻底，可能导致提取 DNA 量少和提取出的 DNA 不纯；

5. 加入 400μl 无水乙醇，充分振荡混匀 15 秒，此时可能会出现絮状沉淀，简短离心以去除管盖内壁的水珠；

6. 将上一步所得溶液和絮状沉淀都加入一个吸附柱 CB3 中（吸附柱放入收集管中）。12 000rpm（～13 400×g）离心 30 秒，倒掉废液，将吸附柱 CB3 放回收集管中；

7. 向吸附柱 CB3 中加入 500μl 缓冲液 GD（使用前请先检查是否已加入无水乙醇），12 000rpm（～13 400×g）离心 30 秒，倒掉废液，将吸附柱 CB3 放入收集管中；

8. 向吸附柱 CB3 中加入 600μl 漂洗液 PW（使用前请先检查是否已加入无水乙醇），12 000rpm（～13 400×g）离心 30 秒，倒掉废液，将吸附柱 CB3 放入收集管中；

9. 重复操作步骤8；

10. 将吸附柱 CB3 放回收集管中，12 000rpm（～13 400×g）离心 2 分钟，倒掉废液。将吸附柱 CB3 置于室温放置数分钟，以彻底晾干吸附材料中残余的漂洗液，避免残留的乙醇影响后续的酶反应（LAMP、PCR 等）实验；

11. 将吸附柱 CB3 转入一个干净的离心管中，向吸附膜的中间部位悬空滴加 80μl 洗脱缓冲液 TE，室温放置 10 分钟，12 000rpm（～13 400×g）离心 2 分钟，将溶液收集到离心管中。收集离心管内液体，即钉螺基因组 DNA，按照以下所述配制混合样本用于 LAMP 实验，剩余 DNA 样本 4℃（1 周内）或 -20℃（长期）冻存备用。

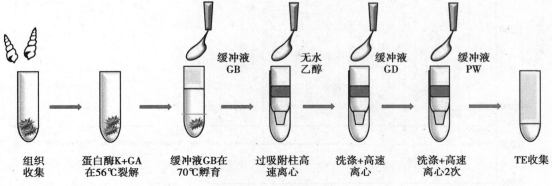

缓冲液 GB　　无水乙醇　　缓冲液 GD　　缓冲液 PW

组织收集　蛋白酶K+GA在56℃裂解　缓冲液GB在70℃孵育　过吸附柱高速离心　洗涤+高速离心　洗涤+高速离心2次　TE收集

图 5-28　DNA 提取流程

（三）实时荧光定量 PCR 检测

1. 引物和 Taq Man 探针设计　引物和探针以陆正贤等课题组报道的日本血吸虫高度重复基因 Sj R2 为靶序列，综合 Vector NTI Advance® 11.5 分析结果设计：

上游引物 primer F：5′-CAG GCT TCC TTA GCT ACG ACT CTA G-3′，下游引物 primer R：5′-GGA TCC TGT ATA CGC GTT TCA GA-3′，探针 probe：5′-FAM-ATC CCG CTC CAT CGA TAT CTG CTG C-3′ TAM。

2. 反应体系及反应程序　反应体积 25μl，包括 Platinum 2×PCR Super Mix-UDG（60U/ml Taq DNA 聚合酶、40mmol/L Tris-HCl，pH 8.4、KCl、6mmol/L MgCl₂、400μmol/L dGTP、400μmol/L dATP、400μmol/L dCTP、800μmol/L dUTP、40U/ml 尿嘧啶 DNA 转葡糖基酶、稳定剂、上下游引物和探针各 10μmol/L、50mmol/L MgCl₂、25μmol/L ROX 校对染料（甘氨酸结合的 5- 羧基 -X- 罗丹明琥珀酰酯、20mmol/L Tris-HCl，pH 8.4、0.1mmol/L EDTA 以及 0.01% 的 Tween20），模板 4μl。

反应在荧光定量 PCR 仪上进行：50℃孵育 5 分钟，95℃预变性 2 分钟，95℃、15 秒，60℃、1 分钟，扩增 45 个循环。在 60℃温度末尾，每个循环的荧光量被测定。

反应数据通过相应的荧光定量 PCR 软件分析，并计算出待测模板血吸虫 DNA 模板含量。

3. 日本血吸虫 real-time PCR 特异性扩增曲线　见图 5-29。

五、注意事项

（一）实验材料
所有枪头、微量离心管实验前均需无菌处理（建议高压蒸汽灭菌）。

（二）实验操作
操作过程中注意避免交叉污染；基因组 DNA 提取与 LAMP 操作中吸取不同样本注意更换枪头，以免造成交叉污染；因敏感性极高，注意实验室的清洁以防污染。

（三）DNA 模板
组织 DNA 提取后一周内可放置 4℃保存，长期保存宜置于 -20℃。

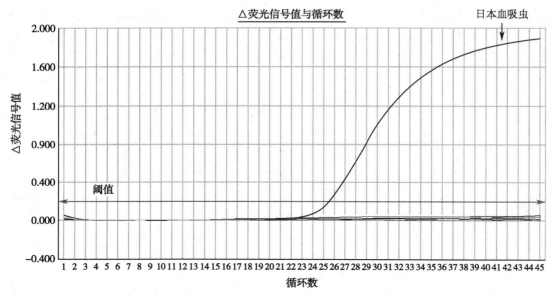

图 5-29　特异性 PCR 扩增曲线

（四）荧光阈值

在荧光扩增曲线指数增长长期设定一个荧光强度标准（即 PCR 扩增产物量标准）。荧光阈值可设定在指数扩增阶段任意位置上，但实际应用要结合扩增效率，线性回归系数等参数来综合考虑。

（五）Ct 值

在 PCR 扩增过程中，扩增产物（荧光信号）到达阈值时所经过的扩增循环次数。Ct 值应具有极好的重复性。

第十一节　重组酶介导的等温核酸扩增技术（RAA）

一、基本原理

核酸提取过程中，根据磁珠的独特分离作用，提供一个极其简便的操作程序：样品裂解、磁珠吸附、洗涤以及洗脱。在最佳的试剂浓度以及操作条件下，提取钉螺体内血吸虫核酸。

RAA 是重组酶介导等温核酸扩增技术（Recombinase Aided Amplification）的简称，利用重组酶、单链结合蛋白、DNA 聚合酶在 39℃等温条件下，反应 5～20 分钟，以样本 DNA 为模板即可实现对目的基因片段的扩增。

二、适用范围

（1）可用于日本血吸虫人群感染的辅助诊断方法。

（2）可用于大规模的现场查螺。

（3）可检测从血清、粪便、钉螺等样本中提取的日本血吸虫核酸。

三、应用现状

传统的钉螺检测方法有肉眼观察法、压片镜检法以及孵化法等，这些方法漏检率高，准确率低，不能鉴定血吸虫感染早期的钉螺，且工作量大现场开展困难等。随着分子生物学技术的不断发展，近年来已有多种核酸检测方法应用于血吸虫感染检测，包括常规 PCR 技术、荧光定量 PCR 技术、巢式 PCR 技术，这些方法用于检测日本血吸虫感染显示出灵敏度高、特异性强等特点，但应用这些技术的前提都是需要购买昂贵的仪器和对操作人员进行专业培训，且检测时间较长，因此，难以在血吸虫病防治现场推广应用。而基于等温核酸扩增的分子检测方法由于反应具有快速、灵敏、操作便捷且不需要大型仪器等特点，在日本血吸虫的防治过程中发挥越来越重要的作用。日本血吸虫 RAA 检测方法具有扩增时间短（<20 分钟）、等温（39℃）、操作简便、仪器便携等特点，因此在血吸虫病现场防治工作中具有较好的应用前景。

四、操作规程

（一）主要试剂及仪器

钉螺体内血吸虫核酸一体化检测试剂盒（荧光 RAA 法）、QT-RAA-F1620、QT-RAA-B6100、金属浴（或水浴锅）、离心机（0～14 000rpm）、磁力架、移液器。

（二）操作步骤

1. 样本 DNA 提取

（1）钉螺充分压碎，去壳，将软体组织转移到 2ml 离心管中；

1）若处理的钉螺组织来不及进行核酸提取，可保存在无水乙醇中；

2）无水乙醇中保存的钉螺组织，需 12 000rpm 离心 1 分钟，倒掉乙醇；然后，加入 1ml 缓冲液 T1，涡旋震荡，12 000rpm 离心 1 分钟，倒掉上清。

（2）加入 200μl 缓冲液 T2 和 20μl Proteinase K，使用电动匀浆机充分研磨组织；

（3）加入 300μl 缓冲液 T3，震荡混匀；

（4）置于 50℃热裂解 10 分钟；

（5）震荡混匀 1 分钟后 14 000rpm 离心 2 分钟，转移 200μl 上清至新的 1.5ml 离心管中；

（6）向上述 EP 管中加入 350μl 异丙醇、5μl 磁珠悬浮液；涡旋震荡后静置 3 分钟；将离心管置于磁力架上磁分离 20 秒，吸弃废液；

（7）加入 800μl 洗涤液 T4，涡旋震荡，将离心管置于磁力架上，待磁珠完全吸附于离心管靠磁力架一侧时，吸弃上清；

（8）加入 800μl 洗涤液 T5，涡旋震荡，将离心管置于磁力架上，待磁珠完全吸附于离心管靠磁力架一侧时，吸弃上清；

（9）加入 800μl 洗涤液 T6，涡旋震荡，将离心管置于磁力架上，待磁珠完全吸附于离心管靠磁力架一侧时，吸弃上清；

（10）加入 100μl 磁珠洗脱液 EB，涡旋震荡，室温静置 5 分钟；

（11）将离心管置于磁力架上，待磁珠完全吸附于离心管靠磁力架一侧时，将上清转移至新的 1.5ml 离心管中，低温保存（图 5-30）。

2. 核酸检测

（1）打开仪器 QT-RAA-B6100、QT-RAA-F1620 电源进行预热；仪器 QT-RAA-F1620 反应条件设置温度为 39℃，时间为 20 分钟；

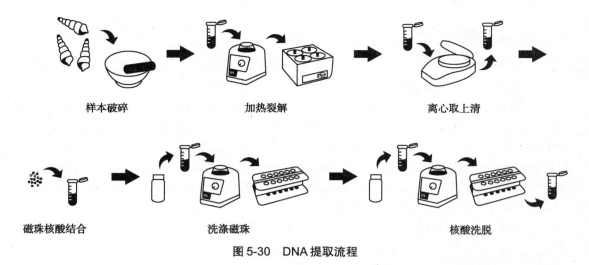

样本破碎　　　　　　　　加热裂解　　　　　　　离心取上清

磁珠核酸结合　　　　　　洗涤磁珠　　　　　　　核酸洗脱

图 5-30　DNA 提取流程

（2）向每个反应单元中加入 48μl 缓冲液Ⅱ；

（3）向上述反应单元中加入 2μl 提取好的核酸（阴性对照加入 2μl 阴性质控品、阳性对照加入 2μl 阳性质控品）；

注：建议的加样顺序是阴性质控品、待检样品、阳性质控品，且每加完一个样本后盖好管盖。

（4）将反应单元置于 QT-RAA-B6100 中，按"短震"键混匀，程序结束后取出反应单元；

（5）将反应单元置于 QT-RAA-F1620 中，按"运行"进行检测，实时观察结果（图 5-31）。

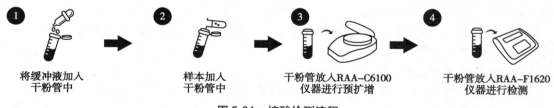

将缓冲液加入　　　　　样本加入　　　　　干粉管放入 RAA-C6100　　干粉管放入 RAA-F1620
干粉管中　　　　　　　干粉管中　　　　　仪器进行预扩增　　　　仪器进行检测

图 5-31　核酸检测流程

3. 结果判断

（1）从扩增曲线判断，阳性对照有明显的指数扩增现象，阴性对照无扩增现象。

（2）斜率设置：斜率 K 值大于等于 20 时为阳性（使用 QT-RAA-F1620 时）。

五、注意事项

（1）本提取试剂仅用于提取钉螺体内血吸虫核酸，使用前请仔细阅读本说明书；其中的检测试剂盒可用于检测从各样本类型中提取的日本血吸虫核酸。

（2）钉螺样本应进行充分研磨。

（3）所有离心步骤均为使用台式离心机，室温下离心。

（4）日本血吸虫核酸检测试剂盒（荧光 RAA 法）应低温避光保存，每次实验应设置阴 / 阳性对照品。

（5）所有检测样本及试剂均按照传染性物质对待，实验过程中穿工作服，戴一次性手套并经常更换,以做好工作人员的防护并避免交叉污染。

(6)不能使用过有效期的产品。

(袁 敏 林丹丹)

参 考 文 献

[1] 朱荫昌,吴观陵,管晓虹. 血吸虫感染免疫学. 上海:上海科学技术文献出版社,2008.

[2] 中华人民共和国疾病控制司. 血吸虫病防治手册. 第3版. 上海:上海科学技术出版社,2000.

[3] 郑小蔚,刘芸,王钦君,等. 日本血吸虫病诊断研究进展. 实验与检验医学,2006,24(1):57-58.

[4] 周帅锋,余路新,汪世平. 血吸虫病的诊断检测技术及研究进展. 热带医学杂志,2009,9(3):335-340.

[5] 陆正贤,夏超明. 日本血吸虫病免疫诊断研究进展. 中国血吸虫病防治杂志,2006,18(4):318-320.

[6] Yu JM, de Vlas SJ, Jiang QW, et al. Comparison of the Kato-Katz technique, hatching test and indirect hemagglutination assay(IHA)for the diagnosis of *Schistosoma japonicum* infection in China. Parasitol Int, 2007,56(1):45-49.

[7] Lin DD, Liu JX, Liu YM, et al. Routine Kato-Katz technique underestimates the prevalence of *Schistosoma japonicum*:a case study in an endemic area of the People's Republic of China. Parasitol Int, 2008,57(3):281-286.

[8] Lin DD, Xu JM, Zhang YY, et al. Evaluation of IgG-ELISA for the diagnosis of *Schistosoma japonicum* in a high prevalence, low intensity endemic area of China. Acta Trop, 2008,107(2):128-133.

[9] 章水魁. 加藤法、粪便孵化法和间接血凝试验诊断日本血吸虫病的效果比较. 中国寄生虫学与寄生虫病杂志,1993,11(3):184.

[10] He P, Gordon CA, Williams GM, et al. Real-time PCR diagnosis of *Schistosoma japonicum* in low transmission areas of China. Infect Dis Poverty, 2018,7(1):8.

[11] Zhu Y, He W, Liang Y, X, et al. Development of a rapid, simple dipstick dye immunoassay for schistosomiasis diagnosis. J Immunol Methods, 2002,266(1-2):1-5.

[12] Zhu YC. Immunodiagnosis and its role in schistosomiasis control in China:a review. Acta Trop, 2005,96(2-3):130-136.

[13] 赵松,李婷,杨坤,等. 重组酶介导的日本血吸虫特异性基因片段核酸等温扩增检测方法的建立. 中国血吸虫病防治杂志,2018,30(3):273-277,306.

第 六 章

家畜血吸虫感染监测适宜技术

在我国流行的家畜血吸虫病包括日本血吸虫病和东毕吸虫病。东毕吸虫感染牛和羊后会引起严重病变，重度感染会造成家畜死亡。东毕吸虫感染人体后一般只引起尾蚴性皮炎，大多数虫体在皮肤期被杀灭而不能到达成虫寄生部位和继续发育。由于日本血吸虫病在我国的巨大公共卫生意义，家畜血吸虫病一般专指家畜日本血吸虫病。

感染血吸虫的家畜，是我国血吸虫病流行和传播重要传染源。家畜血吸虫病的防控在我国消除血吸虫病进程中居于重要位置。家畜血吸虫病疫情状况是《血吸虫病控制和消除》达标考核的主要内容。随着血吸虫病防控措施的深入开展，全国疫区达到传播阻断标准后，即使个别家畜感染了血吸虫，由于感染度低，大多呈隐性感染，没有出现相关症状。消除阶段的监测已经从家畜血吸虫病的监测转变成家畜血吸虫感染的监测。本章阐述了消除阶段监测家畜血吸虫感染的目的、监测对象与样本数的确定、病原学监测技术、血清学（免疫学）监测技术、PCR 监测技术等。

第一节　消除阶段监测家畜血吸虫感染的目的

消除阶段是指通过相关部门组织的达到传播阻断标准考核验收后直至通过相关部门组织的达到消除标准考核验收的漫长过程。某一地区（省、市、县）进入消除阶段表明该地区已经通过了相关部门组织的达到传播阻断标准考核验收，根据《血吸虫病控制和消除》国家标准（GB 15976—2015），某一地区（或者行政区域）进入消除阶段，表明该地区至少五年未发现当地感染的血吸虫病病人和病畜，且今后还必须连续五年未发现当地感染的血吸虫病病畜，才能达到《血吸虫病控制和消除》国家标准规定的消除标准。

因此，消除阶段监测家畜血吸虫感染的目的有二：一是为消除达标提供令人信服、严密有效的监测证据；二是及时发现疫情，通过流行病学调查分析疫情来源，明确主要的风险点与风险因素，为开展应急处理、巩固传播阻断成果和确保消除目标的顺利实现提供技术支持。

第二节　监测对象与样本数的确定

由于进入消除阶段的地区已经连续五年没有发现当地感染的疫情，加上消除阶段监测的最主要目的就是要证明当地没有新感染家畜进而为消除达标提供证据，因此，消除阶段的疫情监测类似于证明无疫的监测。

日本血吸虫的终宿主包括人、家畜和野生动物，涉及 7 个目 28 个属 40 余种。根据国内各地调查记载，我国自然感染日本血吸虫的家养动物有黄牛（包括奶牛）、水牛、山羊、绵羊、马、骡、驴、猪、犬、猫、兔等 11 种。

理论上，要证明当地没有新感染的家畜，这些家养动物均需监测。但家畜的感染情况与当地疫情状况、家畜接触含尾蚴的疫水机会的多寡、家畜易感性密切相关。只有接触疫水的家畜才可能感染血吸虫，因此，家畜血吸虫感染的监测对象是放牧和有可能接触到疫水的家畜。各地应当根据各种家畜对血吸虫的易感性、放牧数量、历史疫情来确定监测对象。

无论现场观察还是实验感染均显示上述家畜对血吸虫的易感性或适应性存在差异。何毅勋等（1960 年）曾在相同条件下比较 12 种动物对血吸虫感染的易感性，结果血吸虫在家养动物体内的发育率依次为山羊（60.3%）、家犬（59.0%）、家兔（52.3%）、黄牛（43.6%）、绵羊（30.3%）、猪（8.5%）、马和水牛（1% 以下）；从不同宿主来源的虫体大小差异悬殊，其中雄虫由大到小的宿主依次为黄牛、山羊、绵羊、家犬、猪、家兔、水牛、马；雌虫由大到小依次为山羊、猪、绵羊、黄牛、家犬、家兔、水牛、水牛、马。

根据中国农科院上海兽医研究所近 20 年人工感染试验的数据分析，血吸虫在动物体内的发育率（感染后的虫体回收率 = 剖检回收虫体数 / 攻击感染尾蚴数×100%）还与尾蚴感染量相关：如前述何毅勋等观察在水牛中的发育率为 1% 以下，但当感染尾蚴量达到 1 000条 / 头时，平均发育率大多为 10%～20%，当感染尾蚴量达到 3 000 条 / 头时，平均发育率大多为 20%～60%。同时，流行病学调查还发现，水牛对血吸虫的易感性还与年龄相关，小牛的感染率一般要高于大牛。湖南省岳阳县麻糖观测点家畜血吸虫病流行病学调查结果显示，2005—2010 年的六年间，三岁以下水牛的感染率显著高于三岁以上水牛；在江西鄱阳湖地区的一项横向调查发现 12 月龄以下水牛感染率为 12.82%，显著高于 13～24 月龄水牛和 24 月龄以上水牛的感染率。感染过血吸虫的水牛经过治疗后对再感染具有极高的抗性。何川川等报道第三次感染的水牛和初次感染水牛相比，虫荷数减少率可达 95% 以上，说明前期感染过的水牛比没感染过的水牛不易感。

家畜对血吸虫的感染状况，还与家畜的生活习性、自然环境息息相关。在湖沼型流行区，特别是在洲滩放牧的牛和羊，因接触疫水机会多，羊的感染率一般高于水牛和黄牛，但在云南、四川的大山区，羊的感染率要低于牛。

虽然猪感染血吸虫后具有自愈现象，显示其为血吸虫非适宜宿主，但未感染过血吸虫且在易感地带放养的生猪却非常易感。安徽贵池白杨河边食品公司饲养场，放养于草洲上的牲猪，1979 年和 1980 年血吸虫感染率高达 88.8% 和 90.9%。随着疫区农村经济的发展和饲养方式的改变，近年来家牲猪敞放的习惯已得到根本改变，21 世纪以来，基本没有猪感染血吸虫的报道。

刘金明等根据 2011 年各疫区省牛、羊及其他家畜感染率和放牧家畜数推算，当年全国理论病畜数为 10 894 头（只、匹），其中病牛为 8 433 头，占 77%，病羊数为 2 314 只，占 21%。

综上所述，消除阶段放牧牛和羊应当是各地的监测重点。

在家畜疫病的流行病学调查和监测过程中，样本量的确定是准确掌握疫情关键。样本量的确定，首先要明确调查的目的、调查的内容、调查的总体、调查的方式，然后才能估算样本量。一般依据可接受的误差、期望流行率和置信水平进行计算。由于进入消除阶段的地区都已达到传播阻断标准，已连续 5 年没有查到家畜感染，难以确定家畜中血吸虫感染的期望流行率，也就难以根据相关公式计算监测的样本量。

由于家畜饲养周期短且在防治过程中前期感染的家畜理论上都被治疗或淘汰，消除阶段的监测目的主要提供没有当地新感染家畜病例的证据，大多数情况下是证明当地没有家畜感染血吸虫，因此，理论上消除阶段家畜的监测数量可以按照发现一个病例的相关公式计算。侯广宇 2010 年介绍了至少发现 1 个阳性病例的样本量的三种计算方法，其中 WHO 推荐的公式为：$n = \ln(1-P) \div \ln(1-w)$。公式中，n 是样本量，ln 是自然对数，P 是置信度（也就是判断正确的概率，一般设置为 95%），w 是估计的流行率。按照该公式计算，如果将 w 设置为 1%，需要监测 29 807 头（只），如果将 w 设置为 0.1%，需要监测 299 423 头（只）。也就是说，如果一个地区（省、或县）放牧家畜数量少于 29 万的都必须全部监测，这显然不符合中国家畜血吸虫病监测的实际情况。

因此，建议消除阶段家畜监测的样本量可根据每年农业部下发的国家动物疫病监测计划中的个体病原学监测抽样数量表（Cannon 和 Roe 二氏 1982）（表 6-1），按 0.1% 预期流行率对照本地区放牧家畜数直接确定本地区的最少监测量。这样，以县或乡镇为考核验收单位时，其监测数量最大 3 000 头（只）即可。

表 6-1　个体病原学监测抽样数量表

大小	预期流行率（95% 置信水平）											
	50%	40%	30%	25%	20%	15%	10%	5%	2%	1%	0.5%	0.1%
10	4	5	6	7	8	10	10	10	10	10	10	10
20	4	6	7	9	10	12	16	19	20	20	20	20
30	4	6	8	9	11	14	19	26	30	30	30	30
40	5	6	8	10	12	15	21	31	40	40	40	40
50	5	6	8	10	12	16	22	35	48	50	50	50
60	5	6	8	10	12	16	23	38	52	60	60	60
70	5	6	8	10	13	17	24	40	62	70	70	70
80	5	6	8	10	13	17	24	42	68	79	80	80
90	5	6	8	10	13	17	25	43	73	87	90	90
100	5	6	9	10	13	17	25	45	78	96	100	100
120	5	6	9	10	13	18	26	47	86	111	120	120
140	5	6	9	11	13	18	26	48	92	124	139	140
160	5	6	9	11	13	18	27	49	97	136	157	160
180	5	6	9	11	13	18	27	50	101	146	174	180
200	5	6	9	11	13	18	27	51	105	155	190	200
250	5	6	9	11	14	18	27	53	112	175	228	250
300	5	6	9	11	14	18	28	54	117	189	260	300
350	5	6	9	11	14	18	28	54	121	201	287	350
400	5	6	9	11	14	19	28	55	124	211	311	400
450	5	6	9	11	14	19	28	55	127	218	331	450
500	5	6	9	11	14	19	28	56	129	225	349	500
600	5	6	9	11	14	19	28	56	132	235	379	597

续表

大小	预期流行率（95%置信水平）											
---	50%	40%	30%	25%	20%	15%	10%	5%	2%	1%	0.5%	0.1%
700	5	6	9	11	14	19	28	57	134	243	402	691
800	5	6	9	11	14	19	28	57	136	249	421	782
900	5	6	9	11	14	19	28	57	137	254	437	868
1 000	5	6	9	11	14	19	29	57	138	258	450	950
1 200	5	6	9	11	14	19	29	57	140	264	471	1 102
1 400	5	6	9	11	14	19	29	58	141	269	487	1 236
1 600	5	6	9	11	14	19	29	58	142	272	499	1 354
1 800	5	6	9	11	14	19	29	58	143	275	509	1 459
2 000	5	6	9	11	14	19	29	58	143	277	517	1 553
3 000	5	6	9	11	14	19	29	58	145	284	542	1 895
4 000	5	6	9	11	14	19	29	58	146	288	556	2 108
5 000	5	6	9	11	14	19	29	59	147	290	564	2 253
6 000	5	6	9	11	14	19	29	59	147	291	569	2 358
7 000	5	6	9	11	14	19	29	59	147	292	573	2 437
8 000	5	6	9	11	14	19	29	59	147	293	576	2 498
9 000	5	6	9	11	14	19	29	59	148	294	579	2 548
10 000	5	6	9	11	14	19	29	59	148	294	571	2 588
∞	5	6	9	11	14	19	29	59	149	299	598	2 995

第三节　病原学监测技术

一、病原学监测或诊断的基本概念

　　病原学监测或诊断，就是在家畜的组织或排泄物（如粪便、尿液等）发现病原或通过相关实验证明有病原存在，明确被检家畜是否感染某种病原，达到确诊或确定流行状况。病原学监测（诊断）技术目前被广泛认为是家畜血吸虫感染监测（诊断）的"金标准"。传统的病原学监测（诊断）方法包括粪便虫卵检查法、粪便毛蚴孵化法、直肠黏膜检查（虫卵）法、动物剖检法（肝、肠组织虫卵检查法和虫体收集检查法）等。近年来建立的基于 PCR 的分子生物学监测技术主要是检测动物体内游离的虫体 DNA，理论上也属于病原学监测技术，它可以提供家畜体内是否有血吸虫的证据，但目前大多未将其列为病原学诊断或监测技术。

　　在上述传统病原学诊断或监测技术中，粪便虫卵检查法、直肠黏膜检查（虫卵）法因直观、操作简便，在 20 世纪 50 年代至 20 世纪 70 年代曾经被广泛使用，但因家畜排粪量大，一般只适合于高感染度家畜的诊断，不适合低感染度和低感染率地区家畜血吸虫感染的监测和诊断。粪便毛蚴孵化法因检测时使用的粪样量大而提高了检出率，是我国开展家畜血吸虫病疫情监测和诊断中应用最广泛的病原学技术。动物剖检法（包括组织虫卵检查法和虫体收集检查法）可以直接观察到家畜感染度，一般用于药物治疗、疫苗免疫预防效果等的评估和暴发流行造成家畜死亡情况下的群体诊断，不适合作为大家畜如牛和羊的血吸虫病疫情调查，但是野生动物如兔和小鼠感染状况调查的主要手段。

二、粪便毛蚴孵化法

（一）基本原理

日本血吸虫成虫主要寄生于哺乳类动物肠系膜静脉、直肠痔静脉，有时也少量寄生于门静脉、胃静脉及肝脏。合抱后的血吸虫雌虫每天持续不断产卵，虫卵大多随血液移至肝脏并沉积下来，少数滞留在局部肠组织毛细血管中。在肠壁组织中的虫卵会释放抗原，引起炎症反应进而形成脓肿，造成局部破溃，虫卵随肠壁溃疡黏膜"掉"入肠腔，和肠内容物一起排出体外。

每个成熟血吸虫虫卵内含有一个毛蚴。成熟的血吸虫虫卵在潮湿的粪便中可以保持孵化能力，但不能孵化。当虫卵随粪便进入水体后，在适宜的温度、光照、渗透压等条件下，毛蚴可很快脱壳而出。孵出的毛蚴具有向上（背地）性，因此，毛蚴孵出后会向上运动到水体表层活动；毛蚴运动还具有一定的"穿泳性"，即毛蚴孵出后具有穿过粪层或棉花纤维构成的微隙层而达到水体的上层的特性；毛蚴活动具有向光、趋清、趋温性等特性。在上层水体中的毛蚴一般做直线运动，如遇障碍物则作探索性的转折或回转后再做直线运动，操作人员可以据此进行肉眼（或借助放大镜、智能手机等工具）观察，并与水中的原生动物相区别。

（二）适用范围

粪便毛蚴孵化法作为判断家畜感染日本血吸虫的"金标准"，可以用于疫情监测和流行病学调查，也可用于各个级别流行区家畜血吸虫病的诊断进而确定治疗的靶标个体或群体。粪便毛蚴孵化法还可用于对环境中野粪进行监测。

（三）应用现状

粪便毛蚴孵化法和其他病原学检查方法相比，具有操作简便、检出率高的优点，在动物血防工作中长期被广泛应用。

（四）操作规程

应用粪便毛蚴孵化法进行监测或疾病诊断，完整的操作过程包括材料准备、粪便采集、洗粪、孵化、观察、记录等步骤。

1. 材料准备　器材：竹筷、40～80目的铜筛滤杯（图6-1）、260目的尼龙筛兜（图6-2）、500ml塑料量杯（图6-3）、粪桶、放大镜、显微镜、吸管、载玻片、盖玻片、取暖炉、水温计、盆、水缸、水桶、闹钟、天平、脱脂棉、300～500ml长颈平底烧瓶或带顶管的塑料杯（500～1 000ml）（图6-4）或500ml盐水瓶及与瓶口相配的10ml试管。

（1）孵化用水：可用自来水、河水、池水、井水等。处理方法如下：自来水，在盛器中存放8小时以上；河水、池水、井水等，加温至60℃以上以杀灭水中原生动物，冷却；混浊的水，每50L水加明矾3～5g，充分搅拌，澄清。有些"自来水"仅是把河水或井水抽上来后输送，没有作任何消毒和澄清处理，同样应按上述方法进行处理后方可使用。必要时需对水中的余氯以及pH进行测定。

孵化用水的pH为6.8～7.2。有些地区水过于偏酸或偏碱，可以用10%的NaOH或3%～5%的HCl调节pH。

（2）送粪卡：卡上内容包括采集地点、饲养员或畜主姓名、畜别、畜号、性别、年龄、怀孕状况、采粪日期（表6-2）。

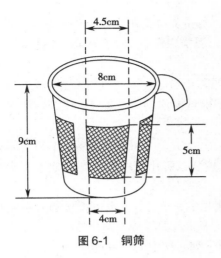

图 6-1　铜筛

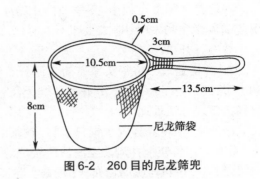

图 6-2　260 目的尼龙筛兜

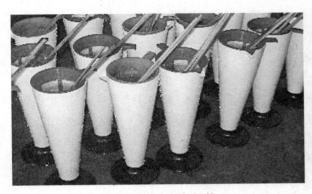

图 6-3　洗粪杯与铜筛

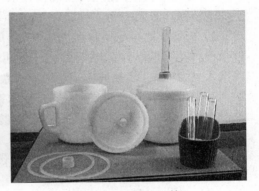

图 6-4　塑料杯顶管

表 6-2　动物血吸虫病查病送粪卡式样

乡镇	村	畜主
动物种类	性别	年龄
畜号或特征	送粪日期	其他

（3）孵育室（箱）：室温低于 20℃时，采用温箱或在房间内开启取暖设备，以维持 20～25℃的环境条件。孵育室（箱）需满足日光或灯光的光照条件。

2. 粪样的采集、送检和保藏　在采集粪样前通知畜主将家畜固定饲养并间隔一定距离，便于捡拾新排出的粪便并与采集动物对号。采集时可以用树枝或竹签等工具捡拾，也可用一次性塑料手套直接抓取；捡拾工具要及时更换，以防交叉污染；对粪量较大的牛粪，可以人工搅拌混匀后再捡拾。如无法将粪样和家畜对号或没有新排出的粪便，须直接从直肠中采取粪样：用手伸进直肠直接采粪或用搔爬器等刺激动物肛门促其排粪后采集，最好戴上塑料手套并及时更换，如徒手采集，在不同家畜之间要彻底洗手。对羊、兔等动物可采用肛门布袋套的方法收集粪样。

采粪量：牛、马属动物 200g，猪 100g，羊和犬 40g。

采集的粪样可用一次性塑料袋包装或其他简易材料（如薄膜、纸袋等）包扎，包装材料应确认没有农药、化肥等污染,以免影响毛蚴孵化。每份粪样需附上填好的送粪卡,于采集当天送到检验室,专人登记,并在两天内开展检查。粪样应保存于 4℃ 冰箱,条件不许可时也可保存于阴凉处。

在送检和保藏过程中,冬季要防止结冰,夏季要防止日晒。夏季气温高,塑料袋封闭易引起粪内微生物发酵,造成虫卵不能孵化,因此,不能低温送检和保藏的,在送检和保藏过程中要敞开开口。

3. 粪样处理 将每头家畜的粪便分三份,实行一粪三检。每份粪量为:牛和马属动物 50g,猪 20g,羊、犬 10g。分好的羊粪无需处理,直接装入孵化瓶中孵化。其他家畜的粪样分别按下述方法处理。

(1)犬粪:将粪样置于铜筛滤杯,铜筛滤杯置于尼龙筛兜之上,也可直接加入尼龙筛兜中;淋水并用竹筷搅拌淘洗至滤液清澈,然后将尼龙筛兜内粪渣转入孵化瓶中。

(2)牛、猪和马属动物粪样:根据实际情况选用下列方法中的一种处理。

1)尼龙筛直接淘洗法:将粪样装入尼龙筛兜中,用自来水在搅拌条件下(用竹筷)淘洗至滤液清澈,沥干。

2)铜筛过滤再尼龙筛淘洗法:将粪样倒入铜筛中,铜筛置量杯上部,加水淹没粪样,用竹筷搅拌至稀浆状,捞出铜筛,沥干后再次浸入,搅拌,如此 3 次。将量杯中细渣及粪水一并倒入尼龙兜中,用水冲淘洗至滤液清澈。

3)铜筛过滤再沉淀法:将粪样倒入铜筛中,铜筛置塑料杯(带顶管塑料杯去盖和顶管)上部,加水淹没粪样,用竹筷搅拌至稀浆状,捞出铜筛,沥干后再次浸入,搅拌,如此 3 次。将塑料杯中粪样沉淀 15 分钟左右,倒去上层清液的三分之二。

4)直接沉淀法:将粪样置于量杯或带顶管塑料杯中,加少量水搅匀,再加满水,沉淀 15 分钟左右,倒去上层清液的三分之一至二分之一。倾倒时需缓慢,避免晃荡,尽量将上层油脂样漂浮物全部倾弃。

4. 孵化 根据实际情况选用下列方法中的一种(特别推荐长颈平底烧瓶孵化法),在 20～30℃、具有一定光照(日光或灯光)条件的环境中孵育。孵化不宜在阳光下进行。夏、秋季节适用室温孵化,不需加温或降温。冬季水温低于 15℃ 时,可将孵化用水加热至 30～33℃,同时在房间内开启取暖设备;也可将孵化瓶(杯)放入 25℃ 水浴锅中孵化。

(1)长颈平底烧瓶(或三角烧瓶)孵化:将上述处理后粪样装入长颈平底烧瓶或三角烧瓶,加 25℃ 左右清水至瓶口下 4～5cm 处,在水面加 1～2cm 厚的松软脱脂棉,补加清水至瓶口。使用三角烧瓶时,也可以按下述盐水瓶顶管孵化法中的方法加上顶管后进行孵化(图 6-5)。

(2)塑料杯顶管孵化:将上述处理后粪样装入专用塑料杯,加清水至杯口(如果用专用塑料杯洗粪和沉淀的,直接往塑料杯中加清水至杯口);盖上中间有孔的塑料盖,加满清水;将顶管注水至管口 1～2cm,管口蒙一层薄薄的脱脂棉,倒插入塑料盖孔中。

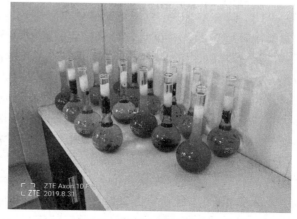

图 6-5 长颈平底烧瓶孵化法

（3）盐水瓶顶管孵化法：将上述处理后粪样装入 500ml 盐水瓶，加满 25℃左右清水；将试管开口端外围缠绕一定胶布（能插入盐水瓶瓶口且不漏水），加水至管口 1～2cm，管口蒙一层薄薄的脱脂棉，迅速倒插入盐水瓶瓶口。

5. 观察和结果判定　对牛和羊的监测，一般在孵育 1 小时、3 小时和 5 小时时观察，对放牧猪的监测，一般在孵育 5 小时和 8 小时时观察。每次观察后将阳性粪样移走，这样，再次观察时只对阴性粪样进行观察。

观察时，将孵化杯（瓶）向着光源（或在光线充足的地方）并衬以黑色背景，肉眼或用放大镜观察脱脂棉以上的清水部位。也可以将手机开启到摄像状态，镜头对准观察部位，直接在手机屏幕上调整放大并观察。随着智能手机的普及，用手机观察最为方便、准确。

目前，已研制出毛蚴孵化和观察的专用电子设备。使用该设备时，可以用其提供的专门有机玻璃孵化器皿进行孵化，然后将器皿放置在指定扫描位置，直接在计算机屏幕上观察。

发现血吸虫毛蚴即判定为阳性。持续观察 2 分钟以上仍未见毛蚴者判为阴性。血吸虫毛蚴肉眼观察特征为针尖大小、灰白色、梭形、折光性强，在近水面 3cm 范围内做水平或斜向直线运动。

如有怀疑，可用滴管将疑似毛蚴吸出，置显微镜下鉴别。血吸虫毛蚴显微观察特征为前部宽，中间有个顶突，两侧对称，后渐窄，周身有纤毛（图 6-6）。

如果是开展流行病学调查，有时还需对毛蚴进行计数。计数方法为：采用长颈平底烧瓶（或三角烧瓶）进行孵化，当每个孵化样品毛蚴数为 5 个以下时，直接计数；当毛蚴数多于 5 时，将脱脂棉以上的清水全部吸出，置于离心管内，加 3～5 滴碘酒，1 000～2 000 转速离心，弃

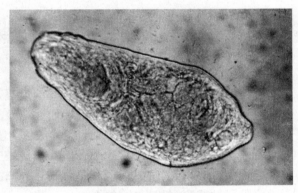

图 6-6　显微镜下毛蚴

上清，将沉淀重悬并吸出，置于载玻片，显微镜下计数。根据毛蚴数确定感染强度：1～5 个毛蚴为＋，6～10 个毛蚴为＋＋，11～20 个毛蚴为＋＋＋，21 个以上毛蚴为＋＋＋＋。也可根据阳性粪样的平均每克粪样孵出毛蚴数（mpg）、阳性率（PR）、当地各种放牧家畜数量（N）以及每头（只）家畜平均排粪重量（MW，g）等计算各种家养动物在血吸虫病传播中的相对指数（RTI），评估传播中的作用，为确定重点防控的靶标动物提供依据。

如果用本方法开展野粪污染情况调查，计算各种动物的污染指数（RECI），根据污染指数分析各种动物在血吸虫病传播中的作用。

$$RTI 或 RECI = (N \times PR \times MW \times mpg) \div \sum (N \times PR \times MW \times mpg)$$

计算相对污染指数时，N 表示采集到的每种动物野粪数量、PR 为阳性率、MW 为每堆野粪的平均重量（g）、mpg 为根据孵化结果计算出平均每克野粪孵化出的毛蚴数。

6. 注意事项

（1）防止化学污染：血吸虫虫卵孵化受环境影响较大，微量的化学污染（如化肥污染）都可以影响孵化结果。因此，无论是粪样采集、包装运输以及孵化过程中都要防止化学污染。

（2）防止交叉污染：在粪样采集、洗涤和孵化中使用的相关工具，尽量做到一粪一换，或者用清水冲洗干净后再用。

（3）不同种类家畜粪样中虫卵孵化时间不同：猪和牛的日本血吸虫粪便虫卵毛蚴孵化在孵出时间上有明显的差异，猪粪便虫卵毛蚴孵出时间较牛更长。对猪开展监测，一般要在孵化 5 小时后才进行观察。

（4）不同地区血吸虫虫卵孵化时间可能也有差异：根据文献报道，毛蚴的寿命一般为 15～94 小时，在 20℃时的期望寿命为 10.11 小时，最长存活时间为 38 小时；25℃时的期望寿命为 9.07 小时，最长存活时间为 26 小时。但上海兽医研究所血吸虫病研究室在对人工感染水牛进行粪便虫卵毛蚴孵化检测发现，以来源于安徽的尾蚴感染，孵化后 2～4 小时观察（9 月气温）可达 100% 检出，对来源于湖南的尾蚴感染的水牛进行检测，在孵化后 1 小时观察，基本都是阳性，2 小时观察，有部分毛蚴死亡下沉，阳性率和毛蚴数下降，4 小时观察则很难观察到毛蚴。这是否是不同地理株血吸虫在虫卵孵化时间、毛蚴寿命上具有差异还难说，因为没有在相同条件下（包括相同感染度、感染事件和孵化条件）进行比较。但提示我们，各个流行区最好通过实验比较确定本地区最适宜的观察时间。同时，观察毛蚴时应该间隔一定时间，多次观察，不能把 1 小时、3 小时、5 小时各观察 1 次自行改为在 1 小时或 3 小时或 5 小时进行一次观察。

（5）最好设置阳参，且在夏季水温较高时要提前观察：影响血吸虫虫卵孵化的因素较多（见［附］），在当前感染率和感染度较低的情况下，有条件的地方，最好设置阳参。阳参可以是从人工感染的小鼠或家兔的肝脏提取的虫卵。

温度对虫卵孵化速率影响较大，夏季温度高，需早观察。当监测数量较大时，第一份粪样和最后一份粪样时间差别较大，最好依次观察，或多人多次观察。

（6）尽量做到一粪三检：粪便毛蚴孵化法的敏感性与动物感染度、粪样量和检测次数有关。为了提高阳性检出率，一般做到一送（粪）三检。研究表明，即使是一送（粪）三检，也只能检出 70%～80%。在重流行区以前感染度较高的情况下检出率可能会高一点，但应用于消除阶段的监测，敏感性可能会更低一些。

（7）夏季气温、水温高时，用食盐水洗粪和沉淀：夏季气温、水温高时，毛蚴孵出速度较快，为防止在洗粪、沉淀换水过程中虫卵孵化并将毛蚴倒掉，影响检测效果，必须准备 1.0%～1.2% 的食盐水用于洗粪和沉淀，但孵化时须换成孵化专用水。

三、动物剖检法

（一）基本原理

动物剖检法是指对活动物或死亡动物尸体进行剖检，以发现血吸虫虫体或组织中的虫卵为判定标准的方法，这是判断动物感染血吸虫最准确的方法。血吸虫在宿主体内的主要寄生部位是肠系膜静脉、痔静脉，有时在门静脉、胃静脉及肝脏也有少量虫体。血吸虫虫体大，当感染度高时，在血管中可以直接观察到虫体。当感染度低时，利用生理盐水 /PBS/ 水在一定压力下灌注血管可以冲出并收集虫体，再进行观察和计数；血吸虫虫卵则主要分布于肝脏和肠壁组织，剖检时可以对肝、肠组织进行压片镜检虫卵，也可以取这些组织进行虫卵孵化后观察毛蚴。

（二）适用范围

动物剖检法（组织虫卵检查法和虫体收集检查法）适用于确定药物治疗、疫苗免疫预防后各个动物的感染度，进而评估治疗或免疫预防效果，也适合于暴发流行造成家畜死亡情况下的群体诊断和调查，以及野生动物如兔和小鼠感染状况调查和监测，但不适合于大家畜如牛和羊的血吸虫感染的监测。

（三）应用现状

20 世纪 50 年代及以前，用该方法发现和证明家畜感染血吸虫，同时，我国日本血吸虫宿主谱的确定都是依据动物剖检法的检测结果。目前主要应用于药物治疗和疫苗免疫效果评估，及野生小动物感染情况调查和哨鼠感染情况调查。

（四）操作规程

由于消除阶段家畜血吸虫疫情已经得到有效控制，野生动物感染后在一些地方可能成为主要传染源，开展调查和监测很有必要。主要介绍兔和小鼠等小型野生动物的操作规程。

1．器材与试剂准备　器材：医用剪刀、搪瓷盘、注射器或橡皮管（将橡皮管和针头用麻绳结扎相连）、针头（16# 或 8#）。眼科剪、显微镜、吸管、载玻片、盖玻片、取暖炉、水温计、盆、水缸、水桶、闹钟、天平、脱脂棉等。

试剂：PBS 或生理盐水、孵化用水。

2．动物体内虫体收集和计数　将野兔剖杀后，剥皮，尸体置于搪瓷盘中，腹部朝上。于腹中线由下而上剖开腹腔和胸腔，暴露内脏。找出肝门静脉，并在此静脉近肝脏处用医用小剪刀剪一开口。在胸腔紧靠脊柱处可见充血的胸主动脉，用连接冲洗液容器的 16# 针头插入该血管中。完成后可将冲洗液容器内的生理盐水压入血管内，片刻后可见肠蠕动，虫体从门静脉开口流出，这时不断蠕动肠管，直至血管清晰见不到虫体，可停止注入生理盐水。为了防止虫体与冲出的血液凝固黏结，可预先在搪瓷盘中加入 10% 枸橼酸钠溶液，也可在冲洗液中加入终浓度为 0.1% 枸橼酸钠。如虫体不作为标本或其他生化、分子生物学等研究的材料，只进行计数，也可将注射针用塑料软管与自来水龙头连接，开启自来水冲洗集虫。

冲洗野鼠和哨鼠体内血吸虫时，小鼠不用剥皮，直接剖开腹腔和胸腔即可；冲洗的针头可改为 8#，操作方法参照上述野兔中虫体收集方法。

3．肝脏组织压片检查　取出肝脏，肉眼观察。如果发现肝脏表面有粟米大小的白色结节，用眼科剪剪取结节，置于载玻片上，每片可置 4～5 个结节，取另一载玻片置结节之上，压紧，用胶布或橡皮筋固定。将压好的载玻片置于低倍显微镜（10 倍或 40 倍物镜）下检查。

日本血吸虫虫卵显微观察的形态特征为淡黄色，椭圆形，卵壳均匀，无卵盖，卵壳一侧有一小棘，大小为（74～106μm）×（55～80μm）。

4．肝脏虫卵毛蚴孵化检查在虫体收集检查和肝脏组织压片检查均未获得阳性结果的情况下，开展肝脏虫卵毛蚴孵化检查。

取肝组织 10～20g（不足 10g 者，取全肝），剪碎，加入 20ml 孵化用水，用组织捣碎机（或高速分散均质机）5 000～10 000r/min 粉碎 1～2 分钟。先通过 40 目铜筛过滤，弃去滤渣，将滤液倒入 260 目尼龙筛兜内淘洗干净，再将兜内肝组织泥倒入 300～500ml 长颈平底烧瓶或带顶管的塑料杯（500～1 000ml）或 500ml 盐水瓶进行孵化。孵化条件和结果观察方法与粪便虫卵毛蚴孵化相同。

5．结果判定　阳性：发现血吸虫虫体、肝组织压片检查发现虫卵以及肝组织孵化发现毛蚴，三者有其一则为阳性。

阴性：未发现血吸虫虫体，且肝组织压片检查未发现虫卵以及肝组织孵化未发现毛蚴。

四、注意事项

（1）被检动物最好为活体动物。如果为已死亡动物，在死亡当日或次日剖检。

（2）剖检动物较多时，注意器具清洗，防止污染。

（3）详细记录被检动物的来源。野生动物必须来源于有螺区域或历史有螺区域。

第四节　血清学检测技术

一、基本原理

血清学（免疫学）检测技术是血吸虫病诊断最常用的技术之一，在20世纪80年代之前仅作为流行病学调查的辅助工具或病例确诊的参考依据。随着防治工作的深入，家畜血吸虫病感染率和感染度逐步下降，病原学检测方法的不足日显突出，而血清学检测技术具有敏感、方便、快捷等特点，已经成为检测家畜血吸虫感染的常规技术。

血清学检测技术的基本原理是利用抗原抗体反应，通过测定动物体内特异性抗血吸虫抗体或血吸虫脱落、排泄分泌到动物循环系统中的循环抗原而判断动物是否感染血吸虫。血吸虫在感染宿主后的生长、发育、性成熟、繁殖等过程中，其产生的代谢、分泌、排泄物以及虫体死亡后崩解产物等均可诱导宿主机体产生抗血吸虫抗体。这些血吸虫产物和抗血吸虫抗体均会在宿主体内存在一定时间。

抗血吸虫抗体检测可以反映其现在及先前一段时间的感染情况；宿主血液内的血吸虫抗原一般称为循环抗原，其检测基本可反映现症感染；免疫复合物检测针对的是循环抗原和机体内抗体结合后形成的复合物，其诊断意义类同循环抗原检测。

目前应用最广泛的依然是检测宿主动物体内的抗血吸虫特异抗体。用于检测抗血吸虫抗体的抗原可以是血吸虫虫卵（仅限环卵沉淀试验）、虫卵可溶性抗原（SEA）、从SEA中提取的纯化抗原、基因重组抗原等。目前应用最多的是SEA。

二、适用范围

（1）用于家畜感染血吸虫的辅助诊断，以确定药物治疗的靶标家畜群或靶标个体。

（2）用于家畜血吸虫病疫情调查：对调查家畜进行家畜血吸虫感染的初筛，再对阳性家畜用病原学方法确诊。

三、应用现状

血清学检测技术对人工感染家畜检测的敏感性和特异性均可达95%以上。相关检测技术在流行区特别是在不同流行程度（重、中及低度）流行区检测的敏感性和特异性少见详细报道。由于感染血吸虫的家畜在治疗后其体内抗血吸虫抗体会持续相当长时间，同时目前最常用的血清学诊断抗原SEA和片形吸虫、东毕吸虫等其他寄生蠕虫感染所产生的抗体具有较高的交叉反应，导致假阳性率较高。因此，在进行现场血样检测时的特异性较低，作为疫情调查，需对阳性家畜再用病原学方法确诊。

自 20 世纪 80 年代以来，间接血凝试验（indirect haemagglutination assay，IHA）、ELISA（enzyme-linked immunosorbent assay）、DOT-ELISA 等技术均在部分地区得到应用。近年来，胶体金技术因操作简便、快速，结果判读容易，在全国范围得到广泛应用。

四、血样采集

用于家畜血吸虫病疫情监测的血样，可以是血清，也可以是血纸。

在采集血样前，对拟采集血样的家畜进行登记编号。记录每个编号家畜采集地点、饲养员或畜主姓名、畜别、畜号、性别、年龄、怀孕状况。

（一）血清样品采集

1. 颈静脉采血　器材：12#～18# 蝴蝶针、真空负压采血管（容量 5ml）（也可采用 12#～16# 注射针头和 5ml 或 10ml 离心管）、标签。

方法：将动物保定好，暴露动物颈部位置，在颈静脉沟三分之一处剪毛消毒，用左手拇指在采血点近心端压紧，其余四指在右侧相应部位抵住，其上部颈静脉会鼓起；如鼓起不明显，可用绳子勒住颈基部使静脉鼓起；右手将蝴蝶针在远心端对准颈静脉管刺入，用真空负压采血管接取 2～5ml 血液；或插入 12#～16# 注射针头并用离心管接取 2～5ml 血液。样品贴上标签并标注家畜编号和采集日期。

2. 耳缘静脉采血　器材：12#～18# 蝴蝶针、真空负压采血管（容量 5ml）（也可采用 12#～16# 一次性注射器）、或塑料毛细管（长 8cm 左右）、标签。

方法：先压住动物耳根，用酒精棉球擦拭耳缘静脉，使耳静脉充分鼓起，用干棉球擦干后，将采血针或注射器针头刺入血管，见血后即用左手拇指按着针头，食中二指托于耳的腹面，然后放松耳根按压处，用真空负压采血管接取或直接用注射器抽取 1～5ml 血液；样品贴上标签并标注家畜编号和采集日期。

3. 血清分离、运输与保存　离心管或真空负压采血管中的血样：待血样凝固后，用木签或金属挑针沿管壁将凝血块与管壁分离，促使血清渗出，如渗出效果不佳，于 4℃ 3 000r/min 离心 20 分钟。用移液器或移液管将血清分装到灭菌试管或 Eppendorf 管内。

毛细管中血样：将毛细管直立放置，使血细胞下沉，上层出现黄色血清；将血细胞部分毛细管剪掉，保留血清部分并将毛细管两端封住。如需立即检验，可通过离心使血细胞迅速下沉。如当天不检验，可将毛细管置于 4℃ 冰箱中保存，保存期以 3 天为限。

将分离的血清分装成若干份，保藏于 4℃ 或 −20℃ 冰箱或 −70℃ 低温冰箱。血清在 4℃ 冰箱中一般仅能保持 14 天，并需加入 0.02% 叠氮钠；在 −20℃ 冰箱中可保存 3 个月；−70℃ 低温冰箱可长期保藏。

现场采集的血液或分离的血清，须在冷藏条件下运输。

（二）血纸样品采集

器材：高温消毒过的定性滤纸、注射针。

方法：先压住动物耳根，用酒精棉球擦拭耳缘静脉，使耳静脉充分鼓起，用干棉球擦干后，以注射针刺破血管，将流出的血液滴于滤纸，自然扩散后于阴凉处晾干，标上家畜编号后放在干净白纸中或一次性塑料自封袋中，带回实验室，室温保存。如检测在采血的 2 天后举行，需保存于 4℃ 冰箱。检测时将 1cm×1.2cm 血纸剪下，投入塑料离心管（或试管）内，加 200μl 生理盐水，浸泡 10 分钟，间或摇动，浸泡液相当于 10 倍稀释血清。

五、检测技术

（一）间接血凝试验（indirect haemagglutination assay，IHA）

1. 原理　间接血凝试验（IHA）是将抗原（或抗体）包被于红细胞表面，成为致敏的红细胞；当致敏的红细胞与相应的抗体（或抗原）混合后，发生抗原-抗体反应，红细胞会聚集在一起，出现可见的凝集反应。将日本血吸虫可溶性虫卵抗原（soluble egg antigen，SEA）吸附到经醛化处理的红细胞上，致敏红细胞与待检血清混合后，如待检血样中存在特异性抗SEA抗体，致敏红细胞因抗原抗体反应出现肉眼可见的凝集现象，即为阳性反应；如血清中无特异性抗体存在，致敏红细胞不出现凝集反应，红细胞沉集于反应孔底部形成边缘整齐的小圆点，为阴性反应。

2. 器材和试剂　间接血凝检测血吸虫抗体试剂盒（市售或指定单位提供），内有冻干致敏红细胞、阳性参考品、阴性参考品、稀释液。

96孔V型有机玻璃血凝板，1～100μl可调节移液器1支或25μl、50μl和100μl定量移液器各一支（单道、8道或12道均可或都配置）；移液吸头（2ml和200μl）。微型震荡器，恒温箱。

3. 操作方法

（1）血样处理：如果血样为血纸，剪下1cm×1.2cm血纸（或者用打孔器取相应面积的血纸），加200μl生理盐水，浸泡10分钟，轻微震荡混匀，为血纸浸泡液；取100μl用生理盐水或配备稀释液（PBS）作1∶2稀释。如果采集血样为血清，用生理盐水或配备稀释液将血清作1∶10稀释。

（2）试剂复溶：按试剂盒要求进行。一般用1ml稀释液复溶冻干红细胞，用纯化水复溶阳性和阴性参考品，混匀待用。

（3）加样：取1∶10稀释的血清或血纸浸泡液25μl，加入96孔V型微孔血凝板样品孔，每个样品加2孔。每块血凝板须设标准阳性血清、标准阴性血清和生理盐水对照。完成之后每孔加25μl诊断液（致敏红细胞），轻微震荡、混匀。

（4）孵育：室温或37℃温箱孵育1～2小时，然后观察并判定结果。

4. 判断方法

（1）红细胞完全不凝集，即全部下沉到孔底中央，形成紧密圆点，周缘整齐，则为阴性（-）；

（2）红细胞25%以下凝集，即75%以上沉于孔底中央见一较阴性为小的圆点，周围有一薄层凝集红细胞，视为弱阳性（+）；

（3）红细胞近50%凝集，即约半数沉于孔底中央，于孔底中央见一更小圆点，周围有一薄层凝集红细胞，视为阳性（++）；

（4）红细胞全部凝集，均匀地分散于孔底斜面上，形成一淡红色薄层，视为强阳性（+++）；

5. 结果判定　试验成立条件：当阳性对照血清全部为"++"以上阳性、阴性对照血清及生理盐水各孔均为"-"时，试验成立，否则试验不成立，需检查原因，重新试验。

诊断结果：在2个试验孔中有一孔出现"+"以上阳性时，被检血清判为阳性。

6. 注意事项　所使用的检测器材应清洁；如待检血样为血清，应密封保存于2～8℃，7天内完成检测，否则应保藏于-20℃冰箱或-70℃低温冰箱，但要尽量避免反复冻融。各生产厂家提供的试剂盒的具体操作细节和注意事项略有不同,检测前应仔细阅读试剂盒随附的使用说明书,并按说明书操作。

检测试剂如果从冰箱取出,应放在室温条件下平衡30分钟以上再行使用。

在血样稀释、加样过程中,每检测一个样本应更换吸头防止样品间污染。

诊断人体血吸虫病的 IHA 试剂盒也可以用于家畜血吸虫病的诊断,操作流程应按试剂盒说明书进行,但应按上述判定方法和标准来判读诊断结果。

(二)胶体金试纸条技术

1．基本原理　试纸条诊断技术以胶体金或其他有色胶体染料作为示踪标志物,并基于抗原抗体反应的间接法原理或双抗原夹心法原理来检测靶标动物体内抗病原抗体的一种新型技术。

血吸虫感染的诊断试纸条一般是将血吸虫抗原 SEA 固相于硝酸纤维膜作为检测线。质量控制线可以依据被标记分子的不同而不同。如果被标记分子为葡萄球菌 A 蛋白(SPA)或链球菌蛋白 G(protein G),质量控制线可以用牛、羊、兔或鼠的 IgG 抗体;如果被标记分子为靶标动物的第二抗体,质量控制线为靶标动物的 IgG 抗体;如果标记分子为血吸虫抗原 SEA,质量控制线为抗 SEA 抗体。

2．器材和试剂　血吸虫胶体金诊断试纸条(以日本血吸虫虫卵可溶性抗原为诊断抗原,市售或由指定实验室提供)、移液器(1～100μl 可调节移液器 1 支,1～100μl 可调节的 8 道或 12 道移液器各一支)、血凝板或 ELISA 板、PBS 或生理盐水。

3．操作方法

(1)血样稀释:在血凝板或 ELISA 板的孔中用 PBS 或生理盐水将血清作 1∶10 稀释。如果血样为血纸,剪下 1cm×1.2cm 血纸,加 200μL 生理盐水,浸泡 10 分钟,为血纸浸泡液;取 100μl 用生理盐水或配备稀释液作 1∶2 稀释。

(2)插入试纸条或滴加稀释血样:将试纸条插入端分别插入稀释的血清(或血纸浸泡夜)样本孔中,血清液面勿超过试纸条标注的刻度线,15 秒后取出平放。如果试纸条已装入塑料板内,则在其样品垫端加样处(加样孔中)滴加 50～100μl(1～2 滴)稀释后的血样,平放。

(3)观察结果:5～15 分钟内肉眼观察结果。

4．判断标准　阳性:检测线区(T)及质控线区(C)同时出现红色条带。

阴性:只有质控线区(C)出现一条红色条带。

失效:质控线区(C)不出现红色条带(图6-7)。

5．注意事项　严禁触摸试纸条检测膜。试纸条从盒中取出后,应尽快使用,避免放置于空气中过长时间。试纸条受潮后易失效。试纸条如冷藏放置,需平衡至室温再使用。冷藏的血清标本,平衡至室温再做检查。每次检测试验前,需用标准阳性和标准阴性血清验证试纸条的有效性。

检测线反应过强时,质控线显色可能会减弱,此时仍可将结果判定为阳性。血样稀释等过程中的其他注意事项与 IHA 的注意事项相同。

由于使用血纸进行监测,血纸在浸泡时有溶血,导致血红蛋白进入反应体系,会影响最后结果的观察。因此,建议使用试纸条进行监测时,最好使用血清。

(三)酶联免疫吸附试验(ELISA)

1．基本原理　酶联免疫吸附测定法(enzyme-linked immunosorbent assay,ELISA)是一种抗原和抗体的免疫反应和酶催化反应相结合的一种检测技术。其基本原理是使抗原或抗

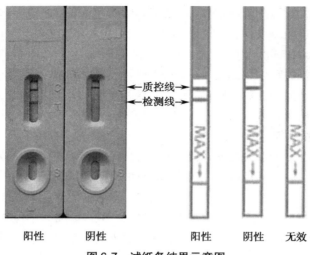

图 6-7　试纸条结果示意图

体结合到某种固相载体（如聚苯乙烯微量反应板）表面，并保持其免疫活性；使抗原或抗体与某种酶连接成酶标抗原或抗体，这种酶标抗原或抗体既保留其免疫活性，又保留酶的活性；测定时，在固相反应板中依次加入受检标本（测定其中的抗体或抗原）和酶标抗原或抗体，通过逐级反应形成酶标记复合物；用洗涤的方法使固相载体上形成的复合物与其他物质分开，最后结合在固相载体上的酶量与标本中受检物质的量成一定的比例；在加入酶的底物后，底物被酶催化变为有色产物，产物的量与标本中受检物质的量直接相关，故可根据颜色反应的深浅定性或定量分析。由于酶的催化效率高，故可极大地放大反应效果，从而使测定方法达到很高的敏感度。

已报道的家畜血吸虫病 ELISA 诊断技术有多种体系，包括应用天然抗原如 SEA 和基因重组抗原检测血清中的抗血吸虫抗体、应用单克隆抗体或多克隆抗体检测循环抗原两大系列。目前应用最广泛的是应用日本血吸虫虫卵可溶性抗原 SEA 检测动物体内抗血吸虫抗体的技术。该方法不仅用于实验室和现场动物血吸虫病诊断和监测，在血吸虫病免疫机制分析和生物学研究中也常用于检测血吸虫各种抗原的特异性抗体水平。

2．器材和试剂

（1）抗原：常用抗原为虫卵可溶性抗原，或从成虫可溶性抗原（soluble worm antigen preparation，SWAP）中纯化的组分抗原以及基因重组抗原等。所用抗原由国内相关专业机构提供。SEA 在 −20℃或 −80℃可保存 3 年以上，在 4℃可作短期保存。

（2）标准阴性血清和阳性血清：用粪检或解剖确定无血吸虫寄生、来自非血吸虫病疫区的牛（羊）血清，10 份等量混合作为标准阴性血清；用粪检或解剖诊断确诊为血吸虫感染的牛（羊）血清，10 份等量混合，为标准阳性血清。

（3）酶标记第二抗体：辣根过氧化物酶标记的兔抗牛（羊）IgG，可从生物试剂公司购置。也可以购置辣根过氧化物酶标记的 SPA（或 SPG）。

（4）包被液：0.05mol/L pH 9.6 碳酸缓冲液，4℃保存。

（5）稀释液和洗涤液：0.01mol/L pH 7.4 PBS-Tween-20，4℃保存。

（6）封闭液：0.2% 明胶溶液 /pH 7.4 PBS；也可以在稀释液中加入终浓度为 1% 的非检测动物（如家兔、猪等）的阴性血清。但如果用辣根过氧化物酶标记的 SPA（或 SPG）时，只能用 0.2% 明胶溶液。

（7）显色液（含底物）：邻苯二胺（OPD）或 3，3′，4，4′ 四甲基联苯胺（TMB）溶液 10ml，临用前加 30% 过氧化氢（H_2O_2）50μl。

（8）终止液：2mol/L H_2SO_4。

上述试剂可以购买组装好的试剂盒，临用前按要求用纯水或生理盐水复溶。

聚苯乙烯微量板（平板，40，96 孔）。

酶联免疫检测仪。

移液器：25～100μl 可调节移液器 1 支，或 25μl、50μl 和 100μl 定量移液器各一支，单道、8 道或 12 道均可或都配置；移液吸头（2ml 和 200μl）。

3．操作步骤　用试剂盒进行监测时，按试剂盒说明书操作。下述为一般的操作步骤。

（1）包被抗原：用包被液将抗原稀释至浓度为 5～10μg/ml，每孔加 100μl，用保鲜膜包好或置湿盒内，37℃温育 1 小时，或 4℃冰箱放置过夜。

（2）洗涤：倾去孔中抗原液体，用洗涤液洗涤 3 次，每次 5 分钟，最后一次洗后于吸水纸巾上拍干；亦可用洗板仪按仪器说明洗涤。

（3）每孔加封闭液 200μl，37℃放置 1 小时；按上述方法洗涤。

（4）加被检血清：用稀释液将被检血清和标准阴、阳性血清作 1∶100 稀释，每孔 100μl。每份血样 3 个复孔，标准阴、阳性血清各 3～4 复孔。置湿盒内 37℃放置 1 小时。按上述方法洗涤。

（5）用稀释液将酶标第二抗体（或 SPA、SPG）稀释至工作浓度，每孔加 100μl，置湿盒内 37℃放置 1 小时。按上述方法洗涤。

（6）加底物：邻苯二胺或 TMB 溶液加 100μl，室温暗盒内 37℃放置 10～15 分钟。

（7）加终止液：每孔 50μl。

（8）观察结果：用酶联免疫检测仪记录 490nm（OPD）或 450nm（TMB）读数。

4．结果判定　测出待测样本（S）和标准阴性对照（N）的 OD 值后，分别计算每个血样的平均 OD 值和 S/N 值，即测出待测样本 OD 值除以标准阴性对照（N）的 OD 值。将 S/N 值 ≥2 的样品为判为阳性，<2 判为阴性。如果使用试剂盒，则按其提供的判定标准确定检测结果。以标准阳性血清/标准阴性血清（S/N）值符合诊断预期作为质量控制：即标准阳性血清检测结果为阳性时试验成立，反之试验不成立。

5．注意事项　抗原、血清、酶标记物和封闭液可 4℃冰箱短期保藏；如超过一周，需加防腐剂；酶标记物最好加甘油后 −20℃保藏，尽量避免反复冻融。

各个孵育步骤最好在湿盒中进行。湿盒可以用铝制饭盒，内放草纸，喷水打湿。

应用移液器准确加样，每次加样应更换吸头，加酶结合物应用液和底物应用液时尽可能用定量多道加液器，使加液过程迅速完成。尽量避免使用生锈移液器。

目前没有标准化的试剂盒。因此，监测记录上必须注明使用试剂或抗原来源。

第五节　PCR 检测技术

一、基本原理

PCR 的基本原理是：在模板 DNA、引物和四种脱氧核糖核苷酸存在下，依赖于 DNA 聚合酶的作用下,以母链DNA为模板,以特定引物为延伸起点,通过变性、退火、延伸等步骤,多次循环复制出与母链模板DNA互补的子链DNA。血吸虫病PCR诊断技术是利用聚合酶链反应对宿主血液中微量的血吸虫DNA特异地扩增,再通过电泳染色等方法显示扩增DNA的一种诊断技术。

日本血吸虫在终末宿主体内移行、发育、成熟、产卵。在移行、发育、产卵等过程中,血吸虫释放一些排泄、分泌物,表膜发生更新、脱落,其细胞会随之进入宿主体内,随后发生崩解,核酸物质持续出现在宿主血液中。

在某种意义上,该技术也属于病原学诊断技术,同样可以作为确诊的依据。

二、适用范围

PCR检测灵敏度高,特异性强。通过研究筛选出的特异性靶DNA,可以和东毕吸虫以外的其他吸虫没有交叉反应,理论上可适用任何疫区的监测。

但PCR检测技术需对血样中的DNA进行纯化,操作繁琐,需要具备一定专业技术技能的技术人员,且容易引起实验室环境中DNA气溶胶污染而呈现较高假阳性。因此,应用该类技术开展监测最好具有符合国家标准的PCR诊断(检测)室和合格的专业人员。

三、应用现状

目前已报道的用于动物血吸虫感染诊断的PCR技术包括普通PCR、巢式PCR(nested PCR)、实时荧光定量PCR、环介导等温扩增技术(LAMP)等。所选用的血吸虫靶序列主要有5D基因、SjR2、18S rRNA、NC_002544、NADH I 基因等。由于家畜特别是牛个体大,血液中血吸虫DNA丰度相对较低,目前国内仅有利用巢式PCR对家畜血液中日本血吸虫SjR2靶序列进行扩增,进而诊断家畜感染血吸虫和现场疫情监测的报道。

四、操作规程

(一)血样采集和保藏

血清、血浆和血纸均可,但建议用血纸进行检测。

血清采集方法和保藏参考血清学监测技术的相关内容。

先压住动物耳根,用酒精棉球擦拭耳缘静脉,使耳静脉充分鼓起,用干棉球擦干后,以注射针刺破血管,将流出的血液滴于滤纸,自然扩散后于阴凉处晾干,标上家畜编号后放在干净白纸中或装入塑料自封袋,带回实验室,室温保存,也可4℃冰箱保藏。

(二)仪器设备、器材与试剂

1. 仪器设备　最好具有符合国家标准的PCR实验室,实验室应分为四个隔开的工作区域,每一区域都应有专用的仪器设备。①试剂贮存和准备区,配置4℃冰箱、-20℃低温冰柜、混匀器、微量移液器、电子天平、专用工作服和工作鞋、专用办公用品、可移动紫外灯、一次性手套、离心机、离心管和加样吸头等;②样品准备区,冰箱、冰柜、高速台式离心机、混匀器、水浴箱、微量移液器、电子天平、专用工作服和工作鞋、专用办公用品、超净工作台、可移动紫外灯、超声波处理器、一次性手套、离心机、吸水纸、离心管和加样吸头等;③扩增反应混合物配置和扩增区,配置PCR仪,微量移液器、专用工作服和工作鞋、专用办公用品、超净工作台,可移动紫外灯、超声波处理器、一次性手套、离心机、吸水纸、离心管和加样吸头等;④产物分析区,配置微量移液器、DNA电泳仪、凝胶成像系统、专用工作服和工作鞋、专用办公用品、可移动紫外灯、一次性手套、离心机、吸水纸、离心管和加样吸头等。如果没有符合国家标准的PCR实验室，也需配置上述仪器。

2．试剂　日本血吸虫SjR2基因的引物，外侧引物为F2-（5′-GCC TTG CGT CTC TAA TGC T-3′）和R25′-GGC GTG TGT CCC TAT CTT-3′；内侧引物为F1-（5′-TCT AAT GCT AAC GAT TCG AGT-3′）和R1-（5′-TTC CTT ATT TTC ACA AGG TGA-3′）；血吸虫虫体DNA（作为阳性对照）、PBS、DNA提取试剂盒（Multisource Genomic DNA Miniprep Kit）、Taq酶及其反应液（Easy Taq SuperMix）、纯水、其他用于DNA提取和电泳的常规试剂如酒精和氯仿琼脂糖等。

3．检测方法

（1）样品DNA的提取：剪取1cm²的血纸，用500μl PBS浸泡10分钟，期间摇晃2～3次。每个样品取350μl，按DNA提取试剂盒的说明书提供的程序提取DNA，提取的DNA用试剂盒提供的缓冲液或含EDTA的水定容到100μl，-20℃保存。

阳性对照DNA：从人工感染的家兔中收集日本血吸虫成虫，用含1%柠檬酸钠的PBS冲洗干净，液氮保藏，提取DNA前取10对虫体，研磨，加PBS定容到350μl，用上述试剂盒并按其说明书提取DNA并保存。阳性对照DNA一次制备后可以反复应用。

（2）PCR扩增：

1）第一轮PCR：反应体系25μl，包含4μl DNA模板（样品DNA），12.5μl 2×Easy Taq SuperMix（TRANS），6.5μl水和200nM引物（F2和R2，各1μl）。PCR条件为：94℃变性3分钟，然后进行94℃，60秒；60℃，60秒；72℃，60秒的35个循环，最后72℃延伸7分钟。

2）第二轮PCR：将第一轮产物稀释，其中阳性DNA（虫体DNA）扩增产物1∶100稀释，样品产物1∶10稀释。稀释后的样品取4μl进行第二轮PCR。反应体系反应条件与第一轮相同。

每次检测需设置虫体DNA的阳性对照，标准阴性样品的阴性对照以及无模板的空白对照。

（3）结果判定　PCR产物用1%琼脂糖进行凝胶电泳并观察，如虫体DNA样品对照有目的条带，阴性对照和空白对照均无目的条带，检测成立。反之，需重新检测。

如待检样品在231-bp处呈现一DNA条带，判定为阳性，没有条带出现的则为阴性（图6-8）。

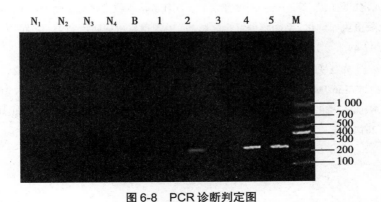

图6-8　PCR诊断判定图

注：N1、N2、N3、N4为阴性对照、B为无模板的PBS对照，1和3为阴性结果，2为阳性结果，4和5为虫体DNA对照。

4. 注意事项

（1）PCR 检测时，容易因为污染特别是气溶胶造成的环境污染而导致各种问题，操作人员应该严格遵守操作规程，最大限度地降低可能出现的 PCR 污染或杜绝污染的出现。首先要尽量做到分区操作，样品处理区、PCR 扩增区和产物分析区要尽量隔离，特别是产物分析区的产物及器材不要拿到其他两个工作区；其次，PCR 诊断实验室要限制无关人员进入。

（2）PCR 检测对试剂要求较高，一些关键试剂如各种试剂盒、酶等，要低温保藏。

（3）操作多份样品时，先制备反应混合液，即将 dNTP、缓冲液、引物和酶混合好，然后分装到各个反应管或反应孔，最后加入反应模板，这样既可以减少操作，避免污染，又可以增加反应的精确度。

（4）样品 DNA 提取可以根据各个实验室的工作经验选择不同试剂盒，不同试剂盒的操作流程不同，要依据所选试剂盒提供的流程操作。

（5）血清中 DNA 容易降解，须及时检测。建议使用血纸，血纸在室温保藏 1 月依然可用。

（6）PCR 灵敏度高，在血样采集、运输、保藏过程中要防止交叉污染。

（刘金明　林矫矫）

参 考 文 献

[1] 林矫矫，家畜血吸虫病，北京，中国农业出版社，2017.130

[2] 何毅勋，杨慧中，毛守白. 1960.日本血吸虫宿主特异性研究 I. 各哺乳动物体内虫体的发育率、分布及存活情况. 中华医学杂志，46：470-475.

[3] He C, Mao Y, Zhang X, Li H, Lu K, Fu Z, Hong Y, Tang Y, Jin Y, Lin J *et al*: High resistance of water buffalo against reinfection with *Schistosoma japonicum. Vet Parasitol* 2018，261：18-21.

[4] Liu J, Zhu C, Shi Y, et al.2012.Surveillance of *Schistosoma japonicum* infection in domestic ruminants in the Dongting Lake region, Hunan province, China, PLoS One, 7（2）：e31876.

[5] Liu JM, Yu H, Shi YJ, et al.2013.Seasonal dynamics of *Schistosoma japonicum* infection in buffaloes in the Poyang Lake region and suggestions on local treatment schemes，Vet Parasitol，198（1-2）：219-222.

[6] 农业部血吸虫病防治办公室. 1998.动物血吸虫病防治手册. 第 1 版. 北京：中国农业科技出版社.

[7] 刘金明，宋俊霞，马世春，等. 2012.2011 年中国家畜血吸虫病疫情状况. 中国动物传染病学报 20（5）：50-54.

[8] 梁幼生，姜元定，姜玉骥，等. 1999.三峡建坝后长江江苏段水位变化对血吸虫病流行影响的研究 III. 不同水深对血吸虫虫卵孵化、毛蚴感染钉螺的影响. 中国寄生虫病防治杂志（现名：中国病原生物学杂志），12（4）：47-49.

[9] 侯广宇，李金平，尚延明. 2010.动物疫病流行病学调查样本量的确定. 中国家禽 32（7）：45-47

[10] Zhang X, He CC, Liu JM, Li H, Lu K, Fu ZQ, Zhu CG, Liu YP, Tong LB, Zhou DB, Zha L, Hong Y, Jin YM, Lin JJ. Nested-PCR assay for detection of *Schistosoma japonicum* infection in domestic animals. Infect Dis Poverty. 2017 Apr 13；6（1）：86.

第 七 章

人群血吸虫病治疗适宜技术

血吸虫病治疗经过了一个漫长的摸索发展过程。20 世纪 50 年代至 20 世纪 80 年代初期，我国治疗血吸虫病主要使用酒石酸锑钾、锑 273、血防 846、硝硫氰胺、呋喃丙胺及敌百虫等药物，但由于疗效、安全度及疗程方面均存在缺点从而影响其效果。20 世纪 70 年代中期高效、低毒药物吡喹酮发明并广泛应用，大规模的人群化疗、人畜同步化疗得以开展，使病人迅速减少，疫情逐步得以控制。在目前低感染率的情况下，精准治疗的理念被提出，使血吸虫病治疗更有针对性，对人群传染源控制更具有现实意义。

第一节　人群化疗的历史经验

一、人群化疗策略

20 世纪 80 年代中期，根据全球血吸虫病流行情况及防治进展，WHO 提出的控制血吸虫病策略，是以疾病控制代替以往的传播阻断作为防治目标，即减少后期并发症及死亡率。防治措施的重点也从控制中间宿主（灭螺）为主转移到健康教育与化疗为主。健康教育着重点在于预防，而化疗兼有治疗与预防两重功能。化疗作为疾病控制的一种主要手段，其目的是减少人群（在我国还有家畜，尤其是黄牛与水牛）虫卵的排出，使感染者组织内虫卵沉淀减少，以减少重度感染人数及临床发病率。化疗同时能使宿主排卵量降低，减轻虫卵对环境的污染，因而也有减少传播的作用。

从 20 世纪 80 年代以来，作为控制血吸虫病的主要手段是周期性、有计划的群体化疗，其策略有①全民化疗：不经过病原学或其他检查，治疗疫区全部人口中无禁忌证者，在我国治疗当年有疫水接触者；②选择性个体化疗：经全民普查治疗其中感染者；③选择性人群化疗：不经筛查治疗高危年龄或高危职业人群（如渔民）全体人员或经过筛查治这些人群中的感染者；④分阶段治疗：按不同防治阶段分批执行上述方案；⑤间歇性化疗：全民或选择性群体化疗，隔年或隔两年一次。

我国自 1977 年开始使用吡喹酮治疗日本血吸虫病，1978—1985 年，全国对吡喹酮的合理剂量探索及其疗效进行了大量的研究，经研究，吡喹酮治疗日本血吸虫病的合理剂量为总剂量 60mg/kg 的 1～2 天疗法，或总剂量 40mg/kg 的两次分服一日疗法或者顿服（治疗慢性血吸虫病），或总计量为 120～140mg/kg 的六日疗法（治疗急性血吸虫病），最近研究表明，急性血吸虫病亦可采用 60mg/kg 的 2 日疗法。在 20 世纪 80 年代早中期，对吡喹酮的疗效各有报道，在没有再感染发生的轻度流行区，吡喹酮疗效可达 97.5%～99%，但在一些重度流行区，由于不能排除重复感染，报道吡喹酮的疗效为 70%～90%。

二、化疗措施的分类

我国在化疗措施的实施上有几种方案，主要划分方法有如下两种：

（一）按照化疗覆盖面分类

1. 全民化疗　全民化疗是指不经过病原学或其他检查治疗，疫区全部人口中无禁忌证者或有疫水接触史者接受化疗，一般全民化疗适用于感染率高的地区，世界银行贷款中国血吸虫病控制项目期间，曾用于高度流行区（以行政村为单位，感染率≥15%），其优点在于操作简单，易行，特别适用于一些血吸虫病重度流行区以及环境得不到改善的江湖洲滩地区。此策略也有较大的弊端：通常，全民化疗只适宜用于感染率高的地区，且不宜长期使用。其理由如下：①药品消耗大，费用高；②经过一次或两次全民化疗，因药物反应或其他原因，居民依从性会下降，次数越多，化疗覆盖率越低；③伦理学考虑，人群中不少实际上是未感染者陪着服药。因此，在世界银行贷款项目结束后，我国在血吸虫病的防治策略上，对全民化疗的方案控制较前更加严格。

2. 选择性化疗　选择性化疗分为两种类型，一是选择性个体化疗，通过一些手段，如粪检、血检、询检，确定治疗对象。吡喹酮价格低，安全性大，把对象扩大到疑似病例（又称为扩大化疗），是我国近十几年来，在不少地区实行的一种化疗策略，它不仅能控制疾病，还能降低流行率，对减少传播起重要的作用，其优点是容易被居民所接受，但操作上较为繁琐，人口流动性大时，该策略难以实施。二是选择性群体性化疗，它是指不经筛选，对某些特定人群，如渔民、船民以及防汛抢险等高危人群的治疗，其优点是目的明确，配合较好，但因人员流动性大，化疗难以完全到位。

（二）按措施分类

1. 单纯化疗　通过在一个流行区内只对人群实施吡喹酮化疗的单一措施来进行血吸虫病防治，这种措施一般用于经费有限，钉螺面积大，环境一时无法改变，感染率高，且急性感染时有发生，再感染严重的重度疫区。

2. 人畜同步扩大化疗　所谓人畜同步化疗，是指在同一时间和空间对人和家畜进行治疗的一种方法，它能有效地减少虫卵对环境的污染，减少疾病的传播，在流行病学上有重要的意义，在血吸虫病控制中起了重要的作用，这也是我国根据流行病学调查研究所采用的一种针对性强的化疗措施。湖南省首先在湖沼地区实行该方法，并取得较好效果。之后，湖北，江西，安徽等湖区省甚至山区某些重度流行县也相继采用此法，特别是世界银行贷款项目期间，它是一种重要的防治策略。

3. 其他化疗　间歇性化疗是一种采用间歇性隔年进行的全民或者选择性化疗的方法，这种措施往往在一些流行较轻的地区进行，国外资源缺乏的血吸虫病流行地区也采用此种措施控制疾病。

三、化疗覆盖率

高化疗覆盖率是保证化疗作用的重要因素，世界银行贷款"中国血吸虫病控制项目"的总策略是：在血吸虫病高度流行区（感染率≥15%）实行全民化疗，化疗覆盖率要求达到95%，这在操作上是很难达到的。1992—1997 年江西省新建县南矶山乡，每年的化疗覆盖率保持在 60% 左右，从化疗人数的绝对数来看，血吸虫病感染者与非感染者的化疗依从性无明显差异，血吸虫病感染者与非感染的实际服药率也无明显差异，但居民化疗覆盖率及对化疗的依从性均有逐年下降的趋势,湖南省洞庭湖区高度流行村(感染率大于 15%)的调查结果也显示,化疗依从性较低,服药率仅 51%。

四、化疗在不同防治策略中的作用

安全有效、使用方便及价格适当的药物在控制传染源为目的的防治措施发挥了极其重要的作用。在过去的 50 年中,随着社会、经济和科学技术以及 WHO 防治策略的基本论点的改变,我国血吸虫病防治策略也不断修正,而化疗在不同的阶段发挥着不同的作用:

(一)20 世纪 50 年代至 20 世纪 80 年代初实施以消灭钉螺为主的综合性防治策略

这一阶段,我国主要的治疗药物是酒石酸锑钾、锑 273、血防 846、硝硫氰胺、呋喃丙胺及敌百虫。在历史上这些药物在控制疾病、减少因血吸虫病死亡方面起过积极作用,但疗效、安全度及疗程方面均存在缺点;这样,当时化疗措施作为综合性防治措施的一个组成部分,在血吸虫病控制中的重要性不及灭螺措施。

(二)20 世纪 80 年代以后以人畜化疗为主的综合性防治策略

20 世纪 80 年代以后,高效、低毒、使用方便的抗血吸虫药物吡喹酮问世,简便易行、费用低廉的血吸虫病快速诊断方法被广泛应用,并在 WHO 提出并推行"疾病控制(morbidity control)"的防治目标的背景下,我国从 20 世纪 80 年代中期开始,在现场试点的基础上,将血吸虫病防治策略调整为"以人畜扩大化疗为主、辅以易感地带灭螺的综合防治策略"。这一策略在世界银行贷款"中国血吸虫病控制项目(1992—2001)"的有力支持下,得到了有效实施,取得了较大的成效。1992—1998 年世界银行贷款项目的防治策略是以吡喹酮人、畜化疗为主,辅以药物灭螺和健康教育,加上有限的环境改造。这一时期,化疗成为了我国防治策略中的主要措施。实践证明,1980 年以后,采用以疾病控制为目标的扩大化疗与易感地带灭螺的策略是正确的,在我国的湖沼地区和山区切实可行,广大疫区的血吸虫病病情得到了有效控制,保护了人民的健康。但由于连续多年使用这种措施,其依从性下降,策略的可持续性受到了极大的挑战,因此在世行贷款血防项目中止、卫生资源短缺的状况下,疫情迅速反弹。此外,这种单纯为血防而谋划的策略,缺乏可持续发展的可能性。

(三)以传染源控制为重点的综合治理策略中化疗

随着社会和经济的发展,疾病防治模式也开始转变,从全国范围来看,血吸虫病疫情的反弹主要是再感染问题,而再感染则主要来自传染源方面,耕牛以及重点人群是重要的传染源,要在湖沼地区的一些重度流行区达到控制血吸虫病传播的目的,应该考虑在控制传染源上加大力度。新时期血防工作目标效果指标主要是以下几个率的控制:一是降低急性感染发病率;二是降低人、畜感染率,其中家畜感染率就控制传染源而言尤为重要,在重疫区,牛的传染潜能占传染源的 75%;三是控制和降低感染性钉螺率。这一时期,重度流行区的防治目标是达到传播控制,希望通过阻断来自家畜的传染源,主要手段是实行以机代牛,封州禁牧和粪便无害化管理来实现目标。而人畜同步化疗则成为最基本的防治底线,特别是对家畜的化疗,更是切断传播链的关键环节,从而能有效降低再感染的发生。通过几年试点,在湖沼地区的一些重度流行区取得了很好的防治效果,但需要较大的成本投入和后续的财力支持。因此,目前在我国血吸虫病流行及传播尚未控制的地区,目前主要是以人畜化疗为主以降低感染率,控制疫情。

五、化疗对防治效果的贡献

几十年来的实践证明:以化疗为主的防制措施能在一个较短的时间内有效地降低血吸

虫病的疫情,并将其控制在一个较低的水平,减轻疾病的危害,但难以达到控制传播和阻断血吸虫病的目的。而适当的化疗覆盖面是保证防治效果的重要指标。1987—1993 年,湖南在洞庭湖区开展了人畜血吸虫病化疗,化疗一次前后资料的结果表明,采取化疗措施控制血吸虫病,在当居民感染率分别在 5%～、10%～、20%～和 40%～时,化疗覆盖率必须为居民感染率的 2 倍以上才会收到明显的效果,即化疗覆盖率要分别达到 10%、20%、40% 和 80% 以上的水平。居民感染率在 10%～20% 时,化疗覆盖率为>20% 时,居民感染率下降约 40%～46%,而覆盖率在 10%～20% 时,居民感染率只下降了 12.4%。居民感染率在 5%～10% 时,化疗覆盖率>10% 时,居民感染率下降率约在 35.9%～43.4%。居民感染率小于 5% 时,如果化疗覆盖率低于 10%,居民感染率稳定在原水平,不再下降。1990—2004 年全国血吸虫病监测点资料也证实,经过化疗后 1 年,居民感染率在 10% 以上的观察村,居民血吸虫病感染率、病人和人群感染度均有明显下降;居民感染率在 6%～10% 及以上的观察村,化疗仍可以明显降低血吸虫病感染率,但病人和人群感染度均维持在原有的水平;居民感染率在<6% 的观察村,血吸虫病感染率不再明显下降,病人和人群感染度均维持在原有的水平。

六、值得思考和关注的几个问题

化疗在血吸虫病防治中是一个不可缺少的部分,但随着我国社会和经济的发展,当血吸虫病感染率下降到一个较低水平,而血吸虫病防治目标有更高的要求时,大面积的化疗将不再可取,综合治理血吸虫病显得更加的关键和重要。一方面可通过在有条件的地区通过农业开发和水利建设的综合治理项目,彻底改变钉螺的孳生环境,另一方面,在一些暂不具备环境改造的疫区,也可通过健康教育等多种方式,提高目标人群的化疗依从性,以达到更经济、更有效的目的。如何提高化疗的效率,是我们将要面对的重要课题,值得进一步探索:①如何有效的确定化疗目标人群;②化疗覆盖率是否有最低底线;③被动化疗能否取代主动化疗;④家畜长效缓释药应用可能性;⑤化疗时机及间隔时间的选择等等,都有待我们进一步的研究和探索。

第二节　精准治疗策略

在目前低感染率的情况下,提出了精准治疗的理念,使血吸虫病治疗更有针对性,对人群传染源控制更具有现实意义。

一、人群治疗的目的意义

化疗作为病情控制中病原学治疗的主要手段,其目的是通过杀灭感染者体内的虫体,减少感染者组织内虫卵沉积量,从而减少重感染者人数及临床发病率。同时,化疗使感染者中止排虫卵或降低排卵量,减少感染人群排出虫卵对环境的污染,从而达到减少疾病传播的作用。

二、人群治疗的对象

1. 有疫水接触史的人群　是指在血吸虫病流行区,因生产、生活、救灾、娱乐(戏水、游泳)等方式接触疫水的人群。

2. 高危人群　是指在血吸虫病流行区,长时间持续在水上作业的渔民、船民、水禽养殖等人群。

3．血吸虫病病例 是指按照《血吸虫病诊断标准》)（WS 261—2006）诊断确定的血吸虫病病例，包括急性、慢性和晚期血吸虫病病例。

三、人群治疗的方法

1．有疫水接触史的人群 以预防性治疗为主。在接触疫水后 1 个月化疗 1 次；若持续接触疫水，则每月化疗 1 次，脱离接触疫水后 1 个月再化疗 1 次。

2．高危人群 以预防性治疗为主，每年化疗 2 次。若持续接触疫水，则每月化疗 1 次，脱离接触疫水后 1 个月再化疗 1 次。

从精准治疗的角度来看，应该是明确诊断后方治疗，现行预防性治疗有悖其原则，但根据目前防治要求，预防性治疗可以减少急性血吸虫病的发生，故该治疗方法仍是必要的。

3．急性血吸虫病病例 应住院规范治疗。当年病原治疗 1～2 次。

4．慢性血吸虫病病例 以个体治疗为主，症状较重病人应住院规范治疗，当年病原治疗 1～2 次。

5．晚期血吸虫病病例 应住院规范治疗，根据病情状况，酌情实施病原治疗。

6．疗程与剂量

（1）有疫水接触史的人群（高危人群）：以预防性化疗为主，成人采用 40mg/kg（儿童 50mg/kg）一次顿服（体重以 60kg 为限）。

（2）慢性血吸虫病病例：成人采用 60mg/kg（儿童 70mg/kg）二日疗法（体重以 60kg 为限）。

（3）急性血吸虫病病例：成人采用 120mg/kg（儿童 140mg/kg）（体重以 60kg 为限）6 日疗法，每日分 3 次餐间服用，其中 1/2 总量在前 2 日内服完，其余 1/2 总量在第 3～6 日分服。

（4）晚期血吸虫病病例：使用吡喹酮时应特别注意其禁忌证，如粪检发现血吸虫卵或距末次治疗 2 年以上血清免疫学检查仍阳性，且肝功能代偿能力良好的晚期血吸虫病患者采用 60mg/kg 2 日疗法；对一般情况较差，有明显夹杂症的患者可采用 90mg/kg 6 日疗法；对侏儒型晚期血吸虫病患者采用 70mg/kg 2 日疗法（体重以 60kg 为限）。

第三节 抗血吸虫病化疗药物

一、抗血吸虫化疗药物发展简史

1918 年，Christopherson 首先用酒石酸锑钾（potassium antimony tartrate，PAT）治疗埃及血吸虫病，开创了血吸虫病的化学治疗。以后各国又研制了非锑类化合物米拉西尔丁（miracil D，即硫蒽酮，lucanthone）、海蒽酮（羟蒽酮，hycanthone）、奥沙尼喹（羟氨喹，oxamniquine）、尼立达唑（硝唑咪，niridazole）、硝硫氰胺（amoscanate）、吡噻硫酮（oltipraz）和吡喹酮（praziquantel）等。我国亦广泛开展过抗血吸虫药物的研究。20 世纪 50 年代和 20 世纪 60 年代，我国先后研制了二巯基丁二酸锑钠（锑 -58）和没食子酸锑钠（锑 -273），前者可作肌内注射，后者为口服锑制剂。1961 年，雷兴翰等合成呋喃丙胺（F30066），具有抗血吸虫作用，为第一个用于临床治疗日本血吸虫病的口服非锑剂。20 世纪 60 年代和 20 世纪 70 年代，我国学者发现六氯对二甲苯（血防 -846，hetol）和双羟萘酸副品红有抗血吸虫作用。除合成药物外，我国学者还对中草药的抗血吸虫作用进行了研究，包括南瓜子仁（南瓜子氨基酸)、仙鹤草根芽(鹤草酚)、鸭趾草、半边莲、贯众和萱草根等。然而,前5种杀虫效果较低,后者对视神经有严重损害,皆未能广泛用于临床。20世纪80年代初我国学者先后发现用以治疗疟疾的青蒿素及其衍生物,如蒿甲醚、青蒿琥酯和还原青蒿素等亦具有抗血吸虫作用,并将前两者发展成为预防血吸虫病药物,在治疗血吸虫病的药物中增添了新的类型。下面就我国曾经使用过的主要抗血吸虫药物作一简要介绍和评价。

(一)酒石酸锑钾

需要静脉注射给药,我国主要采用总剂量24～25mg/kg(以60kg体重为上限)的20日疗法。即时(1个月内)粪便毛蚴孵化阴转率几乎达100%,远期(6个月)粪便毛蚴孵化阴转率为70%～80%。1956年后曾研究和推广过总剂量为16mg/kg的7日疗法和12mg/kg的3日疗法。该药的不良反应相当严重,几乎每一例接受治疗者都有心电图变化,主要是ST段压低、T波改变、Q-T时限延长和室性早搏等,可引起严重的心脏毒性和心律紊乱,发生率约为0.1%,死亡率为0.005%～0.1%。亦可引起中毒性肝炎、急性锑中毒等,少数可死于肝功能衰竭。该药对血吸虫病的疗效是肯定的,患者经过治疗后一般情况都有好转,症状消失,食欲增进,体重增加,劳动力改善,侏儒症患者经治疗后生长发育加快。1964年前共治疗日本血吸虫病患者500多万例,加快了血吸虫病的防治进程。

(二)没食子酸锑钠

没食子酸锑钠(锑-273)为20世纪60年代初我国研制的口服锑剂,1964年后用于临床治疗血吸虫病。该药口服方便、经济,与酒石酸锑钾比较,毒性较低,但仍有不良反应,特别是延迟反应较大,疗效亦稍逊,6个月粪便检查阴转率为30%～70%。该药和酒石酸锑钾的应用可控制血吸虫病的传播、降低人群感染率,在许多流行区实现控制血吸虫病传播中发挥了重要作用。

(三)呋喃丙胺

呋喃丙胺(F30066)该药是20世纪60年代初我国研制的口服非锑抗血吸虫药,对血吸虫童虫和成虫均有一定杀灭作用。主要用于急性血吸虫病的治疗,成人每日2～3g,连服14～20天,无论轻、中或重型患者,90%以上体温可降至正常,粪检即期阴转率为50%左右,治毕6个月粪检阴转率为12.5%～52.0%,疗效欠佳。不良反应主要为胃肠道反应、阵发性肌肉痉挛、神经精神障碍等。呋喃丙胺在20世纪60年代和20世纪70年代治愈了一批病人,特别是救治了大批急性血吸虫病病人。

(四)敌百虫

该药对埃及血吸虫病有较好的疗效,但对曼氏血吸虫病和日本血吸虫病无效或疗效甚差。我国曾单独应用此药治疗日本血吸虫病患者20余万人,初期报告疗效较好,后期发现效果不佳。此药能抑制日本血吸虫胆碱酯酶,使虫体麻痹不能吸附于血管壁而肝移,但杀虫效果差。20世纪70年代中期,我国学者根据敌百虫这一药理特性提出呋喃丙胺与敌百虫(栓剂或针剂)的合并疗法,即在用呋喃丙胺治疗的第1～3天或第3～5天,每天于服药前由肛门给予敌百虫栓剂,或肌内注射敌百虫针剂,以麻痹分布在肠系膜血管中的血吸虫,使其随血流移行至肝,然后口服呋喃丙胺,使移行至肝内的虫体能充分受到呋喃丙胺的作用。应用此种合并疗法可以提高疗效,治毕6个月粪检阴转率在60%左右,该疗法在血吸虫病防治中起过历史作用。此外,该药对水牛血吸虫病疗效较好,但治疗黄牛血吸虫病无效。

(五)六氯对二甲苯

六氯对二甲苯(血防-846)该药总剂量一般为350～500mg/kg,疗程7～10天,6个月的粪检阴转率为 50%～70%。药物不良反应主要为精神反应（1.8%），溶血反应和中毒性肝炎等，有的出现延迟的精神神经反应，长期丧失劳动力。该药在我国血吸虫病的病原治疗中一度曾被广泛应用，治疗病人数以百万计，但因其药物不良反应较多，远期疗效欠佳而被其后问世的更安全有效的药物所替代。

（六）双羟萘酸副品红

20 世纪 70 年代，浙江省与江苏省曾应用双羟萘酸副品红治疗血吸虫病 1 300 多例，28 日疗法治疗后 1 年粪检阴转率为 80.9%～89.8%，但疗程长，且毒不良反应较多，除神经系统和消化系统的症状多见外，尚有严重皮疹、急性粒细胞减少和中毒性肝炎等，未进一步扩大应用。

（七）硝硫氰胺

1975 年我国仿制成功。该药对日本血吸虫病有较好的治疗效果，胶囊型 3 日疗法（成人总剂量 350mg）治疗慢性血吸虫病，治毕 3、6、12 个月粪检阴转率分别为 92.4%、87.6%、85.3%。该药对神经和肝脏有明显毒副作用，黄疸发生率较高（92%～98%）。1975—1982 年，在湖北等省治疗血吸虫病人 350 余万例，对防治血吸虫病起到一定作用，但终因毒性较大而被淘汰。此外，该药治疗耕牛血吸虫病疗效较高。

重庆医学院研制的硝硫苯酯疗效与硝硫氰胺（7505）相似，但对肝脏的毒性作用发生率较低。

二、目前常用抗血吸虫病化疗药物

采取化学药物治疗控制传染源是当前全球血吸虫病防治的主要手段。目前 WHO 仍推荐采用药物化疗的途径降低全球血吸虫感染率。在高效低毒抗血吸虫药物吡喹酮问世前，研究人员曾筛选出多种抗虫药物，用于疫区现场血吸虫感染的治疗。20 世纪 70 年代研制的广谱抗蠕虫药物吡喹酮凭借其高效、低毒、广谱、使用方便和价格低廉等优点，成为当前治疗人体血吸虫病的首选药物。由我国科学家研制的青蒿素衍生物蒿甲醚和青蒿琥酯因对血吸虫童虫具有杀灭作用，是我国目前口服预防日本血吸虫病的药物。

（一）吡喹酮

1972 年，联邦德国的怡默克（E.Merck）和拜耳（Bayer AG）药厂协作合成了广谱抗蠕虫药吡喹酮（国际非专利名为 praziquantel，PZQ），研制厂使用的代号为 Embay 8440。在进入临床试验前，经过了非常严密的药理实验，从药代动力学到毒理学，从体外疗效试验到动物体内疗效试验，从构效关系到作用机制，都进行了严格的测试与研究，是 20 世纪 70 年代以前制药历史上最全面的药理试验之一。继而，拜耳药厂与 WHO 协作进行了大规模的多中心临床试验，在菲律宾、日本、赞比亚和巴西治疗了数百例日本血吸虫病、埃及血吸虫病和曼氏血吸虫病患者，采用了随机对照的分组方法，无论是观察不良反应还是疗效，均采用了双盲法，保证了结果的科学性。根据这些信息我国中国医学科学院寄生虫病研究所、南京药物研究所和湖北医学工业研究所等相继合成了吡喹酮，并进行了大量药理研究。在此基础上，从 1978 年 7 月到 1979 年 8 月，在全国血吸虫病研究委员会统一规划下，在上海、江苏、浙江、四川和安徽等省、市相继开展了大规模的临床试验。同时，国内外还对其他寄生虫病进行了临床试验。经过大规模多学科的协作试验后，发现吡喹酮对寄生于人体和动物的多种寄生虫，特别是对主要 5 种人体血吸虫[日本血吸虫（*Schistosoma japonicum*）、埃及血吸虫（*S. haematobium*）、曼氏血吸虫（*S. mansoni*）、间插血吸虫（*S. intercalatum*）、湄公血吸虫（*S. mekongi*）]和华支睾吸虫（*Clonorchis sinensis*）、并殖吸虫（*Paraginimus westermani，Pagumogonimus skrjabini*）、姜片虫（*Fasciolopsis buski*）和多种绦虫的成虫及其幼虫等都有显著的杀灭作用，常规剂量治愈率可达

90% 以上，明显优于其他抗血吸虫药物，且其毒性低、疗程短、病人耐受性良好和口服方便，既适用于医院内个体治疗，又适用于现场普治。据此，WHO 于 1984 年将血吸虫病的防治策略，从以往消灭中间宿主（钉螺）为主转变为以化疗控制传染源为主的防治策略，以疾病控制作为防治目标。其后，我国血吸虫病防治策略也作了重大调整，将以消灭钉螺为主的综合防治措施，转变为以反复扩大化疗控制传染源为主，辅以健康教育、易感地带灭螺等的控制血吸虫病防治措施，并取得了很大成效。此外，吡喹酮还有效地用于防洪抢险的早期治疗（预防血吸虫病发生）。低毒、高效吡喹酮的问世彻底改变了以往很多抗寄生虫药物，特别是抗血吸虫药物毒性较大、疗效较低、疗程较长以致不少病人难以接受有效抗虫治疗和难以开展群体性化疗的被动局面，开创了寄生虫病化学治疗的新时期。

1. 理化性质　化学名为 2- 环己基甲酰基 -1，2，3，6，7，11b- 六氢 -4H- 吡嗪并 [2，1-α] 异喹啉 -4- 酮，为白色、几无臭、微苦的结晶粉，熔点 136～140℃，一般情况下较稳定，溶于氯仿和二甲基亚砜等有机溶剂，难溶于乙醇，不溶于水。分子式：$C_{19}H_{24}N_2O_2$，结构式：

2. 药理作用

（1）抗血吸虫作用：吡喹酮对刚侵入宿主的皮肤期（d0）童虫具有较好的杀灭作用；而对虫龄为 3、7 和 14 天的童虫则无明显杀灭效果；对虫龄为 21 天的童虫具有明显抑制雌虫产卵作用，减虫率为 14.3%；随着血吸虫虫龄的增长，宿主的特异性抗体水平的升高，吡喹酮的减虫率亦随之增加。口服吡喹酮对小鼠、仓鼠、多乳鼠、猴和狒狒的曼氏血吸虫、埃及血吸虫和日本血吸虫感染均有效。感染日本血吸虫的兔 1 次口服吡喹酮 60mg/kg 或 100mg/kg 的减虫率达 94.3%～97.8% 和 100%。感染日本血吸虫的犬在 1 天内口服 3 次吡喹酮 20mg/kg 可被治愈。吡喹酮对血吸虫尾蚴有杀灭作用，最低有效浓度为 0.05μg/ml。吡喹酮对宿主组织中的虫卵发育无明显影响，对虫卵的毛蚴孵化亦无作用，但毛蚴一旦孵出，则可立即影响其形态、活力与活动，并挛缩变形，沉积于孵化瓶的底部。故病人于用吡喹酮治疗后即作粪检虫卵孵化，往往呈阴性。

兔于感染血吸虫尾蚴后不同时间口服 1 次吡喹酮（40mg/kg），减虫率可由感染后 28 天的 46.1% 增至感染后 70 天的 88.0%。根据上述吡喹酮抗血吸虫的特点，曾试用兔于感染后 21 天首剂吡喹酮，然后每 14 天服 1 次，共 3 次，减虫率达 99.5%。用重复感染兔观察，结果相仿，从而为吡喹酮用于早期治疗（即接触疫水后 1 个月开始给药），防止急性血吸虫病和减低感染率提供依据。

（2）抗血吸虫作用机制：血吸虫与吡喹酮接触后迅即活动兴奋，继而虫体挛缩和出现皮层损害，后两种作用有赖于 Ca^{2+} 的存在，并受 Mg^{2+} 的制约。吡喹酮可改变 Ca^{2+} 在虫体内的分布，即皮质细胞质的 Ca^{2+} 含量减少，而肌内的 Ca^{2+} 则增加，这可能是虫肌挛缩和皮层受损的主要原因。除吡喹酮对血吸虫的直接作用外，宿主免疫机制的参与在杀虫过程中起着重要的作用。动物试验证明，吡喹酮的疗效依赖于宿主的特异性抗体水平。

（3）毒性作用：吡喹酮的毒性较低，小鼠和大鼠 1 次口服吡喹酮的 LD_{50} 为 (2.18 ± 0.34) g/kg 和 2g/kg。犬在 1 天内每 4 小时服 1 次吡喹酮 100mg/kg，共 3 次，可出现剧烈呕吐、阵发性头部颤动和不能站立。受治的 5 犬中，1 犬于第 3 次服药后死亡，余 4 犬于服药次日基本恢复正常。猴口服吡喹酮 34mg/kg，1 天 3 次，或每天服 100mg/kg，连给 3 天，均未见有不良反应，亦未见血、尿常规、肝肾功能和心电图有明显异常。吡喹酮无诱变性和致畸性。

3．药代动力学　吡喹酮口服易自肠道吸收。正常人 1 次或每 4 小时 1 次，连服 3 次吡喹酮，剂量为 5～25mg/kg 时，血药浓度以给药后 1 小时及 3 小时为最高，半衰期为 1～1.5 小时。正常人、慢性血吸虫病和晚期血吸虫病病人口服吡喹酮 10～15mg/kg，正常人的血药浓度达峰时间为 1.85 小时，达峰值 1.81μg/ml，慢性血吸虫病和晚期血吸虫病病人分别为 3.1～4.9 小时和 2.46μg/ml 及 2.05 小时和 3.21μg/ml。后两者的血药浓度较正常人显著为高，这主要是病人的肝脏受到虫卵的损害，使吡喹酮通过肝脏的首过效应减弱。小鼠 1 次口服 ^3H 吡喹酮后 72 小时，从尿、粪排出的 ^3H 量为摄入量的 83%。吡喹酮尚可通过血脑屏障进入脑脊液，其浓度为血浓度的 1/7～1/5。

4．应用及疗效评价　吡喹酮是目前唯一在流行广泛使用的高效、低毒、使用方便的口服抗日本血吸虫的药物，在血吸虫病防治中起着重要的作用。临床用吡喹酮总剂量为 60mg/kg 的 1～2 天疗法，治愈率达 98.4%～99.4%；总剂量为 40mg/kg，2 次分服的 1 天疗法的治愈率为 88.9%。用总剂量为 120～140mg/kg 的吡喹酮 6 天疗法治疗急性血吸虫病亦有效，一般在服药后 3～5 天开始退热，体温降至正常平均需 9.5±0.8 天，治后 3～6 个月的治愈率为 94.9%～99.6%。1995 年，在江苏省长江沿线防洪抢险期间，50 320 人在接触疫水后 5 星期，口服 1 剂吡喹酮 40mg/kg，结果无 1 例发生急性血吸虫病。

吡喹酮是一广谱抗蠕虫药物，除抗血吸虫外，亦可用于治疗华支睾吸虫病、肺吸虫病和姜片虫病，用于驱除肝片吸虫及其他吸虫和多种绦虫及治疗猪囊虫病。华支睾吸虫病病人每次口服 25mg/kg，每天 3 次，连服 2 天；肺吸虫病病人可用此剂量，连服 3 天。

5．不良反应及处理　吡喹酮治疗血吸虫病的不良反应发生率较低，约 40.0% 的病人无任何不良反应。口服后不良反应一般出现在服药后数小时，且持续时间短，且在大多数患者中程度轻微，可以自行缓解，多无须特殊处理，但是在少数患者中也可出现较重的不良反应，需要及时正确地处理。

（1）神经系统反应：头晕、乏力、嗜睡、倦怠、失眠等反应多无须用药，可予妥善解释、密切观察。对乏力明显甚或软瘫者，应及时检查血钾，低钾者给予补钾；眩晕者，除卧床休息外可给予安定口服或肌注；共济失调者且持续时间较长者可应用脑复康等神经营养药物；晕厥者，立即平卧，推注高渗葡萄糖液（因为可能合并低血糖），并适当输液等；头痛患者，应检查有无颅内压增高，如果无颅内压增高，可口服去痛片或颅痛定等，如有颅内压增高，应给予甘露醇、地塞米松等降低颅内高压，防止发生脑疝等危及患者生命。癫痫发作者，应防止摔伤，保持患者呼吸道通畅，及早应用抗癫痫药；癔症发作者，可予精神治疗，亦可肌注安定等；精神病复发者，应及时请精神科医生会诊。

（2）消化系统反应：轻度恶心、呕吐，腹痛、腹泻等无须特殊处理。合并胃炎者可应用枸橼酸铋钾、硫糖铝等胃黏膜保护剂，腹泻较重者可应用思密达等。个别患者出现肝功能损害，除充分休息，适当营养外，可予护肝、降酶、退黄等治疗措施，如应用甘利欣、联苯双脂、思美泰（腺苷蛋氨酸）等。极个别患者出现肝性脑病时，可给予低蛋白饮食、酸性液体灌肠，口服乳果糖，给予谷氨酸钠、精氨酸、支链氨基酸等，并口服新霉素或甲硝唑等，同时纠正水电解质失衡并防治脑水肿。如出现上消化道出血，按上消化道出血常规处理。

（3）心血管系统反应：如出现明显心悸、胸闷、期前收缩、心率减慢或心率加快，血压增高等，应先作心电图及心肌酶学检查。心电图显示心肌缺血者可舌下含服硝酸甘油；期前收缩明显者，可予抗心律失常药；心肌酶学检查阳性者，可按"心肌炎"治疗；血压增高明显者，适当使用降压药物。

（4）过敏反应：如出现皮疹、瘙痒、血管神经性水肿等，可予抗过敏药物，如西可韦、扑尔敏等，较重者可予地塞米松静脉给药或强的松口服，或者葡萄糖酸钙缓慢静脉注射。吡喹酮治疗急性血吸虫病时患者常可出现类赫克斯海默尔反应，可给予地塞米松静脉滴注及其他对症处理。

（5）其他不良反应：肌肉、关节疼痛，肌束震颤及其他不良反应，可给予对症治疗。

有严重心率紊乱或心力衰竭而未能控制者、肝代偿功能极差或肾功能有严重障碍者，一般不宜用吡喹酮治疗，有精神病者忌用，有癫痫的血吸虫病患者在住院严密观察下慎用。

6. 抗药性及预防　实验室研究显示，在感染曼氏血吸虫和日本血吸虫小鼠体内，采用亚治疗剂量吡喹酮经过多轮诱导筛选，分别可诱导筛选出曼氏血吸虫吡喹酮不敏感株和日本血吸虫吡喹酮不敏感株，说明血吸虫在吡喹酮药物压力下有产生药物抗性的可能性。现场调查资料显示，在非洲的埃及和塞内加尔血吸虫病流行区局部出现难以治愈的病例，当地曼氏血吸虫虫株对于吡喹酮的敏感性下降，但在我国血吸虫流行区目前尚无有关日本血吸虫对吡喹酮敏感性下降现场调查证据。为避免血吸虫对吡喹酮抗药性产生，在使用吡喹酮治疗中，应给病人投以足够剂量的药物，避免亚剂量治疗；不同流行区要根据疫情及时调整防治策略，及时审查大规模群体化疗的合理性及适用范围，对同一易感人群应减少治疗的频次；加强吡喹酮生产质量的监控和流行区血吸虫虫株对吡喹酮敏感性的检测和监测。

7. 剂型与用法

（1）剂型：片剂，0.2g/片。

（2）用法：各期血吸虫病治疗方案及用量详见相关章节。

（二）蒿甲醚

1. 理化性质　蒿甲醚是由还原青蒿素与甲醇在接触剂作用下，生成的一对差向异构体α和β两型，α型为黏性油，熔点97～100℃；β型为无色片状结晶，熔点86～88℃。β型为抗疟和抗血吸虫的有效成分，在一般有机溶剂中溶解度很大，无紫外吸收峰。

2. 药理作用

（1）抗血吸虫作用：蒿甲醚对不同发育期的血吸虫，特别是虫龄为5～21天的童虫有较好的杀灭作用。兔与犬于感染后第7天灌服蒿甲醚10～15mg/kg，后每7～14天重复给药1次，共2～4次，减虫率达96.8%～100%。兔于重复感染血吸虫尾蚴，并于首次感染后7～15天开始，每7～14天服用1次蒿甲醚15mg/kg，共2～4次，或于首次感染后13及14天，或14及21天服用1次蒿甲醚15mg/kg，减虫率为93.0%～98.0%。感染犬和重复感染兔用蒿甲醚预防后，肝组织结构正常，虫卵肉芽肿数亦明显减少。结果表明，蒿甲醚具有预防血吸虫病的作用，可降低感染率，减轻感染度和防止急性血吸虫病。除日本血吸虫外，动物实验结果显示，蒿甲醚对曼氏血吸虫和埃及血吸虫的感染均有很好的预防效果。在非洲象牙海岸曼氏血吸虫病重度流行区，对学校学童实施每21天口服1次蒿甲醚6mg/kg，连服6次，保护率达50.0%，感染度亦明显减轻。

（2）抗血吸虫作用机制：蒿甲醚抗血吸虫作用的确切机制尚不十分了解。有研究表明，蒿甲醚可使血吸虫的糖原、蛋白质和核酸含量明显减少，并可抑制虫的糖酵解。血吸虫的糖原含量减少与其激活型磷酸化酶 a 型活力增高有关。

（3）毒性作用：小鼠 1 次灌服蒿甲醚悬液或肌内、皮下注射蒿甲醚油剂的 LD_{50} 值各为 977±114、263（95% CI：234～295）和（391±59.8）mg/kg。大鼠每天肌注蒿甲醚油剂 140～360mg/kg，连续 14 天，仅大剂量组的体重减轻，肝细胞有轻度脂肪变性。在同一实验中，2 组大鼠分别灌服蒿甲醚 80mg/kg 和 400mg/kg，每 15 天服 1 次，共 10～12 次，服毕最后 1 剂次日和 1 个月后复查，血常规、尿常规、肝肾功能和心电图检查均未见明显异常，但末次给药次日网织红细胞计数明显减少，1 个月后检查已恢复。未见中枢神经系统组织有明显异常。蒿甲醚对小鼠、大鼠和兔无致畸作用。

3. 药代动力学　口服蒿甲醚吸收迅速，但不完全，给药后的最初 2 小时，血浆药浓度达峰值，但与肌注给药相比，相对生物利用度仅为 43%。口服蒿甲醚 20mg 的血药峰浓度因个体而有很大的差异，即 16～372mg/ml，且消除迅速，半衰期为 1～2 小时。蒿甲醚主要由肝脏代谢。蒿甲醚肌注给药吸收缓慢，给药后 4～9 小时达血药峰浓度，半衰期为 7～11 小时。由于肝脏是蒿甲醚降解的主要部位，故肌注蒿甲醚的血浆药浓度高于口服给药的，且双氢青蒿素的浓度亦较口服给药少。口服蒿甲醚后所测得的较高浓度的双氢青蒿素可能是在肠腔形成。在体外，蒿甲醚与血清蛋白的结合率高达 95%～99%，但由于蒿甲醚口服吸收后因迅速去甲基化，形成双氢青蒿素，故其很强的血清蛋白结合率可能不会对蒿甲醚的治疗产生严重的影响。蒿甲醚经大鼠的肝微粒体代谢后查见 4 个代谢物，即双氢青蒿素、去羟基青蒿素、9α- 羟基青蒿素和 9β- 羟基青蒿素。

4. 应用及疗效评价　1994—1996 年，先后在湖南、云南、安徽和江西的洲垸型、湖滩型湖区和大山区流行区的 7 个试点，进行蒿甲醚预防人群感染血吸虫病的现场观察。受试人群于实施蒿甲醚口服预防前均经粪检虫卵，阳性者 1 次口服吡喹酮 50mg/kg，阴性者的口服剂量为 40mg/kg。实施口服蒿甲醚预防的时间包括整个感染季节、感染季节的前半期或后半期及防洪抢险。在 5 个农村试点中，受试者于感染季节开始或中期接触疫水 1～2 星期口服 1 次蒿甲醚 6mg/kg，以后每 15 天服 1 次，共服 4～10 次。所有受试者于末次给药后 1 个月作粪检考核预防效果。结果 2 174 人试用蒿甲醚预防，感染率为 0～5.5%，而服安慰剂对照的 2 156 人群的感染率为 8.9%～26.9%，人群保护率达 60.0%～100%，感染度亦明显降低。此外，在对照组中有 6 例急性血吸虫病发生，而蒿甲醚组则无。所有受试者对蒿甲醚的耐受性好，无明显的不良反应，血尿常规、肝肾功能检查及心电图检查均无明显变化。另两个试点系在鄱阳湖的堵堤和浆汤堤，于防洪抢险时，对抢险人群实施蒿甲醚口服预防。受试者在堵堤防洪抢险达 30 天，在接触疫水 15 天和 30 天时各服 1 次蒿甲醚 6mg/kg，脱离疫水现场后 15 天加服 1 次蒿甲醚。结果蒿甲醚组的 99 例中仅 4 例虫卵阳性，亦无急性血吸虫病发生，而对照组的 110 例中，44 例虫卵阳性，且有 29 例发生急性血吸虫病。在浆汤堤的受试者接触疫水 1 天，并于脱离疫水后 11 天及 18 天各服 1 次蒿甲醚 6mg/kg。结果蒿甲醚值的 103 人无感染，安慰剂组的 102 人中有 4 例的血吸虫卵阳性。近年长江水利委员会对水上作业人员实施口服蒿甲醚预防血吸虫病，获得良好效果，且无急性血吸虫病发生。

5. 不良反应及处理　根据现场试验结果分析，受试者每 15 天口服一次蒿甲醚 6mg/kg，连服 2～10 次，均无明显不良反应，少数有一过性恶心、头晕、头痛等，极个别有短暂的轻度体温升高，均无需处理，可自行消失。血、尿常规（包括网织红细胞计数）和肝、肾功能，以及心电图检查均未见有明显异常。但早期孕妇、有严重肝肾功能障碍和有药物过敏史及血液病患者则忌用。

6. 剂型与用法

（1）剂型：胶囊，40mg/粒，或100mg/粒。

（2）用法：目前用于预防血吸虫感染的蒿甲醚剂型为胶囊，每次的口服剂量为6mg/kg。根据用蒿甲醚预防日本血吸虫感染的结果，适宜的给药方案为人群在血吸虫传播季节开始前15～30天先用吡喹酮治疗1次，接触疫水后7～14天服首剂蒿甲醚，继则在接触疫水期间每15天口服1次蒿甲醚，至脱离接触疫水后7～14天加服蒿甲醚1次。

（三）青蒿琥酯

1. 理化性质　青蒿琥酯是青蒿素的水溶性衍生，化学名为二氢青蒿素-10-α-琥珀酸单酯，为无色针状结晶或白色结晶状粉末，无臭，几乎无味。在水中略溶，易溶于乙醇、丙酮或氯仿等有机溶剂。熔点131～136℃。

2. 药理作用

（1）抗血吸虫作用：青蒿琥酯对不同发育期的血吸虫均有杀灭作用，以虫龄为6～10天的童虫最为敏感。小鼠、兔或犬于感染血吸虫尾蚴后7天服1剂青蒿琥酯，以后每周1次，服用4～6次，减虫率为90%～99.5%。兔于1次感染血吸虫尾蚴后7、10或15天首剂青蒿琥酯，继则每7、10或15天服1次，共4次，则减虫率各为99.5%、86.7%和81.3%，预防效果以每7天服1剂青蒿琥酯的为最佳。在青蒿琥酯防止兔急性血吸虫病的研究中，剂量为16mg/kg的7天间隔服药组于感染后40天，未见兔有急性血吸虫病症状，血清免疫学检查示大部分兔的特异性IgG为阴性，而CAg到全部阴性。对照兔则有发热、嗜酸性粒细胞增多、血沉加快及特异性IgA和CAg全部阳性，表明青蒿琥酯具有很好地防止急性血吸虫病的作用。

其他实验亦有类似结果，特别是在预防急性血吸虫感染和预防血吸虫再感染的实验中，效果明显。

（2）抗血吸虫作用机制：血吸虫童虫经青蒿琥酯作用后，其苹果酸脱氢、6-磷酸甘露糖酶和酸性磷酸酶的同工酶活性受明显抑制，可影响虫的能量代谢和消化作用。经青蒿琥酯作用后，童虫的皮层肿胀、糜烂、肌层溶解、口及腹吸盘受损、肠上皮细胞破坏及微绒毛脱落，从而影响虫体的渗透平衡，及对营养物质的吸收与代谢物的排泄，并认为这可能是其死亡的主要原因。

（3）毒性作用：小鼠口服青蒿琥酯的LD_{50}值为（1 409±44.9）mg/kg，静脉注射LD_{50}值为520±70.2mg/kg；大鼠静脉注射青蒿琥酯的LD_{50}值为533mg/kg，静脉注射化疗指数为792.8，安全指数为80。犬单次静脉注射青蒿琥酯，无毒不良反应的安全界量为33mg/kg，无毒不良反应的最大耐受剂量为70mg/kg，近似致死剂量为240mg/kg。犬每天静脉注射青蒿琥酯11.25mg/kg，连续14天，未见明显毒不良反应，可视为基本安全剂量，剂量增加可出现毒不良反应，但停药28天后，各种组织变化基本恢复。青蒿琥酯有明显的胚胎毒性，但无致突变和致畸作用。

3. 药代动力学　人口服青蒿琥酯（120mg）的血药浓度为一室线性开放模型，达峰时间为（53.07±20.58）分钟，峰浓度为（1.94±1.05）μg/ml，消除半衰期为（41.35±7.89）分钟。绝对生物利用度为（40.39%±14.99）%。说明人体口服青蒿琥酯后，吸收速度较快，但吸收程度较差。人体经静脉注射青蒿琥酯的血药浓度呈二室线性开放模型，消除半衰期为（33.96±4.37）分钟。大鼠经脉注射青蒿琥酯200mg/kg后10分钟内各脏器内药物可达最高浓度，120分钟后在各脏器内消失。

4. 现场应用及评价 1993—1998 年,在江西、安徽和湖北 3 省血吸虫病流行区的 11 个疫区村,用双盲法进行了青蒿琥酯预防血吸虫病的观察,受试人群共 3 461 人,在实施预防前均用吡喹酮 40～50mg/kg 治疗。实验组人群于接触疫水后每 7 天或 15 天口服 1 次青蒿琥酯 6mg/kg,共 8～12 次。对照组人群在相同时间内口服安慰剂。各组于末次给药后 30 天作粪检考核预防效果。在每 7 天服药 1 次的 5 个疫区村中,4 个村的粪检阳性率为 0,对照组为 4.2%～25.6%,并有 3 例急性血吸虫病发生,保护率达 100%。另一试点村的实验组和对照组的粪检阳性率各为 1.2% 和 11.0%,保护率为 89.1%。在每 15 天服药 1 次的 6 个疫区村中,4 个轻度流行村的实验组粪检阳性率为 0～0.8%,而对照组的则为 4.5%～9.6%,并有 1 例急性血吸虫病发生,保护率为 83.9%～100%。在 1 个中度、1 个重度流行村中,实验组粪检阳性率分别为 2.7% 和 11.8%,对照组的各为 8.3% 和 18.8%,保护率则为 68.2% 和 37.7%。结果提示,在血吸虫病重疫区,对接触疫水频繁和暴露强度大的人群,宜首选每 7 天口服 1 次青蒿琥酯的给药方案,并在停止接触疫水后再加服 1 次青蒿琥酯。

5. 不良反应及处置 根据青蒿琥酯用于日本血吸虫感染治疗的现场试验,青蒿琥酯的不良反应包括头晕、恶心、胃肠道不适等不良反应。

6. 剂型与用法

(1)剂型:片剂,100mg/ 片。

(2)用法:对于在日本血吸虫病疫区持续接触疫水的高危人群,在接触疫水后 7 天口服首剂青蒿琥酯,以后每 15 天服 1 次,直至传播季节结束后 7 天,剂量均为 6mg/kg。对于接触疫水者,在接触疫水后 7 天口服首剂青蒿琥酯,持续接触疫水期间每 7 天服 1 次,直至脱离疫水后 7 天,剂量同上。对于持续接触疫水不到 7 天者,在首次接触疫水后 7、14、15 天各服 1 次,共 3 次,剂量同上。

第四节 急性血吸虫病治疗

急性血吸虫病确诊后,应立即住院治疗。对体温在 39℃ 以上,中毒症状明显或有严重毒血症、脑膜脑炎症状的危重患者,在病原治疗前应予以支持和对症治疗。

一、一般治疗

(一)加强护理

早期卧床休息,按医嘱测量血压及记录出入液量,进食易消化食物。

(二)支持治疗

补充维生素和液体,口服维生素 B、维生素 C 等,有明显腹泻及消化系统症状的病人,可考虑补充水、盐或能量物质。应尽量动员病人口服,口服不足的部分由静脉补充,输液的种类应视病情而异,以维持正常的体液代谢和内环境稳定为目的。

病情危重者,可考虑小量输血。

(三)退热

急性血吸虫病发热是由于机体受到大量虫卵抗原的强烈刺激所表现出的毒性过敏反应。对一般轻、中型病人,通过药物杀灭虫体,控制抗原物质产生,即可逐渐退热。吡喹酮治疗急性血吸虫病具有很好的特异性退热作用。

非特异性退热药物一般采用皮质激素。对高热或中毒症状严重者在病原治疗之前或同时合并应用，可增进退热效果和改善病情。轻型病人一般不需使用激素治疗；中型病人可短期应用并以口服为主；重型病人宜将激素加在输液中静脉滴注。常用的皮质激素有氢化可的松、地塞米松及泼尼松等。对重症高热者，开始用氢化可的松或地塞米松加在输液中静脉滴注，待退热后改为口服。使用激素时间不宜太长，在体温降低、症状改善后，即可逐渐减量并维持一星期左右。使用皮质激素时，宜同时口服 10% 氯化钾，每次 10ml，每日 3 次。合并有粪类圆线虫感染的病人，在有效驱虫之前不可使用激素，以免产生免疫抑制，而造成幼虫播散性感染，严重者可致病人死亡。

对高热者可进行物理降温。

（四）抗休克

对出现休克者，必须积极抗休克治疗，应先补充有效循环血量。呕吐、腹泻病人，可采用 10% 葡萄糖溶液 500ml，复方氯化钠 500ml，11.2% 乳酸钠 100ml，静脉滴注。有酸中毒时，可用 5% 碳酸氢钠 100ml 缓慢静注或滴入。有中毒性休克时，则应用氢化可的松 200～400ml/d 或地塞米松 30～40mg/d，加入 10% 葡萄糖溶液 500～1 000ml 中，静脉滴注。激素一般使用 2～3 天，待休克控制后即可停用。有微循环衰竭时，需加用胶体溶液，可用血浆 100～200ml 或 500ml 右旋糖酐 40。对有四肢冰冷、面色苍白者，可用美芬丁胺（恢压敏）20～40mg 或多巴胺 20～60mg 或异丙基肾上腺素 0.5～1ml，加入 5% 或 10% 葡萄糖溶液 500ml 中，静脉滴注。对有四肢温暖、面部潮红者，则应用去甲肾上腺素 2～5mg（从低浓度开始）或间羟胺（阿拉明）20～40mg，加入 10% 葡萄糖溶液 200ml 中，缓慢静脉滴注。抗休克治疗同时注意水电平衡。

（五）补充能量与抗感染

对不能进食的重症病人，每日从静脉内补充葡萄糖不宜低于 200mg，或用能量合剂。如并发感染，应及时使用抗生素。

（六）合并疾病的治疗

农村急性血吸虫病病人常合并肠道寄生虫感染。在病原治疗前，宜先行驱虫治疗，可减少病原治疗药物的胃肠道反应；如合并伤寒、痢疾、钩端螺旋体感染，均应用特效抗生素先予治疗；如合并肺结核，可在抗结核治疗中，适时用吡喹酮予以病原治疗。

二、病原治疗

对轻型及体温在 39℃ 以下、一般情况较好的中型病人，应尽早进行病原治疗；重型病人应予支持治疗，治疗合并疾病，改善机体状况，再择机作病原治疗。病原治疗药物首选吡喹酮，成人总量一般为 120mg/kg 体重（儿童 140mg/kg 体重），体重以 60kg 为上限，超过者仍按 60kg 计，采用 6 日疗法，每日 3 次，其中二分之一总剂量在第 1 天及第 2 天平均服完，其余二分之一总剂量在第 3～6 天平均服完。

吡喹酮见效快，轻型病人在服药 1 个疗程后 2～4 天内，体温即可降至正常；中型或重型病人需治毕一星期或更长时间体温才降至正常。约 50% 的病人于服药后当天可发生伴有寒战、高热等类赫克斯海默反应，最高体温比治前可升高 1℃ 左右，出现体温"反跳"现象，需加强监护。

对服药前体温已降至正常的急性血吸虫病人，吡喹酮用量可按慢性血吸虫病疗法进行治疗。对经 1 个疗程治疗后发热不退者，鉴别诊断无其他疾病后，可在停药两星期后重复 1 个疗程。

第五节　慢性血吸虫病治疗

慢性血吸虫病大多无明显症状,治疗目的在于杀灭体内成虫,消除病原体,防止病变发展,保护个体健康,在流行病学上起控制和消灭传染源作用。

病原治疗

(一)用法

吡喹酮是抗血吸虫的首选药物,一般以粪便检查、直肠黏膜活检等病理检查确诊的病人为治疗对象。血清免疫反应阳性者亦可考虑给予治疗。成人总剂量为 60mg/kg 体重(儿童体重不足 30kg 者总剂量可加至 70mg/kg 体重),2 天疗法,每日量分 2～3 次在餐间服,体重以 60kg 为上限。对年老体弱,或有明显并发症的患者可用总剂量 60mg/kg 体重,3 天疗法。

在疫区大规模治疗中可采用成人总剂量 40mg/kg 体重,询检后顿服。服药期间及服药结束后 3～5 天内,应注意休息,减轻体力劳动,避免高空和水上作业。

(二)不良反应

吡喹酮治疗慢性血吸虫病的不良反应较轻,多出现在服药后数小时,持续时间较短,一般不需处理可自行消失,少数重者应及时停药,酌情处理。

1. 消化系统　以上腹部不适、不定位腹痛较多见,此外有恶心、呕吐、食欲减退和腹泻。个别患者出现黄疸,ALT、AST 升高,严重者偶有上消化道大出血发生。

2. 神经系统　以头晕、头痛、乏力多见,其他有嗜睡、失眠、视物模糊、肢体麻木、肌肉颤动、耳鸣等。严重者有下肢瘫痪、共济失调、癫痫或癔症发作、精神失常、精神病复发。

3. 心血管系统　少数患者有心悸、胸闷、期前收缩、心率减慢或心率加快。

4. 过敏反应　个别患者可出现超敏反应,表现为荨麻疹、血管性水肿、过敏性紫癜、支气管哮喘、间有或高或低的发热,偶可引起过敏性休克。

(三)辅助治疗

对病原治疗后出现肝功能指标异常者,应予改善和恢复肝功能药物治疗。对出现肝纤维化指标升高者,应进行抗纤维化治疗。

(四)对症治疗

积极治疗并存的慢性消化道疾病,改善体质,有贫血及营养不良者,予以加强营养支持治疗。对有明显腹泻、食欲差的患者,予以静脉补充能量,保持水电解质平衡。对慢性腹泻或慢性痢疾为主要临床症状的患者可采用中西医结合治疗。

第六节　晚期血吸虫病内科治疗

一、晚期血吸虫病诊断

依据中华人民共和国卫生行业标准《血吸虫病诊断标准》(WS 261—2006)。

(一)诊断标准

1. 居住在流行区或曾到过流行区有多次疫水接触史。

2. 血吸虫血清免疫学检查阳性(既往确诊血吸虫者可阴性)。

3. 临床上有腹水、门脉高压症状体征,或有结肠肉芽肿或侏儒表现。

4. 排除其他原因所致门脉高压症、脾大、腹水。

5. 粪检找到虫卵或毛蚴，或直肠活检发现血吸虫卵。

同时符合1、2、3、4为临床诊断病例，同时符合1、2、3、4、5为确诊病例。

（二）临床分型

1. 巨脾型　指脾脏肿大超过脐平线或横径超过腹中线者，脾肿大达Ⅱ级，伴脾功能亢进、有肝纤维化门脉高压或上消化道出血史者，亦属本型。

2. 腹水型　患者常在上消化道出血、合并感染、过度劳累或使用损害肝脏的药物后诱发，腹水可时消时现，病程从数年到10年以上。

3. 结肠增厚型　亦称结肠肉芽肿型或结肠增殖型。常表现有腹痛、腹泻、便秘或腹泻与便秘交替。左下腹可触及肿块或索条状物，有轻度压痛。

4. 侏儒型　系儿童时反复多次感染血吸虫，又未及时治疗所致，患者发育迟缓，身体矮小。

（三）鉴别诊断

1. 结节性肝硬化　多由病毒性肝炎引起。肝细胞损害较明显，临床上乏力、食欲减退、腹胀、黄疸、蜘蛛痣、肝掌及男性乳房肿大等较为多见。肝脏表面有时可扪及较粗大的结节，后期肝脏常萎缩而难以触及。脾脏肿大小明显。肝功能损害显著，血清丙氨酸转氨酶常增高。乙型肝炎表面抗原（HBsAg）及核心抗体（抗HBc）测定可呈阳性，病程进展快，预后较差。但应注意晚期血吸虫病可并存乙型肝炎病毒（HBV）感染，表现为以肝炎后肝硬化为主的混合性肝硬化。

2. 原发性肝癌　病程进展迅速，常有发热、体重显著减轻，肝区持续疼痛，肝呈进行性肿大，质地坚硬，表面凸凹不平，可出现迅速加深的黄疸和急剧增加的腹水，腹水呈草黄色或血性。血清碱性磷酸酶增高，甲胎蛋白（AFP）阳性。肝脏B超检查、放射性核素扫描和电子计算机X线体层摄影（CT）显示占位性病变。

3. 疟疾　一些疟疾病人脾脏可明显肿大，但疟疾病人有反复发作的疟疾病史，血涂片检查可找到疟原虫，抗疟疾治疗效果好。

4. 结核性腹膜炎　无门脉高压症，常有发热及肺部原发结核病灶，腹水量少或中等，为渗出液，少数呈血性。

5. 慢性粒细胞性白血病　脾脏明显肿大，可达巨脾程度，常伴有低热，血液检查周围血液中白细胞数显著增多，并有幼稚白细胞，骨髓检查有助诊断。

（四）医疗救助出院标准

达到以下标准中1、2项，并分别达到各自标准时，可视为达到了医疗救助出院标准。

1. 无吡喹酮禁忌证患者进行了有效的病原治疗。

2. 肝生化检查基本正常。

3. 腹水型患者腹水基本消退。

4. 巨脾型患者作了脾切除等手术后，伤口愈合良好，无手术并发症。

5. 食管、胃底曲张静脉破裂出血者，经有效治疗后，出血停止，大便隐血试验阴性一周以上，血红蛋白>80g/L。

6. 结肠增厚型患者经手术治疗后，症状明显减轻或消失。

（五）患者转归

1. 医疗救助临床治愈标准　各型晚血患者经治疗达到治愈标准中的（1）和（2），并达到各自标准时，可视为临床治愈。

（1）进行了有效的病原学治疗。

（2）肝功能基本正常。

（3）腹水型患者腹水消退并停止使用利尿剂后一年以上无复发。

（4）巨脾型术后脾功能亢进消失。

（5）结肠增厚型患者术后症状显著改善或消失，经钡灌肠或纤维结肠镜检查证实肠腔病变显著改善或消失。

（6）食管胃底静脉曲张破裂出血的患者，经有效治疗后，出血停止一年以上，并经 X 线或纤维胃镜检查证实曲张静脉减轻或消失。

2. 对进行救助治疗出院后的患者应进行定期随访，及时作出治疗转归评定，达到晚期血吸虫病临床治愈标准的，应从晚期血吸虫病患者中剔除。若以后重新出现晚期血吸虫病及其并发症的症状、体征，在排除肝炎肝硬化等其他疾病后，作为晚期血吸虫病复发处理。

二、晚期血吸虫病的病原治疗

病原治疗之前需对肝功能损害、低蛋白血症、腹水等进行对症治疗。

1. 对象　对粪便孵化阳性，或直肠镜检发现近期虫卵者，或血清免疫学反应阳性，距末次治疗 2 年以上的晚期血吸虫患者，均需进行病原治疗。

2. 方法　吡喹酮用量：肝功能代偿良好的晚期血吸虫病患者可用总剂量 40～60mg/kg 体重、2 天疗法；一般情况较差，有明显夹杂症的患者可采用总剂量 90mg/kg 体重、6 天疗法。

3. 禁忌　晚期血吸虫病患者腹水未消退、近期（6 个月内）有上消化道出血、活动性肝损害、严重肾功能损害、严重心力衰竭或心律紊乱、活动性精神疾患、严重活动性肺结核等不宜进行病原治疗。

三、巨脾型晚期血吸虫病外科治疗

可参考附件3：晚期血吸虫病（巨脾型）临床路径（国卫办医函〔2013〕547 号）

（一）手术适应证

符合下列条件之一者：

1. 脾肿大Ⅲ级及Ⅲ级以上者。

2. 脾肿大Ⅱ级伴明显脾功能亢进者（白细胞 3.0×10^9/L 以下，血小板 70×10^9/L 以下）。

3. 门脉高压症食管胃底静脉曲张或上消化道出血者。

（二）手术条件

1. 一般情况尚好。

2. 无黄疸、无腹水或轻度腹水停利尿剂后稳定三个月以上者。

3. 肝脏储备功能要求 A、B 级，详见表7-1。

表 7-1　肝脏储备功能的 Child 分级标准

临床生化指标	分数		
	1	2	3
肝性脑病/级	无	1～2	3～4
腹水	无	轻度	中度
胆红素/$\mu mol \cdot L^{-1}$	<34.2	34.2～51.3	>51.3
白蛋白/$g \cdot L^{-1}$	>35	28～35	<28
凝血酶原时间延长/s	<4	4～6	>6

4. 无心、肺、肾功能失代偿，糖尿病者血糖控制正常并稳定。

（三）手术原则及方式

1. 原则　择期手术为主，急诊患者以抢救患者生命为原则，情况允许时可考虑做急诊手术。

2. 择期手术方式

（1）钡餐或胃镜检查无食管、胃底静脉曲张者，可选择开腹或腹腔镜下单纯脾脏切除术。

（2）食管、胃底静脉曲张轻度以上者，可选择开腹或腹腔镜下脾切除+贲门周围血管离断术。

（3）脾切除+断流术后再次发生上消化道出血者，经非手术治疗后择期选择其他断流术或介入治疗。

（四）围手术期处理

1. 术前处理

（1）术前检查

1）常规及生化检查：包括三大常规、大便隐血，血型鉴定，凝血常规，肝、肾功能，血糖、血脂、电解质，心肌酶，甲胎蛋白，癌胚抗原，乙肝、丙肝、艾滋病、梅毒血清标志物，血氨测定。血、尿淀粉酶、甲状腺功能、糖类抗原（根据病情选做）。

2）其他检查：心电图，胸片，胃镜或食管钡餐，腹部彩超。

3）特殊检查：腹部 CT 或 MRI。

（2）术前准备：术前应尽量改善肝功能和全身状况，以提高手术耐受性以及患者心理准备，告知手术必要性、并发症及预后。

2. 术中处理　手术操作参照《黄家驷外科学》第八版标准和要求进行。术中应测门脉压力，取肝组织活检（须征得患者和家属同意）。

3. 麻醉选择　连硬外麻或全麻。

4. 术后处理

（1）术后常规处理加对症治疗，防止术后并发症的发生。

（2）血小板计数监测：脾切除术后，一般 1～2 周血小板回升达最高峰，如高于正常数值，需进行抗凝祛聚治疗。鼓励早期下床活动，避免因血小板回升血液黏滞度增加，出现静脉血栓形成。

四、结肠增厚型晚期血吸虫病的外科治疗

（一）手术适应证

符合下列条件之一者：

1. 因腹泻、脓血黏液便内科治疗不能控制症状者。

2. 有出血、穿孔者。

3. 有梗阻表现，保守治疗无效者。

4. 非典型增生或组织活检有癌变者。

（二）手术方式的选择

根据病变部位、范围、并发症及全身情况决定手术方式。有下列手术供选择：局部切除、左半结肠切除、右半结肠切除、乙状结肠切除、结肠造口术，多发性息肉视情况采用结肠镜摘除。

（三）围手术期处理

1．术前准备

（1）术前常规检查。

（2）肠道准备：口服抗生素、缓泻剂，洗肠。

（3）如有梗阻、出血、穿孔者，应纠正水、电解质酸碱平衡紊乱，纠正贫血、低蛋白血症。

2．术中处理

（1）仔细探查，注意多发病变或合并病变。

（2）术中快速病理检查排除癌变可能。

（3）根据病变决定手术切除范围和方式。

（4）保证吻合技术，注意吻合口血运、有无张力、通畅度，防止吻合口狭窄和漏发生。

（5）局部病变有粘连、组织增厚，疑癌或浸润时，应尽量切除。

3．术后处理　按腹部外科手术的常规处理。

五、腹水型晚期血吸虫病的治疗

可参考附件3：晚期血吸虫病（腹水型）临床路径（国卫办医函〔2013〕547号）

（一）一般治疗

1．卧床休息，每天记录病人腹围、体重及尿量变化。

2．限制食盐摄入　轻度腹水每日食盐摄入量少于2g；中度腹水每日食盐摄入量少于1g；重度腹水严格限盐。

3．控制水分摄入　每日入水量控制在尿量水平。

4．肝病辅助治疗。

5．营养支持　增加营养，高蛋白饮食。严重低蛋白血症、重度腹水，酌情给予血浆、人血白蛋白。

（二）利尿治疗

原则：根据作用部位和特点，选择适宜的药物，长期服药者一般采用间歇疗法，要密切注意病人的肝肾功能及电解质情况。

1．螺内酯　为腹水治疗的首选药物。临床上常与噻嗪类利尿剂或呋噻米（速尿）联合应用。不同种类利尿药宜交替使用。

2．噻嗪类利尿剂　肝肾功能不良患者不主张首选该药，因可能诱发肝肾综合征和肝性脑病，单独使用时应注意水电解质平衡。

3．呋噻米　不主张作为首选药，单独使用易致低血钾、诱发肝性脑病，使用时应密切注意尿量，肾功能损害者慎用。

4．托拉噻米　不主张作为首选药，合并肾功能损害可考虑使用。

（三）腹水浓缩回输术

经腹水培养证实为无菌性腹水，在严格无菌条件下，2～4小时内放出腹水4 000～10 000ml（放腹水后加腹带），经超滤或透析浓缩至500～1 000ml回输，放腹水后可补充人血白蛋白。

（四）中医中药

中医治疗晚期血吸虫病腹水的经验可归纳为：杀虫解毒去积，辨证分型论治。抓住肝瘀、脾湿、肾虚三个关键，行气活血以养肝为主；运湿助化以健脾为主；清热利尿、化气利尿、育阴利尿、温阳利尿以益肾为主。

六、晚期血吸虫病并发症的处理

（一）晚期血吸虫病上消化道出血的治疗

1. 诊断依据及鉴别诊断

（1）诊断依据：病史及体征；急诊胃镜检查；选择性血管造影（有条件时做）。

（2）鉴别诊断：需与消化性溃疡出血、胃癌、胆道出血、其他出血（消化道憩室，良、恶性肿瘤，食管裂孔疝等）鉴别。

2. 内科治疗

（1）一般治疗

1）绝对卧床，活动性出血时禁食，必要时吸氧，镇静，保持呼吸道通畅，避免呕血时血液吸入引起窒息。

2）严密监测生命体征，定期复查血红蛋白浓度、红细胞计数、血细胞比容与血尿素氮。必要时行中心静脉压测定及心电监护。

3）补充血容量。

（2）降低门静脉压

1）生长抑素及其衍生物：抑制胃肠蠕动，减少内脏血流量和降低门脉压。

2）血管加压素：通过收缩血管减少门静脉血流，冠心病禁用。可同时使用酚妥拉明、硝酸甘油，通过扩张门静脉血管降低门脉压。

3）普萘洛尔：可使门脉压降低，出血停止后长期口服对预防食管静脉曲张破裂再出血有一定效果。起始剂量为 10mg，每天两次，可逐渐增至最大耐受剂量，使静息心率下降到基础心率的 75% 或静息心率达到 50～60 次／分钟。但对合并有顽固性腹水患者不宜使用。

（3）止血治疗

1）应用制酸、止血药物。

2）内镜下曲张静脉套扎和／或组织胶注射术，间隔 2～4 周后复查胃镜，必要时进行第二次治疗。

3）三腔二囊管的应用：经鼻腔或口插入三腔二囊管，进入胃腔后先抽出胃内积血，然后注气入胃囊，向外加压牵引，如未能止血，再注气入食管囊，压迫食管曲张静脉，压迫时间最长不应超过 24 小时，放气囊解除压迫一段时间后，必要时可重复充气牵引。

（4）合理使用抗生素。

3. 外科治疗

（1）急诊手术适应证和禁忌证

1）适应证：门脉高压症合并上消化道大出血，经内镜等非手术治疗不能止血。病人全身情况经支持疗法尚稳定，无肝性脑病，严重黄疸，大量腹水者（肝功能 A～B 级）。

2）禁忌证：年老体弱，有心、肺、肾等脏器严重疾病、肝功能 C 级时，不宜做急诊手术。

（2）手术方式选择

1）急诊手术时的手术方式：急诊手术时应选择手术简单、时间短、病人能耐受且效果较为理想的胃底曲张静脉结扎术或脾切除＋门奇断流术。

2）择期手术时的手术方式见巨脾型晚期血吸虫病的外科治疗。

（3）围手术期处理

1）急诊手术围手术期处理：术前纠正休克，备足血源，血红蛋白提高到 70g/L 以上，纠正水、电解质紊乱及酸碱平衡失调，其他同择期手术。术后应特别注意预防肝性脑病的发生，其他同择期手术。

2）择期手术围手术期处理见巨脾型晚期血吸虫病的外科治疗。

（二）原发性腹膜炎

1．一般治疗

（1）体位：在无休克时，病人应取半卧位。

（2）严密监测生命体征，定期复查血常规、电解质、肝肾功能等。

（3）预防和纠正水、电解质紊乱和酸碱平衡失调。

（4）营养支持：进食高营养食物，保证热量 35～40kcal/(kg•d^{-1})。

2．抗生素治疗　应根据腹腔穿刺液涂片或细菌培养的结果，选择敏感抗生素。有厌氧菌感染的，需加用抗厌氧菌药物。

（三）肝性脑病

1．一般治疗

（1）绝对卧床休息，加强监护，给氧，记 24 小时出入水量。

（2）消除诱因，防治感染，防治消化道出血，纠正水、电解质紊乱和酸碱平衡失调。慎用镇静药，禁用损肝药物。

2．减少肠内毒物的生成和吸收

（1）控制饮食：严格限制蛋白质的摄入量。1～2 期患者开始数日应限制蛋白质在 20g/d 之内，如病情好转，每 3～5 天可增加 10g 蛋白质，以逐渐增加患者对蛋白质的耐受性，待患者完全恢复后每天可摄入 0.6～1g/kg 蛋白质。昏迷期间，禁止蛋白质饮食。静脉滴注葡萄糖液和能量合剂，每日供给热量 35～40kcal/(kg•d^{-1})和足量维生素，以碳水化合物为主要食物，昏迷不能进食者可鼻饲，脂肪宜少用。在大量输注葡萄糖的过程中，必须警惕低钾血症、心力衰竭和脑水肿。

（2）清洁肠道：采取灌肠或导泻的方法清除肠内积食、积血，减少含氮物质的吸收。用生理盐水、弱酸性溶液或乳果糖灌肠；口服或鼻饲 33% 硫酸镁以及不易吸收的抗生素。

3．促进有毒物质的代谢清除，纠正氨基酸代谢的紊乱

（1）应用降氨药物。

（2）纠正氨基酸比例失衡、减少假性神经递质的产生。

4．促进肝细胞再生。

5．积极预防及治疗并发症　常见的有感染、出血、肝肾综合征、脑水肿甚至多脏器功能衰竭等。

6．腹膜或血液透析　如氮质血症是肝性脑病的原因，可采取腹膜透析或血液透析治疗。

7．中医中药　以清热解毒利湿为主。

第七节　晚期血吸虫病救治与扶贫攻坚

根据《国务院关于进一步加强血吸虫病防治工作的通知》（国发〔2004〕14 号）关于"对生活贫困的晚期血吸虫病患者实行临时性救助措施，适当补助有关医疗费用"的精神，和

《重点地方病防治三年攻坚行动方案（2018—2020）》，中央财政和地方财政分级安排专项经费，对符合条件的晚期血吸虫病患者提供医疗救助。对农村建档立卡晚血患者和患病贫困人口实现家庭医生签约服务应签尽签，做到签约一人、履约一人、做实一人，重点加强高晚期血吸虫病病人与贫困慢性血吸虫病患者的规范化管理与服务。有条件的地区，可结合实际探索扩大血吸虫病管理服务范围。鼓励县级及以上医疗机构医务人员加入家庭医生团队，为贫困血吸虫病人口提供有针对性的医疗卫生服务。加强健康教育，开展健康知识传播和健康生活方式引导，宣传和普及健康素养基本知识与技能，提升晚血患者和贫困人口健康素养。

一、原则与目标

1. 原则　认真执行《晚期血吸虫病医疗救助项目技术方案》（见附件2），严格筛查对象，积极进行医疗救助，确保医疗质量和医疗安全。

2. 目标　对符合医疗救助条件的现症晚期血吸虫病患者，通过住院治疗，明显改善临床症状，基本恢复或部分恢复劳动能力，提高生活质量。确保至2020年晚期血吸虫病患者不因病致贫、因病返贫。

二、定点医院的确定

为确保晚期血吸虫病患者医疗救助质量和安全，各地应选择安排定点医院开展医疗救助工作。

（一）定点医院条件（※ 表示外科定点医院必备）

1. 医院资质与资格

（1）县级以上血吸虫病防治专科医院或二级以上综合医院；

（2）具备脾切除，门、奇静脉血流阻断手术经验；※

（3）近五年未发生过与晚期血吸虫病诊疗有关的三级以上医疗事故。

2. 技术人员

（1）至少有1名主任医师或五年以上高年资副主任医师专业技术职务任职资格的普外科医师，具有相应资质的外科医师、麻醉医师团队；※

（2）至少有1名具有副主任医师以上专业技术职务任职资格的消化科和1名心内科医师；

（3）与之相匹配的护理队伍。

3. 设施与设备条件

（1）符合要求的手术室；

（2）符合要求的病房及重症监护室（或抢救室）；

（3）具备开展腹部手术的器械；

（4）胃镜、结肠镜、直肠镜；

（5）B超机；

（6）血液生化仪、酶标仪；

（7）呼吸机、麻醉机、心电监护仪；

（8）有安全可靠的临床用血来源。

（二）定点医院的确定和撤销

1. 县级卫生行政部门按照满足工作量需要、合理布局、方便患者、利于管理的原则，选择辖区内1～2家符合条件的医疗机构,逐级向省级卫生行政部门推荐。

2. 省级卫生行政部门组织省晚期血吸虫病医疗救助专家指导小组对推荐的医疗机构进行考核评估。

3. 省级卫生行政部门根据省晚期血吸虫病医疗救助专家指导小组的评估意见,确定定点医院的数量与布局,确认定点医院。

4. 省、市、县级卫生行政部门应加强对定点医院的监管,组织专家采取明察暗访等形式,定期或不定期地对定点医院进行考核,不符合条件的定点医院应及时撤销。

三、救助对象的确定和审批

(一)申请医疗救助的条件

应同时具备以下条件:

1. 符合《中华人民共和国卫生行业标准》(WS 261 —2006)血吸虫病诊断标准中"晚期血吸虫病诊断标准"的患者。

2. 血吸虫病流行区的农民和城镇居民,特别是建档立卡的贫困户。

(二)新增医疗救助对象的筛选与审批

1. 患者本人向当地血防站(卫生院)提交医疗救助申请表、交验本人身份证原件并提供复印件、提交本人近期照片。

2. 当地血防站(卫生院)依据晚期血吸虫病登记册等资料和晚期血吸虫病患者的诊断标准,对提出申请的患者进行初步筛选,符合条件的予以登记造册,将结果报县血防站(疾病预防控制中心)。

3. 当地定点医院负责对本县经过筛选的对象进行检查和确诊。定点医院不能确诊的,由晚期血吸虫病患者医疗救助专家指导小组的专家会诊确定;或省血防办指定医院或组织专家定期对新增患者审定,同意救助者纳入晚血救助信息网络。

(三)原医疗救助对象的核查与退出

对已纳入晚期血吸虫病医疗救助的患者,要定期进行见面复核,区分晚期血吸虫病患者和晚期血吸虫病医疗救助对象,对符合救助条件的晚期血吸虫病患者在晚期血吸虫病医疗救助信息系统中注明"同意救助",对通过救助病情已经稳定暂不符合医疗救助条件者注明"暂不同意救助",对已死亡和临床治愈的患者及时剔除,以避免晚期血吸虫病患者基数无节制增大。

(四)县级卫生行政部门将审批同意救助的晚期血吸虫病患者名单逐级上报,由省级卫生行政部门将汇总结果报国家卫生健康委员会。

四、住院管理

(1)已纳入晚期血吸虫病医疗救助对象并录入晚期血吸虫病信息管理系统的患者,持本人身份证到晚期血吸虫病医疗救助定点医院办理入院手续。

(2)定点医院在患者办理入院手续时,向患者或家属说明有关政策和事项,患者或家属同意并签字后方可办理入院手续。

(3)根据病情合理检查、合理用药(参照本省医疗保险管理规定和基本用药目录),实行"住院一日清单"制,由患者或其家属签字。

(4)不属于晚期血吸虫病医疗救助范围的疾病,超范围的检查和用药,事先须告知患者，征得其同意并签字，其费用不得在晚血医疗救助项目经费中支出。

（5）治疗期间出现意外情况或严重并发症，要及时请晚期血吸虫病医疗救助专家指导小组会诊。

（6）患者出院时，经治医生应认真交代出院后的注意事项。

五、救助经费使用及管理

（1）对晚期血吸虫病治疗给予救助，救助标准由省卫生、财政部门制定，中央财政按每人 5 000 元 / 年的标准安排补助，不足部分由地方财政负担；或与医保部门配合，将晚期血吸虫病治疗纳入医保范畴，医保先按规定报销，自负部分由晚期血吸虫病医疗救助经费支出。中央财政补助资金按照《中央补助地方卫生事业专项资金管理暂行办法》（财社〔2004〕24 号）执行。

（2）县级卫生部门组织专家组按照《晚期血吸虫病医疗救助项目技术方案》，对每例救助患者治疗方案及实际发生的医疗费用等进行审核，并逐级上报、审核，省级卫生行政部门最终审定。按照省级卫生部门审定的费用和补助金额将补助资金及时拨付定点医院。

（3）晚期血吸虫患者医疗救助补助经费要严格执行本省制定的补助标准，实际治疗费用在补助标准以内的，实报实销。晚期血吸虫病患者的治疗要严格执行《晚期血吸虫病医疗救助项目技术方案》，保证治疗质量，同时要厉行节约，杜绝不合理费用发生。

（4）省级卫生行政部门要加强对晚期血吸虫病患者医疗救助经费的管理和监督，专款专用，任何单位和个人不得以任何理由挤占和挪用。

（5）在审核治疗方案和治疗费用时发现方案、费用不合理的，其不合理的费用由定点医院承担，已报账的，应予以扣回，不得转嫁给患者。

（6）县级卫生行政部门要对享受晚期血吸虫病医疗救助的人员名单进行公示，接受广泛的社会监督。

六、资料管理

（1）定点医院必须妥善保存每一例享受晚期血吸虫病医疗救助的诊断结果、检验检查凭证、病历、医嘱、病程记录等病案资料，以备查验。要完善相关登记资料，实行信息化管理。

（2）县级血防机构（疾病预防控制机构）负责对晚期血吸虫病患者医疗救助资料进行汇总，并逐级上报。

七、组织管理

（1）根据项目管理方案，项目省卫生、财政主管部门负责制定具体的晚期血吸虫病医疗救助项目计划，对实施情况进行监督与检查。

（2）县级以上卫生行政部门负责晚期血吸虫病医疗救助工作的具体实施工作，日常工作由各级血吸虫病防治工作领导小组办公室负责。省、市、县卫生行政、业务部门要明确职责，建立办事规则、办事程序等各项规章制度。

（3）省、市、县分别成立晚期血吸虫病医疗救助专家技术指导小组，负责拟订技术方案、对定点医院进行评估、培训业务技术骨干、对疑难病例进行会诊和处理、对定点医院确诊的晚期血吸虫病患者进行抽查（核实诊断）和医疗质量监督。

（4）增强晚期血吸虫病医疗救助工作的透明度。各级卫生部门、血防机构和定点医疗机构要通过多种形式宣传晚期血吸虫病医疗救助政策，使群众和患者了解政策和办事程序。

（5）有关部门和单位要通力合作，努力为晚期血吸虫病患者提供优质服务。各级血防机构要在当地政府的领导下，积极主动地做好医疗救助对象的组织发动工作，各定点医院要加强与基层血防、卫生院的沟通与联系，县（市、区）卫生部门要加强组织与协调，有计划、有步骤、分期分批安排患者检查和治疗，力求方便患者，减少患者的负担。

（6）加强晚期血吸虫病患者医疗救助工作的督查。要建立明察暗访、进村入户与救助对象面对面访问核实、深入定点医院抽查等核查机制，市级组织抽查数不少于救助治疗数的 20%、省级组织抽查数不少于救助治疗数的 10%，核查情况须登记在案。发现服务不完善的，要及时采取措施加以改进；发现弄虚作假等违规行为的，必须严格追究责任人和主管领导的责任。

（7）县级以上卫生行政部门定期对晚期血吸虫病患者医疗救助情况进行分析和总结，每年向上级主管部门和同级财政部门提交专题报告。

（任光辉　李胜明）

参 考 文 献

[1] 黄一心，肖树华. 抗蠕虫药吡喹酮的研究与应用. 北京：人民卫生出版社，2008.

[2] 中华人民共和国卫生部疾病控制司. 血吸虫病防治手册. 3 版. 上海：上海科学技术出版社，2000.

[3] 任光辉. 临床血吸虫学. 北京：人民卫生出版社，2009.

[4] 邓维成，任光辉，赵晓贡. 晚期血吸虫病及其严重并发症. 北京：人民卫生出版社，2006.

[5] 邓维成，何永康. 寄生虫病的外科治疗. 北京：人民卫生出版社，2011.

[6] 邓维成，曾庆仁. 临床寄生虫病学. 北京：人民卫生出版社，2015.

[7] 黄一心，吴中兴. 血吸虫病化疗药物研究进展. 中国血吸虫病防治杂志，1994，6（1）：55-60.

[8] 李朝晖，董兴齐. 血吸虫病治疗药物研究进展. 中国血吸虫病防治杂志，2009，21（4）：334-337.

[9] 张薇，滕召胜. 血吸虫病诊断与防治的研究进展. 现代医药卫生，2006，22（6）：839-841.

[10] Xiao SH, Keiser J, Chen MG, et al. Research and development of antischistosomal drugs in the People's Republic of China a 60-year review. Adv Parasitol, 2010, 73: 231-295.

[11] Xiao SH. Development of antischistosomal drugs in China, with particular consideration to praziquantel and the artemisinins. Acta Trop, 2005, 96(2-3): 153-167.

[12] Chen MG. Use of praziquantel for clinical treatment and morbidity control of schistosomiasis japonica in China: a review of 30 years' experience. Acta Trop, 2005, 96(2-3): 168-176.

[13] Wu W, Huang Y. Application of praziquantel in schistosomiasis japonica control strategies in China. Parasitol Res, 2013, 112(3): 909-915.

[14] Wu W, Feng A, Huang Y. Research and control of advanced schistosomiasis japonica in China. Parasitol Res, 2015, 114(1): 17-27.

第 八 章

家畜血吸虫感染的治疗和预防适宜技术

感染血吸虫的家畜是我国血吸虫病的重要传染源。在消除阶段监测中发现的阳性家畜及时进行处置，对于防止传染源扩散、消除疫情回升风险、促进消除进程具有重要意义。

大多数血吸虫病疫区到达消除阶段后，血吸虫病流行和传播的自然因素、社会因素依然存在，如何预防和杜绝家畜感染血吸虫依然是农业血防部门面临的一个主要问题。

针对监测活动中发现的阳性家畜，要依据不同的监测技术，按照及时处置、因地制宜、防止病原扩散的原则进行处置。

本章详细介绍了家畜血吸虫感染的治疗技术、其他应急处置技术和预防适宜技术。

第一节　家畜血吸虫感染治疗技术

对血吸虫感染的确诊家畜、可疑家畜进行治疗是防止病原扩散的一项经济实用技术。

不同监测技术的监测结果，在流行病学和防控上的意义不同。

病原学监测技术是发现家畜感染血吸虫的金标准。血吸虫感染的确诊家畜是指应用病原学监测技术发现的阳性家畜。

血吸虫感染的可疑家畜一般指应用免疫学监测技术发现的阳性家畜。由于消除阶段家畜即使感染血吸虫，其感染度较低，病原学监测技术漏检率大，因此，应当将病原学阳性家畜的同群动物或在同一有螺地带放牧的放牧家畜也列为可疑家畜。

一、基本原理

血吸虫尾蚴经皮肤感染家畜后，虫体随循环到达肝门静脉和肠系膜静脉系统中，雌雄虫在此进行合抱和产虫卵。其中一部分虫卵顺血流至肝脏，另一部分逆血流沉积在肠壁。到达肠壁的虫卵随坏死的肠组织落入肠腔，再随宿主粪便排出体外，成为新的传染源。血吸虫感染导致的终宿主主要病理变化是由虫卵引起的，受损最严重的组织是肝和肠。在整个血吸虫感染和发病的过程中，血吸虫虫体是不增殖的。因此，利用药物对血吸虫的杀伤作用驱除家畜体内的血吸虫虫体，减轻血吸虫对家畜造成的病害，减少和控制家畜粪便中虫卵对环境的污染，防止疫情扩散和再燃。

二、药物选择

几十年来，我国先后开展了二硫基丁二酸锑钠、青霉胺锑钠、锑-273、血防846、敌百虫、硝硫氰胺、硝硫氰醚和吡喹酮等药物治疗家畜血吸虫病的药效、制剂、治疗剂量、毒理、药理等研究，并在不同时期推广应用这些药物于家畜血吸虫病的治疗。

20世纪50年代和20世纪60年代初期，对锑剂治疗家畜血吸虫病开展了探索和应用，其间应用的有锑剂酒石酸锑钾（钠）、二巯基丁二酸锑钾（锑-58）、没食子酸锑钠（锑-273甘油剂、锑-273缓食剂）、青霉胺锑钠等，其中用得最多的是酒石酸锑钾。锑剂治疗牛血吸虫病一般要求用静脉注射，保定和注射均比较困难，且临床反应严重，未能大规模推广应用。

20世纪60年代和20世纪70年代，中国农科院上海兽医研究所及疫区各省陆续开展了非锑剂治疗药物的药效试验，探索并应用于家畜血吸虫病的治疗。研究与应用的非锑剂有六氯对二甲苯（血防-846）、敌百虫（702）、硝硫氰胺（7505）、呋喃丙胺（F-30066）、硫双二氯酚（别丁）、硝硫氰醚等，其中硝硫氰胺2%的混悬液按2mg/kg体重，一次静脉注射，减虫率可达99%以上。该制剂价格低廉，治疗效果良好，至20世纪80年代在部分疫区仍在推广使用。

20世纪70年代末，高效低毒的血吸虫治疗药物吡喹酮研制成功，我国农业血防科技人员随即积极开展吡喹酮治疗家畜血吸虫病的研究，在明确其疗效后，从20世纪80年代中期开始，吡喹酮成为我国家畜血吸虫病病原治疗的首选药物。

三、吡喹酮主要制剂以及在家畜体内药代动力学简介

用吡喹酮粉剂、片剂一次口服治疗或其他剂型一次性肌内注射治疗血吸虫感染的各种家畜，均可达到99%以上杀虫效果。吡喹酮除对血吸虫感染具有良好疗效外，还对多种绦虫具有良好驱杀效果，是兽医上应用较广的一种驱虫药。

口服是目前吡喹酮在家畜上应用的主要服药方式。口服制剂包括粉剂和片剂。

吡喹酮粉剂即是从厂家购买的吡喹酮原药，是白色、无味、微苦的结晶性粉末，一般含量95%以上。使用时需按不同动物的剂量、体重计算使用量后称取准确重量的粉剂，用菜叶或其他易消化的材料（如卫生纸）包裹后投服。

目前市场上销售的吡喹酮片剂包括0.1g/片、0.2g/片、0.5g/片等多种规格的片剂。新疆畜牧科学院研制的犬自动口服吡喹酮诱饵片剂，已经获得新兽药证书并生产销售，主要用于犬细粒棘球绦虫和多房棘球绦虫的驱虫，当然也可以用于犬血吸虫感染的治疗。

吡喹酮系脂溶性，口服后吸收迅速，80%以上的药物在小肠被吸收，在大肠和胃内吸收较少，但有显著的首过效应。犬和绵羊用药后，分别在0.5～2小时和2小时达到血药峰浓度。黄牛按30mg/kg体重口服后的药动学符合有吸收一室开放模型，吸收不规则，其药动学参数吸收半衰期、消除半衰期、药时曲线下面积、达峰时间、峰浓度和生物利用度分别为（1.08±0.13）小时、（6.81±1.26）小时、（8.51±1.78）mg/（L•h）、（4.33±1.36）小时、（0.70±0.08）mg/L和32.31%。水牛内服吡喹酮片（20mg/kg）的峰时（0.60±0.29）小时，峰浓度为（0.57±0.37）μg/ml，消除半衰期为（0.70±0.42）小时，药时曲线下面积为（0.80±0.70）（μg/ml）小时。

药物进入体内后，可被组织迅速摄取并分布到全身，药物主要分布于肝脏，其次为肾脏、肺、胰腺、肾上腺、脑垂体、唾液腺等，很少通过胎盘，无器官特异性蓄积现象。吡喹酮可以通过血脑屏障，检测大鼠脑脊液中药物的浓度为血浆的15%～20%。哺乳期服药后，其乳汁中药物浓度相当于血浆的25%。门静脉血中药物浓度较周围静脉血浓度高10倍以上。进入体内的吡喹酮迅速由肝代谢为无活性的单羟化或多羟化代谢物，主要在尿中排泄。内服给药的消除半衰期分别为：黄牛7.7小时，羊、猪1.1～2.5小时，犬、兔3～3.5小时，72%

于 24 小时内排出，80% 于 4 天内排出。

四、治疗对象确定

根据监测结果确定治疗对象。除经健康检查列为缓治或淘汰的病畜外，所有血清学方法监测发现的阳性家畜、病原学监测发现阳性家畜以及其同群家畜或在同一有螺地带放牧的放牧家畜均应及时进行治疗。

对列为缓治的病畜，在缓治期间必须实施圈养并限制其流动和流通。

虽然最新的研究结果显示，吡喹酮对孕妇和胎儿没有影响，即孕妇和哺乳期妇女均可服用吡喹酮进行血吸虫病治疗，但为了避免不必要的纠纷，还是将怀孕家畜（包括怀孕 6 个月以上母牛和怀孕母羊）、哺乳期家畜以及 3 月龄以内的幼畜列为缓治家畜。

直接淘汰的家畜包括患急性传染病、心血管疾病或其他严重疾病的家畜。在经济比较发达的地区，当地对血吸虫病防治有特殊要求的或病畜淘汰补助的，可以将所有病原学阳性家畜列为直接淘汰的家畜。

五、治疗方法

（一）称重或估重

较准确地了解病畜体重、足额投药是治疗成功的关键。因此，在有条件的情况下，尽可能称重；无称重条件时则可采用测量估重。测量时，将受测家畜立于平稳地方，测量其胸围和体斜长（图 8-1），马属动物测量体高。按下列公式计算体重：

$$黄牛体重（kg）= \frac{（胸围\ cm）^2 × 体斜长\ cm}{10\ 800}$$

$$水牛体重（kg）= \frac{（胸围\ cm）^2 × 体斜长\ cm}{12\ 700}$$

$$羊体重（kg）= \frac{（胸围\ cm）^2 × 体斜长\ cm}{300}$$

$$猪体重（kg）= \frac{（胸围\ cm）^2 × 体斜长\ cm}{14\ 400}$$

马属动物体重（kg）= 体高 × 系数（瘦弱者为 2.1，中等者为 2.33，肥胖者为 2.56）。

胸围是指从肩胛骨的后角围绕胸部一周的长度，体斜长是指从肩端到坐骨端的直线长度，两侧同时测量，取其平均值。体高是指鬐甲到地面的高度。

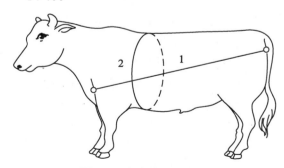

图 8-1　家畜体侧示意图
注：1. 胸围；2. 体斜长。

（二）服药

用吡喹酮进行一次性口服治疗。治疗时，按治疗家畜的体重和不同家畜的治疗剂量计算每头（只）动物的用药量，将药物用菜叶或其他易于消化的草纸包好，也可将药物放入塑料瓶或玻璃瓶中，加少量水摇匀；将被治家畜保定，抬高头部，喂药者右手拿药（或装好药物的瓶），左手食指、中指自牛、羊右口角伸入口中，轻轻压迫舌头使口张开；然后右手将药物塞入并压至舌根背面，再倒入少量清水，或者将装药的瓶子从左口角伸入口中并将瓶口伸至其舌中部，让药液缓慢流入；将左手抽出，使家畜嘴闭上，即可将药物咽下。当家畜有咳嗽表现时，立即将家畜头放低。

用药剂量：黄牛（奶牛）30mg/kg 体重（限重 300kg），水牛 25mg/kg 体重（限重 400kg），羊按 25mg/kg 体重，猪 60mg/kg 体重，马属动物 25mg/kg 体重，一次性口服。

六、药物不良反应及处理

吡喹酮一次口服疗法或注射治疗家畜血吸虫病，一般无不良反应或出现轻微反应。不良反应主要表现为反刍减少，食欲减退，瘤胃臌气，流涎，拉稀，心跳加快，精神沉郁等，有时个别治疗家畜会出现流产甚至死亡等较严重不良反应。

在大规模开展吡喹酮治疗家畜血吸虫病的过程中，确有极少数牛死亡的情况。例如：湖北省 1992—1994 年治疗耕牛 237 520 头，死亡 6 头，死亡率为 0.025%；四川省 1992—1996 年治疗耕牛 71 006 头，死亡 5 头，死亡率为 0.07%。中国农业科学院上海兽医研究所为探讨吡喹酮治疗导致耕牛死亡的原因，曾经用治疗剂量的 5 倍量口服治疗耕牛血吸虫病，受治牛均未出现明显不良反应，剖检也为见明显不可逆组织病理变化。推测用吡喹酮治疗家畜血吸虫病时导致死亡的主要原因如下：一是投药时不慎将药投入呼吸道导致窒息死亡；二是过敏反应；三是受治牛患有其他疾病。

一般轻微反应不需特殊处理，少数病例特别是奶牛可能出现产奶量下降，应注意观察，采用对症疗法，即可康复。对反应严重的，如长期腹泻、卧地不起家畜，可采用中西医结合的方法处理，同时结合补液、消炎等措施。如出现过敏反应，可肌内注射苯海拉明，口服马来酸氯苯那敏等。

七、注意事项

（1）由专业技术人员或熟练的畜主喂药，以防将药喂入呼吸道引起家畜窒息和死亡。

（2）在口服喂药中，有的家畜会将药物部分吐出，应适当补喂，确保剂量充足。

（3）口服治疗应做到兽医人员送药上门，亲自或督促畜主灌服，不要将药随便交给畜主喂服，以免发生遗漏、少喂药等其他意外。

（4）如果使用注射剂肌内注射治疗，宜选择颈部两次或臀部肌肉多点注射。

（5）在消除阶段，病原学监测的阳性家畜至少在治疗后 1 个月内实施圈养，限制流动（放牧）和流通，防止病原扩散。根据实验研究，人工感染的牛在用吡喹酮治疗后第 34 天，粪便虫卵才开始转阴，一般到 45 天才全部转阴。

第二节 发现病原学阳性家畜后的其他应急处置技术

家畜感染血吸虫后，粪便中虫卵开放期（粪便毛蚴孵化法检测）为：乳牛 36～38 天、黄牛 39～42 天、水牛 46～50 天、猪 35 天、羊 37 天。感染血吸虫的家畜在治疗后，虽然其体内血吸虫成虫被杀灭，但肠壁中的血吸虫虫卵依然会不断随粪便排出体外。根据人工感染牛治疗后的观测，一般在治疗后 34 天粪便中虫卵开始转阴，45 天才全部转阴。

因此，感染血吸虫的家畜，在治疗前（包括淘汰前）和治疗后的一段时间内，其排出的粪便依然是病原扩散、疫情反弹的风险因素。

一、病原学阳性家畜粪便的应急处理技术

（一）基本原理

人和家畜排出的血吸虫虫卵,只有进入水体方可成为传染源。将病原学阳性家畜的粪便进行无害化处理,就是避免血吸虫虫卵直接入水成为传染源。

粪便中含有大量微生物,通过堆积或投入沼气池,形成厌氧环境,产生大量有机酸和游离氨离子,可以灭活寄生虫卵,其中的微生物发酵代谢过程产生大量新的蛋白酶,可以消化或杀灭血吸虫虫卵。粪便中微生物发酵代谢过程中还会产生大量热量,提高堆积粪便内部温度,直接杀灭血吸虫虫卵。

血吸虫虫卵只有在湿粪内才能保持活力,如果粪便干燥后,虫卵会快速死亡。羊粪、鼠粪量少、成粒状,易于干燥。牛粪量大、成堆,不易干燥,在低温、潮湿的地方,牛粪内的虫卵数经数月后仍可孵出毛蚴。因此,粪便应急处理技术针对的主要是牛、马属动物、猪等大型家畜的粪便。

碳酸氢铵、石灰氮、生石灰可以迅速杀灭虫卵,人和动物尿液对血吸虫虫卵具有很强的杀灭作用,一般在24～72小时内即能杀灭虫卵内的毛蚴。

（二）适用范围

适合于任何流行程度、流行类型地区预防人畜血吸虫病。

（三）应用现状

2000年以来,家畜粪便管理作为控制传染源的基本技术,在我国血吸虫疫区得到广泛推广应用。

（四）处理技术

1. 沼气池或蓄粪池发酵技术　在发现病原学阳性家畜后,如果该地建有沼气池或蓄粪池,应当每天将阳性家畜粪便(包括治疗后50天内的粪便)及前期可能的污染粪便投入沼气池或蓄粪池,通过发酵等作用,杀灭血吸虫虫卵。

建沼气池,以家畜粪便生产沼气,是目前农村广泛推广的一项新能源技术,是建设社会主义新农村的一项重要举措,对改善生态环境、节约能源、阻断血吸虫病等重要寄生虫病和其他疾病病原的传播具有重要意义。有关农村家用沼气池设计、施工、质量验收、发酵使用等参照国家相关技术规范。

蓄粪池的建设和应用在改变农村卫生环境以及防控人畜共患病方面具有重要作用。常用蓄粪池为两格三池,其第一池为进粪池,具有沉卵的作用,第二池是密封的厌气发酵池,第三池是蓄粪池。

2. 粪便堆积发酵技术　在阳性家畜畜舍边挖一小坑,将病原学阳性家畜和其同群家畜前期排出的湿粪、治疗后50天内每天收集的畜粪倒入坑内,达到一定数量后用烂泥密封或用塑料薄膜覆盖,在不同气温度条件下,发酵5～10天(一般夏季5天,春秋季7天,冬天10天)即可杀灭其中的血吸虫等寄生虫虫卵。这种利用粪便中微生物发酵产生热量以及微生物代谢产生的一些有机分子来杀灭病原的方法,简便易行,投资少,可以在广大疫区推广应用。

3. 应用其他化学物质特别是化肥直接杀灭虫卵　直接在阳性家畜畜粪便及其污染物中加入硫酸铵、碳酸氢铵、石灰氮、尿素、氨水等化肥,或者生石灰等化学物质,可以快速杀灭虫卵中的毛蚴。

将阳性家畜畜粪便及其污染物按 100kg 加入 100～200g 硫酸铵，或 0.4～0.5kg 石灰氮，或 0.5～1kg 生石灰，或 1kg 尿素，或 15% 氨水 0.5～1L，或 3kg 过磷酸钙，或 100～200g 碳酸氢铵，混匀，堆积 1～2 天，即可杀灭其中的血吸虫虫卵。杀灭虫卵后的畜粪，在施肥时最好加等量水稀释，以免造成农作物的损害。

二、直接宰杀病原学阳性家畜

在家畜传染病的防控中，直接宰杀阳性家畜一直是有效控制传染源、防止疫情扩大的一种有效手段。

但血吸虫感染不同于其他烈性传染病：一是家畜血吸虫感染的传播必须通过水和中间宿主钉螺，家畜之间的直接接触并不会传播和感染；二是感染血吸虫的家畜是可以治愈的，其体内的病原完全可以通过药物治疗进行清除。因此，感染血吸虫的家畜的宰杀并不是一种强制措施。

感染家畜的宰杀会导致养殖畜主一定的经济损失，特别是对未成年家畜的宰杀。宰杀后肉品的销售受到市场环境的影响，在非屠宰季节造成的损失更大。强制实施宰杀，难度较大。仅仅依靠农业血防部门难以实施。

一个地区是否强制实施病原学阳性家畜的宰杀，要由当地政府特别是县级政府根据消除形势、养殖量、经济状况（如能否给予畜主一定宰杀补贴）等情况，综合研判后决定。

该项措施应当当地政府牵头组织实施。农业血防部门要提供监测数据和宰杀家畜的具体对象，在宰杀过程中实施监督，确保阳性家畜的真正宰杀淘汰。

动物体内的血吸虫对人畜无害，肝脏和肠壁中的血吸虫虫卵也只有在粉碎后进入新鲜水体才能成为传染源。阳性家畜可以由畜主自行宰杀，也可以由家畜中间商收购后在屠宰场统一宰杀。宰杀后家畜的肉品可以上市交易，也可以自行食用。对宰杀后的内脏，包括肝、肠等，最好进行无害化处理；没有无害化处理设施的，可以煮熟加工后用作为动物饲料，病变不明显的，也可食用。

被宰杀家畜肠道中的粪便，一般都含有血吸虫虫卵，必须和宰杀前排出的粪便、阳性家畜同群动物粪便一道，按本章粪便应急处理方法进行发酵处理，方可作为农肥使用。

为了确保病原学阳性家畜的真正宰杀和淘汰，必须留存相关证据，包括宰杀图片、影像等资料，以备检查和监督。

任何的诊断、监测技术，都不可能 100% 不漏检。与病原学阳性家畜在同一地带放牧的家畜，虽然监测为阴性者，不必宰杀，但必须进行吡喹酮药物治疗。

第三节　家畜血吸虫感染预防适宜技术

家畜血吸虫感染的防控，遵循传染病防控的基本原则，即传染源控制、切断传播途径和保护易感动物。

家畜血吸虫感染的预防，主要是指保护易感动物。

理论上，阳性家畜的治疗、家畜粪便的管理、利用农业工程消灭中间宿主钉螺等措施都可以保护易感家畜。本节主要阐述在病原和中间宿主存在情况下保护易感家畜的技术，包括封洲禁牧（封山禁牧）、安全放牧、家畜圈养和以机耕代牛耕等技术。

一、基本原理

血吸虫虫体大，抗原复杂，保护性免疫机制不清楚，研制疫苗难度大，迄今还没有可以预防感染的疫苗面市。

血吸虫病的流行和传播具有明显的地方性，即使在血吸虫病流行区，其感染和传播也仅限于易感地带。即健康家畜只要不到易感地带活动、不接触含有尾蚴的疫水就不会感染。

在我国广泛应用的预防技术主要是防止家畜接触疫水。

二、适用范围

适合于任何流行程度、流行类型地区预防家畜感染血吸虫。

三、应用现状

2000 年以来，随着我国农业机械化水平的提高，特别是在农机购置补贴向血吸虫病流行区倾斜政策的影响下，以机耕代牛耕在我国血吸虫疫区得到广泛推广应用，无论是平原地区还是山区，基本都实现了机耕。

家畜圈养、特别是集约化养殖，是现代养殖业的发展方向。目前，牲猪的圈养已经得到全面实施，特别是一些大型养猪企业的出现，使我国牲猪养殖的集约化得到了大幅提高，血吸虫疫区牲猪的敞放基本得到杜绝。牛和羊的圈养在大多数疫区得到实施。

封洲禁牧（封山禁牧）在湖沼型流行区应用较多，但并没有得到全面实施。安全放牧的实施范围更小，主要是因为担心安全牧场不安全和其他一些配套措施未跟上。

四、主要的预防技术

（一）封洲禁牧（封山禁牧）及安全放牧

封洲禁牧主要是针对湖沼型流行区和水网型流行区。封洲是指非生产人群在封洲期间一律禁止到有螺草洲活动和接触疫水；禁牧是指所有家畜（包括牛、羊、猪等）在禁牧期间禁止到有螺草洲放牧和接触疫水（包括滚水和经过疫水等）。封山禁牧主要是针对山丘型流行区，即禁止家畜在有螺山坡（或山体）放牧。安全放牧即是在没有钉螺的地方放牧。

血吸虫病流行区钉螺一般沿水系分布。即使在以前的重流行区，也并不是所有放牧地都有钉螺分布。封洲禁牧（封山禁牧）和安全放牧可以认为为同一措施，即有螺地带禁放牧、无螺地带可以放牧，真正做好封洲禁牧（封山禁牧）也就做到安全放牧。

1. 禁牧地点与时间　理论上，所有有钉螺的地带都应当禁牧。封洲禁牧（封山禁牧）应由当地政府组织实施和管理。县级动物疾病控制中心与血防站等技术服务部门根据当地的流行病学资料，特别是螺情调查资料，确定实施封洲禁牧（封山禁牧）的地点。

在我国湖沼型流行区，有实施全年封洲禁牧的，也有少数地方实施季节性封洲禁牧，即将每年自 3 月 1 日起至 10 月 31 日止设为封洲禁牧时间。根据上海兽医研究所和江西、湖南、安徽等省联合开展的感染季节调查结果，最好实施全年禁牧。

上海兽医研究所和江西省家畜血防站联合在鄱阳湖地区新建县的 2 个村开展感染季节性调查，从 2010 年 5 月开始，每一个月对所有牛进行诊断检测，所有阳性牛进行治疗后继续留在研究队列继续观察，为期一年。结果发现在 8 月、9 月和次年的 3 月、4 月没有发现病原学阳性牛。8 月、9 月查不到阳性牛是因为 7 月开始的洪水期，草洲被淹没，牛回到垸内放牧；3月、4月没有发现病原学阳性牛，说明每年12月底到次年2月初因为气温和水温低，不是当地的感染性季节（图8-2）。同期，上海兽医研究所和湖南动物疫病预防控制中心在湖南洞庭湖地区的调查也得到了类似结果，只在10月和次年3月没有发现病原学阳性牛。因此，消除阶段如果沿用以前的季节性封洲禁牧，出现家畜感染的风险极大。

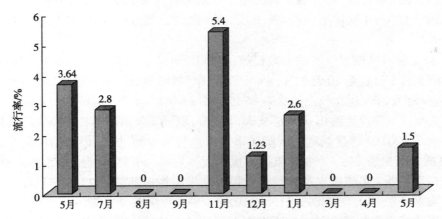

图8-2　江西新建县2010年5月至2011年5月水牛血吸虫感染的季节动态

由于血吸虫中间宿主钉螺活动与气温变化有密切关系而具有季节性特点，这在云南、四川等山区型流行区更为明显。山丘型地区有雨季、旱季之分，感染血吸虫病主要在雨季。因此山丘型疫区封山禁牧的时间，应根据调查数据分析，提出某一时间段并报同级兽医和卫生行政主管部门，经兽医、卫生主管部门审议后确定。

2. 封洲禁牧（封山禁牧）和安全放牧的具体做法　封洲禁牧（封山禁牧）的具体实施方式包括：①由当地政府（乡、镇）或县人民政府，统一发布封洲禁牧（封山禁牧）公告、设置"防控血吸虫病禁牧区警示牌"禁牧警示标牌。禁示牌长×宽不小于80cm×50cm，可用木、竹、金属或水泥制作，牌上要写明或刻明禁牧区地点、范围、时间、咨询或举报电话。②有条件的地方，可以通过开挖隔离沟、修建隔离栏，实施全年禁牧。隔离栏以水泥桩和铁丝构成，高度不低于1m。

封洲禁牧（封山禁牧）的后续管理和督查是取得防控血吸虫病效果的关键，其管理措施包括：一是成立封洲禁牧（封山禁牧）管理委员会。管理委员会要定期召开会议，部署检查、指导工作，及时解决封山禁牧工作中出现的具体问题，招聘看护人员、落实看护人员应得补助，提供必要的劳防用品等。二是必须由专（兼）职人员负责禁牧区的日常维护、管理和监督。

实施安全放牧的方式包括：一是在无螺区放牧。根据历史调查资料，确定无螺区，同时根据无螺区周边环境采取相应措施。如果牧场周边有钉螺孳生，可以采取通过开挖隔离沟、修建隔离栏的方式将无螺区与有螺区隔离。二是先灭螺后建场。可以采用药物灭螺、拖拉机深耕后播种优质牧草的方式建设安全牧场。放牧家畜在入场前3～4周进行全面驱虫。灭螺和未灭螺的草洲/草滩须用开挖隔离沟、修建隔离栏的方式隔离。

根据我国血防的相关对策，在血吸虫病疫区要尽量限养易感家畜，因此，实施安全放牧，其目的并不是发展当地的牛、羊饲养业，而是为不能淘汰的牛羊提供一放牧场所，并保障其不受血吸虫感染。

安全放牧的地点与规模，须根据当地放牧家畜数量以及自然状况（螺情以及地貌等）而定。安全牧场要选择在地势较高、牧草丰盛、水源充沛、无螺或能采用药物灭螺的草洲。在地形环境复杂，水位不易控制，难以实施有效药物灭螺或环改灭螺地区，不宜建立安全牧场。在有螺草洲、草坡建立动物放牧场，首先要采取有效措施消灭钉螺。对已建立安全牧场且开始放牧的，须县级卫生、农业血防专业技术人员对安全牧场内的螺情、放牧家畜血吸虫感染状况进行2～3次详细调查，发现螺情和疫情的，要及时处理后，确保牧场和放牧家畜的安全。

3. 实施案例及其效果　王溪云教授等在鄱阳湖区4个重疫区乡实施季节性封洲禁牧，即从每年的3月1日起至10月31日止，实施封洲禁牧措施或以封洲禁牧为主的综合防治措施，监测各试点人、畜、螺血吸虫的感染率，连续2～3年后，4个试点区域内人、畜、螺血吸虫的感染率大幅度下降或达到0，无急感病人，人、畜、螺无血吸虫新感染（刘晓红等，2010）。

刘宗传等（2010）选择洞庭湖区沅江市冯家湾村为观察试点，调查围栏封洲禁牧前后人、畜、钉螺血吸虫感染率，家畜传染源数量和饲养方式，洲滩野粪分布，水体感染性，人畜在洲滩的活动情况，实施成本及其经济效益。结果围栏封洲禁牧2～5年后，人、畜、钉螺血吸虫感染率分别下降了88.89%、100%、100%，耕牛数量减少了73.60%，敞放饲养户减少100%，舍饲圈养户增加了88.58%，人畜在洲滩的活动及污染减少，滩地生态经济效益提高了15%～20%。

安徽省在和县陈桥洲建立安全牧场、实施放牧规划控制耕牛血吸虫病，结果耕牛感染率两年后由建场前的26.1%下降为2.0%，下降了92.5%。滩地钉螺感染率也显著下降，野粪的污染已明显减轻（汪天平，1994）。

（二）家畜圈养

实施家畜圈养，配合安全饮水，可以杜绝家畜接触疫水的机会，预防家畜感染血吸虫。该方法适合于血吸虫病流行区，特别是血吸虫病重流行区。

家畜圈养，最好实施全年舍饲圈养；也可以与封洲禁牧（封山禁牧）相配合，实施季节性圈养，即禁牧季节圈养。要根据当地血吸虫病流行规律和特征（气温、水文、钉螺和血吸虫的流行病学资料等）来确定舍饲圈养的时间，一般为每年3月1日到10月31日左右。正如前文所述，季节性圈养的风险较大。

家畜圈养特别是牛的圈养和传统敞放相比，饲养成本高，须由县级农业血防部门统一管理，制定圈养的时间与范围。可以在相关血防项目支持下，帮助农户修建圈养设施，对圈养养殖户实施一定的补贴资助等。同时，畜牧部门要在养殖技术、疾病防控、饲料准备的方面给予技术支持和帮助。

圈养家畜的饮用水应为无尾蚴的水，最好用自来水或井水。到草洲割草喂饲，除做好个人防护外，还需将草料晾干或晒干后饲喂。

云南省洱源县是血吸虫病重疫区，2002年人群和家畜血吸虫病感染率分别为10.45%和11.68%，血吸虫病流行于高山、高山平坝和丘陵环境复杂，常年气候温暖湿润，防控难度非常大。洱源县从2002年开始加大种草圈养家畜为主的控制家畜传染源的综合措施，同时结合草山草坡开发示范工程项目建设、农田种草养畜项目、奶源基地建设项目、农业循环经济农田种草示范工程项目实施，在疫区积极推广改厕、种草、青贮、定点放牧、有螺地带禁牧等系列措施。2005年统计，全县种草养畜增加产值3 119.4万元，农民人均畜牧业产值达1 322元，农民饲养奶牛增加纯利润496.9万元。全县人群感染率从2004年的9.18%下降至

2008 年的 0.09%，家畜阳性率从 6.02% 下降至 0.29%，以行政村为单位，居民粪检阳性率和家畜粪检阳性率均低于 1%，达到了传播控制标准。钉螺面积从 1 083 万 m^2 降至 471 万 m^2，下降了 52.9%，其中，易感地带钉螺面积下降了 37.6%；阳性螺点由 104 个降至 0。通过种草和家畜圈养，在发展传统奶牛养殖业的同时，又控制了血吸虫病，经济、社会同步发展的可喜成绩。

（三）以机耕代替牛耕

牛在耕作过程中接触疫水，是其感染血吸虫的一种途径，在某些血吸虫病流行区，甚至是最为重要的一种途径。

以机耕代替牛耕，可以减少牛饲养量和人畜接触疫水的机会，达到预防家畜感染血吸虫的目的，同时可以提高生产效率。由于农村青壮年人口大量进城务工和政府对机耕的大力扶持，机耕已经在我国血吸虫病流行区得到普遍应用。即使在云南大山区，由于小型农机的推广使用，也基本实现了机耕，牛的养殖主要是用于满足居民肉食需求。

以机耕代替牛耕防治血吸虫病涉及面大，包括实施范围的制定、农机的采购、农机运用与保养的技术培训、相关补助政策的制定与执行、机耕道路的修建、耕牛淘汰的实施与补助等等，所以本项工作应由各级政府统一领导，协调相关部门参与实施，如农业血防部门负责制定以机耕代替牛耕防治血吸虫病项目的具体计划、农机部门负责农机的采购、农机运用与保养的技术培训，村、镇干部负责协调与农户的各种利益关系等。

有条件的地方，可以由政府牵头，组织机耕专业队（户）。近年来，在疫区县、乡出现了"以机耕代替牛耕"耕作技术群众组织，并实行"五统一"服务。一是统一组织机耕作业；二是统一调配机具，由农机部门组织调配机具，优惠向农民供应耕作整地机；三是统一技术培训，举办各种类型的培训班；四是统一负责维修，疫区统一组织维修人员，在广大农村巡回服务；五是统一收费标准，每 666.7m^2 收费比牛耕少 6～10 元。由于措施得力，效果明显，为控制畜源性传染源创造了条件。

（刘金明　林矫矫）

参 考 文 献

[1] 林矫矫. 家畜血吸虫病. 北京：中国农业出版社，2017.

[2] 黄一心，肖树华. 抗蠕虫要吡喹酮的研究与应用. 北京：人民卫生出版社，2008.

[3] 操继跃，刘恩勇，赵俊龙，等. 黄牛静注、肌注和内服吡喹酮的药动学与生物利用度. 中国兽医学报，2001，21（6）：612-614.

[4] 杨海峰，朱传刚，李勇军，等. 吡喹酮注射液在健康水牛体内的药物动力学. 中国血吸虫病防治杂志，2017，29（4）：431-435.

[5] 刘宗传，贺宏斌，王志新，等. 洞庭湖区围栏封洲禁牧控制血吸虫病效果. 中国血吸虫病防治杂志，2010，22（5）：459-462.

[6] 王小红，刘玮，杨一兵，等. 封洲禁牧防制湖区血吸虫病效果的现场观察. 中国人兽共患病学报，2010，26（6）：609-610.

[7] 汪天平，吕大兵，肖祥，等. 安全放牧控制洲滩地区耕牛血吸虫流行的效果. 寄生虫病仿后与研究，1994，23（4）：223-225.

[8] Liu JM, Yu H, Shi YJ, et al. Seasonal dynamics of *Schistosoma japonicum* infection in buffaloes in the Poyang Lake region and suggestions on local treatment schemes. Vet Parasitol, 2013，198（1-2）：219-222.

第 九 章

血吸虫病监测预警及处置适宜技术

血吸虫病是严重危害人民身体健康、阻碍社会经济发展的重大传染病。经过多年努力，我国血吸虫病防治工作取得了举世瞩目的成就，目前全国已达到传播控制标准，血吸虫病防治工作正向消除目标迈进。但由于血吸虫病传播环节多，流行因素复杂，已达标地区居民生产生活方式、钉螺孳生环境未得到彻底改变，血吸虫病传播风险仍然存在，部分地区仍有血吸虫病疫情复现或疫情回升的可能，我国的血吸虫病防治工作仍然面临着长期性和复杂性，因而，建立血吸虫病监测预警体系，研究和推广适宜疫情监测和处置技术，对于提高基层专业工作者血吸虫病疫情的快速反应和处理能力，推动血吸虫病消除进程和巩固血防成果，均具有重要的意义。

第一节　水体感染性监测

疫水是指含有日本血吸虫尾蚴的水体。感染血吸虫的必要条件是接触含尾蚴的疫水，对水体日本血吸虫感染性进行监测预警，最直接方法就是对现场水域水体中有无血吸虫尾蚴进行测定。目前测定方法主要有以下 7 种。

一、粘取法

粘触材料主要有 260 孔 /25.4mm 的尼龙纱，也可选用其他光滑的材料，如卡普隆、绸布、绢纱或滤沙等。将尼龙纱制成长 80cm，宽 10cm 的长条，两端缝在竹（木）竿上，竿长以 1～2m 为宜。双手持竿，展开尼龙纱，顺序在需要调查的水面上粘触。现场调查时，每粘触 8～10m² 的水面后，可将尼龙纱条卷在竿的一端，如水面杂质过多，则以尼龙纱条按在水面下轻轻漂除黏附杂质，然后在水面卷起或在水中卷起，将已卷起的尼龙纱条，放入盛有 5% 甲醛（福尔马林）的 500ml 量杯中，自竿的一端慢慢地卷向另一端，同时轻轻抖动，将死了的尾蚴洗入液中。然后将尼龙纱条在水中洗去甲醛（或在所调查的河道、塘汊中洗），洗后继续顺次粘触。粘触一定面积的水面后，将甲醛液静置 0.5 小时，徐徐倾去杯中悬液，留取沉渣 30～50ml。在现场调查时，沉淀步骤可以在野处进行，以小玻璃瓶将沉渣带回检查。将沉渣倒入直径约 9cm 的平皿中，加 3% 碘液约 10 滴，放在划有方格的小玻璃板上，在双目解剖镜下，逐格检查，计数尾蚴。

在一般情况下，一次调查水面面积 40～60m²，每粘触 8～10m²，卷洗 1 次，共洗 5～6 次，操作 0.5 小时；它在查蚴效果上、操作方法上、沉渣的混浊程度上，均较理想。如各次调查均按同一规范进行，可作尾蚴数量上的相互比较。本法调查尾蚴，可按粘触疫水水面的面积或操作时间为尾蚴的计算单位,但不论根据何者计算,各次调查的水面面积、卷洗次数、操作时间均应统一。

滤纸粘取法为用一定大小的滤纸多张,每张粘触水面 1 次,取回用 1% 酸性大红盐酸溶液染色,使整个滤纸变红色。用 1% 盐酸反复滴于滤纸上脱色,直到滤纸转为白色或淡红色为止。这时尾蚴仍为红色。在双目解剖镜下计数尾蚴。纸上可以放一块有方格的玻片,便于计数。

二、网捞法

用细卡普隆纱布,制成尖底漏斗形的捞网,网的大小可以任意选择。剪去网尖端约 3～5cm,再用绳扎起来。将网在检查的水面或水体中捞若干次。解去尖端的绳子,先用 5% 甲醛(福尔马林)溶液冲 1 次,杀灭网上的尾蚴。再用清水冲洗网面。将全部洗下的水,通过平底玻璃漏斗,抽气过滤。滤板上放一块圆形滤纸,边缘与滤器壁密切相贴,使尾蚴皆留于滤纸上,用 1% 酸性大红盐酸溶液染色。在解剖镜下检查并计数尾蚴。

三、C-6 膜黏附法

(一)基本原理

应用 C-6 膜黏附水面尾蚴,平均获蚴率可达 40%。在粘蚴后的膜面上直接喷布 CS16 染液,可使尾蚴着染黄、蓝双色,体态完好率高。从而识别尾蚴可靠,所获检测结果准确。该法操作简单、快速、费用不高。

(二)检测工具

主要有 C-6 膜,载膜具(20cm×17cm 的浮板和固定膜的压框)2 只,CS16 染液及喷筒,存膜读数板 30 块(以上用品南京医科大学提供的检测盒备有),另备 3m 左右细竹竿 1 根,镊子 2 把,橡皮手套,书写记录笔纸和温度计等。

(三)操作步骤

取 C-6 膜 1 张,固定于载膜具上,使膜面向下和挂竹竿端。持竿使膜面平触与自浮待测水面约 20 秒后,将膜面提出水面。如是每膜共测水面 5 个点。然后,自竿上取下载膜具,使膜面向上,移膜于 2 张铺连的读数板上,在膜面喷布 CS16 染液一薄层,将膜对折,使在 1 张读数板上,将该存膜板按序插入检测盒内。1 小时后至数天内,按序取出存膜板,在双目解剖镜或放大镜(15×)下计数膜上尾蚴数。

$$所测水面尾蚴密度(条数 /m^2)=10 张膜上检获的尾蚴数 ×2.5$$
$$或所测水面尾蚴密度(条数 /m^2)=检获尾蚴数 ×2.5×10÷用膜张数$$

(四)注意事项

1. C-6 膜不用不取,保持粘蚴面洁净。

2. 检测时动作轻缓,使膜面平触水面,轻放轻捉,以减少水面尾蚴下沉和游离。

3. 喷布染液应避免触及载膜具,喷染后对折的黏膜面内应无气泡,让染液遍布膜面。

4. 每次检测水面至少应在 1m²(即 10 张膜)以上。注意个人防护。

5. 尾蚴染色法　尾蚴染色的目的是通过染色后可清楚地观察尾蚴外部形态和内部构造,从而鉴别和确定尾蚴的种类。

(1)活体染色法:活体染色法是临时性的。主要是观察虫体生物构造,其染液均为水溶液。常用的溶液有:中性红、炜甲酚蓝、亚甲蓝、茜素以及伊文思蓝等。先将染料用水配成

1% 溶液,使用时根据需要,再加水稀释。染色方法简单,即将尾蚴放在载玻片上,用滴管吸取已稀释之染液 1~2 滴与尾蚴接触,并加小盖片,在显微镜下观察,即可清晰见到活尾蚴的结构。

（2）固定标本染色法：本法又可分为临时和永久染色法两种,临时染色法,常用染液为 3%~5% 碘液及 1% 酸性大红基溶液；永久染色法,①采集尾蚴：将由钉螺逸出的或解剖出来的尾蚴移置于载玻片之中央水滴内,然后用小镊子夹起小盖玻片（用 18mm×18mm 盖片,用铅笔划为 4 块）,覆于水滴上,则尾蚴均撒布于盖片下,再用吸水纸吸出盖片周围外溢之水。②固定：先将标本在酒精灯上略加烤热,须注意切勿使标本干燥,待尾蚴尾部伸直后,再用吸管吸取鲍氏固定液数滴,滴于靠近盖片边缘的一边,使固定液渗入盖玻片下。并用吸水纸在盖片的另一边吸取,则盖片下原有的水分被吸于吸水纸上,而固定液即进入整个盖片内,如此,尾蚴即被杀死固定。③黏合：将盖片外溢的液体用吸水纸拭干,用在酒精灯上烤热的铅丝挑起石蜡松香胶一小块,烤至溶解,滴于盖片斜对的两个角或四个角上,即可将盖片黏固于载玻片上,再在盖片周围加上数滴固定液,放置 1~4 小时。用水缓缓冲洗 1 分钟,以洗净标本上的固定液。依次通过 10%、20%、30%、40%、50%、60%、70% 乙醇各 2 分钟（通过各级乙醇时均按固定时方法操作）。

（3）染色步骤

1）用卡红染液染色 2~24 小时。

2）用含有 0.5% 盐酸的 70% 乙醇按固定时方法操作退色 1~8 分钟（须在低倍镜下观察,退色至虫体内构造清晰时为止）。

3）依次通过 80%、90%、95%、100% 乙醇各 2 分钟。

4）通过乙醇与二甲苯混合液 2 分钟。

5）通过纯二甲苯至虫体透明 1 分钟。

6）用比较稀的加拿大树胶滴加于盖片的一边,以吸水纸从盖片另一边吸出,这样,至树胶布满整个盖片后,平放待干,然后将多余的树胶刮除,贴上标签。

四、哨鼠法

（一）适用范围

血吸虫病流行严重的高危水域,包括：①与近 3 年急感的感染地点水系相通的水域；②与近 3 年发现感染螺的环境相通的水域；③人、畜活动频繁的生产、生活的有螺环境；④与居民区或渔船民集散地距离较近（含通江河道）的有螺环境；⑤利用有螺水库进行灌溉的大面积农业生产作业区。

（二）操作规程

根据血吸虫病流行特点和高危感染季节,哨鼠监测时间为 6 月和 9 月,每月中旬大汛期两天。采取现场放置哨鼠测定后实验室饲养解剖观察的方法,同时现场记录人畜接触疫水情况。

1. 放置哨鼠　采用鼠笼法测定水体的感染性,每点放置 20 只小鼠,雌雄各半,称重后（25±3）g 分成 2 笼,每笼间隔 10~20m,要求小鼠腹部、四肢以及尾部接触水体。用线做好固定防止漂走。每次测定 8 小时（分 2 天）,每天于 10：00~14：00 测定 4 小时。放置哨鼠时,应记录气温、水温及水的流速。现场测定后,观察小鼠丢失情况及死亡情况,做好记录,存活的小鼠带回实验室饲养 35 天进行解剖观察。

2．哨鼠解剖方法　取感染 35 天后小鼠（实验室饲养不足 35 天死亡的老鼠，饲养超过 28 天也需解剖），采取断髓法处死小鼠，再用镊子将小鼠腹部皮肤提起，用剪刀剪开腹壁，打开腹腔，观察小鼠肝脏有无虫卵沉着引起的肉芽肿；仔细观察肝门静脉、肠系膜静脉中有无血吸虫成虫，发现成虫，则剪破血管取出放入加有生理盐水的培养皿中，检出所有血吸虫成虫后，在解剖镜下观察区别雌、雄虫、雌雄合抱并计数。

3．人畜活动记录　在进行哨鼠测定的 8 小时内，做好监测点水域周围的人群疫水接触情况进行登记，以及停靠船只及其活动情况、附近江滩人畜活动情况的记录。

4．数据录入及整理　在哨鼠解剖后的一周内，省所将所有数据按国家所提供的数据库进行录入，整理后上报国家寄生虫病所。监测数据及 GPS 定位的监测点地理信息用 Google Earth 中文网络安装版和 Picasa 3.1 中文版图片管理软件绘制地图，在各省哨鼠解剖结果上报后 1 个星期内完成。

5．哨鼠阳性点疫情响应　在哨鼠解剖过程中任一监测点发现感染哨鼠，各省血防所均应在 24 小时内及时通知当地血防机构，并发出预警，同时，督促实施疫情响应措施。哨鼠阳性点所在县接到省血防所的预警通知后，应在 24 小时立即启动应急响应机制。对哨鼠阳性点 1km 范围内的行政村常住居民进行疫水接触史调查，根据早发现、早诊断、早治疗的原则，对 1 个月内有疫水接触史的人群进行扩大化疗，防止急性血吸虫病发生。对哨鼠阳性点水域及其周围有钉螺的水域和钉螺孳生地，用氯硝柳胺杀灭尾蚴和钉螺。同时设置警示标志，划定安全生活区。有条件时，采用环境改造灭螺的方法彻底改造钉螺孳生地，消灭钉螺。并加强对周边人群血防健康教育，利用各种宣传形式，迅速开展血吸虫病防治知识的宣传，提高群众的自我防护能力，并使群众积极配合和参与所采取的防控措施，完成应急响应措施 7 天后，应对该环境进行再次调查，以评估应急响应措施的效果。

（三）注意事项

1．强化督查指导　按照统一方案的要求开展哨鼠监测工作。省、市技术人员对各地预警监测工作进行全程督导检查，县级专业技术人员具体负责现场工作，按照责任到人的方式和要求，做好预警监测点的现场看护。

2．加强技术培训　对参与哨鼠监测工作的相关人员进行技术培训，做到先培训后上岗，工作人员要严格按照技术规程进行操作，现场测定时间严格按照每天 4 小时，连续测 2 天，总时数不得少于 8 小时。预警监测所需的实验器材与实验动物由省级血防所购置，哨鼠监测后要集中饲养，统一解剖观察。

3．严格现场管理　哨鼠放入测定笼后要盖好扎紧，防止哨鼠逃出。鼠笼放入水中测定时，要调节笼体与水面的距离，确保哨鼠四肢和尾巴与水面接触。做好鼠笼固定，防止鼠笼被江水冲走，防止猫和蛇靠近鼠笼损害哨鼠。

4．哨鼠饲养管理　现场测定结束后及时将哨鼠运回省级血防机构实验室喂养，维护饲养环境和条件，确保哨鼠饲养，避免因哨鼠死亡而影响监测结果。

5．加强哨鼠解剖培训和管理　哨鼠饲养到期应及时解剖，做好实验记录。

五、漂浮式现场测试血吸虫感染哨鼠笼

将未感染过血吸虫尾蚴的小白鼠，装入两边置有浮筒（或能浮的泡沫塑料）的"工"字形漂浮式现场检测血吸虫感染哨鼠笼内，自岸上放入欲测定感染性的自然水体中，使小白鼠的四肢、腹部和尾巴等接触疫水水面一定时间（一般为 5～7 小时，可以每天 1～2 小时，连

续数天进行），然后取出，分别饲养，35 天后解剖，检查虫数。气温过低的情况下，不宜用本法检查疫水感染性，因小白鼠容易死亡。在放置小白鼠时，要有人看守，以防水蛇吞食或伤害实验动物。

调查点的距离一般为 10～20m，每点用小白鼠 5～10 只。小白鼠感染时，应记录当时的气温、水温、流速、风向等。水的感染性可用哨鼠的感染率和感染度表示。

$$哨鼠的感染度 = 检获成虫总数 / 解剖哨鼠数$$

江苏省血防研究所通过多年摸索和改进研制了"工"字形漂浮式现场检测血吸虫感染哨鼠笼。该技术自 2009 年至今在江苏省 50 个监测预警点已连续应用 7 年，现场测定哨鼠回收率高、死亡明显减少。该哨鼠笼已广泛用于湖南、湖北、江西、安徽和云南、四川等省的全国监测预警点的哨鼠疫水测定工作，构建了重点水域哨鼠血吸感染性监测预警体系。5 年间，在扬州市沿江水域设了哨鼠监测预警点，开展了 73 点次哨鼠监测预警，共投放哨鼠 7 521 只，共计解剖哨鼠 7 431 只，检获阳性哨鼠 14 只，哨鼠血吸虫总感染率为 0.19%，监测到阳性点 4 个，为血防工作由"面状防治"向"精确防控"转变奠定了基础。

六、智能哨鼠血吸虫感染性水体检测仪

针对血吸虫尾蚴悬浮于水面不能主动移位的特性，采用智能化技术，研发运动式检测仪，以增加血吸虫尾蚴被检测的几率。研制了一种智能哨鼠血吸虫感染性水体检测仪（图 9-1），其优点包括，实现了在水体中遥控运动航行，大幅增加哨鼠接触血吸虫尾蚴的几率；将现场检测时间由传统方法的 8 小时减少到 1 小时，而哨鼠感染率仍能由 15% 增加到 40%，哨鼠感染度（虫负荷）亦由 0.25 条 / 只增加到 2.55 条 / 只。智能哨鼠血吸虫感染性水体检测仪大幅提高了现场疫水检测的效能，并已在江苏省沿江重点水域监测预警体系中发挥重要作用。

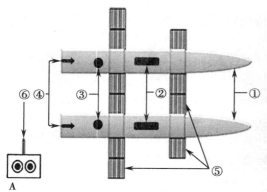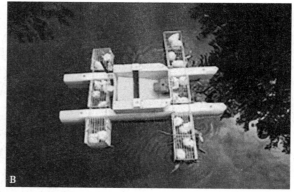

图 9-1　智能哨鼠血吸虫感染性水体检测仪

A. 智能哨鼠血吸虫感染性水体检测仪组成；B. 实景图

注：①：双体船体；②：电池；③：通信模块；④：动力模块；⑤：小鼠检测舱；⑥：无线摇控装置。

七、基于尾蚴富集的水体感染性检测法

（一）工作原理

根据从感染性钉螺逸出的成熟日本血吸虫尾蚴 98% 是以静态方式漂浮分布在水面的

生态特征,通过抽提疫水富集水体中的尾蚴,以检测水体的血吸虫感染性,为血吸虫疫情的现场评价提供技术。

(二) 尾蚴富集装置

该装置由取水头、微型潜水泵、富集室和采集室等部分组成。取水头是用不锈钢虑网和 PVC 材料黏合而成,整个取水头呈漏斗状,不锈钢滤网处于漏斗的开口部位,滤网直径为 15cm,漏斗的下端连接管的直径为 2cm。不锈钢滤网分为三层,最外层的滤网目数为 20 目,滤网孔径为 830μm,这一层滤网可以阻拦一些水草和浮游植物。第二层滤网的目数为 40 目,滤网孔径为 380μm,这一层滤网可以阻拦大量的水中悬浮的颗粒和杂质。第三层滤网的目数为 60 目,滤网孔径为 380μm,这一层滤网可以阻拦大量的水中更为细小的颗粒和杂质,但可以让日本血吸虫尾蚴顺利通过。取水头的体部位为聚氯乙烯材料制成,内部较光滑,不易于尾蚴黏附在上面,并且其材料的可加工性能较好。

富集室为聚氯乙烯材料和无机玻璃通过聚氯乙烯焊条焊接而成。富集室的下端为直径 20cm、高 20cm 的圆筒,材料为白色不透明的聚氯乙烯。在距圆筒底部 5cm 处有一控制水位的阀门,距圆筒底部 10cm 处为进水口。富集室的中间为倒置漏斗状的过渡连接部位,材料为灰色不透明的聚氯乙烯。过渡部分的高度为 10cm,下口径为 20cm,上口径为 7cm。过渡部分的上口和透明的有机玻璃管连接,该有机玻璃管的高度为 20cm,并在距离有机玻璃管上口 12cm 的部位有一直径为 3cm 的开口,开口处连接有聚氯乙烯管,与采集室相连。当含有尾蚴的疫水进入富集室时,由于尾蚴具有向上性和向光性,大量尾蚴就会在富集室的上口端富集。

采集室为一内径为 3.2cm 中空的螺栓和螺母,在螺栓和螺母中间有一个小槽可以把不锈钢滤网夹在中间。采集室的材料为白色的聚氯乙烯,选取 400 目的不锈钢滤网阻止日本血吸虫尾蚴的通过,达到采集血吸虫尾蚴的目的。

(三) 使用方法

将富集装置的取水头放入待检测的水中,采用功率为 40 瓦的抽水机抽取表层水,采集室采用 400 目不锈钢滤网富集尾蚴,富集时间 5 小时后,检查滤网上的尾蚴。该装置操作简单,使用方便,省时省力,并且可以检测到活的尾蚴。工作时只需把富集装置的取水口投入水体中即可。

第二节 疫情风险监测

血吸虫病传染源众多,流行因素复杂,受社会、经济、自然环境和自然灾害等多种因素的影响,易导致疫情回升或突发疫情。科学监测疫情变化,评估血吸虫病传播风险,及时采取有效措施防止疫情发生、蔓延,对巩固血防成果具有重要意义。

一、传播风险评估

(一) 目的

及早发现、判别和评估血吸虫病传播或流行的可能性和后果严重性,有效预防、控制、应对传播风险或突发疫情,避免或减少因为血吸虫病传播可能带来的影响和危害。

(二) 分类与应用

根据血吸虫病防治工作要求,可将风险评估分为常规研判、专题评估、现场快速评估。

常规研判主要是通过专家会商等方法,对相关血吸虫病监测信息进行系统分析,评价血吸虫病传播风险及关注等级,并提出相应的防控管理对策。各血吸虫病防治行政主管部门和/或专业机构根据需求,可定期开展常规研判。

专题评估主要针对血吸虫病突发疫情、自然灾害和突发公共事件等可能对血吸虫病传播带来影响的事件,开展全面、深入的专项评估,根据可获得的相关信息及其变化情况、风险持续时间等,在事件发展的不同阶段动态开展,以作出及时评估和响应。

现场快速评估按血吸虫病防治工作需求开展,一般属于专题风险评估,因对前期现场数据收集有一定要求,故本方案对此做相应介绍。在按方案要求收集现场数据后,依照快速风险评估流程采用专家会商或结合其他方法开展评估。

(三)方法

风险评估包括定量、定性以及两者相结合的分析方法,血吸虫病传播风险评估常用的方法包括专家会商、风险矩阵、德尔菲法等。

1. 专家会商法　专家根据被评估的血吸虫病传播风险相关内容及信息,结合自身专业知识、经验进行讨论,提出风险评估的相关意见和建议。组织者提前准备并提供背景资料,评估专家应有一定的权威和代表性,人员相对固定,可控制在 5～30 人。会商组织者根据专家意见进行归纳整理,形成风险评估报告。

2. 风险矩阵法　专家对血吸虫病传播风险因素发生的可能性和后果的严重性,采用定量与定性结合的分析方法进行量化,将评分结果列入二维矩阵表中计算,最终确定风险等级。该法优点是量化风险,可同时对多种风险进行系统评估,比较不同风险等级,便于决策者使用。要求被评估的风险因素相对确定,参与评估的专家对风险因素的了解程度较高,参与人员须达到一定数量。

(四)实施步骤

1. 计划和准备

(1)确定评估主题:常规研判可依据血吸虫病防治工作报表、监测数据等,根据数据的异常变化、传播的特点及趋势、政府和公众关注的程度等确定。专题评估主题一是常规研判中发现需要进一步深入评估的,二是大型活动或重大自然灾害中确定的,三是卫计部门指定或专题调查、专题风险监测需要开展的。

(2)方法及人员确定:根据主题和目的选择适当的方法,常规研判多使用专家会商法,专题风险评估可选择一种或多种方法同时使用。参加人员通常为从事血吸虫病防控的专业人员,根据需要邀请其他相关部门,或血防专业以外的相关专家参与。

(3)数据资料准备:评估前应完成数据的初步分析,并收集整理相关的文献资料,如血吸虫病传播规律、人群易感性、历史疫情、专业防治能力和可利用资源等;开展突发疫情或自然灾害等的风险评估时,还应针对事件特点收集有关自然环境、人群特征、卫生行为、事件相关背景信息等资料。

如需要,可通过现场快速评估进行数据收集,方案如下,实际操作时可根据评估主题进行调整:

1)选点原则:收集血吸虫病历史疫情和防治工作资料,结合自然、社会和生物等相关因素,确定评估范围,并选点进行传播风险相关因素现场调查。

2)调查内容与方法:①基本情况调查,包括调查对象地理位置、居民数、经济情况以及调查点最近几年的血吸虫病疫情和防治工作资料。②居民感染率调查,对每个调查村,随机选取 6～65 岁常住居民开展血吸虫感染情况调查,每个行政村至少调查 300 人。可先用血清学方法筛查,阳性者再采用尼龙绢集卵孵化法(一粪三检)进行粪便检查。③家畜感染率调查,每个调查村,对当地最主要的家畜传染源(特别是牛)随机抽取 100 头开展家畜血吸虫感染情况调查,不足 100 头时全部检查。家畜感染率检查采用塑料杯顶管孵化法(一粪三检)。④野粪调查,在调查村垸内和垸外的草洲滩地、垸内的沟渠等可疑环境开展野粪调查,拣获调查范围内的全部野粪,用顶管孵化法进行检测(一送三检)。⑤钉螺调查,钉螺调查环境与野粪的调查环境相同,采用系统抽样结合环境抽查法查螺,拣获框内全部钉螺。鉴定钉螺死活,对活螺用解剖镜检法或者分子生物学方法鉴定感染情况。⑥潜在传染源情况调查,通过对野粪和钉螺的调查现场观察,对草洲和沟渠等有螺环境进行传染源(人、牛、羊等)的调查。

(4)指标统计:以行政村为单位,统计居民感染率、家畜感染率,以环境为单位统计野粪阳性率、野粪出现频度、活螺密度、钉螺感染率、阳性螺密度以及家畜敞放频度等指标。

2.实施

(1)风险识别:在对已收集信息分析的基础上,初步识别血吸虫病传播风险,确定需要纳入评估的要素,对于重要事件的评估,还应整理、描述与事件有关的关键信息。在进行专家会商和具体评估时,对识别出的风险要素的全面性、合理性,进行进一步的审议、确认和补充。

(2)风险分析:风险分析时需综合考虑血吸虫病的流行病学特点(季节性、地区性、中间宿主、传染源、传播途径等)、人口学特征、对政府和公众的影响、人群对血吸虫病传播风险的承受能力和血防专业部门应对能力等要素。

专题评估可组织专家对风险发生的可能性、后果的严重性进行定性或定量分析。发生可能性分析需结合背景及监测信息、历史事件等,对血吸虫病传播发生的可能性进行评价。后果严重性分析从传播影响的范围、波及的人数、所造成的经济损失、对人群健康、社会稳定影响的严重性等方面考虑。可能性及其后果严重性的大小,可按极低、低、中等、高、极高五个等级来划分(表9-1)。

表 9-1　血吸虫病传播风险应对参考表

风险水平	采取的行动
极低风险	无需采取特殊措施
低风险	按照常规血防工作要求处置(如通过常规监测)
中等风险	在专业血防机构内响应,如加强重点监测、开展专项调查、加大查治病查灭螺等强化措施
高风险	由当地政府组织多部门的协调响应,采取一系列有针对性的可产生显著成效的控制措施,如螺情处理、病情处置、健康教育、预防性服药等
极高风险	当地政府立即响应,启动高级别响应机制,采取可产生极为显著效果的控制措施,如启动应急预案,准备物质,防控队伍集结,奔赴现场开展现场处置等

(3)风险评价:将风险分析结果与风险准则对比,确定风险等级。血吸虫病传播风险评估中,尚未设立明确的风险准则。这种情况下,风险评价主要依据风险分析结果与可接受的血吸虫病传播风险水平进行对照,确定具体的等级。

常规研判多采用专家会商法,确定风险等级一般不采取评分的形式,由专家根据经验及相关数据资料综合分析评价后,直接确定风险等级或关注程度。如采用风险矩阵法,可对风险发生的可能性和后果严重性进行评分，计算出各分值，将风险分值在矩阵中对风险进行评价，确定级别。

（4）管理建议：根据评估等级和风险可控性，分析存在问题和薄弱环节，确定风险控制策略。依据有效性、可行性和经济性等原则，从降低风险发生的可能性和减轻风险危害等方面，提出预警、风险沟通及控制措施的建议。血吸虫病传播风险的应对可参考表9-1（突发事件需按相关应急预案进行响应）。

3. 风险评估报告与反馈　常规研判重点分析、评估近期辖区内应予关注的血吸虫病传播风险及其关注程度，并提出有针对性的风险控制措施建议。评估报告主要应包括引言、事件及风险等级、风险管理建议。专题评估报告内容主要包括评估事件及其背景、目的、方法、结论及依据、风险管理建议等几个部分。

各级血防或疾病预防控制机构，应及时将完成的风险评估报告报送本级卫生行政部门和上级血防或疾病预防控制机构，并根据需要通报相关医疗卫生、家畜等相关机构。

（五）保障措施

各级血防行政主管部门要重视血吸虫病传播风险评估工作，加强领导，按照规范组织专业机构开展常规或专题评估工作；协调相关部门参与评估工作；及时安排落实风险评估工作所需的人员、经费和物资，为风险评估工作提供保障。

各级血防行政主管部门组织开展血吸虫病风险评估工作的管理培训，各级疾病预防控制机构负责组织开展相关的技术培训，提供技术支持和保障。

二、传染源监测

（一）输入性传染源监测

对来自或往返于尚未达到血吸虫病传播控制标准地区的人群或家畜需要进行血吸虫病传染源监测。

1. 区域　传播控制或阻断地区有钉螺分市的乡（镇、街道）、历史血吸虫病流行乡（镇、街道）以及其他有血吸虫病流行条件的地区。

2. 对象

（1）人群：来自或往返于尚未达到血吸虫病传播控制标准县和疫情回升县的人群，重点是流动渔民、船民、学生、水产养殖人员抗洪抢险归来人员等。

（2）家畜：从尚未达到血吸虫病传播控制标准的县和疫情回升县购入菜（耕）牛、菜（种）羊、菜（种）猪等。

3. 方法

（1）人群监测

1）询检：对监测人群进行询问，内容包括户籍地址、现住地址、职业、原住地血吸虫病疫情、曾否患过血吸虫病、血吸虫病治疗史、有无疫水（水源）接触史、有无血吸虫病症状和体征包括发热、腹痛、腹泻等。

2）血检：对可疑人群，选用间接红细胞凝集试验（IHA）、斑点金免疫渗滤试验（D1GFA）、乳胶微球免疫层析试验（DL1A）、酶联免疫吸附试验（EL1SA）、胶体染料试纸条试验（DD1A）等血清学方法进行筛检。

3）粪检：对血清学阳性者，采用尼龙绢袋集卵孵化法结合沉渣镜检进行粪检，一送三检。如病原学检查阳性，需由上级单位确认，并进行流行病学调查和网络直报。

（2）家畜监测：采用家畜 1HA、DIGFA、三联斑点酶联免疫吸附试验（DETA）等血清学方法进行过筛，血清学阳性家畜采用塑料杯顶管孵化法、尼龙绢袋淘洗法、沉淀换水法等进行粪检，二送六检。

（二）本地传染源监测

对血吸虫病传播控制或阻断地区当地居民和家畜开展传染源监测。

（1）区域：血吸虫病历史流行乡（镇、街道）。

（2）对象

1）人群：当年查出钉螺自然村的 6 岁以上全体村民；达到传播控制标准后查病次数不足 3 次的居民；末次血吸虫病病原治疗后查病次数不足 3 次居民；血吸虫病血清学阳性未进行扩大治疗居民；医疗机构发现有肝脾肿大、发热、嗜酸性粒细胞增高、腹泻等症状和体征者。

2）家畜：当年查出钉螺自然村全部放养的牛、羊、猪等家畜。

（3）方法

1）人群监测：①调查登记，以行政村为单位，对上述对象进行摸底调查，登记造册；也可结合社区卫生服务等各种人群健康体验进行调查登记。②人群询检，询问内容包括职业、曾否患过血吸虫病、血吸虫病检验次数、血吸虫病治疗史、治疗依据、治疗次数、末次治疗时间、外出史，有无接触疫水（水源）史，有无血吸虫病症状和体征包括发热、腹痛、腹泻等情况。③血清学检查，对监测人群，选用 IHA、D1GFA、DL1A、EL1SA、DD1A 等血清学方法进行过筛检查。④病原学检查，对血清学阳性者，采用尼龙绢袋集卵孵化法结合沉渣镜检进行粪检，一送三检。如病原学检查阳性且诊断为当地新感染病人时，应立即启动《血吸虫病突发疫情应急处置预案》。

2）家畜监测：采用家畜 1HA、DIGFA、DETA 等血清学方法进行过筛，血清学阳性家畜采用塑料杯顶管孵化法、尼龙绢袋淘洗法、沉淀换水法等进行粪检，二送六检。如诊断为当地新感染病畜时，应立即启动《血吸虫病突发疫情应急处置预案》。

（三）传染源监测技术

除了常规方法外，近年中国血吸虫病防治研究专业技术人员经过长期探索研究，针对日本血吸虫病的传染源监测研发了多种实用技术和工具，并在现场进行了推广和应用。

1. 加藤厚涂片法试剂盒

（1）基本原理：加藤涂片法由日本学者加藤发明，基本原理是利用经甘油 - 孔雀绿溶液浸泡处理过的亲水玻璃纸覆盖在载玻片上的粪样上而致透明情形下于显微镜下鉴定寄生虫卵，巴西学者 Katz 在此基础上研制出圆孔卡片（俗称卡托片）用于粪便定量，发展成为现在沿用的改良加藤涂片法（又称卡托 - 卡茨法，Kato-Katz's method）。WHO 推荐改良加藤厚涂片法用于土源性蠕虫和血吸虫感染的定量诊断与筛查。改良加藤厚涂片法通过显微镜下计数定量 EPG（即每克粪便中的虫卵数）。然而，目前国内缺乏改良加藤厚涂片法的成套试剂。面对国内寄生虫感染检测的重大需求，我们组装、研发出人粪便寄生虫卵检测试剂盒（Kato-Katz 法），申请了国家实用新型专利（专利号：ZL 2015 2 1086760.5，授权公告日：2016.08.03）。

（2）适用范围：不需要特殊仪器设备，该法操作简便、快速、成本低、检出率高，能用于肠道寄生虫卵、血吸虫卵的定性、定量检测，适用于现场大规模人群疫情监测检查。

（3）应用现状：人体寄生虫卵检测制片盒在本实验室组装成功并于 2015 年获得国家实用新型专利后，开始在我国血吸虫病、肠道寄生虫病查病等领域推广应用。据估算，自 2016—2018 年 3 年间，用于全国血吸虫病监测点查病的试剂盒的数量达 105 盒（计 10 500

人份）。三年来为全国寄生虫病防治技能竞赛项目之一的粪便加藤片制作提供了约 50 盒加藤试剂盒（计 5 000 人份）。三年来用于全国现场土源性蠕虫病查病的试剂盒约 2 300 盒（计 230 000 人份）。

（4）试剂盒的材料与组装：本试剂盒是密封的，1 个包装可做 100 人份的待测标本。试剂盒包括盒体和可开启的盒盖以及说明书，所述盒体内装有定量板、刮片、尼龙绢、玻璃纸和置于容器中用甘油 - 孔雀绿溶液浸泡的玻璃纸。定量板为聚苯乙烯板，中央有一个圆孔，圆孔容积为 38～39mm³，用于粪样的定量为 41.7mg。刮片用于刮取粪样，为软性塑料刮片，两头刮片的长条形。尼龙绢规格为 80～100 目，裁剪的尺寸大小为 8cm×8cm，此规格的尼龙绢用于过滤粪样，即滤掉粪样中的粗渣成分，又能保证肠道寄生虫卵与血吸虫卵均能通过尼龙绢而得以被检测。玻璃纸为亲水玻璃纸，经染色后用于覆盖粪膜，其规格为 30mm×25mm，厚 40μm，使用前需要在甘油 - 孔雀绿溶液中浸泡 24 小时以上。甘油孔雀绿溶液用于对玻璃纸染色进而对粪样染色，其配制比例为：取蒸馏水（或去离子水）100ml，甘油 100ml、3% 孔雀绿 1ml。图 9-2 为人粪便寄生虫卵检测制片试剂盒组装示意图。

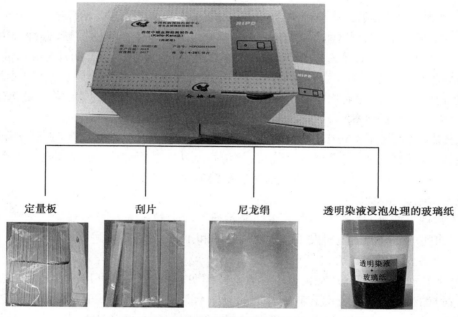

图 9-2　人粪便寄生虫卵检测制片试剂盒（Kato-Katz 法）

（5）操作规程及注意事项

1）做粪样前请提前至少 24 小时将玻璃纸浸泡在透明染液中；

2）每份粪样取 3 张载玻片进行编号（与待检粪样的编号相同）；

3）打开待检粪样的包装，将尼龙绢片置于待检粪样上，用塑料刮片轻压尼龙绢片并在其上轻刮，使细粪渣透过尼龙绢片的微孔滤出至尼龙绢片表面；

4）将定量板放在载玻片中部，然后用刮片将绢片表面的细粪渣填入定量板的中央孔内，填满全孔并抹平；

5）小心移去定量板，使粪样留在载玻片上；

6）取一张浸泡好的亲水玻璃纸，抖掉多余的浸泡液，盖在粪样上，用另一块较厚的载玻

片覆于玻璃纸上垂直均匀用力压制,使粪便均匀地展开于玻璃纸下;

7)将制作好的加藤片置于标本盒内(内垫吸水纸,加樟脑丸),并置于室温下透明过夜待检(建议隔夜放置12小时以上);如冬季室温较低,可将加藤片置于25℃恒温箱内以加快透明,以待观察结果。

(6)结果判读:若观测结果定性,只需记录所观察到的蠕虫虫卵种类;若观测结果需要定量,则需要分别记录所观察的蠕虫的虫卵种类,并需要计算出每克粪便中的虫卵数(per gram egg,EPG),计算公式:单张加藤片蠕虫虫卵的平均数×24。钩虫卵一般在透明2小时内可以观察到,但隔夜透明的加藤片往往不易观察到钩虫卵。

2.毛蚴显微镜病原学检测法 粪检血吸虫毛蚴是血吸虫病诊断和疗效考核的重要方法。由于毛蚴很小,当毛蚴少或不活动时,用肉眼直接观察毛蚴常不易发现。若遇有水虫需将其吸出,再在显微镜下观察,不仅费时且影响结果准确性。徐国余等研制了血吸虫毛蚴显微镜,并将圆口烧瓶改为长方形口烧瓶(图9-3),毛蚴显微镜使用连续变焦放大7~40倍,能够清晰观察到活动的毛蚴。对102份粪便进行检测,在相同时间内,毛蚴显微镜法检出阳性56份,肉眼观察法检出阳性36份,阳性检出率由35.29%提高到54.90%,毛蚴显微镜法大幅提高了血吸虫病检测效果与效率。这一技术已在江苏省血吸虫病防治研究和实验室诊断检测中得到了广泛应用。

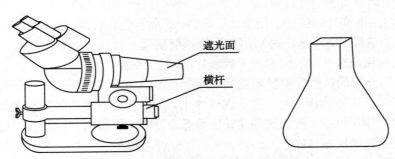

图9-3 毛蚴显微镜与长方形口孵化烧瓶

3.h型顶管毛蚴孵化检测法 孵化法是血吸虫病病原诊断最简便、准确性高的常用方法。目前,国内血吸虫病病原诊断,多用尼龙筛集卵孵化法,该法操作程序多,虫卵易于丢失,影响结果的准确性。张经文等在实践中研制了一种h形顶管孵化法装置。该装置从观察毛蚴管向下加水时,可以截住瓶内浑水渗出,保持试管内水质清亮。由于两管连接处孔径小,毛蚴在试管内返回瓶内几率减少,起到浓集毛蚴作用,易于观察毛蚴。现场查病676人,h形顶管孵化法查出阳性116人,阳性率17.2%,尼龙筛集卵孵化法查出阳性88人,阳性率为12.3%。h形顶管孵化法比尼龙筛集卵孵化平均每份标本节省工时1.8分钟,节省用水11 250ml。该法粪便不经淘洗,直接投入孵化瓶内进行孵化,简化了尼龙筛集卵孵化法操作程序、省工省时、节约用水,提高了查病工作质量与效率。

三、钉螺监测

(一)历史流行区钉螺监测

1.适宜区域

(1)3年内查到钉螺的行政村,每年春季普查1次,辅以秋季复查。秋季查螺重点为春季漏查和查漏环境、生产生活区复杂环境、当年灭螺和巩固性灭螺环境。

（2）3～9年未查到钉螺的行政村，每3年春季普查1次。

（3）10年以上未查到钉螺的行政村，每5年春季普查1次。

2．方法　采用5m系统抽样结合环境抽查2框，复杂环境采用全面细查法。应查环境为历史有螺环境和历史无螺但适宜钉螺孳生的环境。

（二）非流行区钉螺监测

1．适宜区域　分期分批由近及远地进行螺情调查，重点为与历史有螺区毗邻的乡（镇）、村，特别是与原有钉螺水系相通等适合钉螺孳生的地区，作为查螺的重点。

2．方法　采用10m系统抽样法。

3．输入性钉螺的监测

（1）适宜区域：与有螺区相通的水系、来往有螺区船泊停靠的码头或船坞、从有螺区引进水生动植物进行饲养种植的场所等地。

（2）方法：采用5m系统抽样结合环境抽查2框，复杂环境采用全面细查法。

4．钉螺感染性监测方法

（1）压碎法：将钉螺置于载玻片上，另用一张较厚的玻片将钉螺轻轻压碎，然后在螺体上加一滴脱氯清水，将钉螺置于解剖镜下，用解剖针拨开外壳，依次撕碎软体组织，发现血吸虫尾蚴、子胞蚴即为感染性钉螺，感染早期的钉螺有时可检获母胞蚴。

（2）逸蚴法：将单只钉螺置于指形试管内，加脱氯水至试管口，用尼龙纱盖好管口。置20～25℃、光照条件下，4～8小时后用放大镜或解剖镜在灯光下观察指管水面有无血吸虫尾蚴。必要时可用白金耳取表面水滴于载玻片，在镜下观察。

（3）重组酶介导的核酸等温扩增荧光法（荧光RAA法）快速检测日本血吸虫感染性钉螺：将各亚组钉螺用玻璃板压碎，置于载玻片上，在解剖镜下挑选钉螺软体组织，根据血液/组织/细胞基因组DNA提取试剂盒操作手册进行核酸提取，以待检测。具体步骤如下：①钉螺软体经组织研磨器打碎，$11\,200\times g$离心1分钟，倒尽上清，加$200\mu l$缓冲液GA，振荡至彻底悬浮；②加入$20\mu l$蛋白酶K溶液，混匀，56℃放置3小时；③加入$200\mu l$缓冲液GB，充分颠倒混匀，70℃放置10分钟，溶液变清亮后，短暂离心以去除管盖内壁水珠；④加入$200\mu l$无水乙醇，充分振荡混匀15秒，短暂离心以去除管盖内壁的水珠；⑤将上一步所得溶液和絮状沉淀均加入同一吸附柱CB3中（吸附柱放入收集管中），$13\,400\times g$离心30秒，倒掉废液，将吸附柱CB3放回收集管中；⑥向吸附柱CB3中加入$500\mu l$缓冲液GD，$13\,400\times g$离心30秒，倒掉废液，将吸附柱CB3放入收集管中；⑦向吸附柱CB3中加入$600\mu l$漂洗液PW，$13\,400\times g$离心30秒，倒掉废液，将吸附柱CB3放入收集管中；重复操作步骤7；⑧将吸附柱CB3放回收集管中，$13\,400\times g$离心2分钟，倒掉废液。将吸附柱CB3于室温放置数分钟后转入一洁净离心管中，向吸附膜中间部位悬空滴加$50\mu l$洗脱缓冲液TE，室温放置25分钟，$13\,400\times g$离心2分钟，将溶液收集至离心管中。荧光RAA引物及探针设计基于多个日本血吸虫来源的序列片段筛选，以SjG28基因片段作为靶序列。正向引物（Sch-F）序列为：5'-CAT TGT GTG AGC AGC CAG GAA GTG ACA ATC-3'，反向引物（Sch-R）序列为：5'-CTA TAT TAG AGG CGT GAG GTT ATA CAG TTA-3'，Sch-P：5'-CAT AGG AGG TCA TCT TGT TCA AGG TCA AG/i6FAMdT//idSp//iBHQdT/CAC CAT CAA CTC TTA-3。荧光RAA反应体系分别加入$25\mu l$反应缓冲液、$2\mu l$ $10\mu m$正向引物、$2\mu l$ $10\mu m$反向引物、$1\mu l$ $10\mu m$探针、$1\mu l$ DNA模板，280mmol/L醋酸镁$2.5\mu l$，最后加灭菌双蒸水$16.5\mu l$补齐到$50\mu l$。混匀后加到荧光 RAA 反应单元冻干粉中，立即放入 RAA-B6100 恒温震动仪中震荡离心 4 分钟，混匀后将反应管置 RAA 荧光检测仪（RAA-F1620）进行检测，工作温度 39℃、总反应时间为 30 分钟。

钉螺荧光 RAA 法的建立有望为现场钉螺调查工作提供一种适宜技术，推动血吸虫病监测预警工作的开展。

（4）PCR 法检测感染性钉螺：将各亚组钉螺用玻璃板压碎，置于载玻片上，在解剖镜下挑选钉螺软体组织，根据血液/组织/细胞基因组 DNA 提取试剂盒操作手册进行核酸提取，以待检测。具体步骤如下：①钉螺软体经组织研磨器打碎，11 200×g 离心 1 分钟，倒尽上清，加 200μl 缓冲液 GA，振荡至彻底悬浮；②加入 20μl 蛋白酶 K 溶液，混匀，56℃放置 3 小时；③加入 200μl 缓冲液 GB，充分颠倒混匀，70℃放置 10 分钟，溶液变清亮后，短暂离心以去除管盖内壁水珠；④加入 200μl 无水乙醇，充分振荡混匀 15 秒，短暂离心以去除管盖内壁的水珠；⑤将上一步所得溶液和絮状沉淀均加入同一吸附柱 CB3 中（吸附柱放入收集管中），13 400×g 离心 30 秒，倒掉废液，将吸附柱 CB3 放回收集管中；⑥向吸附柱 CB3 中加入 500μl 缓冲液 GD，13 400×g 离心 30 秒，倒掉废液，将吸附柱 CB3 放入收集管中；⑦向吸附柱 CB3 中加入 600μl 漂洗液 PW，13 400×g 离心 30 秒，倒掉废液，将吸附柱 CB3 放入收集管中；重复操作步骤 7；⑧将吸附柱 CB3 放回收集管中，13 400×g 离心 2 分钟，倒掉废液。将吸附柱 CB3 于室温放置数分钟后转入一洁净离心管中，向吸附膜中间部位悬空滴加 50μl 洗脱缓冲液 TE，室温放置 25 分钟，13 400×g 离心 2 分钟，将溶液收集至离心管中。

以日本血吸虫非特异性重复片段 SjG28 作为靶序列，采用 Primer primer 5.0 软件设计 PCR 反应上、下游引物（上游引物：5′-AGC CAG GAA GTG ACA ATC-3′，下游引物：5′-AAT GCG AGG TTT CAG GAG-3′）。PCR 反应体系：模板 DNA 1μl，上、下游引物（10μmol/μl）各 1.0μl，5×反应缓冲液 10μl，25.0mmol/L 氯化镁 2μl，10.0mmol/L dNTP Mix 1μl，GoTaq Hot DNA 聚合酶（10U/μl）0.25μl，加无菌双蒸水至 50μl。PCR 反应条件为：94℃ 5 分钟；94℃ 30 秒，55℃ 30 秒，72℃ 1 分钟，共 35 个循环；最后 72℃ 7 分钟。取 10μl PCR 扩增产物进行 1.2% 琼脂糖凝胶电泳鉴定。

PCR 法检测感染性钉螺可为现场钉螺疫情调查提供一种适宜技术，从而推动血吸虫病监测预警工作的开展。

（5）钉螺体内血吸虫核酸检测试剂盒：该技术针对钉螺体内血吸虫早期检测的需求，可将传统解剖法的 60 天左右提前到 1 周之内。周晓农等（2014 年）利用基因组 DNA 快速提取结合环介导等温扩增技术，建立了钉螺体内血吸虫核酸检测试剂盒，该试剂盒与目前商业化的进口试剂相比较，成本价降低 50% 以上，且检测效果相近，已在全国血吸虫病流行的 7 个省 20 个流行县 80 个村环境的钉螺进行了现场应用，迄今已检测上万多个钉螺样本，与传统方法比较，大大提高了发现流行区血吸虫感染阳性钉螺的敏感性，为及时消除当地血吸虫病传播风险提供了技术支撑。

（6）改良压碎逸蚴感染性钉螺检测法：传统的感染性钉螺检测主要采用单只压碎解剖法，速度慢，效率低是其主要不足，针对批量钉螺解剖的技术需求，王加松等压碎法和逸蚴法的优点，建立了压碎逸蚴感染性钉螺检测法，批量钉螺压碎后逸蚴，加快了工作进度和逸蚴速度，提高了逸蚴率，省工省时。其工效比压碎法提高 18.2 倍，比逸蚴法提高 17.3 倍。荆州市 9 个县市区 2011 年春季应用本方法对感染性螺点检出率提高了 52.18%，节省人工 87.86%。2010 年 3 月以来，压逸法先后列入中华预防医学会继续教育项目、国家血吸虫专家咨询委员会推广项目，湖北省和湖南省已有 12 个县（市、区）应用。

四、水体污染监测方法（浮瓶 - 尼龙袋哨螺测定法）

（一）适用范围

毛蚴污染水体监测，测定血吸虫毛蚴对水体的污染性。

（二）操作规程

每个点用无血吸虫感染钉螺 500 只，分装于 2 只尼龙纱笼内，悬置于待检水体水面下 5～10cm 处，2 纱笼间隔 10～20m。5～9 月天文大潮期间每月投放一次，投放地点、投放起始和回收时间与哨鼠测定法相同。连续放置 29 小时，夜间不收回。每次测定结束后回收并送实验室，置于 25℃温箱内饲养，2 个月后逐月采用逸蚴法逸蚴一次。实验室饲养 4 个月后采用压碎法逐个解剖哨螺，逸出尾蚴或解剖查见尾蚴 / 胞蚴钉螺即为血吸虫毛蚴污染水体阳性。

第三节　血吸虫对吡喹酮敏感性监测

吡喹酮是当前用于治疗日本血吸虫病的唯一商品化药物。长期大规模反复应用同一种抗虫药物往往会导致药物抗药性的产生，因此有必要建立现场监测和检测吡喹酮抗药性的技术。当前检测吡喹酮抗药性的主要方法是在疫区现场治疗病人，评估化疗结果，该方法耗时长、病人依次性低，且存在漏查现象。在实验室内建立的体外检测日本血吸虫对吡喹酮抗药性的技术，可方便、快速、敏感检测日本血吸虫毛蚴和尾蚴对吡喹酮的敏感性，从而解决吡喹酮抗药性难以检测的技术难题，有利于现场监测和检测日本血吸虫吡喹酮抗药性的产生。

一、虫卵法

（一）基本原理

日本血吸虫吡喹酮抗性株虫卵对吡喹酮的敏感性下降，在一定浓度的吡喹酮溶液中仍能孵化出毛蚴。

（二）适用范围

一种体外检测日本血吸虫虫卵对吡喹酮抗药性的技术，快速、简便、敏感、可靠，适合现场快速检测和监测日本血吸虫吡喹酮抗药性的产生，可用于日本血吸虫吡喹酮抗药性现场检测和监测工作。

（三）应用现状

已在局部现场应用。

（四）操作规程

取两只 50ml 烧瓶，分别移入含 5×10^{-6} mol/L 吡喹酮的生理盐水和生理盐水，将从日本血吸虫感染宿主粪便中收集的 1 000～2 000 个虫卵加入烧瓶中，置 28℃黑暗环境中 24 小时，后将虫卵移入脱氯新鲜自来水中，28℃白炽灯照射下孵化毛蚴。孵化开始后每 30 分钟用 50ml 离心管收集 1 次含毛蚴的自来水，加入数滴卢戈氏碘液后离心，收集毛蚴在显微镜下观察并计数，计算虫卵孵化率。实验重复 6 次。

在 5×10^{-6} mol/L 吡喹酮药液作用 24 小时后，若日本血吸虫虫卵孵化率 >0，则可认为该日本血吸虫虫卵对吡喹酮具有抗药性。通过观察虫卵孵化率，可检测日本血吸虫虫卵对吡喹酮的抗药性。

二、毛蚴法

（一）基本原理

通过观察吡喹酮作用后日本血吸虫毛蚴的形态变化，可检测日本血吸虫毛蚴对吡喹酮的抗药性。毛蚴形态变化特征是在吡喹酮溶于 1% 二甲基亚砜（DMSO）中配制成浓度为 $1×10^{-3}$ mol/L 吡喹酮药液作用后，日本血吸虫毛蚴由正常情况下的卵圆形或椭圆形变成葫芦状或哑铃状。而吡喹酮抗性毛蚴无变形。通过观察吡喹酮作用后日本血吸虫毛蚴的形态变化，可检测日本血吸虫毛蚴对吡喹酮的抗药性。

（二）适用范围

一种体外检测日本血吸虫毛蚴对吡喹酮抗药性的技术，快速、简便、敏感、可靠，适合现场快速检测和监测日本血吸虫吡喹酮抗药性的产生，可用于日本血吸虫吡喹酮抗药性现场检测和监测。

（三）应用现状

已在局部现场应用。

（四）操作规程

先将 1ml 含 40～120 只新孵出日本血吸虫毛蚴的水移入直径为 5cm 的培养皿，后迅速加入 1ml 吡喹酮药液，使培养皿内药液浓度分别为 $5×10^{-7}$ mol/L 和 10^{-7} mol/L，观察超过 1 分钟后滴加卢戈氏碘液，在解剖镜下观察其形态学变化，计算毛蚴变形率。实验重复 6 次。在经 $5×10^{-7}$ mol/L 吡喹酮溶液作用后，1 分钟毛蚴变形率 <50%，3 分钟毛蚴变形率 <70%，5 分钟毛蚴变形率 <90%；或经 10^{-7} mol/L 吡喹酮溶液作用后，1 分钟毛蚴变形率 <10%，3 分钟毛蚴变形率 <20%，5 分钟毛蚴变形率 <30%，则可认为该日本血吸虫毛蚴对吡喹酮具有抗药性。

三、尾蚴法

（一）基本原理

通过将日本血吸虫尾蚴暴露将吡喹酮溶于 1% 二甲基亚砜（DMSO）中配制成浓度为 $1×10^{-3}$ mol/L 吡喹酮药液后，对吡喹酮作用敏感的日本血吸虫尾蚴会在强烈肌肉后发生体部和尾部分离，出现断尾变化，而抗性尾蚴无断尾，通过观察尾蚴断尾率，可检测日本血吸虫尾蚴对吡喹酮的抗药性。

（二）适用范围

现场体外检测日本血吸虫尾蚴对吡喹酮抗药性的技术。

（三）应用现状

提供一种体外检测日本血吸虫尾蚴对吡喹酮抗药性的技术，解决现场监测和检测日本血吸虫吡喹酮抗药性的技术问题，快速、简便、敏感、可靠。

（四）操作规程

取一块 24 孔细胞培养板，在板孔内加入浓度分别为 10^{-5}、$5×10^{-6}$、10^{-6} mol/L 和 $5×10^{-7}$ mol/L 吡喹酮药液 1ml，随后用接种环移入 20～50 条新鲜逸出的日本血吸虫尾蚴，20 分钟后在解剖镜下观察各孔内尾蚴断尾变化，计算尾蚴断尾率。实验重复 6 次。通过观察尾蚴断尾率，可检测日本血吸虫尾蚴对吡喹酮的抗药性。

第四节　应急处置

应急处置包括了对疫点的常规处置和对突发疫情的处置。针对不同地区特点，选择采用符合当地实际情况处置技术，及时发现疫情，控制传播，从而有效巩固血防成果具有重要意义。

一、疫点处置

（一）目的
规范和指导血吸虫病疫点调查和处置工作，有效降低血吸虫病传播风险。

（二）疫点定义及启动调查条件
血吸虫病疫点指发现血吸虫病原体的感染地点或存在血吸虫病传播风险的报告地点。出现以下情形之一时，应在 24 小时内启动疫点调查及处置：

1. 发现急性血吸虫病确诊病例；
2. 发现感染性钉螺；
3. 水体中监测到血吸虫尾蚴；
4. 发现含有血吸虫虫卵或者毛蚴的野粪；
5. 发现慢性血吸虫病确诊病例或病畜。

（三）核实与报告
县级疾病预防控制（血防）机构、动物防疫监督机构发现或接到本辖区内符合启动血吸虫病疫点的情况及报告后，应在 24 小时内组织开展疫情核实。疫情核实确认后，向血防主管部门汇报。如核实为输入性病例、病畜等，报省级血防主管部门协调处置。如事件符合血吸虫病突发疫情标准，则按《血吸虫病突发疫情应急处理预案》进行上报及开展处置。

（四）疫点调查
疫点调查由县级血防主管部门组织，县级疾病预防控制（血防）机构、动物防疫监督机构等具体实施。对发现的急性（包括临床诊断病例）或慢性血吸虫病确诊病例逐一进行流行病学调查（个案调查表），同时对在与急性血吸虫病病例、慢性血吸虫病病例感染时间前后各 2 周、1 个月内，曾经在同一感染地点接触过疫水的其他人员进行追踪调查。对于发现的血吸虫病病畜，要对畜主开展问卷调查，了解家畜的来源、活动范围等信息，并对曾经在同一感染地点接触过疫水的其他家畜进行追踪调查。

根据流行病学调查线索或感染性钉螺、血吸虫尾蚴水体、阳性野粪发现地点，及传染源等确定疫点，进行钉螺和感染性钉螺调查，同时可以开展水体感染性测定。对疫点所涉及的居民区进行人群和家畜接触疫水情况调查，并开展人群和家畜查病工作。

（五）疫点处置
1. 病人治疗　对疫点调查发现的所有血吸虫病病例，应由县级及以上卫生行政主管部门组织医疗机构人员及时予以治疗。急性血吸虫病患者采用成人（体重以 60kg 为限）120mg/kg、儿童 140mg/kg 六日疗法。慢性血吸虫病患者采用成人（体重以 60kg 为限）40mg/kg 吡喹酮一次顿服或 60mg/kg 二日疗法、儿童 50mg/kg 一日疗法或 70mg/kg 二日疗法。

2. 预防性服药　根据早发现、早诊断、早治疗的原则，对同期有疫水接触史的人群进行早期预防性服药,防止急性血吸虫病发生。预防性服药的药物和时间是:吡喹酮(40mg/kg体重)应在首次接触疫水4周后服用、蒿甲醚(6mg/kg体重)应在接触疫水2周后服用、青蒿琥酯(6mg/kg体重)应在接触疫水1周后服用。

3.病畜处置　对疫点调查发现的所有病畜,由动物防疫监督机构组织专业人员及时予以治疗或进行宰杀淘汰等处置。同批家畜应开展扩大治疗。治疗剂量黄牛按30mg/kg体重、水牛按25mg/kg体重、马属动物建议按25mg/kg体重、羊按20mg/kg体重、猪按60mg/kg体重1次口服。黄牛以300kg、水牛以400kg体重为限,马属动物体重建议以250kg为限。

4.环境处理　在血吸虫病疫点及其周围有钉螺的水域和钉螺孳生地,采用药物灭螺方法杀灭尾蚴和钉螺,使钉螺平均密度控制在0.01只/0.1m²以内,同时设置警示标志。有条件时,采用环境改造灭螺的方法彻底改造钉螺孳生地,消灭钉螺。

5.健康教育　大力开展健康教育,利用各种宣传形式,迅速开展血吸虫病防治知识的宣传,提高群众的自我防护能力,并积极配合和参与所采取的控制措施。

6.安全用水　对生产生活用水,疫点处置期间确定或提供安全水源。

7.粪便管理　对病人、病畜的粪便进行灭卵等无害化处理。

(六)评估与终止

县级血防主管部门应在7天内完成疫点调查与处置工作,并将疫点处置报告报上级血防主管部门。上级血防主管部门接到报告后1周内对疫点处置情况进行评估,必要时可组织开展现场核查。根据评估结果确定是否终止疫点处置工作。

(七)保障措施

1.组织保障　各级血防主管部门要加强对血吸虫病疫点调查和处置工作的领导,协调各有关部门按照各自的职责分工,及时安排落实疫点调查和处置工作所需的人员、经费和物资,为疫点调查和处置工作提供保障。

2.物资保障　各级血防主管部门要组织做好血吸虫病疫点调查和处置的技术、物资储备。应急储备物资应妥善保管、指定专人负责,并及时补充更新。

3.技术保障

(1)培训:各级血防主管部门组织开展血吸虫病疫点调查和处置工作的管理培训,各级疾病预防控制机构负责组织相关的技术培训。

(2)演练:各级卫生行政部门应根据本地区血防工作实际,制定血吸虫病疫点调查和处置工作演练的计划,并组织实施。

二、疫情应急处置

(一)总则

1.目的　有效预防和及时控制血吸虫病突发疫情,规范和指导突发疫情应急处理工作,最大限度地减少突发疫情造成的危害,保障人民身体健康和生命安全。

2.工作原则　血吸虫病突发疫情的应急处理工作贯彻预防为主、常备不懈的方针,坚持统一指挥、分级负责、快速反应、依靠科学、依法管理的原则。

(二)突发疫情的判定标准与分级

1.出现以下情形之一时,视为血吸虫病突发疫情,应启动应急处理工作:

(1)在尚未控制血吸虫病流行的地区,以行政村为单位,2周内发生急性血吸虫病病例(包括确诊病例和临床诊断病例,下同)10例以上(含10例,下同);或同一感染地点1周内连续发生急性血吸虫病病例5例以上。

（2）在达到血吸虫病传播控制标准的地区，以行政村为单位，2周内发生急性血吸虫病病例5例以上；或同一感染地点1周内连续发生急性血吸虫病病例3例以上。

（3）在达到血吸虫病传播阻断标准的县（市、区），发现当地感染的血吸虫病病人、病畜或有感染性钉螺分布。

（4）在非血吸虫病流行县（市、区），发现有钉螺分布或当地感染的血吸虫病病人、病畜。

2. 符合以下条件之一，即可终止应急处理工作：

（1）在尚未控制血吸虫病流行地区和传播控制地区应急处理工作启动范围内，连续1个月无新发生急性血吸虫病病例。

（2）在血吸虫病传播阻断地区和非流行区应急处理工作启动范围内，连续1个月无新发血吸虫病病例，钉螺分布环境已经得到有效处理（通过药物或环境改造灭螺后，使钉螺平均密度控制在0.01只/0.1m^{2}以下）。

3. 血吸虫病突发疫情的分级

Ⅰ级：在2个以上（含2个，下同）相邻流行省（自治区、直辖市）出现突发疫情，并连续出现新的疫点，疫点所在县（市、区）急性血吸虫病病例总数是前5年同期平均水平的5倍以上（含5倍，下同），且有大范围蔓延趋势。

Ⅱ级：在2个以上相邻流行市（地、州）范围内出现突发疫情，疫点所在县（市、区）急性血吸虫病病例总数是前5年同期平均水平的3倍以上，且有蔓延趋势；或在1个非流行市（地、州）范围内，出现突发疫情。

Ⅲ级：在2个以上相邻流行县（市、区）范围内出现突发疫情，急性血吸虫病病例数是前5年同期平均水平的2倍以上，且有蔓延趋势；或在1个非流行县（市、区）范围内，出现突发疫情。

Ⅳ级：在1个流行县（市、区）范围内出现突发疫情。

（三）应急响应

1. 突发疫情报告　各级各类医疗机构和疾病预防控制机构发现血吸虫病突发疫情时，应当在2小时内向所在地县级人民政府卫生行政部门报告，接到报告的卫生行政部门应当在2小时内向本级人民政府报告，并同时通过突发公共卫生事件报告管理信息系统向卫生部报告。

2. 突发疫情分级响应程序

Ⅰ级：由卫生部组织有关专家进行分析论证，提出启动或终止应急处理工作的建议，报国务院批准后实施。

Ⅱ级：由省级人民政府卫生行政部门组织有关专家进行分析论证，提出启动或终止应急处理工作的建议，报省级人民政府批准后实施，并向国务院卫生计生行政部门报告。

Ⅲ级：由市（地、州）级人民政府卫生行政部门组织有关专家进行分析论证，提出启动或终止应急处理工作的建议，报市（地、州）级人民政府批准后实施，并向上一级人民政府卫生行政部门报告。

Ⅳ级：由县级人民政府卫生行政部门组织有关专家进行分析论证，提出启动或终止应急处理工作的建议，报县级人民政府批准后实施，并向上一级人民政府卫生行政部门报告。

3. 应急组织　血吸虫病突发疫情发生后，根据突发疫情分级响应程序，在当地人民政府的统一领导下,由卫生、财政、农业、水利、宣传、教育、公安以及爱卫会等有关部门组成血吸虫病突发疫情应急处理工作领导小组,负责本行政区域内血吸虫病突发疫情应急处理工作的组织管理、指挥和协调;卫生行政部门成立血吸虫病突发疫情应急处理技术指导小组,负责本行政区域内血吸虫病医疗救治、疫情控制和调查评估等相关工作。

4. 紧急处置

(1) 现场处置

1) 病人救治:出现血吸虫病突发疫情时,县级以上卫生行政部门应立即组织医疗队,深入突发情疫点进行救治。对发现的所有血吸虫病病人,应及时予以治疗。

2) 人群预防性早期治疗:根据早发现、早诊断、早治疗的原则,对同期有疫水接触史的人群进行早期预防性治疗,防止急性血吸虫病发生。早期治疗的药物和时间是:用吡喹酮治疗应在首次接触疫水 4 周后、用蒿甲醚治疗应在接触疫水 2 周后、用青蒿琥酯治疗应在接触疫水 1 周后进行。

3) 环境处理:在发生血吸虫病突发疫情的地区,对疫点及其周围有钉螺的水域和钉螺孳生地,用氯硝柳胺杀灭尾蚴和钉螺。喷洒剂量为 $2g/m^2$,浸杀剂量为 $2mg/L$;同时在易感区域设置警示标志,划定安全生活区。有条件时,采用环境改造灭螺的方法彻底改造钉螺孳生地,消灭钉螺。

4) 健康教育:大力开展健康教育,利用各种宣传形式,迅速开展血吸虫病防治知识的宣传,提高群众的自我防护能力,并积极配合和参与所采取的控制措施。

5) 安全用水:要求居民在划定的安全生活区内取水。对饮用水源可能含有血吸虫尾蚴的,饮用前要进行卫生处理。方法为每 50kg 水加漂白精 0.5g 或漂白粉 1g,30 分钟后方可饮用。

6) 粪便管理:对病人、病畜的粪便进行灭卵处理,方法为 50kg 粪便加尿素 250g 拌匀,储存 1 天以上。

7) 个人防护:教育群众尽量避免接触疫水,必须接触疫水者应在下水前涂抹防护剂,穿戴防护用具。突发疫情应急处理工作人员在现场开展防治工作时应注意个人防护。

5. 流行病学调查　突发疫情的调查由县级卫生行政部门组织,县级疾病预防控制(血防)机构、动物防疫监督机构具体实施。县级疾病预防控制(血防)机构、动物防疫监督机构接到突发疫情报告后,应在 24 小时内到达现场开展调查。

(1) 个案调查:对所有急性血吸虫病病例逐一进行个案调查,同时对在与患者感染时间前后各 2 周内,曾经在同一感染地点接触过疫水的其他人员进行追踪调查。调查人员应及时将"急性血吸虫病个案调查表"录入数据库,并通过血吸虫病信息专报系统上报。或以最快的通讯方式报上级疾病预防控制(血防)机构,同时报告中国疾病预防控制中心寄生虫病预防控制所。

(2) 疫点调查:根据个案调查线索确定疫点及其范围,进行钉螺和感染性钉螺调查,有条件的可进行水体感染性测定。对疫点所涉及的居民区进行人群和家畜接触疫水情况调查,并开展人群和家畜查病、治病工作。

(3) 自然因素和社会因素调查:对水位、降雨量、气温、自然灾害、人、畜流动情况、居民生产生活方式等相关因素进行调查。

6. 保障措施

(1) 组织保障:各级人民政府要加强对血吸虫病突发疫情应急处理工作的领导,协调各有关部门按照各自的职责分工，及时安排落实突发疫情应急处理所需的人员、经费和物资，成立应急处理队伍，为突发疫情应急处理工作提供保障。各级卫生行政部门应建立相应的应急处理人力资源库，并按突发疫情的级别制定人力资源调配计划，组织开展疫情处理和血吸虫病人救治工作。

（2）物资保障：国家和各省卫生行政部门要指定疾病预防控制（血防）机构，做好血吸虫病突发疫情应急处理的技术、物资储备。应急储备物资应妥善保管、指定专人负责，并及时补充更新。储备物资应包括：

1）人、畜抗血吸虫药物：吡喹酮、蒿甲醚、青蒿琥酯。

2）灭螺药品：氯硝柳胺。

3）防护药品：防护油、防护膏、漂白粉、漂白精等。

4）检测试剂：血清学诊断试剂及相关器材等。

5）设备及器具：灭螺机、显微镜、解剖镜、病原学检查器具等。

（3）技术保障

1）培训：各级卫生行政部门组织开展血吸虫病突发疫情应急处理的管理培训，各级疾病预防控制机构负责组织相关的技术培训。

2）演练：各级卫生行政部门应根据本地区血防工作实际，制定血吸虫病突发疫情应急处理演练的计划，并组织实施。

三、有螺环境处置

（一）氯硝柳胺泥敷灭螺法

1．原理　该法是将药物灭螺、土埋灭螺、缓释剂灭螺等方法有机结合而形成的新方法。

2．适用范围　山丘型流行区的钉螺分布于环境复杂，新方法具有药效持续时间长，对土表钉螺、土内钉螺、螺卵和尾蚴等均有杀灭作用；群众容易掌握，对鱼类毒害轻，对环境影响小，适用于多种钉螺孳生环境。

3．应用现状　已在四川省山丘型流行区得到了广泛应用，该法的灭螺效果优于喷洒法，运用喷洒法灭螺，若达泥敷灭螺同样效果，四川省主要的灭螺方法之一。2005—2008年全省三年累计泥敷灭螺 13 819.05 万 m²，占同期全省灭螺总面积（52 453.13 万 m²）的26.35%。近几年，此法还在其他省一些疫区推广。

4．操作规程　为解决山丘地区灭螺的难题，创立了氯硝柳胺泥敷灭螺法（图 9-4）。该法是将药物灭螺、土埋灭螺、缓释剂灭螺等方法有机结合而形成的新方法，建立了操作规程、确定了用药剂量，观察了鱼类毒性，比较分析了经济成本。新方法药效持续时间长，对土表钉螺、土内钉螺、螺卵和尾蚴等均有杀灭作用；群众容易掌握，对鱼类毒害轻，对环境影响小，适用于多种钉螺孳生环境。

（二）黑色地膜覆盖灭螺法

钉螺适宜生活和繁殖的温度为 15～25℃，>29℃不适宜钉螺生存，如果温度 >40℃数小时死亡（图 9-5）。该法采取施药覆膜、延长覆膜时间、提高膜内累积温度等能有效提高灭螺效果。覆膜进行灭螺对水产养殖无毒性，地膜覆盖对土层内钉螺和螺卵有效，能有效抑制钉螺第二代的繁殖与孳生，适合多种山丘环境灭螺，特别是水产养殖区的灭螺。黑色地膜覆盖灭螺法已成为四川省主要的灭螺方法，为 2015 年达到血吸虫病传播阻断的主要灭螺方法，已推广到全国部分省市的血吸虫流行区应用。

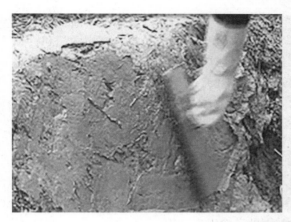
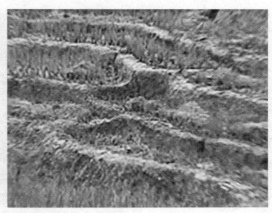

图 9-4　氯硝柳胺泥敷灭螺法

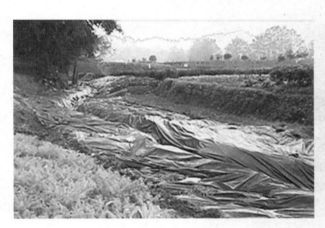
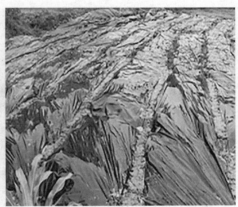

图 9-5　黑色薄膜覆盖灭螺法

（三）氯硝柳胺堆敷灭螺法

　　针对山区渗水草地的特点，探索建立了一种新的灭螺技术——"堆敷"灭螺法（图 9-6）。堆敷灭螺法结合环境改造灭螺和药物灭螺的优点，改变了钉螺孳生的环境，从而不利于钉螺的孳生；钉螺被掩埋土堆里，长期与药物接触并缺氧，有利于钉螺的死亡，成功地解决

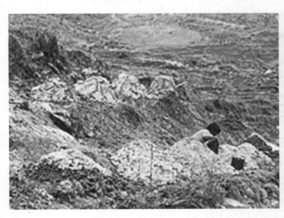
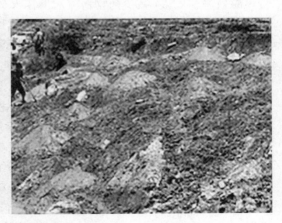

图 9-6　氯硝柳胺堆敷灭螺法

了传统灭螺方法如喷洒法、浸杀法等对渗水草地、荒坡等环境的灭螺效果不佳的难点。从2007年起，堆敷灭螺技术在普格县全面推广，已取得了明显的防治效果。钉螺面积和钉螺密度明显下降，钉螺密度由2006年0.36只/0.11m²，降到2013年的0.003只/0.11m²；居民感染率从14.5%下降到2010年的0.34%；家畜感染率由12.89%下降至2013年的0.35%。

（四）机械化清障自动投药灭螺一体机

环境植被是影响灭螺效果与质量的主要因素。以拖拉机为动力，设计加装了推倒芦苇植被、旋耕切碎植被、自动投药装置，研制了机械化清障自动化投药灭螺一体机（图9-7），实现了一次性完成植被压倒、粉碎、灭茬翻耕、施药灭螺程序。在江滩环境植被复杂环境中，清障灭螺一体机每工时可完成3 000m²清障灭螺作业，工作效率相当于56个工人，经济成本是人工的1/6。灭螺效果与人工清障灭螺法钉螺死亡率相比基本相当（86.58%/84.37%）。为江滩大环境实施钉螺控制提供了实用新技术。

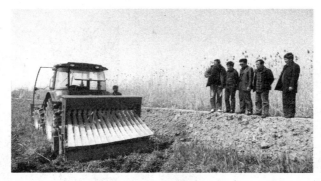

图9-7　机械化清障自动化投药灭螺一体机实物图

（五）东方红904-新型喷粉灭螺机

药物灭螺一直是控制钉螺的常规方法，江滩环境面积大，灭螺季节取水非常困难，适合开展喷粉灭螺法，但采用的小型（18型）背负式喷粉机，载药量小、需频繁加换药，较费时、费工，难以满足面广量大的滩涂灭螺需要。研制了东方红904动力牵引的新型喷粉灭螺机，主件由鼓风机、载药箱、传粉轴（传送药粉的传动装置）、送风箱、输粉管、液压齿轮分配泵等组成，载药量可达1吨，是18型喷粉机载药量的140多倍。该机的现场应用显著提高了喷粉灭螺效率和效果，减少药物粉尘对操作人员的影响，同时节省了大量灭螺用工，降低了灭螺成本。沿江大面积滩涂药物灭螺提供了实用技术，已在江苏省南京市多个区县推广应用。

（六）荆岑DY-1型血防灭螺药液专用喷洒机

利用水作为灭螺药的载体进行喷洒灭螺是当前使用最广泛的灭螺方法，但由于大多数有螺环境远离水源，取水困难，且灭螺药的混合不易均匀，在一定程度上影响了灭螺工作的开展与质量。采用动力牵引机为载体，将相关机、电设备和容器等，经传动轴、管线和电线连接成整体，研制了血防灭螺药液专用喷洒机（图9-8），该机具有载人运药、发电取水、电机搅拌母液、循环调匀药液、喷枪喷药等功能。现场喷洒灭螺后7天，活螺平均密度下降88.20%，钉螺校正死亡率为87.65%。灭螺成本较传统的液药式灭螺机成本下降58.20%。荆岑DY-1型喷洒灭螺机集多种设备于一体，能有效控制施药浓度和剂量，省力、高效、成本低、适应性强，具有现场推广应用价值，目前已在湖北省10多个流行县得到了现场应用。

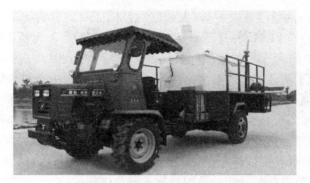

图 9-8 荆岑 DY-1 型血防灭螺药液专用喷洒机实物图

（七）氯硝柳胺复方悬浮剂

1. 基本原理 针对氯硝柳胺溶解性低和对螺的刺激性问题，研制一种分散性和悬浮性好、稳定性高的复方悬浮剂和连续投药装置。该制剂可与水以任意比例混合，在不改变性能的基础上解决药品难以溶解的难题和钉螺逃逸问题，以达到提升杀螺效果、降低成本和对环境的负荷、提高药品生产和使用安全性的目的。

2. 适用范围 各种距水源较近的有螺环境的喷洒灭螺。

3. 应用现状 该复方悬浮剂已获得国家发明专利（ZL200710019447.3）、农业部《农药临时登记证》（WP20110222）、工信部《农药生产证》（HNP32291-N0030）和产品标准号（Q/3201AJ006-2010）。自 2009 年始在江苏、湖南、湖北、江西、安徽、云南、福建和浙江等省份推广应用，灭螺面积达 19.14 亿 m^2，为实现血吸虫病传播控制和阻断及巩固血吸虫病防治成果发挥了重要作用，具有重大经济和社会效益。

4. 操作规程 基于氯硝柳胺和四聚乙醛的理化特性，通过对多种润湿剂、分散助悬剂、增稠剂、消泡剂和防冻剂等的反复筛选和不同配比试验，获得了氯硝柳胺复方悬浮剂配方。按配方将定量原料投入剪切釜中，常温下高速剪切，经胶体磨粉碎、卧式砂磨机球磨及混合釜混匀，制备出一种新型氯硝柳胺和四聚乙醛复方悬浮剂——26% 四聚杀螺胺悬浮剂（国家发明专利：ZL200710019447.3），并完成了产品标准的制订。该悬浮剂分散性和悬浮性高、稳定性强、可与水以任意比例混合，同时配套发明了连续投药装置，进一步提高了现场喷洒杀灭螺的效果和使用便捷性。

药效评价显示与相同浓度的 50% 氯硝柳胺乙醇胺盐可湿性粉相比，该复方悬浮剂灭螺效果提高了 2 倍。室内试验显示，0.25mg/L 复方悬浮剂浸杀钉螺 24 小时和 48 小时，钉螺死亡率均为 100%，24 小时浸泡 LC_{50} 值为 0.058 3mg/L，48 小时浸泡 LC_{50} 值为 0.044 2mg/L；1.0g/m^2 该复方悬浮剂喷洒 3 天后钉螺死亡率 >97%。现场采用 2.0g/m^3 该复方悬浮剂浸杀钉螺 1、2、3 天钉螺死亡率均为 100.00%；应用 1.0g/m^3 悬浮剂浸杀钉螺 1 天，钉螺死亡率为 93.33%；剂量 >1.0g/m^2 的复方悬浮剂喷洒 3 天后钉螺死亡率均 >85%。

动物试验显示，该复方悬浮剂急性经口 LD_{50} 值 >5 000mg/kg；经皮 LD_{50} 值 >2 000mg/kg；经吸入 LC_{50} 值 >2 000mg/m^3；皮肤变态反应致敏率为 0；皮肤刺激反应积分为 0；眼刺激积分为 2，48 小时平均指数为 0。

（八）氯硝柳胺颗粒剂

1. 适用范围 各种缺水的有螺环境的喷洒灭螺。

2．应用现状　该剂型已获农业部《农药临时登记证》(LS20130141)、工信部《农药生产证》(HNP32291-N0051)和产品标准号(Q/3201AJ017-2012)。作为粉剂替代产品，该颗粒剂已在我国主要血吸虫病流行区江苏、湖北、江西和云南等省份推广应用，为特殊环境灭螺提供了新选择，并避免了施药人员对粉尘的吸入，完善了我国杀螺药制剂体系。

3．操作规程　通过对润湿剂、分散剂、黏合剂和载体等反复筛选和不同配伍试验，获得了氯硝柳胺颗粒剂配方。按配方将定量原料混合后，经气流粉碎机粉碎成均匀粉末状，再与石英砂和聚乙烯醇水溶液混合均匀，烘干，制备成5%杀螺胺颗粒剂。建立了生产工艺，并完成了产品标准的制订。成品颗粒剂呈干燥、自由流动的黄色颗粒状。采用喷洒施药时无粉尘，可有效避免粉尘对空气的污染和对施药人员的损害。

室内采用$0.5g/m^2$ 5%杀螺胺颗粒剂喷洒7天或$1.0g/m^2$喷洒1天，钉螺死亡率均>95%。现场采用$0.5g/m^2$ 5%杀螺胺颗粒剂喷洒7天或$1.0g/m^2$喷洒1天，钉螺死亡率均>85%。

动物试验显示，该颗粒剂急性经口LD_{50}值>5 000mg/kg。

（九）氯硝柳胺快速检测仪

氯硝柳胺是目前现场钉螺控制应用最广的杀螺药，实时掌握该药现场灭螺浓度从而保证灭螺效果和减少药品对环境影响。建立了水中氯硝柳胺萃取光度测定法，并研制了氯硝柳胺分光光度现场检测仪（图9-9），检测氯硝柳胺浓度的线性范围为$0\sim8g/m^3$，检测限为$0.015g/m^3$。检测仪机身轻便小巧($2.5cm\times9cm\times24cm$)，按键和程序设计既具人性化特征，又考虑到了功能的多样性，该检测方法灵敏度较高，使用方便，目前已在江苏省各流行县开展药物灭螺质量控制中得到了广泛应用。

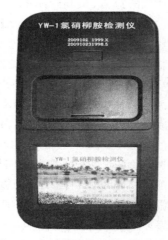

图9-9　氯硝柳胺快速检测仪实物图

应用氯硝柳胺现场检测方法和现场快速检测仪，实现了现场药物灭螺均匀度实时快速检测，提高了现场药物灭螺的质量控制能力；采用机械化清障自动化投药灭螺一体机，实现了江滩大环境机械化清障与药物灭螺一体化，提高了现场大环境灭螺的工作效率。一台机械化清障自动投药灭螺一体机现场应用工作效率相当于56个工人，经济成本是人工的1/6。

四、疫水应急处置

（一）氯硝柳胺展膜油剂

1．适用范围　氯硝柳胺展膜油剂在水面铺展速度快、滞留时间长，可用于现场水面杀灭血吸虫尾蚴，从而阻断血吸虫感染途径，为疫水应急处置提供了产品。

2．应用现状　该展膜油剂已获得农业部《农药临时登记证》(WL20130013)、工信部《农药生产证》(HNP32291-I3168)、产品标准号(Q/3201AJ015-2011)，并已投入批量生产。该展膜油剂已在我国主要血吸虫病流行区江苏、湖北和湖南等省份用于现场疫水处置，并应用于南京青奥会的安全保障，为血吸虫病监测预警和响应体系建设提供了新技术。

3．操作规程　通过对多种不同溶剂、非离子表面活性剂、成膜助剂、油酸酯等反复筛选和不同配比试验，确定了氯硝柳胺展膜油剂配方，按配方将定量原料混匀后加入植物大豆油补足容量，充分混匀后获得氯硝柳胺展膜油剂。建立了生产工艺，并完成了产品标准的制订。该制剂是一种水面超低容量滴施的新型农药剂型，在水面不乳化、不溶解，当药剂触及水面能快速铺展成膜状物，膜剂铺展后经相变等一系列物理过程，药剂以粒径 <0.1μm 的微粒漂浮在水面，与悬浮在水面的日本血吸虫尾蚴接触，从而直接杀灭尾蚴。建立了水面快速杀灭尾蚴的新方法，减少了对水下非靶生物的毒害。

实验显示，随着展膜油剂向水面滴入量的增加，铺展速度呈加快趋势，铺展面积相应增加，铺展速度与滴入量呈线性关系。水面滴入氯硝柳胺展膜油剂 60μl 后，水面氯硝柳胺浓度最高可达 1.27mg/L，2 小时后浓度仍保持在 0.07mg/L 以上，但在距离水面深 10cm 处水体中氯硝柳胺浓度均 <0.04mg/L。室内药效试验显示，日本血吸虫尾蚴在展膜油剂浓度为 $6.25×10^{-3}$mg/L 的水体中 1 分钟，死亡率为 100%；现场试验显示，向水面滴加 0.03g/m^2 展膜油剂，10 分钟后尾蚴死亡率达 100%；向水面滴加 0.04g/m^2 展膜油剂，5 分钟后尾蚴死亡率为 100%。结果表明，氯硝柳胺展膜油剂在水面铺展速度快、滞留时间长，可用于现场水面杀灭血吸虫尾蚴，从而阻断血吸虫感染途径。

动物试验显示，该制剂急性经口 LD_{50} 值 >5 000mg/kg；经皮 LD_{50} 值 >2 000mg/kg；经吸入 LC_{50} 值 >2 000mg/m^3；皮肤变态反应致敏率为 0；皮肤刺激反应积分为 0.8；眼刺激积分为 2，48 小时平均指数为 0。

（二）杀螺胺展膜油剂及缓释杀蚴法

日本血吸虫的尾蚴自钉螺中逸出后，有 98.2% 上浮于水体表面，快速杀灭水面血吸虫尾蚴是控制血吸虫感染的关键技术。针对这一现场防治需求，研制了 1% 杀螺胺展膜油剂，并研发了缓释杀蚴技术（图 9-10），使展膜油剂均匀缓慢释放，大幅增加了现场环境杀蚴的工作时间，减少了药品对水体环境的污染，现场应用证明，每 100g 该药剂可铺展面积达 7 500～40 000m^2。为保证灭蚴浓度，推荐用药量为 1～2g/m^2，即 50～100m^2 水面用药 100g。100g 药剂可持续释放 3～4 小时，药剂在静止水面滞留时间超过 7 天。该药可作为高危环境水面应急杀蚴处置、大型水上活动快速杀蚴保障，在南京举办青奥会期间沿江公园水体杀蚴处置中发挥了重要作用。

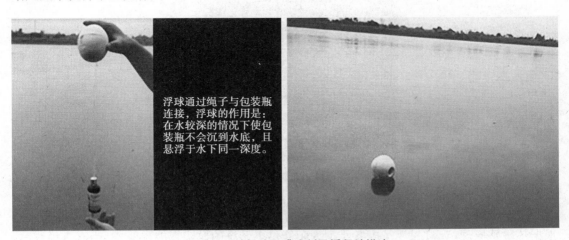

浮球通过绳子与包装瓶连接，浮球的作用是：在水较深的情况下使包装瓶不会沉到水底，且悬浮于水下同一深度。

图 9-10　杀螺胺展膜油剂及缓释杀蚴法

（三）氯硝柳胺悬浮剂水面喷洒灭蚴法

1. 原理　利用日本血吸虫成熟尾蚴从感染性钉螺中逸出后 98% 的尾蚴漂浮分布于水体表面的生物学特征，以及氯硝柳胺悬浮剂在水体中能够快速扩散的化学特征，采用高浓度氯硝柳胺悬浮剂对疫水进行水面喷洒，一方面高浓度的药液可在水面与悬浮的尾蚴直接，在短时间内将尾蚴杀灭。另一方面，利用悬浮剂分散性好，在水中稀释扩散迅速，浓度迅速降低，对水生生物的毒性作用会快速减弱，从而减轻或避免氯硝柳胺对水体中水生生物造成危害，又可达到杀灭血吸虫尾蚴的目标。

2. 方法　用25%氯硝柳胺悬浮剂加水配置成100.0mg/L溶液，置农用喷雾器中，按0.02g/m²用量对血吸虫病易感带水域进行表面喷洒，30～60分钟后即可杀灭水面分布的血吸虫尾蚴，消除水体的感染性，且对鱼类无明显毒性作用。

（四）血防智能预警器

接触疫水是感染血吸虫病的必要途经，劝告人群减少接触疫水的机会，将有助于血吸虫病的控制，以往主要采用设立人工岗哨的方法进行记录和劝阻，很难做到全时段覆盖和信息及时汇总。采用智能化、热敏感应和互联网＋等技术，研发了血防智能预警器（图9-11），其主要功能是当有人经过时，自动语音提示器内置的热敏感头发出命令至控制芯片，启动语音播放器连续两遍播放"血防部门提醒您，为了您的身体健康，请不要进入江滩，预防感染血吸虫病"。"血防智能预警器"配置了小型太阳能供电系统，保证野外使用电源供电，适用于易感地带、渔船民公厕、船闸等，具有自动语音警示感染风险、传播血防知识，劝阻人员进入易感环境、提高人群防病意识、风险评估等作用，并实现了利用互联网＋技术将监测到的人员活动信息定时发送到信息管理平台和管理者手机。目前已在江苏省沿江地区各流行区县的通江道口全面应用。

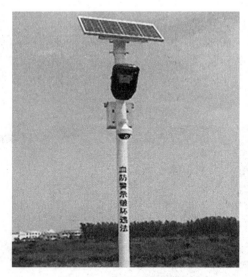

图9-11　血防智能预警器

推广应用了重点环境血防智能预警器，为血吸虫病现场应急防控提供了智能化新技术。根据热敏感原理，研究发明了配备小型太阳能供电系统的血防智能预警器，当有人经过时，自动语音提示器启动语音播放器连续两遍播放血防警示。自动记录感应次数，并以短信的形式反馈至用户手机，提供血防部门预判人群接触疫水风险，为血吸虫病现场应急防控提供了智能化新技术。

1. 基于互联网＋Google Earth预警信息发布平台　在血吸虫病现场防治工作中，监测

信息的快速发布和异地获取共享，是开展快速应急处置的前提。采用互联网＋Google Earth
信息技术，建立了血吸虫病预警信息发布平台及信息接收界面（图9-12），有效提高了监测
信息的利用率，使异地监测信息实现了可视化同步利用。该平台具有图文显示直观清晰、
操作简便快速的优点，为我国建立血吸虫病监测预警体系起到了先导与示范作用。

推广应用互联网＋Google Earth的预警信息发布平台，实现了预警信息的快速发布和
异地可视化查询，提高了预警信息的利用效率。利用Google Earth和Picasa 3.1图片管理软
件，构建了互联网＋Google Earth操作与表达平台，操作简便；实现了异地实时查询和共享，
图文直观清晰；提高了预警信息的利用效率，在现场应急处置中发挥了重要作用。

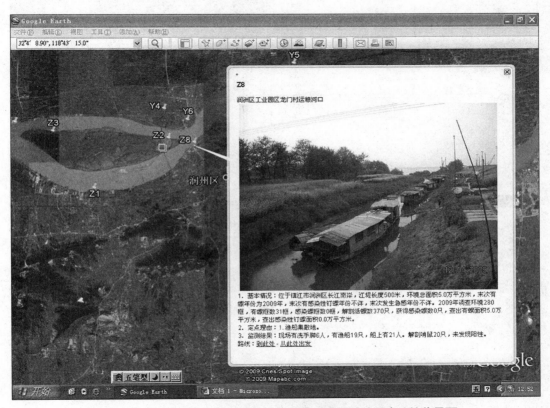

图9-12　基于互联网＋Google Earth监测预警系统的用户端接收界面

2. 流动渔船民血吸虫病信息管理系统　渔船民作业范围大，流动频繁，血吸虫病疫情
状况难以掌握。针对这一情况，江西省建立了流动渔船民血吸虫病定点检测信息管理系统
（图9-13），并于2012年开始正式上网运行，在全省鄱阳湖区域11个县（市、区）血防站得到
使用，覆盖20个渔民、船民血吸虫病定点检测点，为进一步加强渔民、船民防治管理，控制
传播风险，该系统的应用范围得到了进一步推广，目前全省有15个县（市、区）血防站使用
该系统，覆盖33个渔民、船民血吸虫病定点检测点，可对所有登记在册的渔船民实现动态
信息管理。该系统的使用，各地各级血吸虫病防治专业机构实现了对渔民、船民的动态管
理，目前，系统共收集1万余条渔船民信息，包括基本信息、查治状况，血吸虫病防治机构可
及时掌握防治和疫情状况；该系统的使用和定点检测的开展，促进了渔民、船民的血吸虫病
防治意识，也方便了渔民、船民接受查治病服务。

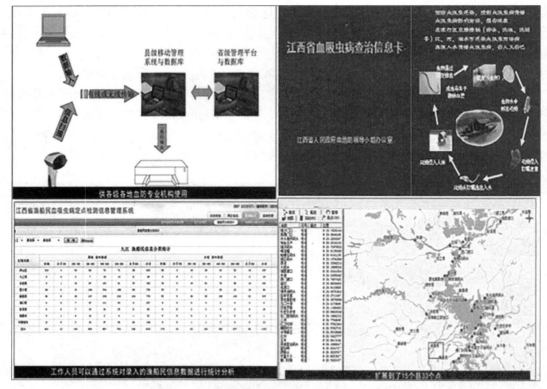

图 9-13　江西省流动渔船民血吸虫病信息管理系统

　　推广应用高危环境与水域应急响应机制及与工作流程,提高当地高危环境的应急处置能力。研究发现 9 月份为长江水域血吸虫感染的高峰时间,建立了监测预警阳性点响应处理机制,有效降低了现场血吸虫感染风险;实现了血吸虫病防治从"全面防治"向"重点防控"的转变,提高了现场防治工作的效率与水平。

(梁幼生)

参 考 文 献

[1] 王福彪,马玉才,孙乐平,等.江苏省血吸虫病监测预警关键技术研究与集成示范.Ⅲ机械化清障自动投药灭螺一体机的研制.中国血吸虫病防治杂志,2016,28(1):5-10.

[2] 王加松,何亮才,荣先兵,等.荆岑 DY-1 型血防灭螺药液专用喷洒机研制与应用.中国血吸虫病防治杂志,2016,28(1):75-78.

[3] 游本荣,梅巧芳,卢峰,等.一种喷粉灭螺装置.专利号:ZJ 2014 2 0385822.1

[4] 姜友富,王俊,稽正平,等.氯硝柳胺现场检测方法和检测仪的研究与开发.中国血吸虫病防治杂志,2009;21(3):209-211.

[5] 张晶,李召军,邱凌,等.渔船民参与式血吸虫病健康教育传播材料的研制与应用.中国血吸虫病防治杂志,2016,28(1):58-61.

[6] 曲国立,戴建荣,邢云天,等.江苏省血吸虫病监测预警系统的研究 Ⅵ 基于水面日本血吸虫尾蚴富集的水体感染性检测技术.中国血吸虫病防治杂志,2014,26(5):510-514.

[7] 李洪军,梁幼生,戴建荣,等.血吸虫对吡喹酮抗药性的研究 ⅥIX 日本血吸虫吡喹酮抗性株和敏感株

成虫 毛蚴和尾蚴对吡喹酮敏感性比较. 中国血吸虫病防治杂志, 2011, 23（6）：611-619.

[8] 杭盘宇, 梁幼生, 戴建荣, 等. 不同阶段日本血吸虫对吡喹酮敏感性的研究. 中国血吸虫病防治杂志, 2001, 13（6）：343-346.

[9] 梁幼生, 戴建荣, 李洪军, 等. 血吸虫对吡喹酮抗药性的研究 XI. 日本血吸虫中国大陆现场分离株虫卵毛蚴尾蚴对吡喹酮敏感性. 中国血吸虫病防治杂志, 2007, 19（5）：321-327.

[10] 汪伟, 李洪军, 梁幼生, 等. 血吸虫对吡喹酮抗药性的研究 XIIV 湖沼型流行区日本血吸虫对吡喹酮的敏感性评价. 中国血吸虫病防治杂志, 2012, 24（5）：505-509.

[11] 曲国立, 汪伟, 李洪军, 等. 湖沼地区不同地理株日本血吸虫尾蚴对吡喹酮的敏感性. 中国病原生物学杂志, 2014, 9（12）：1088-1090.

[12] 梁幼生, 戴建荣, 朱荫昌, 等. 血吸虫对吡喹酮抗药性的研究 X. 日本血吸虫中国大陆株对吡喹酮敏感性的现场调查. 中国血吸虫病防治杂志, 2005, 17（5）：328-332.

[13] 中华人民共和国卫生部疾病控制司. 血吸虫病防治手册（第三版）, 上海：上海科学技术出版社, 2004.

[14] 孙乐平, 梁幼生, 戴建荣, 等. 江苏省血吸虫病监测预警关键技术研究与集成示范 I 监测预警示范点布局与效果. 中国血吸虫病防治杂志, 2015, 27（3）：221-228.

[15] 张正球, 马玉才, 孙乐平, 等. 江苏省血吸虫病监测预警关键技术研究与集成示范 II 5% 杀螺胺颗粒剂大现场示范灭螺效果. 中国血吸虫病防治杂志, 2015, 27（4）：343-352.

[16] 王福彪, 马玉才, 孙乐平, 等. 江苏省血吸虫病监测预警关键技术研究与集成示范 III 机械化清障自动投药灭螺一体机的研制. 中国血吸虫病防治杂志, 2016, 28（1）：5-10.

[17] 曲国立, 戴建荣, 邢云天, 等. 江苏省血吸虫病监测预警系统的研究 VI 基于水面日本血吸虫尾蚴富集的水体感染性检测技术. 中国血吸虫病防治杂志, 2014, 26（5）：510-514.

[18] 孙乐平, 杨坤, 洪青标, 等. 江苏省血吸虫病疫情监测与风险评估系统研究 I. 疫情监测点布局与应用效果. 中国血吸虫病防治杂志, 2014, 26（5）：504-509.

[19] 左引萍, 朱道建, 杜广林, 等. 江苏省血吸虫病疫情监测与风险评估系统的研究 III 扬州市沿江地区血吸虫病传播风险监测评估. 中国血吸虫病防治杂志, 2016, 28（4）：353-357.

[20] 神学慧, 孙乐平, 李叶芳, 等. 江滩流行区中长期规划血吸虫病控制效果及其巩固对策探讨. 中国血吸虫病防治杂志, 2015, 27（5）：457-462

[21] 张正球, 左引萍, 唐明亮, 等. 江滩工业开发阻断血吸虫病传播措施及其效果评价. 中国病原生物学杂志, 2016, 11（12）：1098-1103.

[22] 神学慧, 傅忠宇, 戴建荣, 等. 长江丹徒段沿江重点水域血吸感染性监测预警及应急处置. 中国病原生物学杂志, 2017, 12（10）：961-965, 970.

[23] 高艳春 范玉兰 郭维, 等. 血吸虫尾蚴富集装置的设计及采集实验研究. 中国热带医学, 2008, 8（2）：183-185.

[24] 梁幼生, 邢云天, 李洪军, 等. 江苏省血吸虫病监测预警系统的研究. IV 氯硝柳胺悬浮剂水面喷洒杀灭日本血吸虫尾蚴方法的建立. 中国血吸虫病防治杂志, 2011, 23（1）：22-27.

[25] 林丹丹, 胡丽娟, 邱凌, 等. 防蚴霜制备及效果的实验观察. 中国血吸虫病防治杂志, 1991, 3（3）：186.

[26] 严晓岚, 杨明瑾, 漏磊君, 等. 长效涂肤剂"防蚴灵"预防血吸虫尾蚴感染的研究. 中国血吸虫病防治杂志, 2003, 15（2）：135-138.

[27] 闻礼永. 血吸虫病监测手册. 北京：人民卫生出版社, 2014.

第 十 章

血吸虫病传染源控制适宜技术

日本血吸虫病是一种人兽共患疾病，其传染源众多，不仅包括血吸虫病病人，还包括感染血吸虫的众多哺乳动物。寄生虫病传染源是指体内有寄生虫生长繁殖并能排出寄生虫某一阶段虫体的人和动物，包括患者、带虫者和保虫宿主；能排出成熟的血吸虫卵的血吸虫病患者、感染者或保虫宿主是血吸虫病的传染源，从这个意义上说，日本血吸虫病传染源，就是指感染日本血吸虫并能排出成熟血吸虫卵的 7 目 28 属 40 多种哺乳动物和人。血吸虫病的流行过程是指血吸虫卵从传染源排出，经过一定的传播途径，侵入易感者机体而形成新的感染，并不断发生、发展的过程。血吸虫病的流行过程必须具备三个基本环节：传染源、传播途径和易感者（人和／或动物），这三个环节相互依赖，协同作用，共同影响血吸虫病的流行与扩散。缺少其中任何一个环节，血吸虫病就不能流行和扩散，并且血吸虫病的流行强度还受到自然因素和社会因素的制约。因此，治疗和管理好血吸虫病传染源是预防和控制、甚至消除血吸虫病的关键步骤。

制定血吸虫病的防治策略需要综合考虑血吸虫病的自身特点、危害程度、影响因素以及可利用的资源等。自新中国建国以来，我国血吸虫病防治策略大体历经了 3 次演变：从 20 世纪 50 年代到 20 世纪 80 年代中期实施的以控制钉螺为主的综合防治策略；从 20 世纪 80 年代中期到 2003 年实施的以吡喹酮化疗为主的综合防治策略；从 2003 年开始实施的以控制传染源为主的血吸虫病综合防治策略。

历经近 70 年的防治，我国血吸虫病防控不仅成效显著，而且创造了许多的血吸虫病传染源控制的适宜技术。在控制人群传染源方面，主要的适宜技术有：化疗、改造或建造居民家用厕所和沼气池、对生产生活方式流动性较大的渔民和水上从业者，在渔船集中点建造可杀灭血吸虫虫卵的公共厕所，在水上交通工具上安装粪便收集器或渔船专用马桶，集中对粪便进行处理等。在控制家畜传染源方面，主要的适宜技术包括：封洲禁牧、牛羊淘汰、以机代牛、家畜圈养、建立安全牧场等措施。

第一节　家畜传染源控制适宜技术

有 40 余种哺乳动物可以感染血吸虫而成为传染源。在众多的动物传染源中尤其是血吸虫感染的家畜作为传染源在疾病的传播中起着极其重要的作用。家畜传染源控制作为血吸虫病综合防治措施的重要组成部分，随着我国血吸虫病防治进程和策略的调整，其重要性愈显突出。

一、家畜传染源的种类与分布

自然感染血吸虫的家畜有牛、猪、羊、犬、马、驴、骡、猫、兔等。20 世纪 50 年代中后期，各流行区对家畜血吸虫感染开展了大量的普查工作。据 1958 年调查，湖北省黄牛平均感染率为 36.8%，水牛为 34.6%，湖南 2 个县黄牛平均感染率为 48.8%，水牛为 5.3%；在以放牧为主的云南、江西永修，猪的感染率分别为 23.4% 和 51.8%；羊的感染率一般不高，四川绵竹为 0.9%，广西武鸣等 3 县为 3.2%；江西 6 个县的牛、猪、犬、羊平均感染率依次为 31.8%、17.5%、49.5% 和 1.2%。各个流行区家畜普遍存在感染，但感染程度不一，其中牛、猪的感染率普遍较高。经过几十年的防治，家畜感染率明显下降，1999 年全国血吸虫病抽样调查结果表明，湖沼地区黄牛、水牛、猪和羊的感染率依次为 7.7%、11.8%、2.7% 和 5.8%，山区则依次为 7.1%、5.8%、0.6% 和 0.4%。2003 年全国血吸虫病抽样调查结果显示，各地疫区的牛、猪、羊等家畜感染率又有进一步的降低，但在湖沼和山的一些重流行区，家畜血吸虫病感染率仍居高不下。

二、家畜传染源在血吸虫病传播中的地位

1. 湖沼地区　长江安徽段洲滩地区野粪污染指数中，牛粪占 99.83%，猪粪占 0.17%。长江荆州段野粪中，羊粪占 44.63%，牛粪占 42.66%，其他畜粪占 12.71%。南洞庭湖益阳洖江村各类污染源的实际污染指数以猪最高，占 89.38%，为耕牛的 9 倍多和人群的 200 倍以上。鄱阳湖、洞庭湖 8 个代表性疫区的野粪污染调查中，洲岛型疫区阳性野粪中，猪粪、牛粪、犬粪各占 66.7%、14.3% 和 17.1%，年实际污染指数外来家畜 29.3%，本地占 70.7%；河滩型疫区野粪中牛粪占 99.3%，人粪占 0.7%，牛粪的年实际污染指数占 75.5%，其中外来牛占 53.9%；洲垸型疫区阳性野粪中，牛粪、猪粪、犬粪与人粪依次占 85.4%、11.9%、0.9% 和 1.8%，年实际污染指数中牛占 69.8%，人占 21.4%。袁鸿昌等对一块血吸虫病易感洲滩实施禁止耕牛放牧后进行逐月螺情监测，结果新螺感染率在禁止放牧后 1 年明显下降，第 2 年降为 0。由此可见在湖沼型疫区，家畜为主要的传染源和污染源，但主要传染源中家畜种类因地、因时而异，洲岛型疫区传染源较广泛，除患者外，有病牛、病猪和病犬，湖滩（汊）以及洲垸和垸内型疫区的主要传染源为病牛（有些村旁洲滩包括病猪）。就季节而言，在滩地的浅水期，敞放的病畜，以病牛和病猪为主要的传染源；在涨水季节，家畜放牧中止，则以感染血吸虫的渔民、船民为主要传染源，但由于当年的钉螺感染血吸虫主要季节为滩地浅水期的 4~5 月份，故推测病畜对血吸虫病的传播作用更大。有学者在鄱阳湖吴城选择了 2 个洲岛型村庄，对吉山村全体居民和水牛进行了治疗，仅对荷溪村全体居民进行了治疗，经过 4 年的观察，吉山村人群感染率下降，荷溪村居民感染率则上升，通过数学模型预测，水牛在吉山村血吸虫病传播中的作用 75.0%，从而试验性地验证了水牛是湖沼地区血吸虫病的主要传染源。

2. 山丘地区　在山丘地区具有传播意义的家畜种类较多，有黄牛、水牛、猪、犬、羊、马、驴、骡等，疫区按地理特点分为峡谷、平坝和丘陵等 3 种主要类型。峡谷型疫区主要传染源为牛。在云南省乐秋山（峡谷型）牛粪的相对污染指数为 67.0%，猪粪为 11.3%，人粪为 18.5%，其他家畜为 3.2%。西南部大山区峡谷型疫区家畜的日排卵量所占比例最大，约占日排卵量的 68.1%。云南省洱源县中和村为高原平坝流行区，人粪的潜在污染指数为 99.8%，牛粪仅为 0.2%。四川省半封闭型疫区芦山县水牛相对污染指数为 67.8%，黄牛为 20.4%，水

牛的传播作用大于黄牛，牛以外的其他家畜在传染源中的作用不占重要地位，封闭型疫区普格县水牛相对污染指数为19.4%，黄牛为80.1%，黄牛的传播作用大于水牛，马、羊、猪在传染源中也不同程度地占有重要地位。

牛和猪是大多数疫区（无论在湖区和山区）的主要传染源，但牲猪圈养习惯近年在农村普遍形成，因此牛的传播作用更大，为最主要的传染源。

此外家畜买卖及放牧也造成了传染源的严重扩散。安徽贵池沙山村从非疫区引进牛、羊，发生成批急性血吸虫感染，加剧了当地血吸虫病的流行，滩地钉螺自然感染率也高达18.2%。湖南汉寿县苏家河坡牧场从非疫区引进牛、羊后，当地大批牛、羊感染血吸虫而死亡，牧场阳性螺密度和人群感染率较建场前大幅度上升。云南省巍山县卖出阳性牛占当地阳性牛的26.9%～29.5%，阳性马、驴、骡依次占20.8%、20.4%和54.2%，卖出的阳性家畜有的可能已进入血吸虫病传播控制区，引起血吸虫病再度流行和扩散，因此畜牧业的发展和交易也与血吸虫病的传播密切相关。

三、家畜传染源的控制策略

迄今为止，在我国已阻断血吸虫病流行的地区，几乎都是实施以消灭钉螺为主的措施，进而达到传播阻断。但在水位难以控制的江湖洲滩地区和大山区，由于灭螺难度大，畜牧业发展迅速，大量家畜敞放，难以实现传播阻断。根据目前我国血吸虫病流行区的社会经济发展状况，现阶段控制血吸虫病流行的关键是管理好人、畜粪便。近几年的试点工作结果显示"封洲禁牧，以机代牛"等以传染源控制为主的策略，效果显著。改变历史形成的家畜敞放习惯，实行牛等家畜的圈养，降低养殖成本，发展牛养殖替代技术和农田机械化，消除牛作为役力的现象，使封洲禁牧措施得以有效执行，而封洲禁牧的实行真正意义上地清除家畜传染源，是现阶段实现持续和有效的血吸虫病防治目标的根本途径。

在血吸虫病流行区，散放家畜是血吸虫病的主要传染源，《血吸虫病防治条例》明令禁止在有钉螺地带放养牛、羊、猪等家畜，推行以机械化耕作代替牲畜耕作，推行对牛、羊、猪等家畜的舍饲圈养，加强对圈养家畜粪便的无害化处理。因此，血吸虫病家畜传染源控制技术包括封洲禁牧、以机代牛、畜粪管理，及安全放牧等措施，可有效管控家畜粪便对有螺环境的污染，减少家畜接触有螺环境水源的机会，是控制和阻断血吸虫病流行的重要措施之一。防治家畜血吸虫病必须采取综合措施，实践证明，只有采取综合性防治措施，才能达到良好的防治效果。

（一）封洲禁牧

1. 基本原理　在有螺地带封洲禁牧，防止牛、羊家畜的粪便污染洲滩，是切断血吸虫病流行环节，从根本上控制血吸虫病流行的有效措施，是保护疫区群众生产生活和生命的治本之策。敞放的家畜是血吸虫病流行的主要传染源，从目前湖区草洲的传染源来看，除少数渔民之外，草洲仍然是牛的天然牧场，而且是独一无二的占有者，故进入20世90年代以后，湖区病原的主要传入者是病牛，而人群、猪、羊病原的传入量则居次要的地位。《血吸虫病防治条例》规定："禁止在有钉螺地带放养牛、羊、猪等家畜"。根据血吸虫病流行的特点阻止家畜进入滩洲，就能阻止家畜将病原带入草洲。草洲上原有的阳性钉螺，经过洪水季节之后，将相继死亡殆尽，只要坚持封洲禁牧2～3年，即可基本上达到净化草洲（无感染性钉螺）的目的，同时人、畜血吸虫病的感染率也会急剧下降。因而控制家畜在有螺环境放牧，对控制湖区血吸虫病的传播具有十分重要的意义，是当前血吸虫病防制的重要措施。

2．实施方法

（1）建立封洲禁牧长效机制：地方政府要动员和组织有关方面的力量，遵循血防工作"综合治理，科学防治"的方针和防治工作"因地制宜，分类指导"的原则推进封洲禁牧的实施。各乡（镇）、村要建立封洲禁牧长效机制，制定封洲禁牧管理办法，明确禁牧人员、工作任务和工作措施，落实监管职责，由疫区乡（镇）或县（市）发布"封洲禁牧"公告，阻止家畜进入草洲。由当地乡（镇）政府负责，成立"封洲禁牧"委员会，同时结合贯彻血防法规、树立血防法制观念，改变传统的饲养习惯、卫生习惯。在湖沼地区、沿江江堤有螺草滩，按照当地水文变化的特点，按月将每年划分为封洲禁牧期和安全放牧期。如以鄱阳湖为例，每年从3月1日起至10月30日止为封洲禁牧期，其余时间为安全放牧期。在封洲禁牧期全面实施封洲禁牧，严格禁止放养猪、牛、羊、马等易感家畜。

在有条件的地方，可以在有螺的草滩靠堤岸的地方设置水泥桩，布置铁丝网对草洲实施围禁，并设专人看管。

（2）加大宣传：由于湖区、草洲的复杂性，为了有效地推动封洲禁牧工作的实施，对牧区村民的宣传教育和特殊的防护工作就有极为重要的意义。要结合当地实际情况，大造声势，充分利用宣传车、宣传单、标语等多种多样的宣传形式，利用媒体和手机报、微信平台公共窗口等宣传封洲禁牧工作，设立牛羊洲滩放牧的微信等举报窗口。封洲禁牧领导小组应组织村干部上门入户宣传，发放宣传资料，在各村主要路段悬挂横幅和永久性标语，并与各村养殖户签订控制血吸虫病工作目标管理责任书。封洲禁牧小组可安排宣传车和各村播音喇叭在全乡范围内不间断播放宣传音频，使疫区群众了解和掌握封洲禁牧工作的措施和要求，增进村民群众了解和掌握封洲禁牧工作的相关动态，提高村民的血吸虫病的防治意识。实施封洲禁牧，对经济效益和社会效益有利，对环境卫生有利，对个人对集体有利，对消灭血吸虫病有利，应在大力宣传之后，以乡规民约的形式强制执行。

（3）禁牧巡查：乡（镇）、村要成立专门的封洲禁牧巡查组，每天早、中、晚各巡查一次，对家畜放养情况做到全天候监管。实施封洲禁牧的地区要联合乡（镇）、村各级工作人员成立封洲禁牧办公室，明确落实乡、村干部每人包保一个或几个养殖户，牛羊进圈，坚决不下堤的措施。各村封洲禁牧工作小组负责处置本村牛羊在洲滩放牧，发现问题必须在第一时间向禁牧办报告，并及时处理到位，对知情不报、瞒报、漏报、拖延报告的，且未及时处理到位的，要严格追究相关负责人员的责任。

3．应用现状

（1）沅江市冯家湾村位于洞庭湖中部，当地血吸虫病的主要传染源是牛。2002—2009年实施的查治病、查灭螺、健康教育等常规血防工作力度基本相同。自2001年起，湖南省洞庭湖区的沅江市血防部门协助水利、林业、湖洲管理等部门在其所属洲滩开发项目中实施了围栏封洲禁牧措施。围禁措施实施后，人、畜和垸外钉螺血吸感染率均呈下降趋势，全村自2003年后未发生新感染和急性感染病例。围禁后第2～3年开始，人、畜、钉螺血吸虫感染率明显下降，其中2006—2009年居民平均感染率（1.3%）比围禁前（2002年）下降了88.9%，且感染人群中90%以上有过外出捕捞等疫水接触史；家畜、钉螺血吸虫感染率分别下降了100%，未查出感染性钉螺和感染牛。围禁后家畜饲养户数存栏牛数均逐年减少，至2009年，饲养户数和存栏牛数分别比围禁前（2002年）减少了77.1%和73.6%；其中敞放饲养户减少了100%，舍饲圈养户增加了88.6%，其余为舍饲圈养与堤坡看养结合方式。

（2）鄱阳湖疫区都昌县范垅洲2000—2002年实行封洲禁牧，同时辅以常规查治，至

2002 年 11 月，人、牛感染率由 2.7% 和 4.9% 降至 1.7% 和 0.1%，草洲感染螺密度和钉螺感染率由 0.014 80 只 /0.1m² 和 1.5% 降至 0.000 11 只 /0.1m² 和 0.005%。2001 年都昌县封洲禁牧扩大到 12 个乡镇，有螺草洲面积 5 192.4hm²，至 2002 年 11 月，12 个乡镇人群平均感染率由禁牧前的 3.1% 降至 1.3%，耕牛平均感染率由 10.0% 降 1.3%，草洲感染螺密度和钉螺感染率由 0.006 8 只 /0.1m² 和 0.592% 降至 0.001 7 只 /0.1m² 和 0.093%。上述实例显示，封洲禁牧 2 年内即可大幅度降低草洲感染螺密度，同时人、牛感染率也可下降至较低水平。

4．注意事项　封洲禁牧可以有效降低湖滩、草洲感染螺密度，使人、畜血吸虫病感染率显著下降。然而，政府为了血防而强力推进的封洲禁牧，淘汰牛羊政策，一定要适应当地的社会、经济发展情况。要有效地实施封洲禁牧以防治血吸虫病，必须要着力解决养殖户、农民的生产生活问题。引导养殖户转产，是政府推进封洲禁牧工作后必须面对的问题。也可以根据当地实际情况，因地制宜，利用自然资源和条件进行特种水产养殖、经济作物种植、农产品深加工，将洲滩草场改种为一些经济作物。政府对于成功进行生产方式转型的养殖户、农户也应给予适当的扶持转型优惠政策，同时应要求农业、畜牧部门提供种植、养殖的技术支持。封洲禁牧的有效实施，需要巨额的财政支持以及政府和养殖户、农民共同的努力。另外，后期监管、防止反弹等任务也将十分艰巨和重要。江湖洲滩地区血吸虫病防制对策的研究，尚有许多工作要做，特别是在改变传统观念上，还有一些理论和技术问题需要探索，需要研究，需要突破。应该指出，采取封洲禁牧措施，切断病原、净化草洲的对策，并不排除其他的对策。

四、淘汰牛羊、调整产业结构

（一）基本原理

强化农村产业结构调整是当前农业发展新趋势，以农业增效、农民增收、农村稳定为目的的三大目标，对国民经济发展有极其重要意义。农村生产结构调整或变化对血吸虫病控制有积极作用。社会经济因素所涉及的人群生产生活方式、文化因素、家庭经济等在血吸虫病流行中所起的作用，已越来越显得重要。历史的经验和典型地区发展的实效告诉我们，一个合理的农业生产结构系统，不仅能够保证农业增效、农民增收，而且还可以有效防止钉螺的繁殖孳生和血吸虫病的蔓延扩散。社会学、生物学分析发现，农业、养殖业结构改变后，可使社会经济因素及人的行为发生改变，影响钉螺孳生范围。在血吸虫病流行区，特别是钉螺难以消灭或暂不能彻底消灭的地区，可调整农业、养殖业结构，限养哺乳动物，发展养禽业，既有利于畜牧经济的发展，也有利于控制血吸虫病传播。

（二）实施方法

1．调整农作物种植结构配置　调整优化种植结构，将粮食作物与经济作物产值比重进行调整，使农作物结构更趋合理，并扩大大豆、蔬菜瓜果等经济作物面积。调整优化种养模式，将粮棉油与多种经营产值比重进行调整，并实行高效种植，麦 - 瓜 - 稻、麦 - 油菜 - 棉、麦 - 辣 - 棉等高效种植模式。因地制宜调整优化产业结构，将第一产业与二、三产业产值按比重调整（即农业与非农业产值比重）。多层次大力发展村办企业，使农业的资源配置更趋合理。

2．结合农田水利建设，改变钉螺孳生环境　填埋有螺沟渠，结合田园和农村社区集中居住村房屋建设，平整土地和填埋废旧的有螺沟渠和坑塘。硬化有螺沟渠，对成形渠道及社区周围沟渠实施混凝土硬化沟底及侧壁。疏通有螺渠道，将渠道两边坡有螺草土清除

（基）至渠道背部用土填埋，再扩挖疏通渠道。建立排渍和灌溉系统，并建有倒虹管，安装启闭闸门和埋设涵管。改造低洼低产田，对有螺低洼、低产农田实施地下管道和暗降工程，用塑料波纹管深埋 1m，间距 16m，暗管分别向两边排水，每 3 条暗管设一集中控制井，用活塞控制入田间排水沟。覆盖地膜灭螺，采用地膜覆盖灭螺法对不同环境的残存钉螺进行灭螺。改良荒山坡地，大力改良荒山坡地，结合当地土壤的特性，发展秦王桃、枇杷、葡萄、竹笋、中草药等经济作物的种植。建立独立的排灌水利设施，做到大雨渍水能及时排，有计划实施水改旱、水旱轮作，开挖精养鱼池和莲藕鱼池。以村为单位，按粮棉作物生产计划，稻棉轮流种植，每 3 年轮换 1 次，6 年为 1 个周期，水改旱时，废埂开沟，分厢平整；旱改水时，重筑田埂，调整水系。

3．改善有螺地区生产生活环境　农村社区建设，结合新农村社区建设，集中修建村民居住房，改善村民居住环境。改水改厕，保证生活用水的安全，修建沼气池，社区实施饮用水工程，村民修建沼气池，农户的粪便得到无害化处理。改变不利于健康的生产、生活习惯。减少耕牛饲养，菜牛划地饲养，控制耕牛数量，提高农业机械化作业能力，农户购买农机，减少人群接触疫水的机会和牛粪对环境的污染，使传染源明显减少。

（三）应用现状

王家大湖位于湖北省松滋市纸厂河镇，为松滋市第二大湖泊。海拔（吴淞）高程 33.1～36.0m，面积为 57km²，滩面多处呈冬陆夏水，植被以芦苇为主。20 世纪 70 年代有芦苇面积 667 万 m²，有螺面积为 433.6 万 m²。1990—1993 年在王家大湖结合农业综合开发，调整农业产业结构，改造钉螺孳生环境，控制血吸虫病流行。实施措施包括：①毁芦造田，大片垦植，对地面高程 35～36m 的芦滩用机械翻耕，耕把两追，进行平整，芦茬就地集中焚烧，坑洼用土推平夯实，建立按 500m 成方，十字沟切块，平整方正的园田新格局，全部种植棉花、小麦、油料等旱作物。②开挖沟集控制水位，开挖纵横沟集 12 条，总长 1 600m，政通围沟总长 400m。沟渠全部达到"三度一平"标准，即集底宽度 1.5～2.0m，集底高度 2m，渠道坡度 1：1.2～1.5，堤面平坦。在主干集装机 10 台 150 千瓦的电排站，彻底改变过去冬陆夏水的状况。③开挖精养鱼池，地面高程 34m 以下的低洼地，全部开挖成精养鱼池，每个池长 120m，宽 80m，深 1.5m，分层取土，将有螺草土全部填埋在鱼池埂中基底部碾平压实，实行水中养鱼，水上养禽，岸边喂猪的立体养殖模式。④兴林植树，地面高程 34～35m 的网格及渠道两路种植以意大利杨为主的经济林，网格植树实行宽行窄株，间种旱作物。

以上措施实施后，王家大湖 1990—1993 年共计综合开发面积 574.9 万 m²，占实验区总面积的 86.2%。其中毁芦翻耕，建造农田 400.2 万 m²，兴建林网 91.8 万 m²，植树 8 万株，开挖精养鱼池 10 个，养殖水面 66.7 万 m²，修筑公路 80m，建筑涵闸 153 座；建造轧花厂、榨油厂、酿酒厂、养猪场、渔场各 1 家，变过去单一的芦苇生产经营为农林渔全面发展的生态复合经营模式。螺情大幅度下降，1989 年有螺面积 433.6 万 m²，到 1993 年底止，共计灭尽钉螺 401.0 万 m²，钉螺面积下降率为 92.6%。活螺框出现率 1989 年为 31.0%，1993 年为 3.5%，下降率为 88.7%。活螺平均密度和感染螺平均密度分别由 1989 年的 1.33 只 /0.11m²、0.96 只 /0.11m² 下降到 1995 年的 0.50 只 /0.11m²、0.05 只 /0.11m²，下降率分别为 62.4% 和 96.9。已翻耕种植的农田和开挖的精养鱼池内均查不到活螺。居民血吸虫病感染率明显下降。由于钉螺大面积压缩，农田全面实行机械化操作，居民感染率由 1989 年的 18.6% 下降到 1993 年的 5.6%，下降了 80.7%；晚期血吸虫病患者 1989 年为 8 人，全部得到有效治疗，1992 年后无新发晚期血吸虫病人，1989 年急性血吸虫病发生 9 人，1992 年和 1993 年均无急性血吸虫病发生。1990—1993 年累计投资 287.48 万元（其中国家投入开发资金 105 万元），平均每年盈利 7 万元，按年均盈利水平计算，投资回收期为 3.7 年。1993 年的总产值达 1 500 万元，创利润 120 万元，分别是 1989 年的 16.5 倍和 5.7 倍。结果表明，按"高种棉，低养鱼，不高不低植林园"的格局，经过四年的实施，王家大湖钉螺面积下降了 92.6%，人群感染率下降了 80.7%，晚期血吸虫病的新发生和血吸虫急性感染已完全控制，防治效益十分明显。

（四）注意事项

通过实施土地轮作，改良荒山坡地，发展种植经济作物，修建村民集中居住小区，硬化沟渠等综合措施，消除和改变钉螺孳生环境，虽然灭螺投入逐年减少，但钉螺面积逐年呈下降趋势，这为当前社会主义新农村建设结合血防工作提供了新的机遇、新的思路和新的措施，为有效控制和阻断血吸虫病流行创造了科学和现实的工作方向。控制血吸虫病不是单纯的生物学问题，而是社会经济问题，开展农业产业结构调整，发展经济作物种植，推行农村小区建设，结合农田水利措施，改变生产生活环境，发展第三产业，提高农民的收入和生活质量，能有效地发展农村经济和控制血吸虫病的传播。

在调整农业产业结构以防治血吸虫病的同时，同时也要注意以下几个方面。一是要充分利用湖沼地区淡水资源的优势和一些山丘、平原地区草食畜牧业发展潜力大的优势，合理组织农、林、牧、渔的结构，在湖沼洲滩地区开挖精养鱼塘，发展精细水产养殖。在一些自然条件较为优越的地区，利用雨热条件充沛、青绿饲料充足的优势，积极发展种草养畜，并进行科学化舍饲饲养，力争使畜牧业产值有较大的提高。二是调整农业生产的技术结构，尽可能地用现代技术武装农业，做到工程措施与生物措施结合，发展沼气处理人畜粪便，实现清洁生产，发展可以抑螺的作物和畜禽品种，改善传统的耕作制度和饲养方式，以阻断血吸虫病传播的途径。三是调整水产品、农产品、畜产品的品种品质结构，发展那些效益好的产品，要逐步从满足温饱的餐桌型农业向适应增收的工艺农业、现代旅游观光农业过渡，寓血吸虫病防治于农业发展农业建设之中。四是搞好农业生产的区域布局，结合农田生态系统，因地制宜，可将整个流行区按地域划分为城郊集约农业、平原高效农业、湖泊洲滩精养农业、山丘生态农业等不同类型，并各有侧重、重点突破、协调发展，寓血吸虫病的防治于区域布局和合理分工之中。

五、以机代牛

（一）基本原理

农业的根本出路在于机械化，机耕代替畜耕（以机代牛）符合我国农业发展方向，前途十分广阔，也是控制血吸虫病传播的一项有效的措施。消灭血吸虫病最重要的途径是阻断传染源，而耕牛是主要的传染源。从长远来看，关键是用机械化取代耕牛。在钉螺面积大、密度高、血吸虫病流行严重的地区，任何动物在从事农副业生产时，势必受到血吸虫感染并且传播病原，有些地区特别是经济较发达的地区，卖牛购机，以机耕代替畜耕，可大幅度降低血吸虫病原的传播。此外，以机代牛的生产模式，还可提高生产效率，促进农业机械化的实现。

平原地带道路通畅，田地平整，作为血吸虫病重点流行村要实施"以机代牛"防控措施不动摇，努力实现农业机械化，彻底阻断因牛传播血吸虫病的途径。而山区、丘陵地区的血吸虫病重点流行村不宜实施"以机代牛"，这些流行村应实施家畜圈养，或禁止到有螺地带放牧等措施，以切断传播途径来实现控制传染源，也可以实施水改旱，或养鱼灭螺，或退耕还林等措施，以改变钉螺生活环境，使其无法生存来实现血吸虫病的控制。

（二）实施方法

要让广大农民准确把握以机代畜的好处，要通过各种方式宣传，使农民知道、掌握操作使用方法，了解机械性能，全面提高农机户素质。在具体做法上，一是实行"厂、站"结合。生产厂家要深入到乡村田间，现场操作演示，让农民亲自操作，对机械的技术质量和作业质量提出意见或建议。实践证明，大多数农民可以认识到以机代畜的好处，主要是对操作不太了解，由于使用不当，就认为机械不适应，质量不好，从而放弃购置。因此，要加大这方面的工作力度。二是推广与培训相结合。要在农民购买机械的现场，从安装使用、机械保养、故障排除等方面进行技术传授，手把手地指导农民在不同地理环境中怎样使用机耕，同时采用集中举办培训班的办法，与分散相结合，以达到最好的耕作质量，使农民觉得有利，达到推广的目的。三是技术服务与售后服务相结合，使农民买得放心，用得舒心，开创微耕机械技术应用与推广新局面。四是政策扶持，优先补贴。在淘汰宰杀耕（病）牛和购机补贴上给予政策扶持。对淘汰宰杀耕（病）牛农户给予补贴，对"以机代牛"农户优先安排补贴。重点血防疫区实施"以机代牛"工程的购机补贴要比非疫区要高，以调动农户积极性。每年度安排购机补贴资金重点向疫区倾斜。

（三）应用现状

1. 安徽省池州市贵池区在湖沼型三联村实施"以机代牛"等控制传染源为主的综合防治措施 2 年后，试点村居民感染率下降了 46.3%，对照村人群感染率上升了 19.7%，对照村滩地螺感染密度上升幅度是试点村的 3.98 倍。类似的试点措施于 2005 年在江西省进贤县实施，经过 3 个传播季节，作为试点的爱国村和新和村人群感染率分别从试点前的 11.3% 和 4.0% 下降至 0.7% 和 0.9%，草洲钉螺阳性率从 2.2% 和 0.3% 下降至 0.1% 和 0，哨鼠平均感染率从 79.3% 降至 0。安徽省在 10 个县各选择 1 个重度流行区开展控制传染源为主的综合措施扩大试点，2006 年 11 月至 2007 年 3 月耕牛淘汰率为 92.7%，牲猪全部实行圈养，2007 年 11 月效果评估结果显示，10 个村人群平均感染率从 3.6% 降至 0.9%，牛平均感染率从 12.4% 降至 2.5%，感染螺平均密度和钉螺感染率分别从 0.002 0 只 /0.1m² 和 0.15% 下降至 0.000 5 只 /0.1m² 和 0.06%。

2. 2007 年开始，湖北省黄石市阳新县选择富河两岸的宝塔、栗林、盛家湾等 3 个血吸虫病流行村，实施以机代牛为主的综合防治措施。宝塔、栗林、盛家湾 3 个村均分布在富河水系，为血吸虫病湖沼型Ⅱ类流行村。2007 年 3 个村人口数分别为 4 600、988、631 人；存栏耕牛数分别为 430、279、81 头；钉螺面积分别为 206.6、47.0、28.0hm²，钉螺感染率分别为 0.33%、0.20%、0.47%；人群血吸虫感染率分别为 9.3%、5.2%、5.1%，耕牛感染率分别为 7.0%、5.4%、11.1%。村民沿水系而居，以农业生产和水产养殖为主，接触疫水频繁。耕牛是主要耕作工具，且长期散放在富河河滩，牛粪污染严重。3 个村逐年淘汰耕牛，实行以机耕代替牛耕，对个别淘汰有困难的耕牛实行圈养，并实施改水改厕项目，逐年建设集中供水工程，尽量减少村民接触疫水的机会。2007—2009 年，3 个村共淘汰耕牛 595 头，购买农机 113 台；其中宝塔和盛家湾村建立了无牛村，逐步实现了以机耕代替牛耕；2007—2009 年，栗林村居民血吸虫感染率分别为 5.2%、3.3% 和 2.2%，宝塔村分别为 9.3%、3.8% 和 1.1%，盛家湾村分别为 5.1%、3.3% 和 1.6%；家畜血吸虫感染率栗林村分别为 5.4%、.03%、2.1%，宝塔村分别为 .07%、4.8% 和 0，盛家湾村分别为 11.1%、3.2% 和 0。栗林村钉螺感染率由 0.20% 降为 0.14%、宝塔村由 0.33% 降为 0、盛家湾村由 0.47% 降为 0.18%。

（四）注意事项

以机耕代畜耕项目经过多年的运行后，已取得了很好的成效，但带来的问题也不少。一是政府每年要列专项资金进行杀牛补贴，但容易反弹；二是带有强制性，农民的自愿程度取决于政府在"以机代牛"过程中给予的实惠，有依赖性；三是"以机代牛"不利于农业机械装备的优化结构和合理布局，形成极大的资源浪费；四是农民对实施"以机代牛"的认识上有差距，执行"以机代牛"自觉性较低，情不自愿，推行的阻力较大；五是所补贴的机械对阻断传染源的作用仍有局限性，不能从根本上解决阻断问题（如大部分农民杀牛后补贴机具为手扶拖拉机，而该机具仍不能起到下水作业的防护作用等）。

在实施以机耕代畜耕的过程中，工作重点应放在推广先进适用的农业机械上，只有农机化的水平达到一定程度，疫区的耕、种、收实行了全程机械化，降低作业成本，提高劳动效率，传统的畜耕方式才会主动被淘汰。从政府的角度，应出台相关的政策和措施，如农村合作社建设和发展、机车库棚建设、维修网点建设、农村机耕道建设、燃油补贴、作业补贴等。鼓励农民和直接从事农业生产经营者利用农业机械，科学种田，引领农业向现代化方向发展。一是要加大宣传力度，引导农民自愿使用先进适用的农业机械，推进全程机械化，提高农业机械化综合服务水平；二是要加大推进建立农机专业合作社，提升土地规模流转的速度与效应；三是要加大改善农业机械化作业环境，保障农业机械化的顺利实施；四是要加大基层政府资金的重视力度，在本区域内结合自身特点和实际，给予相应的政策支持，如给予农机部门必要的工作经费、实行免费牌证办理等，有重点地解决相关领域的农机化薄弱环节，以促进农机部门推广，方便农民使用农业机械。

六、安全牧场

（一）基本原理

在有螺牧场放牧，易使家畜感染血吸虫病，同时病畜又在牧场排放大量阳性粪便，又加重牧场的污染。因此，应避免在有螺草场放牧。在牧草丰富，牛群集中的地区，可进行集体放牧，放牧前对草场进行灭螺，建立安全牧区。此外，在家畜上草场、洲滩之前，可用药物普治，以减少对草场、洲滩的污染。有条件的地方可提倡圈养或舍饲。在血吸虫疫区，建设安全牧场可以节约养殖成本。牧场内丰富的牧草为放牧牛羊提供了营养丰富的优质青绿饲料，安全牧场每年可以节约饲料成本，提供优质、高效的农家肥料。收集的牛羊粪便经过堆积发酵、消毒处理，高效无毒，是很好的农家肥料，牧场每年能提供大量优质农家肥料。此外，建设天然牧草、牧场是对资源的良好开发利用，太湖县境内洲滩、洼地、丘陵较多，天然牧草资源丰富，因为没有进行较好的管理和维护，大多荒废，而且造成钉螺孳生蔓延，成为新的疫源地，通过建设安全牧场、整理改造成安全美丽的放牧场所，对当地自然资源进行了合理的开发利用。

（二）实施方法

1. 安全牧场选址建设

（1）选址：牧场选址地应宽阔平坦，坡度<15°，交通便利，与屠宰场、畜禽交易所、无害化处理厂、饮用水源地、学校、村庄等相距 500m 以上；能打井提供牲畜安全饮用的地下水，面积 6.7～33.3hm²，并经卫生防疫部门对该区域检查无钉螺孳生方可投入建设。

（2）种草：在整个牧场范围内清除有毒植物和杂树。3～4 月用挖土机进行翻挖，翻晒平整后，用优质黑麦草、三叶草等条播和撒播，并结合种草。在种草的同时适当加施农家肥进行管护,同时进行洒水、施肥、驱鸟等。

(3) 开沟:在牧场地势较低的周围用挖土机开挖深 0.5m、宽 1.0m 的排水沟,排水沟水泥硬化,防止钉螺孳生。

(4) 围栏:牧场四周用 6~8 号钢筋或竹木建设 1.5m 高的防护栏,防护栏每隔 1~2m 用水泥桩进行固定,水泥柱深入地下 0.3~0.5m。

(5) 出入口设置:整个牧场只设置 1 个出入口。门口设置与大门同宽、深 0.3m、长 2.0m 的消毒池,投放消毒液,进出牧场的人员、牲畜必须经消毒池消毒后方可出入。

(6) 粪污处理:在牧场地势较低的地方建 2~4 个 40m³ 发酵池。池口应高于牧场地面 20cm 以上,防止积水倒灌。发酵池收集牧场内粪污堆积发酵,配合投药杀灭虫卵。

(7) 附属设施建设:建立管理维护工人的管理用房和储藏室,面积约 60m²;牧场四周各建 100m² 左右的开放式牛棚,以供放牧牲畜夏日乘凉及下雨时躲避;场内打深水井,并建设配套供水设施,保证放牧牲畜饮用安全的地下水。

2. 安全牧场管理运作

(1) 建立完善的管理制度:安全牧场由养殖企业承建并承担后续的管理和维护工作。每年 4~10 月白天开放,规模较大的牧场可在场内建设固定永久畜舍,供夜不归户的放养牛羊暂住。安排 1 人专职负责牧场的日常管理、维护;定期对安全牧场的四周围栏进行检查、维护;每天及时收集牛羊粪便并运送到发酵池内堆积发酵,杀灭虫卵。

(2) 制定合理的防疫制度:每年春、秋季集中对进入牧场内的牛、羊进行口蹄疫疫苗免疫、羊小反刍兽疫疫苗免疫并加挂耳标,建立防疫档案。对后期补栏的牛、羊及时补种疫苗,对出栏的牛、羊进行检验检疫,登记备案。

(3) 做好血吸虫病查治:每年定期集中收集安全牧场内放牧的牛羊粪便,用毛蚴孵化法进行血吸虫病感染检查,所有检查记录要编号存档 5 年以上,对阳性感染的牛、羊及时隔离并用吡喹酮治疗,治愈后方可进入牧场。

(4) 消毒灭源:粪污发酵池每月用 4% 氯硝柳胺乙醇胺盐粉剂消毒 1 次,门口消毒池每周更换 1 次消毒药并保持消毒池内水的深度。牧场内所有放牧牲畜普遍用吡喹酮预防性投药和扩大化疗,体重 300kg 的黄牛用药量为 30mg/kg;体重 400kg 的水牛用药量为 25mg/kg;羊的用药量则为 20mg/kg。对于怀孕 6 个月以上、哺乳期母牛、3 个月以内的犊牛则缓期投药。

(三) 应用现状

1. 鄱阳湖疫区南昌县泾口乡山头村的 12 块草洲实施耕牛放牧与休牧相结合,避开感染高峰季节,同时配合常规人、牛化疗,2 年后,人、牛感染率由安全放牧前的 7.4% 和 4.0% 降至 1.8% 和 0.5%,草洲感染螺密度由 0.003 36 只 /0.1m² 下降至 0。湖南省沅江市 5 个乡镇在易感洲滩用铁丝网做成围栏,围栏面积占易感地带面积的 43.7%,围栏封洲的共华村牛、羊感染率由围栏前 2004 年的 9.4% 和 15.8% 降至 2006 年秋的 6.7% 和 5.7%,同期冯家湾村耕牛感染率从 12.3% 降至 2.4%。安全放牧可减少耕牛对草洲的污染,但即使能有效避开易感季节或易感地带,也难于完全清除耕牛的传播,因敞放的耕牛几乎一年四季都可感染,并且在低温、潮湿的洲滩,牛粪内的虫卵经数月仍可孵出毛蚴。

2. 湖北省四湖地区实施湖沼型疫区易感地带灭螺、粪便管理、安全放牧三种措施 3 年后,均取得了显著控制人、畜疫情的效果。安全放牧比易感地带灭螺的投入少 30%,家畜感染率及野粪密度阳性率指标下降幅度均高于没有实施易感地带灭螺和畜粪管理地区。

3. 陈侨洲位于安徽省长江下游的和县西梁山镇境内，属长江江心岛型血吸虫病流行区。该洲滩分老洲和南滩两部分，老洲形成年代久远，为居民区和经济作物区；南滩是新中国成立后逐渐形成的新生洲滩，植被有芦苇、杨柳、杂草和方宕等。1983 年首次发现钉螺，面积为 17.5 万 m^2，后螺区逐年扩大。1991 年调查钉螺面积 132.7m^2，占全滩面积的 26%。该洲共有耕牛 16 头，长年散放于有螺滩地，耕牛感染率高，粪便污染滩地极为严重。滩地钉螺明显呈聚集性块状分布，主要分布在滩地东面，而西南滩钉螺分布局限、密度低且牧草丰富，是建立安全牧场的理想场地。该区共有耕牛 215 头，全为水牛。耕牛全年散放于湖滩达 10 个月。耕牛感染及对滩地的污染极为严重。建场前 1991 年检查 116 头，阳性 31 头，阳性率 26.1%，建场后 1992 年便降为 10.6%（22/208），1993 年耕牛感染率已控制在 1.9%（4/207），较建场前下降了 92.5%。建场后钉螺感染率及感染螺密度显著下降，1993 年较建场前分别下降 8.4% 和 82.8%，其中牧区建场时有螺面积 24 万 m^2，活螺框出现率仅 3.0%，活螺密度为 0.1 只 /0.11m^2。钉螺呈局限性块状分布。经药物喷洒、浸杀等处理，钉螺感染率及感染性螺密度同期分别下降 50.0% 和 70.1%。建场前野粪遍及整个有螺滩地。经定时定点调查，滩地野粪全为牛粪，密度为 0.073 份 /100m^2，检查 33 份，阳性 7 份，阳性率 21.2%。建场后非牧区未发现牛粪，野粪主要集中在牧区及途经牧区道路两旁的滩地，经抽查 49 份牛粪，阳性 4 份，阳性率 8.2%，较建场前下降 61.4%。

（四）注意事项

开辟安全牧场，是防治工作早期就提出的控制家畜血吸虫病的措施之一。但是有关这方面的专题研究较少，究其原因，主要是大多滩地钉螺密布，安全牧场难于建立与管理。然而，根据滩地钉螺呈聚集性块状分布的特点，在滩地的无螺区或钉螺密度稀少地区开辟安全牧场，是合适可行的。尽管安全牧场与螺区仅采用隔离沟进行简单的隔离，也能改变耕牛满滩散放，控制畜粪污染滩地，同时，建造隔离沟的费用大部分地区能承担和接受。虽然隔离沟不能完全阻止汛期钉螺从沟外扩散入牧区，但只要坚持对牧区进行螺情监测，及时处理，也能取得较好的隔离效果。安全牧场建成后，加强安全牧场的管理，成立耕牛放养组织，制定滩地放养耕牛的查治公约，建立严厉的奖罚制度，是使规划得以顺利实施的保证。

但在长期的探索建设中，安全牧场也遇到了一定的阻力和困难。比如安全牧场产权不清，给日后管理带来隐患。安全牧场建设投入大，受益范围有限。牧场在选址、设计、报批、争取资金和建设管理方面投入很大，而周边受益养殖户数量不多，因此不宜大量建设。此外，由于牧场距离远，报酬低，牧场管理人员的交替也极不稳定。

七、畜粪管理再利用

（一）基本原理

在血吸虫病流行区，牛、羊、猪等家畜是血吸虫病的主要传染源，它们的粪便含有大量虫卵，污染有螺环境，造成血吸虫病流行。对牛、养等牲畜进行畜粪管理，是切断粪便传播血吸虫病、防制虫卵污染水源和有螺洲滩的重要措施。各地应根据具体情况，因地制宜地选择粪管方法。提倡养牛有栏，养猪有圈，结合农业生产开展积肥保畜活动。采取堤外积肥、畜粪堆肥、沤肥及建沼气池等办法，使家畜粪便经过发酵处理。这些方法不仅能杀灭虫卵，又经济简便，且可以提高肥效。有些地区开展牛粪综合利用，对杀灭虫卵更具有实际意义。

（二）实施方法

1. 肥料化技术

（1）土地还原法：畜禽粪便还田是我国传统农业的重要环节，在改良土壤、提高农作物产量方面起着重要的作用。土壤在获得肥料的同时净化粪便，节省了粪便的处理费用。凡是周围有农田的畜禽养殖场，都要尽最大可能将粪便及污水就地用于农田，以较低的投入达到较高的生态、社会和经济效益。但是，畜禽粪便作为有机肥直接施用，其最大的障碍是含水量高、有恶臭，而且氨的大量挥发造成肥效降低，病原微生物还会对环境构成威胁。土壤的自净能力有限，施用过多粪便容易造成污染；鲜粪在土壤里发酵产热及其分解物对农作物生长发育都有不利影响，所以施用量受到很大的限制。鲜粪的利用，还受季节的影响，淡季往往没法及时、充分地利用，需要在施用前进行必要的堆制处理。

（2）腐熟堆肥法：堆肥发酵处理是目前畜禽粪便处理与利用较为传统可行的方法，运用堆肥技术，可以在较短的时间内使粪便减量、脱水、无害，取得较好的处理效果。粪便经过堆放发酵，利用自身产生的温度来杀死虫卵和病原菌。传统的堆肥方法占地面积大、发酵时间长、无害化程度及肥力低，限制了粪便的使用，不适合大、中型养殖场的要求。高温堆肥处理是利用混合机将畜禽粪便和添加物质按一定比例进行混合，控制微生物活动所需的水分、酸碱度、碳氮比、空气、温度等各种环境条件，在有氧条件下，借助嗜氧微生物的作用，分解畜禽粪便及垫草中各种有机物，使堆料升温、除臭、降水，在短时间内达到矿质化和腐殖化的目的。高温堆肥处理主要受碳氮比、含水率、温度、供氧量、pH 等几方面因素的影响。高温堆肥集有机和无机物质、微生物及微量元素于一体，发酵时间短、营养全面、肥效持久，并且处理设备占地面积小，管理方便，生产成本低，预期效益好。

（3）生物处理法：通过应用微生物无害化活菌制剂发酵技术处理畜禽粪便是比较科学、理想、经济实用的方法，所产生的无害化生物有机肥是一种重要的肥料资源。用于生产生物有机肥的菌种应具备对固体有机物发酵的性能，即能通过发酵作用使有机废弃物腐熟、除臭和干燥。目前，用于固体有机废物发酵的菌种主要有丝状真菌、担子菌、酵母菌和放线菌，也可采用光合细菌与上述的一些菌种制成发酵剂用于固体有机废弃物的发酵。此方法一般要求畜禽粪便中的有机质含量在 30% 以上，最好在 50%～70%；碳氮比为（30～35）∶1，腐熟后达到（15～20）∶1；pH 6～7.5；水分含量控制在 50% 左右为宜，在有些加菌发酵方法中可调节到 30%～70%。如果在发酵后进行干燥、粉碎，加入一定配比的无机氮、磷、钾肥料，复混造粒就制成了另一种新型的生物有机复合肥。生产微生物有机肥料的方法有平地堆置发酵法、发酵槽发酵法、塔式发酵厢发酵法等。畜禽粪便通过生物发酵处理后消除了病菌、虫卵等有害微生物，使环境得到改善和净化。生物有机肥含有益微生物菌群，根际促生效果好、肥效高，同时富含有机、无机养分及生理活性物质，体积小、便于施用、安全无公害，能满足规模化生产和使用要求。

2. 能源化技术

（1）制作沼气：畜禽粪便中含有大量的能量，利用发酵沼气不仅可使畜禽粪便中的能量转化成可燃气体，还可避免粪尿的肥分损失。畜禽养殖场若有沼气，可用其取暖或给仔畜禽保暖、工作人员洗澡，也可用沼气烘干粪便；而沼液和沼渣可用来灌溉农田和果园，提高农作物的产量，是一种"畜禽养殖 - 沼气 - 果菜粮"的绿色生态农业模式。这种方法体现了物质与能量多层次循环利用技术，实现了畜牧业无废物、无污染生产，具有明显的经济、社会和环境效益。发酵初期，粪尿中的有机物可被沼气池中的需氧性微生物分解。在氧气不足的环境中，厌氧性微生物开始活动，发酵过程可分为成酸阶段、沼气和二氧化碳的生成阶段。使粪便产生沼气的条件，首先是保持无氧环境；其次是需要充足的有机物，以保证沼气菌等各种微生物正常生长和大量繁殖；第三是有机物中碳氮比适当，碳氮比一般以 25∶1 时产气系数较高。第四是沼气菌的活动温度，沼气菌生存温度范围为 8～70℃，以 35℃ 最活跃，此时产气快且量大，发酵期约为 1 个月；第五是沼气池发酵物 pH 保持在 6.7～7.2 时产气量最高。家畜粪便经沼气发酵，其残渣中约 95% 的寄生虫卵被杀死，钩端螺旋体、大肠杆菌等全部或大部被杀死，同时，残渣中还保留了大部分养分，可作为饲料或肥料进行多层次利用。沼气的产生需要较高的环境温度，往往在冬季需要沼气的时候因温度低、产生沼气少，而不能满足需要。制作沼气仅适用于温度较高的地区，而在较寒冷的北方，如果制作沼气，冬天要采取其他的辅助升温措施，以增加产气量。

（2）焚烧产热：干粪便直接燃烧可以产热，该方法适合于草原地区牛、马粪便的处理。对于集约化养殖场来说，所产生的大量粪便，其含水量高，干燥起来很困难，必须进行转化才能用作燃料。这种方法需要耗费大量的能量，推广难度大。

（三）应用现状

湖北省潜江市李家村实施拆除村域内沿沟渠的牛棚并迁至厕所和猪圈旁，圈内和野外牛粪统一入厕或入沼气池，结合常规人、畜查治和健康教育措施，显著提高了化疗效果，且效果持续、稳定。项目实施 5 年后，人、牛感染率分别从 35.2% 和 28.3% 降至 3.1% 和 3.2%，感染螺平均密度下降了 93.16%。潜江市连台奄村实行牛粪统一入厕、沼气池或堆积发酵处理，同时扩大耕牛化疗和健康教育后，人、牛感染率从粪便管理前 1989 年的 24.4% 和 27.7% 降至 2002 年的 3.2% 和 5.5%，同期耕牛野粪阳性率从 24.0% 降至 4.9%，均取得了显著控制疫情的效果。

（四）注意事项

粪污收集设施要与牧场规模相匹配，牧场在建设时，要同时建造与牧场饲养规模相匹配的方便且环保的粪污收集设施设备或者其他处理机制，切记粪便不能随地堆积，废水不得随意排放，避免污染环境。在进行牲畜粪便无害化处理时，最好采用干清粪工艺。避免牲畜粪便与冲洗水等其他废水混合，减少污染物排放量。牧场要做好用水量的控制工作，必要时在主要用水设施中安装水表，实现用水量的有效控制，减少废水排放量。在大型牧场中，养殖的牲畜多，每日产生的粪污量，若不及时处理，会严重影响圈舍内空气环境，进而会影响到牲畜的健康，对养殖不利，所以，一定要日产日清，保证圈舍内空气流通。还有，在牲畜粪便收集过程中必须采取防扬散、防流失、防渗漏等措施。

第二节　人群传染源控制适宜技术

感染血吸虫的病人亦是血吸虫病的主要传染源，病人可通过排放带有虫卵的粪便使血吸虫病在人群间传播。从流行病学的角度来讲，控制人群传染源，主要措施有两类：一是人群化疗，对有疫水接触行为的人群、水上作业的高危人群以及发现的血吸虫病病例，及时实施规范化的预防性化疗或个体治疗，可以有效地控制和消除传染源，保护人群健康；二是管理好病人的粪便。在农村，人在生产活动中产生的粪便是农田较好的肥料，但含有血吸虫卵的粪便污染水体，可造成血吸虫病流行。然而在血吸虫病疫区，尤其是一些处于农村的疫区，很多居民仍在使用易于污染水源、设立在河边的粪缸或粪池，且习惯于在河、沟、湖中洗刷马桶或粪具。一些人员集中生产的田间、湖洲和过路渡口也没有设置临时或者固定厕所。尤其是在水上作业的渔民或水上出行人员，他们的船只通常没有设立船上专用马桶，也没有专人管理收集船户渔民的粪便。这大大加剧了血吸虫病通过携带虫卵的人类粪便传播的可能性。因此，粪便管理不仅是关系到增加肥料促进生产的问题，而且还是消灭血吸虫病的重要措施之一。管好粪便不仅能多积肥，增加肥效，而且还可以杀灭粪便中的血吸虫卵或钩虫卵等寄生虫卵和病菌。这对改善农村卫生，预防寄生虫病和肠道传染病，提高人民健康水平，是不可缺少的重要措施之一。

在疫区，管理血吸虫病人的粪便，须因地制宜，根据当地条件以及不同的生产环境，合理地修建厕所，这对防止血吸虫病通过携带虫卵的人类粪便传播有极其重要的作用和意义。总的原则依旧是从有利于生产生活出发，较为经济，且能达到粪便无害化处理的目的。

一、三格式厕所

（一）基本原理

三格式厕所设计的基本卫生原理包括：①中层过粪；②沉淀虫卵；③厌氧发酵，降解有机物；④降解粪便和杀卵作用。三格式厕所就是由三个相互连通的密闭粪池组成。根据虫卵比粪液重，粪便经过一定时间腐熟后，虫卵可与粪渣往下沉的原理，而设计沉卵厕所或沉卵化粪池。第一池主要截留含虫卵较多的粪便，粪便经过发酵分解，松散的粪块因发酵膨胀而升浮，比重大的下沉，因而形成上浮的粪皮，中层的粪液，下沉的粪渣。第二池进一步发酵，第二池内的粪皮与粪渣数量减少，因此发酵分解的程度较低，因为没有新的粪便进入，粪池处于比较静止状态，这有利于漂浮在粪池内的虫卵继续下沉。而第三池主要起储存粪液的功能，经过前二格处理的粪液进入第三池，基本上已经不含有寄生虫卵和病原微生物，达到粪便无害化要求。三格式厕所的优点是使虫卵有足够时间沉淀，而不影响施肥，平时最后一池里的粪便可以随时取用。其结构形式是"一留二沉三无害"三个连通的粪池。

（二）实施方法

第一池为进粪池，主要是截留含虫卵较多的粪便，让粪便有足够的时间发酵散开，使虫卵有机会下沉。因此，粪池大小不宜小于使用人数在 10 天内的粪尿量和洗马桶、冲洗厕所等用水的总量。每人每天粪尿水的总量可按 2kg 计算。使用人数超过 100 人的地方，可酌情缩短贮留时间，但至少不宜短于 5 天。每两个月需出清一次粪皮、粪流，以免沉卵池堵塞。第一池与第二池的通口应开在池壁的中下部，离池底约 30cm，开口大小约高 20cm，宽 30cm。

第一池进粪口可设置一只直径为 10cm 的水泥管，利用头池经常较满的液面，而在管内形成"粪封"，对保氨防蛆和避免粪皮阻挡、保持进粪口畅通而便利倒粪等方面具有一定作用。

第二池为虫卵继续下沉的粪池，大小为第一池的五分之一至三分之一。因第二池内粪皮、粪渣数量骤然减少，发酵程度轻微，有利于虫卵继续下沉。第二池的粪液通过一只直径为 15cm 的斜插水泥管流入第三池。这只水泥管安置在隔墙上，既要装得陡峭，又要装得高些，否则就会减少粪池的有效容积。

第一池和第二池的粪皮和粪渣可用堆肥或加药的方法处理后再使用。有的地方建造"双头池"，即把沉卵池的第一、二两池对分为两格，定期轮流使用。先使用一格，倒粪二个月左右，再使用另一格也倒粪两个月左右，照此规定日期按格轮流进粪，则每格粪皮、粪渣封贮时间至少达两个月，不但杀灭了血吸虫卵，同时也杀灭了钩虫卵。清除出来的粪皮、粪渣，可直接施在田里。

第三池贮存基本无卵的粪液，大小取决于出粪勤慢和储粪量的多少。如果出粪勤，第三池可小些；如果贮粪量大，则第三池就要造得大些。[例]100 人使用贮存 10 天的粪池大小计算法：

$$第一池容积＝使用粪池人数×（每人一天排粪尿量＋水总量）×天数$$

即：$100×2×10＝2\,000kg$（相当于 $2m^3$）

$$第二池容积＝\frac{1}{3}×2m^3（约 0.7m^3）$$

根据厕所房屋的高低，厕所的蹲位可采用滑粪槽式，也可采用长槽式，但以滑粪槽式比较卫生。使用人数多的地方，则以长槽式蹲位为宜，可减少冲水量。考虑到年老体弱者上厕所的方便，也可设个别坐式蹲位，但要加强管理，保持坐框干燥，维护整洁。

（1）池顶与池盖：池顶与池壁连接处必须砌得弥缝，防止蝇蛆从前池爬到后池，或从池内爬出池外。把出粪渣和粪液的洞口留在池顶中部，对防止蝇蛆外爬也有一定作用。池盖必须做得轻便。

（2）厕所蹲位：长槽式蹲位宜水平，而在槽底积水 1cm 深，以便冲走粪便；只要每天把槽内粪便扫入粪池的直管"粪封"进粪口内，可达到无蛆或少蛆。滑粪槽式蹲位宜高出地面 88cm（平均分为 4 个踏步），并把滑粪槽砌得陡峭，既可使粪便直泻槽底，又可增加冲水时的压力。每只蹲位的滑类槽下端装接一只直径 10cm、长 80cm 的水泥管作为"粪封"，对防臭防蛆具有一定作用，因水泥管系直管，不易阻塞，但在使用叶片等代替便纸的厕所，须备置一个木推（用直径约 9cm，厚约 4cm 的木块，装在长 180cm 的竹竿顶端），发现直管阻塞时，把叶片推入直管底下。

（三）注意事项

1．储粪池的有效容积　三格式厕所粪池容积参数，见表 10-1。

表 10-1　三格式厕所粪池容积参数

序号	用厕人数	粪池容积 /m³			
		合计	第一池	第二池	第三池
1	4 人左右	2.0	0.67	0.33	1.0
2	4 人左右水冲式	3.0	1.0	0.50	1.50

2．第一、二、三池的容积比例　第一池和第二池的容积不同，对寄生虫卵沉淀的效果有一定影响，如果第一池的容积过小，粪便滞留的时间短，达不到粪便分解和沉淀的目的，粪便和虫卵可能进入第二池，增加了第二池的负担。如果第二池容积较小，粪便在第二池的停留时间短，则粪便无害化处理效果就差。一般认为第一池与第二池的容积比为 2∶1 较为适当。因此三个池的比例一般应为 2∶1∶3，第一池贮存 20 天，第二池贮存 10 天，第三池贮存 30 天。

3．过粪管位置　第一池到第二池过粪管下端（即粪液进口）位置在第一池的下 1/3，上端（即粪液出口）在第二池距池顶 100～200mm 左右；第二池到第三池过粪管下端位置在第二池中部 1/2 处，上端在第三池距池顶 100～200mm 左右。过粪管与隔墙的水平夹角应呈 45°。

4. 管理要求

（1）新池建成确认无渗漏并需养护两周后正式启用，在第一池内加水，水深以高出过粪管下端口为宜。

（2）控制水量。

（3）清理粪渣。

（4）化粪池的盖板一定要密闭。

（5）户厕建成后统一编码，便于统计管理。

二、水上交通工具粪便收集器或专用马桶

血吸虫传播与水密切相关，而渔民、船民是接触水体最为频繁的特殊群体之一。渔民、船民等水上流动人员因生产、生活的需要，经常接触疫水而反复感染。由于流动渔民、船民常年在江湖中作业，大多缺少有效粪便管理措施，常将带有血吸虫卵的粪便直接排入水体中，是造成钉螺感染而形成血吸虫易感地带的主要原因之一。故对渔民、船民等水上作业或出行人员的粪便管理就有了极为重要的意义。渔民、船民厕所有船舶厕所和码头厕所两类。船舶无害化厕所又有大船和小船的区别，其工作原理也有所不同。例如大船中的船用污水处理系统，类似超滤浓缩原理，保持50℃恒温，使得粪便中虫卵不再孵化。小船中一般使用渔民无害化马桶，大便后冲水后自动感应搅拌升温，温度在60℃维持20分钟，热敏开关自动触发排泄球阀。血吸虫重点防治地区也应当推行在渔船和水上运输工具上安装和使用粪便收集容器，并采取措施，对所收集的粪便进行集中无害化处理。

三、公共厕所

公共厕所包括居民共同使用的公厕、农村学校厕所、卫生院厕所等建于集贸市场或者车站、公园等供流动人口使用的公共厕所，渔民、船民集散地无害化公厕也应包括在其中。在血吸虫疫区设立数量合理、功能完全的公共厕所，可防止带有虫卵的粪便被排入自然环境或者水体之中，避免血吸虫病通过病人的虫卵传播。

（一）农村公厕设计的一般要求

公厕应当适用、卫生、经济、美观、易于清运粪便。

1. 地址选择　地势较高，不易被雨水淹没，且使用者容易到达之处；与饮用水源有一定的距离（一般要求在30m以外）。

2. 建筑水平　厕屋地面比屋外高15cm以上。

3. 采光面积与地面积之比　不低于1:6。

4. 蹲位尺寸　（1～1.2）m×（0.9～1）m。

5. 通道宽度　单排蹲位1.3m，双排蹲位1.5m。

6. 蹲位间隔墙高度　不低于2.0m。

7. 窗台高度　窗户下沿离地面不低于1.5m。

8. 为防止对土壤和地下水的污染且易于洗刷和清洁，厕内地面应采用不透水材料，地面要有1%～1.5%的坡度并设地漏。

9. 三格化粪池、双瓮等粪便处理设施应不渗漏，池盖密封好，掏粪口要高于地面以防雨水流入。

（二）渔船民集散地无害化公厕的修建与设计要求

血吸虫病重点防治地区渔民、船民集散地无害化公厕建设属于预防血吸虫病传播的环境干预措施，其目的在于使沿江、沿湖渔民、船民等流动人群的粪便得到无害化处理。无害化公厕建设类型为三格化粪池式。建造的厕所应符合《血吸虫病流行地区农村改厕技术规范（试行）》的基本要求，并正确使用和维护。

船民集散地无害化公厕选址要充分考虑附近渔船民的需求，要考虑潮汐水位变化，不宜被潮水淹没，地势较高，地基相对坚实。且满足使用方便，容易到达和远离饮用水源等要求。便器一般采用节水型便器，以白色陶瓷蹲便器为佳。冲水设施可采用自来水冲洗，设置高位水箱，没有自动冲洗条件的可采用水桶加水舀冲洗的方式。应参考渔船民集散地船只数量、船只大小和是否在船上生活等情况，确定公厕规模。由于公厕化粪池较大，应采用钢筋混凝土浇筑池盖，安装时要用水泥砂浆密封，防止雨水渗入。供水设施首选村镇自来水供水，在没有安装自来水的地区，可选用在厕所附近打手压井或潜水泵加高位水池（箱）的办法，以方便冲洗厕所和马桶。

（三）学校公厕的使用特点与设计要求

1．中、小学生上午 7～12 点，下午 2～6 点使用厕所，最高频率是课间休息 10 分钟。因此，设计上应考虑①厕所的合理布局：既要考虑厕所与饮用水源、厨房有一定的距离，又不能距教室太远，且在教学楼常年主导的下风侧；②人数较多的学校，应分散设置多座厕所，避免排队拥挤；③每 30 名男生设 1 个蹲位加小便池，每 20 个女生设 1 个蹲位；④厕所与校园整体布局结合起来，外形雅观，易识别有绿化。

2．小学生年龄小宜采用跨度较小的蹲位，避免深坑大口。

3．老师和学生的厕所应分开设置。

4．男、女厕所的入口应分别设置。

5．农村中小学，特别是小学，大多数为走读学习，除水冲式厕所外，设计化粪池时，可按每名学生每天排粪尿量（包括保洁用水）1.5L 计算。

第三节　其他血吸虫病控制适宜技术

一、防止粪便污染水源

（一）加强水上粪便管理

不在河、沟、湖中洗刷马桶或粪具，可在粪缸或厕所旁设置清水缸和渗水坑各一只，在倒粪后从清水缸取清水洗马桶，并将洗马桶水倒入渗水坑。渗水坑的大小，以直径约 83.33cm，深度约 116.67cm 为宜。坑底放些碎石头或碎砖，坑上放置一只破锅或破缸，以防孳生蚊蝇。

（二）树立良好的卫生习惯

教育群众不要随地大小便，在集体生产的田间，可设置临时厕所或固定厕所，或由专人在出工时携带粪桶子作为便具，收工时挑回粪桶，把粪便贮存起来。在船只集中停泊的地方，可设置粪缸、粪池或厕所，由专人管理收集船户渔民的粪便。渔民或外出船只，船上必须携带和使用马桶（马桶要底大口小）以免粪便散失及污染。

二、杀灭血吸虫卵

处理粪便，总的原则是从有利于生产出发，达到无害化的目的。因此，一个好的处理粪便方法必须是较为经济，能提高肥效，杀灭虫卵，简单易行，便于群众掌握。目前有如下几种方法。

（一）粪尿混合储存法

人尿中含有尿素，尿素分解后产生氨，氨能透入卵壳，使毛蚴中毒死亡，达到杀死虫卵的目的。虫卵的死亡速度与氨的浓度及接触时间有密切关系，氨的浓度愈高，虫卵死亡愈快。如果氨浓度较低，则虫卵死亡慢，即使延长接触时间，也只能杀死部分虫卵，因此在粪尿混合贮存时，应注意如下几点：

1. 粪尿比例　粪缸（池）中的人尿量要求比粪量多 5 倍以上，即 1 份人粪应加 5 份人尿，这就相当于一个人一天排出粪尿的总量。所以，随时将小便收集起来，就足够杀死虫卵。

2. 搅碎粪块　因虫卵包在粪块内，氨不易透入，起不到杀卵作用。因此，在封存前，必须把粪块搅碎，以提高杀卵效果。

3. 搭棚加盖　搭棚加盖可以防止粪缸中氨的挥发，加速粪便发酵腐熟，提高肥效；有棚有盖密封到一定时间，可以杀灭血吸虫卵、病菌和防止蝇蛆孳生。

4. 贮存时间　农村可利用旧粪缸小型集中，交替封存使用。一般冬天贮存 7 天，夏天贮存 3 天，可以杀死粪中的血吸虫卵。

（二）堆肥灭卵

将杂草、畜粪、人粪尿和垃圾等堆积起来，经过微生物的分解作用，使肥堆中产生高温（50℃以上），以杀灭寄生虫卵和病菌。

堆肥的方法有通气堆肥和不通气堆肥两种。

1. 通气堆肥（好气）　这种方法灭卵效果较好，它的原理是利用需氧性细菌分解有机质时产生较高的温度，杀灭寄生虫卵和病菌。需氧性细菌需要有足够的空气才能迅速繁殖。但如果过分通气，则又使水分蒸发过多，热量散失快，对细菌繁殖不利，氮肥损失也较多。水分过多容易形成空气不足，细菌的活力受到阻碍。因此，在通气堆肥时，应特别注意水分和通气的调节，才能使温度上升到 50℃以上，并维持 2～3 天，以杀灭血吸虫卵、钩虫卵、蛔虫卵等寄生虫卵、病菌、蝇蛆和蝇蛹等。

通气堆肥的具体做法，是在远离水源与厨房的地方，选择地势较高，离耕田较近的空地，挖一个下面小上面大的斗形坑，底边的长度和宽度都不小于 2m，深约 1.2m（从地平面到坑底）。在坑底挖宽度、深度约 20cm 的十字沟，在十字沟相对的两端，从坑底沿坑壁，向上开两条斜沟。堆肥时先用两根粗毛竹或木头竖放在坑壁沟里，用树枝、棉花秆或玉米秆等铺在十字沟上，然后再铺一层垃圾、杂草约 33.33cm，上浇一层拌有人、畜粪的草木灰，再泼一层石灰水（石灰用量约为堆肥总量的 1%～2%）。如此层层堆积，直至突出坑口成馒头形，最后用 10cm 厚的湿泥封顶，再取出坑壁的两根毛竹或木头即可。

2. 不通气堆肥（厌气）　这种方法简便易行，但肥堆温度不易升高，不易达到灭卵效果。堆肥方法是将杂草、树叶、人粪、畜粪、垃圾等堆于空地上，外用湿泥严封。

此外，还可以修建沼气池，沼气对寄生虫卵并无杀灭作用。沼气池主要是沉卵作用。但在能源缺乏的我国农村，修建沼气池，不仅能解决部分能源问题，而且具有卫生学意义。

现在沼气池已经与厕所、畜圈相连接,称为家用三联合沼气池。

(三)药物灭卵

在紧急用肥时,可用药物快速杀灭血吸虫卵。在选择药物时,除了考虑药物在粪尿中不影响肥效外,还应选用来源丰富,价格便宜,对人、畜无毒或毒性小,并有灭卵效力的药物。目前使用的有以下几种药物:

1．敌百虫 每50kg粪尿中加敌百虫1g,充分搅拌,当气温在20℃以上时,1天后可杀死血吸虫卵,气温在20℃以下时,则需2～3天才能杀死血吸虫卵。用敌百虫1g溶解于500g水中,洒在粪缸表面可杀死蝇蛆。

2．氨水 每50kg粪尿中加15%氨水500～1 000g,搅拌,2天后可杀死血吸虫卵。

3．石灰氮 每50kg粪尿中加石灰氮150g,搅拌,1天后可杀死血吸虫卵。

4．尿素 每5kg粪尿中加尿素250g,搅拌,1天后可杀死血吸虫卵。

5．过磷酸钙 每50kg粪尿中加过磷酸钙150g,搅拌,1天后可杀死血吸虫卵。

6．硝酸铵 0.5的浓度,夏秋季24小时内,使血吸虫卵不能孵化。

(四)修建沼气池

1．基本原理 沼气池在我国已有数十余年的历史,和堆肥相比,修建沼气池需要一定的材料、经费,不过投资后产生出来的沼气是一种廉价的能源,特别适用于能源缺乏的农村。为此,整顿已有的沼气池、发展新的沼气池曾列入我国的发展计划之中,全国沼气建设领导小组办公室还于1983年联合转发"办沼气卫生要求"(试行稿)的通知,其中粪稀发酵卫生评价标准之一为:寄生虫卵沉降率在95%以上,其使用粪液中不得检出活的血吸虫卵和钩虫卵。

已证明,沼气对寄生虫虫卵并无直接的毒杀作用,其除卵的作用有,一是虫卵沉降后在池中的自然死亡;二是发酵时所产生的温度,在有足够的植物纤维的情况下,池温可达42～50℃。近10年来全国各地对沼气池的除害作用做了许多研究。寄生虫中一般以蛔虫卵及钩虫卵的沉降及死亡作为观察指标。血吸虫卵的比重大且其寿命小于蛔虫卵及钩虫卵,所以根据后二者的情况完全可以推论血吸虫卵的情况,只有少数研究直接观察了血吸虫卵,如将感染兔肝中的血吸虫卵包在尼龙布内,放入有孔瓶中,投入预处理密封池及普通池中,于第20天开始取出一包,用孵化法与投入前比较毛蚴检出率,以后每5天一次,至第40天为止。结果第20天时在预处理密封池中及普通池中的虫卵毛蚴孵出率分别为4.0%～7.7%及4.7%～8.0%,第25天分别为0～1.2%及2.4%～4.3%,第30天及第35天时,仅有一次在普通式池分别检出0.8%及0.4%。湖北省石首县防疫站等的观察表明,沼气池内血吸虫卵夏秋季经8～15天后孵化阴性,在冬季则为28天。浙江卫生实验院报告,血吸虫卵在沼气池中于开始发酵产生沼气时(第8天)孵化均为阳性,第13天起转为阴性,至第23天虫卵已经失去正常形态,与虫卵的正常寿命相同。

2．实施方法 目前我国农村家用沼气池一般有三种,按储气方式可分为:水压式,浮罩式和气袋式,在实际应用中水压式最为普通。按发酵池的几何形状分为:圆筒形、长方形、拱形、球形、椭圆形等,其中圆筒形池推广应用最为普遍。按建池材料结构分为:砖结构、石结构、混凝土结构、钢筋或钢丝水泥结构、塑料(或橡胶)结构、玻璃纤维水泥结构池等。按沼气池埋设部位分为地上式、半地下式和地下式,在实际应用中以地下式为主,例如水压式圆筒形混凝土结构全地下式沼气池,这种沼气池造价较低,施工简单,保温、安全、抗压性能良好,管理使用方便,是农村沼气池建设的最佳选择。并且按照"农业生态良性循环利用技术开发项目"的要求，在修建沼气池的同时对农户的厨房，厕所、畜禽舍进行改造，称为"一池三改三结合"。

新建沼气池应与庭院建设统一规划，做到厨房、厕所、畜禽圈舍三结合沼气池的修建，合理布局，人、畜、禽粪便自流入池，距离厨房一般不超过 25m，在地形上尽可能选择地下水位低，土层深厚，背风向阳的地方建池，并与公路、铁路、河流、树林距 10～15m，沼气池最好修建在厕所、畜禽圈舍下面，先建池，后建圈所，这样便于连通，也有利于冬季保暖。

按 GB4750 标准以建一个 $8m^3$ 的沼气池为例，需要水泥 1 吨、砂子 $2m^3$、碎石（规格 1～3cm）$0.6m^3$、红砖 600 块、陶瓷管（直径 20～30cm）1～2 根、钢筋（直径 14mm）1.2m。如果建 $10m^3$ 沼气池，其水泥、砖、砂再增加 10%，若建 $6m^3$ 沼气池，则水泥、砖、砂比 $8m^3$ 沼气池用量要减少 10%。

放线挖坑是保证建池质量的第一关，必须按规定尺寸施工。放线要点包括：①划出总体平面；②划出温室、畜禽圈舍面积，畜禽圈舍在东侧或西侧；③划出"模式"宽度中心线；④在畜禽圈舍内侧找出池的中心点，以其为圆心，以池的半径加 6cm 为半径划圆，确定池的位置；⑤确定进料口、出料口位置。要在"模式"宽度中心线上确定为进料口中心点和位于日光温室内的出料口中心点，用白灰做好标记。在选定的建池地点，确定主池中心位置，根据设计圈底在地面上画进料口，发酵池、水压间平面图，同时在尺寸线外 0.80m 左右打下四根定位桩，两线的交点便是圆筒形发酵池的中心，测准定位。在线外适当位置应牢固打入标高基准桩，确定基准点。

修建沼气池均采用地下埋式，沼气池土方工程采用大开挖的施工工艺。首先，应确定好正负零的高度。池坑深度按设计图确定，即沼气池的池顶与出料口保持在一个水平面上，并高出畜禽圈舍地面 10cm。进料口超出地面 2cm，如果挖得过深使沼气池低于地平面，影响配套使用，挖得过浅使沼气池突出地面，给饲养畜禽和日光温室施肥造成困难。

四位一体生态型大棚模式中的沼气池，一般采用组合式建池。所谓组合式建池就是池底、池墙、水压间下部采用混凝土整体现浇，池拱盖及水压间上部采用砖砌。在现浇拌制混凝土时，必须控制水灰比≤0.65，砂子中泥土含量≤3%，云母含量≤0.5%，碎石中最大粒径≤3cm，泥土含量≤2%。混凝土浇筑工序必须连续进行，间断时间不得超过 1 小时，浇筑时必须振捣密实，防止出现蜂窝麻面现象。

3．注意事项

（1）安全发酵：池内沼气细菌接触到有害物质时就会中毒，轻者停止繁殖，重者死亡，造成沼气池停止产气。因此，不要向池内投入下列有害物质：①各种剧毒农药，特别是有机杀菌剂、抗生素、驱虫剂等；②重金属化合物，含有毒性物质的工业废水、盐类；③刚消过毒的禽畜粪便；④喷洒了农药的作物茎叶；⑤能做土农药的各种植物，如苦皮藤、桃树叶、百部、马钱子果等；⑥葱、蒜、辣椒等作物秸秆；⑦电石、洗衣粉、洗衣水等。如果发生沼气细菌中毒现象，应将池内发酵料液取出一半，再投入一半新料，使之正常产气。

（2）安全管理

1）沼气池进出料口要加盖，防止人畜掉进池内。

2）每口沼气池都要安装压力表，并经常检查压力表水柱变化。当沼气池产气旺盛时，池内压力过大，要立即用气、放气，以防胀坏气箱或冲开池盖造成事故。如果池盖已经冲开，需立即熄灭附近烟火，以避免引起火灾。

3）进出料要均衡，不能过大。当出料较多、压力表水柱下降到零时，应打开开关，防止负压过大而损坏沼气池。

4）寒冬季节，沼气池外露地面的部分要采取防寒防冻措施，以免冻裂池面，影响正常使用。

5）进出料口应设置防雨水设施，以防雨水大量流入池内。

（3）安全用气：沼气是种易燃易爆的气体，使用时必须注意以下几点：

1）沼气用具远离易燃物品。沼气灯和沼气炉不要放在柴草、衣物、蚊帐、木制家具等易燃物品附近。

2）严禁在导气管上试火。沼气池边应严禁烟火。检查池子是否产气，应在距离沼气池5m以上的沼气炉具上点火试验，不可在导气管上点火，以防回火，引起爆炸。

3）防止管道和附件漏气着火。要经常检查输气管道、开关等是否漏气。如果漏气，要立即更换或修理，以免发生火灾。不用气时，要关好开关。厨房要保持通风良好，空气清新。如在室内闻到臭鸡蛋味时，应迅速打开门窗或电风扇，将沼气排出室外，更不能使用明火，以防发生火灾。

（4）安全检修：沼气池是一个密闭容器，空气不流通，缺乏氧气。所产沼气的主要成分是甲烷、二氧化碳和一些对人体有毒害的气体，如硫化氢、一氧化碳等。由于沼气池内缺乏氧气，且有硫化氢、磷化三氢等剧毒气体，所以，禁止随便下池检查和维修。如果不注意，很容易发生事故。因此，进行沼气池的检修时，应注意如下几点：①下池前必须做动物试验。进入老沼气池检修前，一定要揭开活动盖，将原料出到进料口和出料口以下，并设法向池内鼓风，促进空气流通；②下池时，为防止意外，要求池外有人照护，并系好安全带；③入池人员如感到头晕、发闷、不舒服，要马上到池外休息；④池内严禁明火照明；⑤不得携带明火和点燃的香烟，以防点燃池中沼气，引起火灾，如需照明，可用手电筒或电灯。

三、安全用水

安全用水是预防血吸虫感染的一项重要措施，同时，也是改善农村卫生条件，减少肠道传染病的重要一环。

（一）因地制宜，安全用水

1．挖浅井 在河流或溪边开挖浅井，使疫水通过地下砂层自然过滤入浅井中，而尾蚴不能进入井中。

建土井或砖瓦井应尽可能地筑高井台，并备井盖和公用吊桶。在井边应建洗衣、洗菜池和排水沟。井址应远离厕所和贮粪池，以免造成污染。

2．分塘用水 在湖沼地区应在无螺环境开挖饮、用水专塘或对原有水塘采取灭螺措施，然后再使用。饮水、用水应当分开，以减少肠道传染病。

3．河心深处汲水 尾蚴一般分布在水表，船民、渔民用水可采取河心深处汲水方法，以减少感染。其方法是用一长竹竿，打通竹节，做成简单的汲水筒。一端深入河心，一端安放在储水缸内，然后抽取河深部水供饮用。

4．用砂滤缸或桶净化水质 一般比较简便而常用的过滤装置，有砂滤桶、砂滤缸及砂滤池。可根据用水量，设置不同容量的过滤装置。滤层通常采用碎石、粗砂、细砂、碎木炭等材料组成。装置前先将碎石、砂子、碎木炭用水冲洗干净。滤层的装置是：在桶或缸的底边，凿1个小洞，安上1根出水管。从底部往上依次铺上碎石、粗砂、细砂、碎木炭、细砂、粗砂和碎石共7层。滤层总厚度以不超过桶或缸深度的2/3为宜。当过滤效果开始降低，滤出的水不清时,应将碎石和砂子分别取出并冲洗干净,并换上新的碎木炭,重新装置。这种砂滤水装置可以过滤水中的杂质和尾蚴。

(二)杀灭尾蚴、减少感染

杀蚴方法如下:

1. 加热 将水烧热至 60℃ 以上即可杀死尾蚴。

2. 药物杀蚴 主要的药物有漂白粉、碘酊、生石灰及氯硝柳胺等。

药物用量:每 50kg 水加漂白粉 1g 或漂白精 0.5g;3% 碘酊 15ml;生石灰 12.5g。漂白粉和碘酊加入后 15 分钟,生石灰加入 30 分钟即可使用。氯硝柳胺杀蚴采用药布的方法。药布放置在水缸或水桶的水面上,如缸口为 50cm,氯硝柳胺药布 10cm² 即可。放入药布后水中尾蚴立即死亡,药物对人体无毒性。药布制作方法如下:在 500ml 水中加入氢氧化钠 1g,溶解为 0.05N NaOH 溶液。然后加入氯硝柳胺 5g(先以少量 NaOH 溶液调成糊状,然后将 NaOH 溶液全部倒入)。加热至沸后将布料投入。浸渍后,取出拧干,稍晾一些时间,将布料投入 500ml 的 0.05N HCl 溶液中,稍挤压,使布料变为浅黄绿色为止。在室内晾干后使用。

(三)兴建自来水厂、站

人口密集的流行村庄应有计划地、因地制宜地建造自来水设施,以达到安全供水的目的。自来水兴建可参阅人民卫生出版社出版的《农村自来水卫生建设》一书。

四、个体防护

血吸虫病是一种行为性疾病。人们接触疫水次数越多,面积越大,感染的机会也越高。在感染性钉螺密度高的江湖洲滩地区,为避免和减少接触疫水,采取物理的和化学的方法杀灭和排除水中尾蚴,防止尾蚴侵入人体或杀灭童虫。这些措施均称之为防护措施。在难以全面消灭钉螺的湖沼地区和大山区,防护措施对减少和控制疾病具有十分重要的意义。各地应在调查研究的基础上,因时因地制宜地选择防护措施。防护措施主要有以下三类:

(一)改善生产环境及生产方式

1. 改善人群活动环境 人群活动频繁而感染性螺密度较高的地方应采取药物处理及局部的环境改造;对人群活动较多的沟、塘、草滩等有螺环境应修路、筑交道坝、架便桥;对于易积水和需涉水的地方应开沟沥水、搭桥、设渡船等,这均可避免和减少人群接触疫水。

2. 改进生产方式和工具 江湖滩低洼田地易为春汛淹没,可按水位和高程及钉螺分布情况安排早熟作物,力求在春汛到来之前收获,减少抢收感染的机会。湖区居民打湖草,可合理安排,先打低洼处湖草,后打地势高处的湖草。尽量做到边割、边捆、边运,避免洪水上涨时因搬运而造成感染。在突发性抢险修堤时,应合理分工,减少非疫区和轻疫区人群下水的人数和次数。对于水上作业人员及需下水的农民,应教育他们改进生产工具和操作方法,以尽可能地减少接触疫水机会。

3. 减少生活感染机会 在劝阻人群不要到疫水中洗澡、洗衣物的同时,应建立安全用水点及简易游泳池。减少生活用水感染。在居民点周围建立安全带,减少感染机会。

4. 设立宣传监督站 在易感季节,在主要的易感地点设立宣传监督站,宣传教育群众采用防护措施,劝阻未加防护的人员进入易感场所。

5. 稻田杀蚴 在插秧季节,为减少感染,可在田中撒茶子饼或生石灰以杀死田中尾蚴。茶子饼和生石灰均需研成粉末。结合施肥均匀撒在田中。按每 10m³ 水体 0.5kg 茶子饼,3～3.5kg 生石灰剂量施用。施用茶子饼后 2 小时,尾蚴即死亡,施用生石灰后尾蚴立即死亡,有效期可分别维持3～4天和2～3天。如撒药后遇大雨,应补充药量。在紧急下水时,可在水面上喷洒氯硝柳胺(1g/m²),能迅速杀灭水中尾蚴。

(二)使用防护药具

1. 防护用具　如穿桐油布袜、长筒胶鞋,尼龙防护裤,缠布绑腿,戴手套等。均可防止尾蚴侵入人体。如将防护衣裤用药物浸渍则效果更佳,药物一般用氨硝柳胶,对尾蚴具有强大的杀灭作用。

2. 防护药物　防护药物种类较多,一般持效4小时左右。第1次下水之后,如工作时间超过药物有效期,应第2次涂药。凡接触疫水的部位均要均匀涂遍。防护药物主要有如下几种。

(1) 15%苯二甲酸二丁酯乳剂:将25%的烷基磺酸钠(即人工合成的洗衣粉原料)1份加入84份水中,然后加入苯二甲酸二丁酯15份,摇匀即成。使用时如有沉淀,应先摇匀再涂擦。

(2) 苯二甲酸二丁酯油膏:以50%的苯二甲酸二丁酯、40%的凡士林和10%的地月虫,加温调匀即成。

(3) 皮避敌:以15份的苯二甲酸二丁酯,10份的苯甲酸苄酯,100份的蓖麻油(或松节油)混合即成。

(4) 苯二甲酸二丁酯复方乳剂:用氯硝柳胺1g,以乳化剂OP或烷基磺酸钠调成糊状,加苯二甲酸二丁酯50ml。加温助溶,再加水950ml混匀即可。

防蚴笔用牛、羊脂或乌柏油加烧碱皂化,再以稀的H_2SO_4分解。将得到的脂肪酸作为基质,加2%氯硝柳胺及10%松节油,然后加热溶化,不停地搅拌至氯硝柳胺全部溶解。离火、冷却至黏稠时,倒入金属模中。凝固后取出,即可使用。用时,以防蚴笔在需要防护的皮肤上涂擦,再以手掌用力擦匀。此药持效可达8小时。

防护制剂的原理主要是药物杀蚴作用,其次是酯剂的屏蔽作用。各地据此基本原理,因地制宜地生产了很多种类的防护剂型,均有较好的防护作用。

(李春林　周艺彪)

参 考 文 献

[1] 上海寄生虫病研究所.血吸虫病的预防.上海:上海人民出版社,1975.

[2] 中共湖南省委血防领导小组办公室.血吸虫病防治技术.长沙:湖南科学技术出版社,1979.

[3] 中华人民共和国卫生部疾病控制司.血吸虫病防治手册.3版.上海:上海科学技术出版社,2000.

[4] 毛守白.血吸虫生物学与血吸虫病防治.北京:人民卫生出版社,1990.

[5] 赵慰先,高淑芬.实用血吸虫病学.北京:人民卫生出版社,1996.

[6] 袁鸿昌,杨求吉,姜庆五,等.江湖洲滩地区血吸虫病流行因素和流行规律的研究.中国血吸虫病防治杂志,1990,2(2):14-21.

[7] 任光辉.临床血吸虫病学.北京:人民卫生出版社,2009.

[8] 周述龙,林建银.血吸虫学.北京:科学出版社,1989.

[9] 贺宏斌.湖区实施以传染源控制为主的血吸虫病综合防治措施思考.中国血吸虫病防治杂志,2011,23(6):710-713

[10] 郭家钢.我国血吸虫病传染源控制策略的地位与作用.中国血吸虫病防治杂志,2006,18(3):231-233.

[11] 刘宗传,任光辉,贺宏斌,等.家畜传染源控制为主的血吸虫病防治策略实施效果.中国热带医学,2014,14(2):151-155.

[12] 刘宗传,贺宏斌,王志新,等.洞庭湖区围栏封洲禁牧控制血吸虫病效果.中国血吸虫病防治杂志,2010,22(5):459-463.

[13] 王和中.建设安全牧场防控血吸虫病技术.江西畜牧兽医杂志,2018,27(6):49-50.

[14] 曹淳力,鲍子平,杨鹏成,等.湖沼型血吸虫病流行区实施以机代牛和封洲禁牧措施效果.中国血吸虫病防治杂志,2014,26(6):602-607.

[15] 洪献林,王鑫英.有螺草洲封洲禁牧不围垦种控制钉螺效果.中国血吸虫病防治杂志,2012,24(3):364-365.

[16] 张玉其,王文梁,张汉忠,等.农村产业结构调整对血吸虫病传播的影响.中国寄生虫病防治杂志,2005,18(1):37.

[17] 徐春梅,肖秀兰,郑绍龙,等.序贯实施土地整理和以机代牛措施控制血吸虫病效果.中国血吸虫病防治杂志,2013,25(5):541-542.

[18] 李小松,李飞跃,朱绍平,等.安乡县以淘汰牛羊为重点的血吸虫病综合防治效果.中国血吸虫病防治杂志,2013,25(3):291-292,295.

[19] 陆广益,汪书模,吴福平,等.家畜粪便污染江滩在血吸虫病流行中的作用及对策研究.安徽预防医学杂志,1997,24(3):152-154.

[20] 何家昶,张世清,汪天平,等.以传染源控制为主的血吸虫病综合防治措施预防血吸虫病效果的研究.中国病原生物学杂志,2011,6(10):744-747,738.

[21] 李炳桂,李文豹,张云.改水改厕在云南鹤庆县血吸虫病控制中的作用.中国热带医学,2011,11(11):1338-1340.

[22] 姚伟,曲晓光,李洪兴,等.我国农村厕所及粪便利用现状.环境与健康杂志,2009,26(1):12-14.

[23] 魏海春,付彦芬.中国血吸虫病流行地区农村卫生厕所无害化效果分析.现代预防医学,2011,38(20):4168-4170,4175.

[24] 魏海春,付彦芬.中国血吸虫病流行农村地区卫生厕所施工管理状况分析.中国农村卫生事业管理,2010,30(5):326-328.

[25] 王晓可,唐礼胜,程桂石,等.安徽枞阳县实施"改水改厕、以机代牛"血防项目后血吸虫病传染源的调查.热带病与寄生虫学,2011,9(1):21-23.

[26] 汪天平,张世清,何家昶,等.以传染源控制为主的综合性血吸虫病防治策略浅解.热带病与寄生虫学,2009,7(3):183-186.

[27] 王定海,张志坚,王林,等.沼气池在血吸虫病传染源控制中的作用.寄生虫病与感染性疾病,2012,10(1):26-28.

第十一章

预防血吸虫病健康教育与健康促进适宜技术

　　卫生宣传实为单纯的卫生信息（疾病防控知识）传播，可分两种。一种是受众较多、范围较广的传播，称之为大众媒介传播。通过电视、广播、报纸、电影和微信公众平台等手段，发表血防社论或评论、播放血防节目、刊登血防科普文章、放映血防电影科教片；文艺部门编演血防戏曲、下基层巡回演出；举办血防图片和实物展出、出版血防刊物、印发血防通俗读物；基层血防部门在流行区通过发放血防宣传单、宣传画和书写宣传标语等多种形式，反复宣传血防政策法规和血防知识。另一种为面对面信息传播，该信息传播范围较为局限、受众相对较少，谓之人际传播。采用召开血防座谈会、开展血防咨询、举办血防知识讲座、上血防知识课等方法面对面传播血防信息。然而，无论使用何种传播方法，知识仅为改变行为的必要条件，而非充分条件，单纯的信息（知识）传播不一定改变人们不卫生行为。

　　健康教育的科学理论基础涉及预防医学、流行病学、社会医学、行为学、心理学、教育学、传播学和社会市场学等诸多学科。与卫生宣传相比，健康教育是一项有计划、有组织、有目标、有评价的行为干预活动，旨在帮助个人和群体掌握卫生保健知识，树立健康观念，自愿采纳有利于健康的行为，消除或减轻影响健康的危险因素，从而预防疾病、促进健康和提高生活质量。信息传播只是健康教育的一部分，而不是健康教育的全部，健康教育的本质为行为干预，即健康教育＝信息传播（知识等倾向因素）＋行为干预（行为促成因素及强化因素）。

　　卫生宣传只是单纯的卫生保健知识传播，仅为实现特定健康教育目的的一种手段，而不是健康教育的实质。健康教育的实质是行为干预。健康教育活动发出信息并可反馈，且干预者与目标人群之间可互动（双向）；卫生宣传只能单向发出信息，但无法反馈信息传播的作用（单向），两者的区别见表11-1。

表 11-1　健康教育与卫生宣传区别

	计划	组织	目标	评价	方式	实质
健康教育	有	有	有	有	双向	全面行为干预
卫生宣传	有	有	无	无	单向	单纯信息（知识）传播

　　健康促进的涵义随着健康促进的迅速发展而不断发展。《渥太华宪章》认为，健康促进是促使人们维护和改善他们自身健康的过程。WHO 前总干事布伦特兰在 2000 年的第五届全球健康促进大会上作了更为清晰地解释："健康促进就是要使人们尽一切可能让他们的精神和身体保持在最优状态，宗旨是使人们知道如何保持健康，在健康的生活方式下生活，并有能力作出健康的选择。"《美国健康促进杂志》（American Journal of Health Promotion）最新表述为，"健康促进是帮助人们改变其生活方式以实现最佳健康状况的科学（和艺术）。最佳

健康被界定为身体、情绪、社会适应性、精神和智力健康的水平。生活方式的改变会得到提高认知、改变行为和创造支持性环境等三方面联合作用的促进。三者当中，支持和环境是保持健康持续改善的最大影响因素。"上述概念框架提出了最佳健康纬度和健康促进的三个层次。美国著名健康教育专家劳伦斯·格林则指出，健康促进是指一切能够促使行为和生活条件向有益于健康改变的健康教育与环境支持的综合体，其涵义即为：健康促进＝健康教育＋环境支持。其中，环境包括社会环境、政治环境、经济环境和自然环境，而支持则指政策、立法、财政、组织、社会开发等各个系统。

健康教育与健康促进是当前血吸虫病防控的重要措施之一，在血吸虫病防控（以下简称血防）中发挥了重要作用：①唤起全社会积极关注和支持血防事业，营造良好的血防氛围，争取到了更多政策支持和经费投入；②是一种低投入、高产出、高效益的血防措施；③提高人们参与包括控制血吸虫病传染源、血吸虫病查病与化疗、查螺报螺灭螺、环境改造，以及改水改厕等在内的血防工作的依从性；④控制目标人群接触疫水频度，避免或减少血吸虫感染，成为血吸虫病一级预防之基础。WHO 原官员 Mott 博士在总结世界各国血防工作经验时指出，WHO 制订的疾病控制策略是可行和有效的，除了使用安全药物治疗外，主要干预措施应为健康教育和安全用水。

本处介绍了卫生宣传、健康教育和健康促进的含义，健康教育与卫生宣传的区别与联系，以及健康教育与健康促进在血防工作中的作用。

第一节　预防血吸虫病健康教育与健康促进的设计

预防血吸虫病健康教育与健康促进的设计由计划、实施和评价三部分组成，分述如下。

一、计划

血防健康教育（血防健教）是一项涉及面较广的系统工程。需要详细血防健教计划，保障血防健教顺利实施，并达到预期目标。这主要是因为：①有了科学的血防健教计划，即可明确干预目标，干预方可有的放矢，有条不紊实施，避免盲目性，最大限度减少差错和失误，使有限的血防健教资源发挥最大的社会经济效益；②血防健教往往要由多部门、多学科的专业人员完成，需严密组织、协调一致行动，以及工作人员通力合作和共同努力。有了活动计划，可使所有执行活动的人员获知各自工作任务，了解工作职责，使之各司其职，各负其责；③利于监督检查血防健教进展和质量，保证干预卓有成效；④计划是评价干预效果的科学依据。

（一）计划原则

血防健教计划时须把握下述四原则。

1. 目标明确　一项血防健教计划须有明确的近期、中期和远期目标。计划目标明确，不仅可使设计者对活动更充满信心，计划更趋完善和科学，更具实践意义，且可调动目标人群参与活动积极性。

2. 重点突出　制订血防健教计划切忌面面俱到。没有重点的计划，其目标也必然不会明确。其结果是工作做得多，但均未做到点子上，导致干预分散，有限的资源未能集中使用，造成人力、物力和时间浪费，干预也较难获得成效。

3. 因地制宜　根据计划所拥有的人力、物力和时间等资源情况，以及目标社区社会经济状况，从实际出发，因地制宜制订活动计划，而不是从主观愿望出发。任何超越当时当地实际条件的计划都是不可能实现的。因此,在制订计划之前,应作周密细致的调查研究。不仅研究健康问题,还要研究社会问题,如目标社区居民文化背景、信仰、风俗习惯和经济收入等。同时,还要充分估计到工作中可能遇到的困难,如此方能制订出科学并切实可行的血防健教计划。

4. 弹性计划　所谓弹性,即指在制订计划时要有一定灵活性,留有充分余地,并对估计可能出现的问题预设应变对策,确保计划顺利实施。然而,计划具有弹性并不意味着在无任何评价反馈情况下,就随意修改计划。

(二)计划的步骤与内容

血防健教计划步骤与内容如图 11-1 所示。

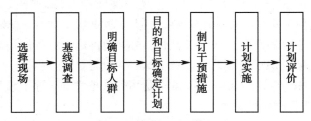

图 11-1　血防健教计划设计步骤

1. 选择现场　血防健教现场可据工作需要,选择疫情控制,或传播控制、传播阻断和消除地区,亦或根据防治需求而定。为科学评价干预效果,应尽可能设立对照组。

2. 基线调查　现场确定后,实施干预前,须把目标人群有关资料调查清楚。此种调查称为基线调查,又称干预前调查或本底调查。只有实施基线调查,方可制订出精准干预对策,以便与干预后目标人群发生的变化纵向比较,评价干预效果。基线调查的内容包括疫区概况、血吸虫病流行现状、与血吸虫病流行有关的人群行为,以及影响人群血防行为的三因素(倾向因素、促成因素和强化因素)等。倾向因素意为使目标人群倾向于某种行为的因素,该因素先于行为,是产生某种行为的动机、愿望,或是诱发某种行为的因素。促成因素即指促使某种行为动机或愿望得以实现的因素。强化因素则为激励行为维持、发展或减弱的因素。

3. 明确目标人群　设计血防健教计划,应首先明确目标人群。

在传播控制,尤其是传播阻断和消除地区,因疫情逐步减轻,干部极易产生麻痹思想,群众血防意识也会随之淡漠。为巩固和发展血防既有成果,此时可选择干部、成年居民和小学生作为血防健教目标人群,以提高其参与包括查螺报螺、查病化疗,以及宣传血防等行为依从性。

在疫情控制地区,并不是每个居民均有感染血吸虫危险。血防健教工作者应熟练掌握血吸虫病流行病学知识,了解即将干预地区感染人群分布特征,发现感染率较高人群。不同类型疫区,其感染率较高人群不尽相同。以职业可分为渔民、船民、农民和学生;以性别和年龄分,可为成年男性、成年女性和小学生。除渔民、船民接触疫水风险较高外,一般来说,6 岁以下学龄前儿童及 60 岁以上年长者接触疫水机会相对较少,作为较高感染率人群的可能性较小。因血防健教资源有限,干预仅能局限于感染率较高人群,以便进一步控制血吸虫病疫情。

4. 确定计划目的和目标　目的是指在实施血防健教干预计划后,预期应该达到的理想影响和效果。目的通常是指远期的、较为笼统的、不要求达到可测量的成果。血防健教目的在于通过干预,控制目标人群血吸虫感染,或阻断血吸虫病传播,直至消除血吸虫病。

目标是为实现计划目的所要达到的具体结果。目标要求是明确的、具体的、可以测量的指标。具体计划目标必须回答4个W和2个H：

Who——对谁（全体社区居民，某一特定人群）？

What——实现什么变化（血防倾向因素提高、血防行为形成、感染率降至0）？

When——多长时间内实现上述变化（干预1年、2年、5年、时间）？

Where——在哪个范围实现上述变化（1个社区、2个社区……）？

How much——变化程度有多大（血防倾向因素增加多少，血防行为提高几何，感染率下降程度）？

How to measure——如何测量这种变化（用何指标评价上述变化）？

此外，制定血防健教目标必须科学、恰当，不可定得过高，也不可定得太低。目标定得过高，尽管尽极大努力也无法达到；定得太低，稍加努力或不需任何努力便能轻而易举达标，上述两种目标均不能称之为科学目标。科学的血防健教目标应是，只要干预措施精准，经一定努力即可达到的目标。

血防健教目标通常细分为信息传播目标、行为目标和防控目标三种。

（1）信息传播目标：信息传播目标主要针对影响目标人群血防行为的倾向因素和防护技能，可从血防知识、血防信念、血防态度、血防价值观和防护技能等5方面制订，举例说明如下。

1）血防知识：干预1年目标人群血防知识知晓率由干预前10%提高到90%以上。

2）血防信念：干预1年90%以上目标人群相信血吸虫病可被控制以致消除。上述指标干预前仅为10%。

3）血防态度：干预前仅10%目标人群对血防（如血吸虫病检查与治疗）持积极态度，干预1年则80%以上目标人群对此持积极态度。

4）血防价值观：干预1年80%以上成年女性拥有正确血防价值观（充分认识到贪图一时方便可致血吸虫感染，并对自身健康和经济造成巨大损失，很不值得。干预后宁可忍受一时不便，不再用疫水洗衣物），干预前仅10%目标人群拥有如此正确血防价值观。

5）防护技能：干预前仅10%目标人群熟练掌握各种防护药品使用方法，以及常用的防护器具穿戴技术。干预1年上述指标提高至80%以上。

（2）行为目标：促进目标人群积极参与各项血防活动，改变目标人群不卫生行为，减少接触疫水频度。

比如，①在传播阻断或消除地区，干预1年，80%以上目标人群主动参与查螺报螺，95%以上小学生主动宣传血防。②在疫情控制或传播控制地区，干预1年，90%以上目标人群主动参与传染源控制，90%以上目标人群不在疫水游泳戏水，80%以上目标人群不用疫水洗衣物，60%以上目标人群在生产性接触疫水时主动做好防护，80%以上目标人群主动接受血吸虫病检查治疗，90%以上目标人群主动参与改水改厕和环境改造。

（3）防控目标：在传播阻断和消除地区，防控目标是提高目标人群查螺报螺灭螺、血吸虫病检查及治疗和宣传血防等行为依从性，巩固和发展血防既有成果。

在传播控制，尤其是疫情控制地区，防控目标即为控制目标人群血吸虫感染、急性血吸虫感染例数、新发晚期血吸虫病例数，以及家畜血吸虫感染。例如，与干预前（基线值）比较，干预1年目标人群感染率下降至2%以下，急性血吸虫感染病例由干预前3例下降到1例，家畜感染率下降至1%以下；干预3年目标人群感染率下降至1%以下，未见目标人群当地急性血吸虫感染病例和家畜感染。

以上列举了诸多血防健教信息传播目标、行为目标和防控目标，仅供读者在制定血防健教目标时参考使用。但在实际操作中无需面面俱到，应根据当地血吸虫病疫情实际情况，选择其中某几项主要目标，必要时也可视具体情况另行制定科学计划目标。

5. 制订干预措施　本节基线调查分析了影响目标人群血防行为的诸多因素，此为制订干预对策之重要依据。环境因素（包括自然环境和社会环境）中，包含影响目标人群血防行为的倾向因素、促成因素和强化因素。制订干预措施时，必须针对上述3因素，干预方可精准，目标方能实现。

（1）主要针对血防行为倾向因素：前述影响目标人群血防行为的倾向因素主要有知识、信念、态度和价值观。主要针对倾向因素的血防健教策略是血防信息传播。最常用技术为大众媒介和视听手段。在大众媒介中，电视、广播和报纸较为多用。书刊、标语、图片、幻灯片、黑板报、录音录像等则是视听手段的常用技术。讲演和个别指导这两种信息传播手段因受众面较前者相对较窄，故使用频度相对较少。无论使用何种传播方法，均应适合特定的环境和目标人群，同时还需考虑血防健教工作者的工作水平和交流能力。实际工作中不需全部采用上述信息传播方法，但也不要指望使用某一种方法即可达到预期目标。要根据实际情况，因地制宜、因人制宜选择其中几种信息传播方法。实践证明，一般至少要选择三种信息传播方法，且要本着目标人群缺什么补什么的原则，努力满足其血防信息需求。文化程度较高者，书刊等文字类材料可考虑使用。文化程度较低者，宜用较直观、简单明了的信息传播，如电视和录音录像。疫区中小学生可用上血防课方法，系统组织学习。有条件的地方，也可利用农民夜校组织目标人群学习血防知识。群体血防信息传播后，对个别血防价值观依然错误者，可用个别指导或专题小组讨论法，努力使其树立正确血防价值观。

（2）主要针对血防行为促成因素：有助于目标人群血防行为形成的促成因素可归纳如下：①组织目标人群，尤其是小学生参与宣传血防活动；②控制血吸虫病传染源，此举可显著降低血吸虫感染风险；③易感环境改造，此为一劳永逸消灭钉螺的好办法；④建造自来水或开挖深水井，实现安全用水；⑤修建无害化厕所或沼气池，可杀灭粪便中血吸虫卵，减少阳性粪便污染有螺环境机会；⑥培训目标人群涂搽防护药品或穿戴防护器具技能，并提供个体防护用品，可控制生产性或生活性接触疫水频度；⑦改善医疗服务，如组织血防医疗队下乡进村，送医送药，可方便目标人群血吸虫病检查和治疗。

（3）主要针对血防行为强化因素：不同目标人群，其强化因素不尽相同。中小学生强化因素多来自学校老师或家长，尤其是校长及教师的威望是该种目标人群最好最强大的血防行为强化因素。居民血防行为受地方领导、家族威望之人、长辈及家人等人影响。家庭主妇对家庭成员（包括父母、丈夫和子女）均具较强影响力，她们甚至可以决定全家采取血防行为。

通过行政立法，如制订《血吸虫病防治条例》，或制订血防村规民约、校纪班规等，实施行为激励，可进一步强化目标人群已初步形成的血防行为。

（4）实施计划：实施计划方法参见本节第二部分。

（5）计划评价：评价内容主要针对计划目标，详见本节第三部分。

二、计划实施

计划设计完成后，便是计划实施。为保证血防健教顺利实施，并达预期目标，还须做好以下九方面工作。

1. 建立执行机构　执行机构是血防健教计划顺利实施的组织保证。执行机构应由参与血防健教的各相关部门(机构、组织)人员,以及目标人群代表组成。机构负责人可由有关领导担任,各成员单位要分工明确。

2.制订实施方案　制订血防健教总体实施方案,各执行小组应制订更为详细实施细则,并列出工作进度时间表。时间安排可把整个计划分成若干阶段,明确规定什么时间、哪个执行小组完成何种工作。

3.设计并印制调查表　常用的有个案调查表(包括人口学变量,家庭经济状况,文化背景、宗教信仰、既往接触疫水情况和血吸虫病既往史等)、血防知识、信念、态度和价值观调查表、行为学调查表、血吸虫病疫情调查表(包括人畜感染情况和螺情)。

4.设计并制作血防信息传播材料　主要包括平面材料、电子材料和实物材料等3种。根据所需传播信息特点,选择合适载体。无论何种传播材料均需具科学性(公认、无歧义)、可理解性(通俗易懂)、吸引性(趣味性)、可行性(信息与受众息息相关)、可接受性(信息符合受众文化背景)和实用性(信息满足受众需求)。同时,在传播材料定版批量印制前,需对其进行预试验。预试验方法及预试验调查表详见附录7和附录8。

5.人员培训　为保证工作质量、提高工作效率、减少调查偏倚,在开展各项调查和干预前要培训所有执行计划的工作人员(包括有关领导),使其深刻理解计划目标、内容和意义,并熟练掌握调查方法和干预技能。

6.信息管理　将各种血防健教资料及时整理归档并统计分析,写出阶段小结。项目结束时撰写总结报告或论文。原始资料十分重要,此为以后备查的重要依据,应妥善保管,不可遗失。有条件的地方,最好将所有资料全部输入计算机。

7.经费预算　包括干预材料费、设备费、交通费、差旅费及其他费用等。经费预算的原则是计划"合理",略有结余,并为有关部门所接受。

8.质量控制与监测　质量控制与监测贯穿项目实施始终。重点督促检查血防信息传播、行为参与和行为激励等干预对策是否落实到位,并认真审查包括调查表在内的各类资料,必要时现场抽查或核对,确保各种资料真实可靠。与此同时,及时监测计划实施进展是否适度、各项工作质量是否符合要求、人员安排是否妥当和经费使用是否合理等。发现问题,及时解决。

9.制定实施时间表　举例说明某地制定的血防健教实施时间表,见表11-2。

表 11-2　某地血防健教实施时间表

	2019年 1 2 3 4 5 6 7 8 9 10 11 12 月	2020年 1 2 3 4 5 6 7 8 9 10 11 12 月
选择现场	*	
设计印制调查表	**	
设计制作传播材料	****	
人员培训	*	
基线调查	********	
血防健教干预		*******
干预后调查		********
计划评价	**************	**************
质量控制与监测	*************	*************

三、计划评价

（一）计划评价的意义

血防健教是一项有评价的干预活动，评价是血防健教重要内容之一。所谓评价，就是将计划实施过程中和计划完成后的实际情况与原来计划制订的标准进行比较。评价目的在于检查干预是否按规定程序实施，是否适合目标人群，对策是否行之有效，需要多少成本，效果及干预的成本 - 效果如何。没有评价就无法获知干预效果，干预也将毫无意义。

血防健教计划评价是全面检测、控制，以保证计划方案设计先进，实施成功，并取得应有效果的关键措施。血防健教评价不是项目完成后才开展的工作，而是贯穿于计划始终，是计划设计、实施和总结不可或缺的重要环节。为便于比较干预前后目标人群发生的变化，在干预后或干预期间也应进行一次或几次调查，其调查内容、方法和标准均应与基线调查对应相同，并尽量不要变更原来的调查员和使用的测量仪器及设备，以减少调查偏倚。

计划评价内容主要针对计划目标。计划评价可分为过程评价、近期效果评价、中期效果评价和远期效果评价。

本节评价部分主要介绍血防健教的评价目标和指标。考虑到各地血吸虫病流行特点、流行因素和疫区类型不尽相同，为不致偏颇，文中列举了较多参考评价指标。各地在开展评价时，应根据实际情况，选择其中合适评价指标，必要时也可使用本地常用的科学评价指标。血防健教评价目标和主要评价指标或标准见表 11-3。

表 11-3　血防健教计划评价的目标和主要指标

评价目标	过程评价 血防健教干预	近期效果评价 →预期中间目的	中期效果评价 →预期行为改变	远期评价	
				→预期效果	效益
评价目标	血防健教计划 及实施情况	血防倾向因素 血防促成因素 血防强化因素	血防行为形成	健康改善	社会效益 经济效益
主要评价指标或标准	机构建设 人员培训 材料制作与使用 干预覆盖率 环境支持	血防知识知晓率 血防态度正确率 血防信念拥有率 血防价值观正确率 技术与资源分配 社会支持	控制传染源行为依从率 查螺报螺灭螺依从率 查（治）病依从率 宣传血防行为依从率 疫水接触率 人群防护率	血吸虫感染率 血吸虫感染度 急性血吸虫感染例数 新发晚期血吸虫病例数	生活质量是否提高 经济效益是否提升

（二）影响结果内在真实性的因素

计划结果的真实性分为内在真实性和外在真实性两种。内在真实性系指观察到的效果可直接归因于某项干预措施的程度，即干预是否产生了效果，或该效果是否由其他原因所致。外在真实性则指所观察到的结果程度。

相较外在真实性而言，内在真实性显得更加重要，应把重点放在提高内在真实性上。影响结果内在真实性的因素主要有以下 8 类，选择评价方案时务必予以考虑。

1. 历史因素　血防健教执行期间，在计划之外发生的非偶然的、未预料到的事件。这些事件包括全国性、地区性或组织内部的事件。该事件对血防健教有直接或间接影响，此种影响有正面的，也有负面的。

2. 成熟因素　计划者或参与者在研究期间发生自然的、生物的、社会的、行为的，以及行政管理的变化。如目标人群随着年龄的增长而知识自然增加,血防健教人员的技能变得越来越熟练等,这些均可影响血防健教的结果。

3．测试因素　该因素是由调查过程中的询问、观察和测试对调查结果产生的影响。如在调查血吸虫病是否应该预防时,被调查者可能会受到提示或暗示,而给出非真实性,但为调查者所期望的回答。

4．测量手段因素　因每个血防健教人员工作能力和责任心不可能完全相同,导致调查质量、操作测量仪器和收集资料熟练度不尽相同,此时可致结果产生偏倚。

5．统计回归或人为因素　在异乎寻常的高中低特征水平基础上选择实验组或对照组,会引起以后测量时的回归现象。

6．样本选择因素　选择实验组和对照组时,两组条件不齐同。如血吸虫病疫情、目标人群职业、生活方式、文化水平等不尽相同所带来的影响。

7．失访　实验组或对照组的参与者非随机失访过多(大于10%),导致结果偏倚。

8．相互影响　上述7种因素任何形式的联合作用。

上述8种影响因素中,测量手段因素、样本选择因素和失访是影响结果真实性的最常见因素。必须熟悉这些影响因素,最大限度地控制其影响。

(三) 常用的5种评价方案

尽管评价的设计方案很多,但易实施且能产生科学结果的方案并不多。下面5种设计方案常用于评价计划的效果,每一种方案在一定程度上均可将观察到的结果归因于干预,具有广泛的应用性。然而,这些方案在可解释性及内在真实性方面均有其优缺点(表11-4)。

表 11-4　五种评价方案影响结果内在真实性的因素

设计方案	影响结果内在真实性的因素							
	历史	成熟	测试	测量手段	回归	选择	失访	相互影响
单组前后测试(非实验设计)	−	−			?	+	+	
非随机对照组(准实验设计)	+	+	+	+	?	+	+	−
时间系列调查(非实验设计)	−	+	+	?	+	+	+	+
多个时间系列调查(准实验设计)	+	+	+	+	+	+	+	+
随机化对照组前后测试(实验设计)	+	+	+	+	+	+	?	?

*注:＋表示该项影响因素可被控制,－表示不能控制此项影响因素。

1．单组前后测试　该设计方案未设对照组,为最简单的非实验设计,仅适用于短期效果评价(如评估短期知识和技能变化)。该设计方案短期内可剔除历史因素和成熟因素影响,较长时间使用时仅能控制选择和失访二种因素。

2．非随机对照组　此方案是在单组前后测试的基础上增加一个对照组,但实验组(干预组)与对照组不是随机化确定的,属于准实验设计。可控制历史、成熟、测试、测量、选择和失访等因素。

3．时间系列调查　单组在一个时间段内进行多个时间点调查,一般用于调查变化趋势,为非实验设计。应用此设计方案须同时满足下列5个条件:①能够建立可测量的时间周期及结果变量的趋势;②具有结果测量的稳定性;③能顺利收集结果资料;④可在多个时间段观察（多数情况下在干预前后 6 个月～1 年）；⑤可引入一项干预措施，可用于特定时刻，也可突然停止。

4．多个时间系列调查　在时间系列调查的基础上增加对照组，为准实验设计。也需多个时间点调查，可控制常见影响因素，但需投入较多人力、物力和财力，实施有较大困难。

5．随机化对照组前后测试　此方案设立对照组，且实验组和对照组的分组遵循随机化原则，可较好控制混杂因素，为最理想的实验设计方案。应用此方案的基本要求是两组基本条件应尽量保持一致。

（四）效果评价资料获取

1．近期效果评价资料获取　主要依靠问卷调查。问卷调查表包括血防知识、信念、态度和价值观等内容，可分别统计所需调查结果。

2．中期效果评价资料获取　其中传染源控制、查螺报螺灭螺、查病化疗、安全用水、粪便管理和其他血防依从行为，主要依靠现场观察资料获取。如在现场查病或化疗时，应注意清点应检（治）人数和主动受检（治）人数。而小学生宣传血防依从行为的资料获取方法为问卷调查辅以现场观察。接触疫水行为和防护行为资料，可从定时、定点现场观察目标人群接触疫水的调查表中获得。

3．远期效果评价资料获取　所需资料需从包括查人查家畜等实际调查结果中获取。

（五）过程评价

1．过程评价的含义　顾名思义过程评价是评价血防健教的过程，评价计划中哪些项目需继续进行，证实现有计划项目内容是否有效。其为形成评价的一部分，并根据已有的计划设计，确定是否需要提供或建立某些特定的条件，如设备、人员、场所和服务。过程评价包括对计划的审定和阐明计划活动的内容、变化程度、对象、时间，以及由谁来执行。同时还包括对目标人群参与血防活动频度的监测、计划项目的频度和范围。此外，还可通过对工作人员和目标人群的了解，得到有关规划执行的质量，以及规划内容、方法、材料、媒介、仪器设备等适用性资料。

过程评价主要评估计划本身的设计，计划执行过程中的优缺点，解释计划成败或需进一步改进的原因，并用以说明计划执行的动态发展过程。过程评价通过现有可接受的标准，对各方面实际发生的情况及预期要发生的事情进行比较，这些比较的标准和质量水平均为现有的文献规定或国内外同行专家的一致意见。

过程评价具有 8 个特点：①采用非实验设计；②进行观察性分析；③实施定性观察；④对计划实施过程进行评价；⑤检查组织结构和计划步骤；⑥监测计划结果或活动；⑦审核数据系统和各种记录；⑧应用形成性评价方法。

2．过程评价内容　过程评价是在计划实施过程中，评价计划的设计、组成、实施、管理、血防健教人员的工作状况等。其为评价计划结局产生的过程，而不是评价计划结果的程度和行为效应。过程评价的内容十分广泛，但目的只有一个，即为提高计划质量服务。

（1）评价计划实施过程：①干预是否适合目标人群，并为他们所接受；②干预是否按既定程序实施；③干预实施质量如何，是否敷衍了事、不负责任。如干预材料是否全部发放到目标人群；④干预覆盖率为多少，是否覆盖全部目标人群；⑤目标人群参与情况如何，是否愿意或是否有可能参与活动，原因是什么；⑥干预对策是否有效，何种对策最佳，针对目标人群，应如何调整干预对策；⑦干预服务利用情况，如各种信息传播、咨询等服务项目，应了解其利用情况，若利用率低，要找出原因；⑧信息反馈系统是否健全，是否建立完整的信息反馈系统，及时有效地反映计划情况；⑨是否建立必要的记录保存制度，记录的质量和完整性如何；⑩有关部门是否能够有效协作并高效工作。

（2）血防健教人员工作能力评估：血防健教工作者应接受一定程度的健康教育与健康促进或有关行为科学的专业培训，掌握处理问题所需的技术与技能，以及从现有文献中获取有关健康问题、危险因素和目标人群的知识情况。

此外，血防健教工作者还应具有如下技术和技能：①通过现有的或收集到的资料，确定并说明计划地区、场所、环境或目标人群特定健康问题、危险因素的分布情况和严重程度；②选择优先项目；③确定计划目标；④提出干预方案；⑤制定计划方案；⑥设计评价方案；⑦撰写计划总结或评价报告。

在干预活动中，血防健教人员不仅要遵循社会规范、考虑人权、保证质量，还要参考同事们的意见。

上述对血防健教人员诸多要求，均为工作能力评估内容。

（3）血防健教人员工作态度评估：评估工作责任心与工作热情，同时还要评估工作人员之间、工作人员与干预对象之间配合情况；工作人员对干预对象是否热情、耐心，以诚相待。

通过评估血防健教人员工作能力和工作态度，可知其是否胜任血防健教工作，并为日后人员调整提供依据。

（4）有关血防健教项目评估：对信息传播材料（包括平面材料、电子材料和实物材料，以及其他传播材料）、传播媒介和资料收集表（如调查表）等均应预试验，以评估其适用性。

3. 过程评价指标　主要指标包括血防健教机构建设、人员培训、材料制作与使用、干预模式或方法、干预覆盖率、环境支持（政策、法规、经费支持）、社区参与、环境改造、安全用水、粪便管理等。可视具体情况选择其中若干主要指标进行评价。

4. 过程评价方法　过程评价应有计划、常规性进行。在计划设计的早期及实施阶段均需评价，但评价所需资金、时间不宜耗费太多，可主要通过简单观察、对照调查等管理监测系统进行。评估计划实施情况时，要准备详细的计划任务书（实施方案）、工作进度时间表、各项工作的质量标准及平时工作记录或工作进度报告，以及总结（分析）报告，将实际进展情况与之比较。因此，上述资料均应齐全并妥善保管。

血防健教工作者能力及工作状态，可通过内部、同行、领导和目标人群等进行评估。

值得指出的是，过程评价内容较多，实际工作中不可能也无必要对所有内容均逐一评价。根据实际工作需要，有目的择其主要内容评价即可。

（六）近期效果评价

近期效果评价目标是影响目标人群血防行为的倾向因素（包括血防知识、信念、态度、价值观等）、促成因素（如资源、技术等）和强化因素（血防政策法规）。

1. 血防倾向因素

（1）血防知识：

1）血防知识知晓率：将所测试的若干项（题）血防知识，各项（题）按权重大小赋分，满分100，60分为知晓线。统计血防知识知晓人数、调查人数，计算血防知识知晓率。

$$血防知识知晓率 = \frac{血防知识知晓人数}{调查人数} \times 100\%$$

根据统计分析需要，还可将目标人群的血防知识水平进一步细分为优秀率和良好率。前者评分界定为 90 分及以上，后者可为 70~80 分，分别计算优秀率和良好率。也可用平均分数法评价目标人群血防知识水平，将所测试的血防知识以得分形式予以体现，每个个体得分累加后得出总分，除以调查人数，即得出该组人群血防知识的平均得分。

2）某项血防知识知晓率：将测试的一组血防知识以自然单项为单位，如血吸虫感染方式、易感季节、易感地带、血吸虫病常见的症状与体征、治疗方法和预防措施等，分别统计干预前后目标人群各单项知识知晓率。

$$某项血防知识知晓率 = \frac{该项血防知识知晓人数}{调查人数} \times 100\%$$

（2）血防态度：是指对参与血防（包括传染源控制、查病化疗、查螺灭螺报螺、宣传血防等）工作的态度，可评价目标人群某一项血防态度正确率。统计某项血防态度正确人数和调查人数，计算某项血防态度正确率。

$$某项血防态度正确率 = \frac{该项血防态度正确人数}{调查人数} \times 100\%$$

也可综合评价某几项血防态度，如对查病、报螺、宣传血防三个单项作为一个整体血防态度，三个单项态度全正确视为正确，其中有一项或两项态度不正者即为整体态度不正确，统计方法同上。

（3）血防信念：血防信念即相信某项血防目标通过努力一定会实现，如相信血吸虫病一定会被消除。评价血防信念时，可用目标人群某项血防信念拥有率这一指标。

$$某项血防信念拥有率 = \frac{该项血防信念拥有人数}{调查人数} \times 100\%$$

（4）血防价值观

1）成年女性：主要评价其用疫水洗衣价值观。宁肯麻烦，使用非疫水（自来水或井水）洗衣物，也不愿感染血吸虫者，计为正确血防价值观；因贪图方便，不惜以感染血吸虫为代价，依然用疫水洗衣者，则视为错误血防价值观。

2）成年男性：凡认为捕鱼收入远高于治疗血吸虫病费用，认为因捕鱼而感染血吸虫还是值得的，此为错误血防价值观，否则计为正确血防价值观。但在现实生活中，一些疫区居民家庭生活来源主要依靠捕鱼，不捕鱼即致贫，此时可不评价其血防价值观正确与否。

$$某项血防价值观正确率 = \frac{该项血防价值观正确人数}{调查人数} \times 100\%$$

2. 血防促成因素　评价此类因素变化，可观察该因素中某一具体项目干预前后量的变化。例如，环境改造与易感地带灭螺面积、安全用水和粪便无害化户数（人数）、掌握防护技能及坚持个体防护人数、血防医疗机构增加与医疗服务改善等。上述各项目干预前后变化可用绝对数或率进行统计分析。

$$某项促成项目增长率 = \frac{干预后数 - 干预前数}{干预前数} \times 100\%$$

3. 血防强化因素　评价当地政府血防政策法规、社区血防乡规民约或学校校纪班规等，可比较干预前后制订数量的变化，用绝对数表示。至于强化因素的其他项目，可视项目具体情况，选择合适指标予以统计分析。

（七）中期效果评价

中期效果主要评价血防行为目标是否达到和达到的程度。评价的目标是血防行为是否增加，增加了多少。或非血防行为是否减少或得到有效控制，减少或控制程度如何。

血防健教中期效果评价主要为血防行为形成的频度、分布、时间和质量。可从传染源控制、查螺报螺灭螺、查病治病、宣传血防、个体防护、安全用水、粪便管理和其他血防依从行为，以及接触疫水行为等方面评价。

1. 传染源控制依从行为　有关部门要求血吸虫病流行区实施传染源控制项目后，及时主动处理耕牛者，视为传染源控制依从行为。

传染源控制行为依从率＝传染源控制行为依从人数/传染源控制调查人数×100%

2. 查螺（报螺、灭螺）依从行为　血吸虫病传播阻断或消除地区，整群调查某地成年居民人数、主动查螺（报螺、灭螺）人数，统计查螺（报螺、灭螺）行为依从率。

$$查螺（报螺、灭螺）行为依从率 = \frac{主动查螺（报螺、灭螺）人数}{调查人数} \times 100\%$$

3. 查病治病依从行为　血吸虫病检查（包括粪检和血检）或治疗期间，凡获通知且主动送检粪便或主动遵医嘱按时服药者（有禁忌证者除外），分别视为查病（治病）依从行为。统计此期间应检（治）者未外出人数、主动受检（治病）人数，计算查病或治病依从率。

$$查（治）病行为依从率 = \frac{主动受检（治）人数}{应检（治）未外出人数} \times 100\%$$

4. 宣传血防依从行为　调查学校某一时段小学生人数、目标人群向家人或周围人群主动宣传血防人数，统计宣传血防行为依从率。

小学生宣传血防行为依从率＝小学生主动宣传血防人数/小学生调查人数×100%

5. 个体防护依从行为　个体防护方法包括涂擦防护药膏、口服预防药和穿戴防护器具（如穿深筒胶鞋、胶衣）等。无论采用何种防护方法均应视为个体防护依从行为。若1人同时使用2种及以上防护方法，仅作1人统计。统计防护人数和调查人数，计算防护行为依从率。

个体防护行为依从率＝个体防护行为依从人数/调查人数×100%

6. 安全用水依从行为　只要不是饮用疫水，无论饮用自来水、井水，还是其他非疫水，均应计为安全用水行为。人群安全用水行为依从率使用如下公式计算。

$$人群安全用水行为依从率 = \frac{饮用非疫水人数}{调查人数} \times 100\%$$

7. 粪便管理依从行为　粪便管理包括建造与使用无害化厕所、有螺环境不大便或无奈大便但能及时正确处理，以及牲猪圈养等。综合上述行为发生情况，统计调查人数、粪便管理人数、计算粪便管理行为依从率。

8. 其他血防活动依从行为　包括参与环境改造等血防行为依从率，可参照上述方法对其评价。

9. 接触疫水行为　主要统计接触疫水频度，可使用疫水接触率，也可计算接触疫水人均日频次。

（1）疫水接触率：计算疫水接触率方法为统计调查总人次和接触疫水人次，两者比值即为疫水接触率。一般来说，在观察期间，目标人群中的1个人1天被调查1次，即调查人次为 1。但是，1 个人 1 天接触疫水的次数可能为 0，也可能为 1、2 或更多。如果 1 个人 1 天接触疫水 2 次，则接触疫水人次为 1（人）2（次）＝2 人次。

$$疫水接触率 = \frac{接触疫水人次}{调查总人次} 100\%$$

（2）接触疫水人均日频次：此种统计方法是目标人群中的 1 个人被观察 1 天时间内接触疫水的情况，即 1 个调查人日。如果这 1 天中，该人接触疫水的次数为 3，则接触疫水日频次为 3。

$$接触疫水人均日频次 = \frac{接触疫水人次}{调查总人日} 频次 = 100\%$$

需进一步分析某一具体接触疫水方式（如捕鱼、洗衣、游泳等）的接触疫水频度变化，以便发现哪种方式接触疫水频度增加，哪种减少。其统计原理同上，只不过是分别计算各种接触疫水方式的频度罢了，分母为总调查人次（人日）。

若要更详细具体分析某种接触疫水行为，还可统计平均每次接触疫水时间（小时）和平均每次接触疫水面积（%）。

（3）人均每次接触疫水时间：所有接触疫水者每次接触疫水时间（小时）之和与接触疫水总人次之比，即为所有接触疫水者人均每次接触疫水时间（小时）。

（4）人均每次接触疫水面积：接触疫水面积指接触疫水的体表面积，采用黄家驷主编《外科学》中体表面积计算方法（即九分法）。人均每次接触疫水面积（%）为所有接触疫水者每次接触疫水面积（%）之和与接触疫水总人次之比。

（八）远期效果（效益）评价

血防健教远期评价内容包括效果评价和效益评价两部分。

1. 远期效果评价　血防健教的目标是干预的最终目标是否实现。所谓效果，即为干预对目标人群健康状况的影响，其评价指标主要是人群血吸虫病疫情、人群病情和家畜疫情变化。

（1）人群血吸虫病疫情：包括血吸虫感染率、感染度、急性血吸虫感染例数和新发晚期血吸虫病例数。

1）血吸虫感染率：可用 kato-katz 法或粪便集卵孵化法检查目标人群，分别统计粪检人数和粪检阳性人数，计算血吸虫感染率。

$$血吸虫感染率 = \frac{粪检阳性人数}{粪检人数} \times 100\%$$

2）血吸虫感染度（EPG）：EPG 意即每克粪便虫卵数，调查感染度一定要用 kato-katz 法粪检。此指标有两种用途和两种计算指标。一是用以表达感染度，说明感染者或人群组的平均虫负荷，采用几何均数。几何均数仅反映虫负荷水平，不可估计当地所排虫卵总量。二是用以表达当地虫卵的传播量，此时采用算术均数。

3）急性血吸虫感染例数：因急性血吸虫感染例数一般显著少于慢性血吸虫病人数，且在一定时期内社区总人口数相对稳定，故评价急感疫情常用绝对数来表示。

4）新发晚期血吸虫病例数：评价方法同上。

（2）人群病情：一般采用 B 型超声波检查肝脏和脾脏，常用评价指标有肝脏肿大率、肝纤维化率和脾脏肿大率（此时应排除因其他疾病所致肝脾肿大）。

（3）家畜血吸虫病疫情：牛（猪）可成为一些疫区主要血吸虫病传染源。牛（猪）血吸虫感染率也是评价血防健教远期干预效果重要指标之一，粪检采用尼龙绢袋集卵孵化法。

$$牛（猪）血吸虫感染率=\frac{粪检阳性数}{调查头数}\times100\%$$

上述所有近期、中期和远期效果评价指标中，无论是率还是均数，均需作显著性检验。

2. 远期效益评价　血防健教效益是指干预后，目标人群健康状况向好所带来的社会经济效益。评价内容包括根除因"虫"致贫、环境改善、生活质量提高、社会和谐、收入增长、智力提升、福利增加、寿命延长、卫生保健成本降低，以及人们精神面貌焕然一新等。

本节阐述了血防健教干预设计，包括计划、实施和评价等三部分。

（1）计划主要内容包括：①计划4项基本原则；②计划的步骤与内容为选择现场→基线调查→明确目标人群→确定计划目的和目标→制定干预措施→计划实施→计划评价。

（2）实施：要求做好建立执行机构、制定实施方案、设计并印制调查表、设计并制作血防信息传播材料、质量控制与监测、人员培训、信息管理、经费预算和制定实施时间表等九方面工作。

（3）评价：阐述计划评价（过程评价、近期效果评价、中期效果评价、远期效果效益评价）的意义和评价内容。常用于评价血防健教效果的设计方案共5种，但最佳设计方案为随机化对照组前后测试（实验设计）。

1）过程评价目标为血防健教计划及实施情况。机构建设、人员培训、材料制作与使用、干预覆盖率和环境支持为其主要评价指标或标准。

2）近期效果评价目标包括血防倾向因素、促成因素和强化因素。与其相应的评价指标分别为血防知识知晓率、态度正确率、信念拥有率、价值观正确率、技术与资源分配和社会支持等。

3）中期效果评价目标是为血防行为形成。控制传染源行为依从率、查螺（报螺、灭螺）行为依从率、查病治病行为依从率、宣传血防行为依从率、疫水接触率和人群防护行为依从率等均为其主要评价指标。

（4）远期效果（效益）评价目标为健康改善及其产生的社会经济效益。血吸虫感染率、血吸虫感染度、急性血吸感例数和新发晚期血吸虫病例数为远期效果主要评价指标。生活质量是否提高、经济效益是否提升成为社会经济效益评价主要标准。

第二节　人群行为研究及血防健教干预模式

血吸虫病是严重危害人民身体健康，影响社会经济发展的寄生虫病。鄱阳湖区拥有钉螺孳生面积多达73 334hm²，钉螺控制难度极大，湖区居民频繁接触疫水，导致血吸虫感染率较高，该区成为江西省乃至我国血吸虫病流行最为严重的地区之一。

鄱阳湖区小学生常因游泳、戏水等方式频繁接触疫水（娱乐性接触疫水，图11-2A），血吸虫再感染率曾高达60%以上，急性血吸虫感染人数约占人群急性感染总数50%，严重影响其身体健康和正常学习。

血吸虫病对成年女性最大危害是影响其生殖健康，包括闭经和不孕，即使受孕，也可影响胎儿发育和存活。成年女性居民多因贪图一时之便，不用自来水或井水，而用湖水或河水或溪水（疫水）洗衣物（生活性接触疫水，图 11-2B）的错误血防价值观，致其感染血吸虫。

成年男性居民则多因捕鱼捞虾等生产活动而接触疫水（生产性接触疫水，图 11-2C）招致血吸虫感染。在旧的生产方式还一时无法改变，而方便、有效防护措施尚缺乏的情况下，为维持全家生计，该目标人群感染血吸虫在所难免。20 世纪 80 年代以来，我国在重度疫区实施了大规模的每年 1 次（高危人群每 2 次）人群吡喹酮普遍化疗（不查而治）。然而，随着多年大规模频繁化疗，疫区居民，尤其是成年男性居民化疗依从性呈逐年下降趋势，在很大程度上影响了化疗效果。

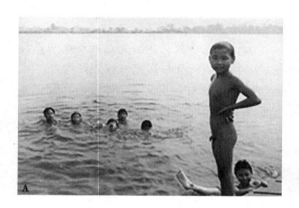
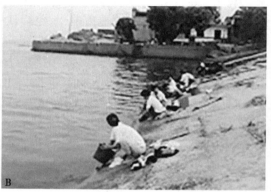
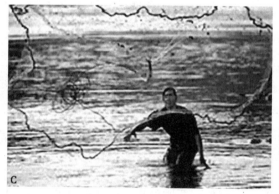

图 11-2 接触疫水行为方式
A. 娱乐性接触疫水；B. 生活性接触疫水；C. 生产性接触疫水

鉴于 20 世纪 90 年代至 21 世纪初我国血吸虫病疫情仍较严重，为保障疫区人民身体健康，此期，我国血防健教干预的重点大多放在疫情未控制地区。在某种意义上，血吸虫病实为行为性疾病。1992 年始，胡广汉等针对鄱阳湖区小学生娱乐性、成年女性居民生活性和成年男性居民生产性等 3 种目标人群接触疫水主要方式和血吸虫感染主要原因，分别研究其血防健教干预模式，并观察近期、中远期干预效果，以及推广应用干预效果，旨在期望以此控制目标人群血吸虫感染和患病。

一、内容与方法

（一）研究现场与研究程序

选择鄱阳湖区饭湖村及其小学和板山村及其小学为研究现场，整群随机将前者设为实验组,后者为对照组。两村同属湖沼型洲垸亚型血吸虫病重疫区,相距约 15km,居民点(小学)均位于无螺垸内,距离垸外有螺洲滩均约 100m,1992 年这些洲滩感染螺密度均达 0.005 只 /0.1m² 以上,为血吸虫高度易感地带,研究期间均未采取任何灭螺措施。两村居民均以垸内种植水稻垸外鄱阳湖捕鱼捞虾为生,饮用垸内井水。两村自然环境、社会经济、居民文化背景、宗教信仰和生产生活方式均相近。

根据居民接触疫水主要方式和血吸虫感染主要原因,将目标人群分学生、成年女性居民(16～65 岁)和成年男性居民(16～65 岁)等 3 种。

研究分四阶段:第一阶段(1992 年)基线调查,第二阶段(1993 年)近期干预效果研究,第三阶段(1995—2009 年)中远期干预效果观察,第四阶段推广应用干预效果观察(另选时间和现场)。

(二)基线调查

1992 年实验组和对照组同时开展基线调查。

1. 血防知识、态度、价值观调查　应用问卷法调查 3 种目标人群血防知识水平、小学生对不接触疫水和查(治)病态度、成年女性居民血防价值观和成年男性居民查病(治病)态度,分别统计其血防知识知晓率、血防价值观正确率和血防态度正确率。

2. 现场行为学观察

(1)接触疫水行为观察

1)小学生:每月定期 8 天现场观察两组全部在校学生去垸外有螺洲滩接触疫水方式和频度。

2)成年女性居民:实验组和对照组分别随机抽取 90 人和 92 人,各分 3 组,每月上、中、下旬各调查 1 组,每次现场观察 2 天目标人群去垸外有螺洲滩接触疫水方式和频度。

3)成年男性居民:实验组和对照组各随机抽取 75 人,各分 3 组,其余观察方法同成年女性居民。

分别统计上述 3 种目标人群接触疫水方式和疫水接触率。

(2)血防依从行为调查

1)目标人群查病依从行为调查:研究人员现场查病期间(一般为 6 天)凡获通知后主动送检者,视为检查行为依从。统计此期间两组目标人群未外出人数、主动送检人数,计算血吸虫病检查依从率。

2)目标人群化疗依从行为调查:研究人员现场为目标人群免费化疗期间(一般为 3 天),凡获通知后主动寻医并遵医嘱化疗者(有禁忌证者除外),视为化疗依从行为。统计此期间两组目标人群未外出人数、主动化疗人数,计算化疗行为依从率。

3)成年男性居民防护行为:调查实验组和对照组目标人群捕鱼捞虾时穿橡胶衣裤、放牧时穿高筒胶鞋等接触疫水时防护情况。

(3)血吸虫感染及晚期血吸虫病调查:应用 Kato-Katz 法(1 粪 3 检)分别于本阶段初、末检查两组目标人群,统计血吸虫感染率。同时,用吡喹酮(40mg/kg 顿服)普治,消除既往感染,统计目标人群基线调查期间血吸虫再感染率。依据原卫生部制定的晚期血吸虫病诊断标准,现场应用 B 型超声波检查目标人群,观察肝(脾)肿大和肝纤维化情况。

(三)血防健教模式干预

1. 针对学生娱乐性接触疫水行为干预模式　学生先后应用"信息传播＋防护技能培训＋奖惩制度"模式(模式 A,1993—1999 年)、"信息传播＋行为参与＋行为激励"创建"无血吸虫感染者学校"模式（模式 B，2000—2007 年）干预。

（1）信息传播

1）模式 A：利用血防课（图 11-3）、黑板报（图 11-4）和传唱"儿童血防歌谣"（图 11-5），以及媒介传播等视听手段，重点传播"血吸虫病危害"和"不接触疫水就不会感染血吸虫"等信息。

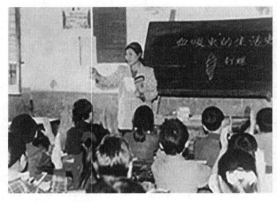
图 11-3　上血防课

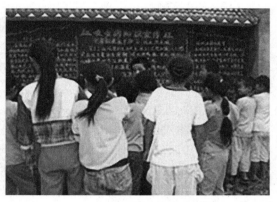
图 11-4　疫区学校血防黑板报

2）模式 B：在实施 A 模式信息传播方法的同时，建立学校血防健教室，并采用"3、6、9"强化干预，即于每年易感季节前（3 月）、暑假前（6 月底）和暑假后开学初（9 月初）等 3 时段，利用班会、校会和校园广播等形式强化目标人群不接触疫水干预，实现全年血吸虫易感季节干预全覆盖。

（2）行为参与

1）模式 A：组织目标人群参与防护技能培训活动。

2）模式 B：组织学生参与血防"五个一"活动：①参与 1 次现场模拟查螺；②接受 1 次血吸虫病人现身说法教育；③开展 1 次向村民宣传血防活动；④进行 1 次血防知识竞赛；⑤每人写一篇血防作文（图 11-6）。

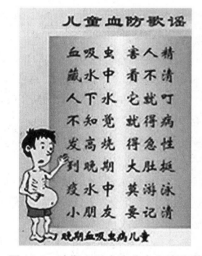
图 11-5　晚期血吸虫病儿童血防歌谣

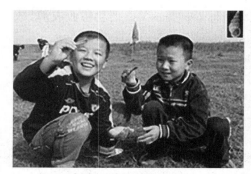
①参与1次现场模拟查螺

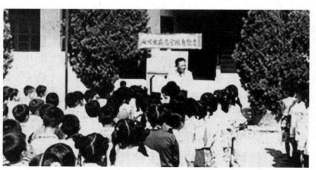
②接受1次血吸虫病人现身说法教育

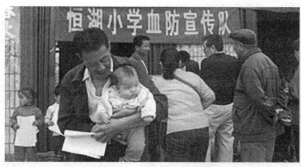
③ 开展1次向村民宣传血防活动

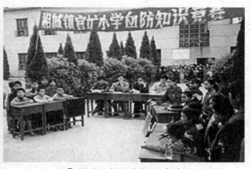
④ 举办1次血防知识竞赛

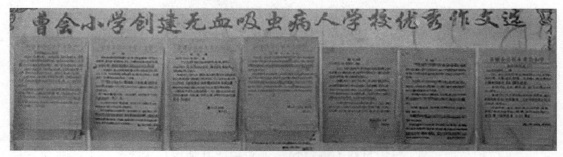
⑤ 每人写1篇血防作文

图 11-6　血防"五个一"活动

（3）行为激励

1）模式 A：实施奖惩制度，每年底评选 1 次血防先进集体和个人，未感染者发给奖状或奖品，以资表扬奖励，否则批评教育（图 11-7）。

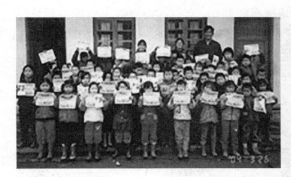

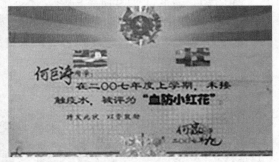

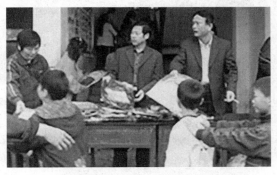

图 11-7　每年年底表彰未感染血吸虫学生

2）模式 B：既采用 A 模式奖惩制度，又实施行为公示，于每年 4～10 月血吸虫易感季节，以班为单位每周公示全班学生接触疫水情况。未接疫水者授予"血防小红花"予以鼓励，否则"黄牌"警告（图 11-8）。

2. 针对成年女性居民生活性接触疫水行为干预模式　成年女性居民应用"信息传播＋防护技能培训＋行为激励"模式干预。

（1）信息传播

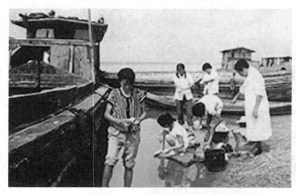

图 11-8　每年 4～10 月易感季节公示学生血防行为

1）应用印刷材料、电子材料和实物材料传播血吸虫病对妇女健康的危害（包括对怀孕和婴儿健康影响）、成年女性居民血吸虫感染主要原因（在疫水中洗衣物）及预防方法等信息。

2）实施"专题小组讨论"法，请当地成年女性居民晚期血吸虫病人现身说法教育，唤起目标人群高度警觉血吸虫病。

（2）防护技能培训：组织目标人群现场培训防护药具使用技术等预防血吸虫病方法（图 11-9）。

（3）行为激励：取得当地妇女组织支持，制定妇女血防规约。对干预后自觉不在疫水中洗衣，或必须接触疫水时主动做好防护者给予表扬或奖励，否则批评教育。

3. 针对成年男性居民生产性接触疫水行为干预模式　成年男性居民实施"信息传播＋行为参与＋防护技能培训"模式干预

（1）信息传播：采用视听手段和人际交流传播血防知识，重点传播血吸虫病危害和及时化疗意义，以及化疗药物吡喹酮安全、高效、服用方便等信息。同时，在易感地带设立永久性血防警示牌（图 11-10），提醒目标人群尽量避免接触疫水。

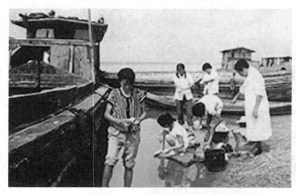
图 11-9　现场培训成年女性涂抹防蚴霜

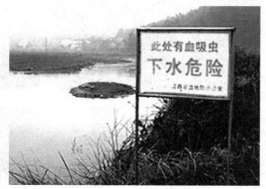
图 11-10　易感地带竖立血防警示牌

（2）行为参与：组织目标人群参与本村晚期血吸虫病人现身说法教育活动。

（3）防护技能培训：应用"专题小组讨论"法，现场讲授并示范使用防护器具的方法与意义。

（四）干预效果考核

1. 学生干预效果考核

（1）模式 A 干预效果考核

1）近期干预效果考核：干预 1 年（1993 年）实验组和对照组调查内容和方法均同基线调查。

2）中远期干预效果考核：1994—1999 年，每年 4～10 月每月定期 8 天观察实验组目标人群疫水接触频度，并分别于年底应用基线调查方法粪检目标人群，阳性者均用吡喹酮作病原治疗。

（2）模式 B 干预效果考核

1）近期干预效果考核：干预 1 年（2000 年）实验组和对照组调查内容和方法均同基线调查。

2）中远期（2001—2007 年）干预效果考核：内容和方法均同 A 模式。

3）推广应用干预效果考核：内容与方法均同近期效果考核。

2. 成年女性居民干预效果考核

（1）近期干预效果考核：实验组和对照组干预 1 年（1993 年）调查内容和方法均同基线调查。

（2）中远期干预效果考核（1995—2009 年）：干预 3 年（1995 年）和干预 5 年（1997 年）应用基线调查方法调查目标人群接触疫水行为；1995、1997、1999、2001、2003、2005、2007、2009 年目标人群病原学检查均同用基线调查，其余年份用间接血凝（IHA）法检查目标人群，阳性者治疗。

（3）推广应用干预效果考核：内容与方法均同近期效果考核。

3. 成年男性居民干预后效果考核

（1）近期效果考核：干预 1 年（1993 年）实验组和对照组调查内容和方法均同基线调查。

（2）中远期效果考核：应用基线调查方法，1995—2009 年隔年调查目标人群血吸虫病化疗依从行为和血吸虫感染情况；1993—1996 年，连续 4 年应用 B 型超声波检查实验组目标人群肝大[肝左叶长径（SLL）≥70mm]、脾大[脾长径（LS）≥100mm]和肝纤维化情况，并将 1994、1995、1996 年检查结果分别与 1993 年检查结果比较，凡小于上述标准者，则计为好转，以此评价"控制患病"效果。

（3）推广应用效果考核：内容与方法均同近期效果考核。

（五）质量控制

1. 人员培训　培训所有参与研究人员，统一调查与干预内容、方法和标准。

2. 督察与检查　课题负责人及时督察项目进展与质量，认真审核并随时现场抽查或核对各种调查资料，确保调查资料真实可靠。

（六）统计学分析

将所有调查资料录入计算机，应用 EpiData 2.0 软件建立调查资料数据库，SAS 8.2 软件统计分析，率的比较采用 χ^2 检验，$P<0.05$ 为差异有统计学意义。

二、干预效果

小学生干预效果

1. 模式 A 干预效果

（1）近期干预效果

1）血防知识：干预前（1992 年），实验组和对照组的血防知识知晓率分别为 9.03% 和

7.39%，差异无统计学意义（$P>0.05$）；干预1年（1992年），分别为94.42%、9.87%，差异有统计学意义（$P<0.01$），实验组较对照组提高约90%。对照组干预前、后血防知识知晓率无明显变化（$P>0.05$）。

2）血防态度：干预前，实验组和对照组血防态度正确率分别为55.09%、51.87%，差异无统计学意义（$P>0.05$）；干预1年，分别为98.91%和49.37%，差异有统计学意义（$P<0.01$），实验组较对照组提高约50%。对照组干预前后血防态度正确率无明显变化（$P>0.05$）。

3）接触疫水行为：干预前，实验组和对照组疫水接触率分别为14.55%和13.92%，无显著差异（$P>0.05$）。干预1年（1993年），分别为1.87%、13.34%。干预后实验组疫水接触率较干预前显著下降（$P<0.01$），比对照组下降了86%（$P<0.01$）。对照组干预前后疫水接触率无明显变化（$P>0.05$）。干预前，实验组和对照组均以娱乐性（游泳玩耍）接触疫水为主，生产性（捕鱼、打草和放牧）和生活性（洗衣物）接触疫水接触率相对较低。干预1年，实验组娱乐性、生产性和生活性疫水接触率均较干预前显著下降，尤以前者下降最为显著；对照组干预前后则无明显变化。

4）血吸虫感染情况：1993年2月基线调查结果显示，实验组和对照组血吸虫感染率分别为13.53%和13.64%，两者差异无显著性（$P>0.05$）。干预1年（1993年），实验组血吸虫感染率2.27%，较干预前大幅下降（$P<0.01$），与对照组18.52%相比下降了87.91%。对照组干预前后感染率变化无统计学意义（$P>0.05$）。

（2）中远期干预效果

1）疫水接触率：干预2～7年（1994—1999年），分别为1.81%、2.19%、1.49%、0.60%、0.50%、1.21%。

2）血吸虫感染率：分别为1.16%、1.95%、1.05%、1.14%、1.19%和1.04%。与1992年基线调查结果比较，实验组感染率较干预前显著下降，从1992年13.53%降至1999年1.04%，期间每年均检出1～2例感染者，但均未发现急性血吸虫感染病例。

2. 模式B干预效果

（1）近期干预效果：干预1年（2000年）实验组调查全部在校学生（103人），均未见疫水接触者和血吸虫感染者。

（2）中远期干预效果：干预2～9年（2001—2009年），调查实验组全部在校学生分别为92、96、87、91、89、94、127、112和99人，连续9年均未发现疫水接触者和血吸虫感染者。

（3）推广应用效果：另选鄱阳湖区8所小学观察模式B推广应用效果。

1）基线调查（2005年）内容包括：血防知识调查；血防态度调查；4～10月每月定期8天疫水接触频度调查；年底血吸虫感染调查。

2）2006—2007年应用模式B干预8校全部在校学生。

3）干预效果考核：干预1年（2006年）调查内容、方法和标准均同基线调查；干预2年（2007年）仅作目标人群疫水接触频度和血吸虫感染调查。①血防知识：干预前（2005年）8校所有目标人群血防知识知晓率均较低，平均15.83%。干预1年（2006）其血防知识知晓率均较干预前大幅提高，平均98.3%，差异有统计学意义（$P<0.01$）。②血防态度：干预前8校目标人群血防态度正确率平均15.5%。干预1年平均为99.3%，两者差异显著（$P<0.01$），均较干预前显著提高（$P<0.01$）。③接触疫水频度：干预前（2005年）8校共调查96 936人次，各校调查5 096～22 960人次，接触疫水7 361 249人次，疫水接触率12.12%～23.03%。模式B干预1年（2006年）和干预2年（2007年）分别共调查91 840人次和91 112人次，各校

调查 4 760~21 952 人次和 4 144~20 944 人次,均未发现疫水接触者。④血吸虫感染情况:干预前(2005 年)8 校目标人群血吸虫感染率平均 9.14%,分别为 11.22%(46/410)、7.78%(22/283)、10.90%(11/101)、6.48%(21/324)、9.28%(9/97)、7.69%(7/91)、9.52%(24/252)和 10.40%(18/173)。模式 B 干预 1 年(2006 年)和 2 年(2007 年)分别粪检 1 640 人和 1 627 人,各校分别粪检 85~392 人和 74~374 人,均未检出血吸虫感染者。

此后,该模式在鄱阳湖区其他 20 所学校推广应用,亦均取得预期干预效果,在全国重疫区率先成功创建了"无血吸虫感染者学校"。

综上所述,"信息传播+行为参与+行为激励"模式(模式 B)不仅近期和中远期干预效果显著,且具广阔推广应用前景。

三、成年女性居民干预效果

(一)近期干预效果

1. 血防知识　干预前(1992 年)实验组和对照组血防知识知晓率分别为 55.34% 和 54.46%,差异无统计学意义($P>0.05$)。干预 1 年(1993 年),实验组和对照组分别为 84.85% 和 57.28,实验组较干预前显著提高($P<0.01$),对照组干预前和干预 1 年后血防知识水平变化无统计学意义($P>0.05$)。

2. 血防价值观　干预前和干预 1 年实验组血防价值观正确率分别为 67.96% 和 95.96%,同期对照组分别为 68.32% 和 71.84%。实验组干预 1 年较干预前提高 29.17%($P<0.01$),对照组干预前和干预 1 年差异无统计学意义($P>0.05$)。

3. 接触疫水行为

(1)接触疫水频度:干预前实验组和对照组目标人群疫水接触率分别为 9.47%、10.69%,差异无统计学意义($P>0.05$);干预 1 年后实验组和对照组分别为 5.07% 和 11.48%。实验组干预 1 年后较干预前疫水接触率明显下降($P<0.01$),其中洗衣物疫水接触率 3.76%,较干预前(7.20%)下降 47.78%($P<0.01$)。同期对照组疫水接触率变化无统计学意义($P>0.05$)。

(2)接触疫水方式:干预前(1992 年),实验组与对照组目标人群接触疫水主要方式均为洗衣物(疫水接触率分别为 7.20%、8.19%),放牧、捕鱼和游泳疫水接触率(分别为 1.72%、0.36%、0.19%,1.99%、0.23%、0.28%)相对较少。

干预 1 年后(1993 年)实验组洗衣物疫水接触率 3.76%,较干预前(7.20%)下降 47.78%($P<0.01$),放牧和游泳疫水接触率(分别为 0.77%、0),亦较干预前显著下降($P<0.05$,$P<0.01$),而捕鱼疫水接触率(0.54%)未见减少($P>0.05$)。对照组干预 1 年后洗衣物、放牧、捕鱼、游泳疫水接触率分别为 9.35%、1.81%、0.14%、0.19%,与干预前比较未见明显变化($P>0.05$)。

4. 血吸虫感染情况　干预前(1992 年)实验组与对照组感染率分别为 19.42% 和 15.15%,两者差异无统计学意义($P>0.05$)。

干预 1 年后(1993 年)实验组与对照组感染率分别为 7.14%、21.05%。干预 1 年后实验组感染率较干预前下降 63.23%($P<0.05$)。同期对照组感染率差异无统计学意义($P>0.05$)。

(二)中远期干预效果

1. 接触疫水方式与频度　实验组干预 3 年(1995 年),共调查 2 208 人次,总疫水接触率 4.94%,其中洗衣物、放牧、捕鱼和游泳疫水接触率分别为 3.49%、0.86%、0.54% 和

0.05%；干预5年（1997）年，共调查2 208人次，总疫水接触率为5.48%，其中洗衣物、放牧、捕鱼疫水接触率分别为3.67%、1.04%、0.77%，未见因游泳接触疫水者。实验组目标人群接触疫水仍以洗衣物为主，但该方式疫水接触率依然维持较低水平。

2．血吸虫感染情况　1995年、1997年、1999年、2001年、2003年、2005年、2007年、2009年实验组目标人群血吸虫感染率分别为7.69%、6.38%、6.93%、8.10%、5.05%、6.54%、7.14%、7.41%，干预效果稳定。

（三）推广应用干预效果

另选鄱阳湖区2个村为推广应用现场，随机分为实验组和对照组，在实验组推广应用该模式。

1．血防知识　干预前（1998年）实验组和对照组血防知识知晓率分别为44.75%和46.18%，差异无显著性（$P>0.05$）。

干预1年后（1999年）实验组血防知识知晓率为95.67%，较干预前有显著提高（$P<0.01$），而对照组知晓率为45.57%，与干预前比较无显著差异（$P>0.05$）。

2．血防价值观　干预前实验组和对照组血防价值观正确率分别为21.83%和22.02%，差异无显著性（$P>0.05$）。干预后实验组为78.24%，明显高于对照组23.11%（$P<0.01$）。

3．接触疫水频度　干预前，实验组和对照组疫水接触率分别为42.19%、47.43%。干预后分别为15.18%和49.52%。干预后实验组疫水接触率显著下降（$P<0.01$），而对照组变化无统计学意义（$P>0.05$）。其中干预后实验组洗衣物疫水接触率由干预前的25.58%下降到4.61%（$P<0.01$）。

4．血吸虫感染情况　实验组血吸虫感染率由干预前的23.54%大幅下降到6.25%（$P<0.01$）。对照组干预前后感染率分别为27.04%、28.57%，无显著差异（$P>0.05$）。

由此可见，"信息传播＋防护技能培训＋行为激励"血防健教干预模式可长期有效控制重疫区成年女性居民血吸虫感染，且具很好现场推广应用价值。

（四）成年男性居民干预效果

1．近期干预效果

（1）血防知识：干预前（1992年），实验组和对照组血防知识知晓率分别为67.35%和63.39%，差异无统计学意义（$P>0.05$）。干预1年后（1993年），分别为91.92%、67.29%，差异有统计学意义（$P<0.01$）。对照组同期血防知识知晓率无明显变化（$P>0.05$）。

（2）血吸虫病化疗态度：干预前，实验组和对照组血吸虫病化疗态度正确率分别为56.44%和64.29%，差异无统计学意义（$P>0.05$）。干预1年后（1993年）分别为97.98%和66.36%，差异有统计学意义（$P<0.01$），对照组同期血吸虫病化疗态度变化无统计学意义（$P>0.05$）。

（3）血吸虫病检查依从行为：实验组和对照组干预前检查依从率分别为71.91%、77.55%，差异无统计学意义（$P>0.05$）。干预1年后分别为85.23%和65.18%，差异有统计学意义（$P<0.05$）。对照组干预前后差异无统计学意义（$P>0.05$）。

（4）血吸虫病化疗依从行为：实验组和对照组干预前血吸虫病化疗依从率分别为46.46%和51.40%，无显著差异（$P>0.05$）。干预1年，实验组和对照组化疗依从率分别为92.08%和47.12%。实验组干预1年较干预前提高了45.62%（$P<0.01$），同期对照组化疗依从率变化无统计学意义（$P<0.01$）。

（5）接触疫水行为

1）疫水接触频度：干预前实验组和对照组疫水接触率分别为38.39%和38.22%，

差异无统计学意义（$P>0.05$）。干预 1 年，分别为 41.41% 和 39.53%，差异无统计学意义（$P>0.05$）。实验组和对照组干预 1 年疫水接触率虽较干预前均有所上升，但均无统计学意义（均为 $P>0.05$）。

2）接触疫水方式：实验组和对照组干预前接触疫水主要方式均为捕鱼捞虾，放牧和游泳均相对较少。干预 1 年，实验组和对照组接触疫水主要方式依然均为捕鱼捞虾，虽然实验组游泳疫水接触频度较干预前显著下降（$P<0.01$），但生产性（捕鱼捞虾）疫水接触频度不降反升（$P<0.01$），接触疫水总频度未见下降。

（6）防护行为：干预前，实验组和对照组目标人群在接触疫水时均未见采取任何防护措施。干预 1 年，实验组 30.39% 目标人群在捕鱼捞虾等生产性接触疫水活动中穿着橡胶衣裤，但仅有 3 人坚持长期使用。对照组依然未见采取防护措施。

（7）血吸虫感染情况：干预前，实验组和对照组血吸虫感染率分别为 29.59% 和 20.72%，两者差异无统计学意义（$P>0.05$），实验组发现 5 例历史晚期血吸虫病人。干预 1 年两组血吸虫感染率分别为 41.41%、29.46%，差异无统计学意义（$P>0.05$）。实验组和对照组干预 1 年后血吸虫感染率均较干预前有所上升，但差异均无统计学意义（P 均 >0.05）。

2. 中远期干预效果

（1）血吸虫病化疗依从行为：1995—2009 年实验组目标人群干预后血吸虫病化疗依从率均达 90% 以上。

（2）血吸虫感染情况：1995、1997、1999、2001、2003、2005、2007、2009 年，实验组目标人群血吸虫感染率分别为 21.78%、25.25%、32.38%、29.36%、42.31%、27.68%、33.33%、30.08%；均居较高水平，但均未见新发晚期血吸虫病人。

（3）肝脾肿大及肝纤维化控制：1994—1996 年，连续 3 年健康教育结合人群化疗，大多数目标人群肝、脾肿大及肝纤维化趋向好转和稳定（表 11-5）。

3. 推广应用干预效果 另选鄱阳湖血吸虫病重疫区 4 个村（3 个村为实验组，1 个村为对照组）为研究现场，应用上述模式干预实验组 3 个村目标人群。

（1）血防知识：干预 1 年（2005 年），实验组 3 个村目标人群血防知识知晓率分别由干预前（2004 年）73.79%、67.97%、79.56% 提高到 93.29%、96.88%、94.16%（$P<0.05$）。

（2）血吸虫病检查态度：实验组 3 个村目标人群检查态度正确率分别由干预前 53.05%、42.97%、49.64% 提高到 92.07%、88.28%、90.51%（$P<0.05$）。

表 11-5 1994—1996 年干预后目标人群肝脾 B 超检查结果

检查年份	肝肿大（SLL>70mm）			脾肿大（LS>100mm）			肝纤维化		
	检查例数	好转率/%	稳定率/%	检查例数	好转率/%	稳定率/%	检查例数	好转率/%	稳定率/%
1994	32	50.0	34.4	84	50.0	21.4	67	32.8	51.0
1995	26	38.5	46.2	91	60.4	31.9	75	41.3	44.0
1996	27	51.9	33.3	79	31.6	44.4	72	40.3	40.3
显著性检验	$P<0.01$			$P<0.01$			$P<0.01$		

（3）血吸虫病化疗态度：实验组化疗态度正确率分别由干预前 57.93%、52.34%、62.77% 提高到 95.73%、91.41%、94.16%（$P<0.05$）。

（4）血吸虫病检查依从行为：实验组目标人群检查行为依从率分别由干预前 41.46%、31.25%、37.23% 提高到 90.24%、85.16%、88.32%（$P<0.01$）。

（5）血吸虫病化疗依从行为：实验组目标人群化疗依从率分别由干预前 46.95%、38.28%、40.88% 提高到 92.07%、89.84%、91.24%。

（6）接触疫水主要方式和血吸虫感染情况：干预前后实验组目标人群接触疫水主要方式均为捕鱼捞虾，未见变化。同时血吸虫感染率亦均未见下降。

对照组干预前后上述各项指标变化均无统计学意义（$P>0.05$）。

上述研究结果表明，"信息传播＋行为参与＋防护技能培训"模式的近期、中远期和推广应用干预效果均较显著，可大幅提高重疫区成年男性居民血吸虫病检查和化疗依从性，有效控制患病，极具推广应用价值。

本节系统阐述了本项目研究背景、研究内容与方法，以及应用和意义。研究湖沼型疫区居民血防健教干预模式，并观察其近期、中远期和推广应用效果，旨在期望以此控制目标人群血吸虫感染和患病。选择鄱阳湖区饭湖村（实验组）和板山村（对照组）学生、16～60 岁成年女性居民和成年男性居民为目标人群。1992 年基线调查，1993—1999 年和 2000—2009 年分别应用"信息传播＋防护技能培训＋奖惩制度"（模式 A）和"信息传播＋行为参与＋行为激励"（模式 B）干预实验组学生，1993—2009 年分别应用"信息传播＋防护技能培训＋行为激励"和"信息传播＋行为参与＋防护技能培训"模式干预实验组成年女性居民和成年男性居民，并考核干预效果。干预 1 年后（1993 年）实验组上述 3 种目标人群血防知识水平均较干预前（1992 年）大幅提高，血防意识显著增强；学生和成年女性居民疫水接触率及血吸虫感染率均明显下降；成年男性居民疫水接触率和血吸虫感染率虽未见下降，但化疗依从率显著提高。实验组学生 1994—1999 年模式 A 干预后疫水接触率和血吸虫感染率虽均较干预前显著下降，但均未降至 0，2000—2009 年改用模式 B 干预后，连续 10 年均未见血吸虫感染者，在全国重疫区率先成功创建了"无血吸虫感染者学校"；1994—2009 年，成年女性居民感染率仍处较低水平，成年男性居民血吸虫感染率虽依然未见下降，但化疗行为依从率均达 90% 以上，多数成年男性居民肝、脾肿大及肝纤维化趋向好转与稳定，未见新发晚期血吸虫病人。上述结果表明，血防健教干预可有效控制学生和成年女性居民血吸虫感染，且显著提高成年男性居民血吸虫病化疗行为依从性，有效控制患病。

学生干预模式 B 在四川、云南、湖南、湖北、江西、安徽和江苏等 7 省，以及成年女性居民和成年男性居民干预模式在江西全省推广应用后，均取得了预期干预效果。同时，2000 年该研究成果入编国家卫生部疾控司《血吸虫病防治手册》（第三版，上海科学技术出版社）和《血吸虫病健康教育指导手册》（北京医科大学出版社），且 2009 年该成果被全国医学继续教育委员会选用为全国医学继续教育项目，并被列入卫生部第二轮面向农村和基层推广适宜技术十年百项计划第四批项目目录，进一步向全国推广。

第三节　血防健康促进案例介绍

一、渔民、船民参与式血防健康教育材料及干预模式

健教材料的制作是开展血防健康教育的基础，在健康教育材料的设计制作过程中融入

参与式的理念，能最大限度地调动社区和村民参与血吸虫病防控，达成"健康为我"的共识，有利于形成健康自我教育、自我约束的氛围。2016年江晶等设计制作了以渔民、船民为目标人群的参与式血吸虫病健康教育系列材料，包括两张实景张贴画、两块趣味拼图板、两个本土化血防小品和一首血防歌曲。该系列健康教育传播材料的科学性、理解性、趣味性和适用性分别为98.97%、84.38%、78.35%、80.93%。该材料及模式的现场应用使乡村获得了持续的健康发展动力，促进了渔民、船民社区血吸虫病防治进程及社区健康发展目标的实现，实现了WHO倡导的自我健康管理理念在血吸虫病流行区的运用。

二、畜主血防健康教育和耕牛管理干预模式

耕牛是江滩地区血吸虫病传播的主要传染源，而耕牛的放养与管理受到畜主健康行为的影响与控制。2004年孙乐平等建立了畜主血防健康教育和耕牛管理干预模式，有效控制了江滩感染性钉螺分布，使畜主血防知识知晓率和血防行为正确率由60.00%、55.00%提高到89.66%、86.21%；实施对策2年后试区内耕牛阳性率、EPG几何均值、钉螺感染率、阳性钉螺面积和阳性钉螺密度分别下降了88.79%、97.59%、83.47%、83.56%和83.33%。所需费用与以药物灭螺为主的对策之比为1:4.08。为以耕牛为主要传染源的血吸虫病流行区，提供了一种经济有效的防治措施。

三、流动渔船民同船血防健康教育干预模式

从事水上作业的渔民、船民血吸虫病再感染机会和患病率高，是开展血防健康教育的重点人群，但由于其流动性大，防病意识差，常规发放宣传材料的形式效果不好。2009年刘兴隆等成立了渔民、船民血防健康教育志愿者队伍，由渔民、船民参与和开展同船血防健康教育干预活动，使渔船民血防知识知晓率和血防行为正确率从23.85%和6.59%分别提高到95.70%和53.42%，渔民、船民无害化厕所和粪便收集器使用率分别达到了80.21%和54.52%。通过渔民、船民同船志愿者血防健康教育干预，不仅提高了渔民、船民的血防意识，而且还不同程度地改变了其不良行为，从而减少了渔民、船民血吸虫感染和传播的机会。推广了渔民、船民同船血防健康教育干预模式，提高了渔民、船民参与预防控制血吸虫病感染的意识和能力。渔民、船民血防知识知晓率和血防行为正确率从23.85%和6.59%分别提高到95.70%和53.42%，集散地无害化公厕使用率提高到80.21%。提高了渔民、船民参与预防控制血吸虫病感染的意识，减少了血吸虫感染和传播的机会。

四、渔民、船民集散地建无害化血防公厕控制传染源干预模式

渔民、船民接触疫水频繁，在血吸虫病的流行过程中起着双重作用，既是血吸虫病的受害者，又是血吸虫病的传播者。根据渔民、船民流动性强，但停靠、休息地点相对固定的特点，在渔民、船民集散地建立了三格式无害化公厕，引导渔民、船民上岸使用公厕。在沿江地区35个渔船民集散地建造无害化公厕53座，其中2蹲位公厕4座，4蹲位公厕49座；调查集散地渔民、船民260人，平均使用率为79.62%。这一技术已被推广在全国血吸虫病流行区应用，已成为我国血吸虫病流行区管好和处理渔民、船民粪便的有效方法之一，为实施控制传染源为主的综合性防治策略提供了新措施。

扬州推广集散地粪便无害化公厕和安全用水方法，为渔民、船民粪便管理提供了有效方法，提高了流动渔民、船民血吸虫病综合防治效果。在53个渔民、船民集散地建造无害

化公厕103座，发放粪便收集容器1 907只，发放防蚴霜8 159支；修建了渔船民集散地三格式无害化公厕和安全用水压把井，渔船民使用率达79.62%，开展药物灭螺2 316.74hm²。使集散地感染性钉螺面积、钉螺感染率、人群感染率逐年下降，提高了流动渔民、船民血吸虫病综合防治效果。

五、针对政府决策和部门参与人员的血防健教模式

倡导、增能、协作是健康促进的三大基本策略，其中倡导（影响决策者，促进政策制定与落实）和协作（动员政府、非政府、社会团体等多部门）针对的都是政府决策和部门参与人员。此类目标人群的干预对传播者的要求非常高，不仅要掌握健教材料的制作、分发和培训，还要当好政府卫生规划的参谋，开展社会动员和协调多部门合作，及时调查和分析在社区发展和环境改造中的问题和成效，并及时有效地传播到目标人群。

四川省仁寿县通过对政府领导进行定期或不定期工作汇报，动员领导和部门人员参加工作督导、会议、现场考察，采取对32个血吸虫病流行乡（镇）党委书记、乡（镇）长进行重点培训等形式，获取领导对血防工作的重视与支持。通过对相关领导的积极干预，该县创建了将"血吸虫病综合防治与县域经济发展、城镇化发展、生态农业发展、休闲旅游发展四个全面结合"的综合防治模式，极大地提升了血吸虫病防治成效。同时，该县通过林业、农业、水务、国土和工业招商引资等综合项目在流行区大力整合，使得流行区安全饮用水覆盖率达到了100%，且40.73%的历史有螺环境得到有效治理，改变了以耕种水稻为主的传统农业模式、改善了群众生产生活环境，群众健康生活习惯和行为逐渐形成，并于2015年达到了血吸虫病传播阻断标准。夹江县通过社区健康计划模式（PATCH模式），动员广大社区成员参与以"健康促进，部门联动，全民参与阻断血吸虫病传播"为主题的综合示范区创建工作，建立了统筹协调、健教先行、部门联动、全民参与、整合资源、综合治理、科学防治的血防工作模式，有效整合了各部门项目在流行区的投入和实施，使得41.28%的历史有螺环境得到彻底改变，流行区基础设施、群众生活质量及防控能力明显提高，该县于2013年达到血吸虫病传播阻断标准。

四川省多地通过对此类目标人群进行干预，取得了政府决策和部门人员的配合，使得血防工作开展与当地社会经济发展等全面结合起来，建立了各种可持续发展的血防工作模式，且基于这种治本模式下的防治成果更为稳固。如在传播控制阶段，四川省建立了以"小流域综合治理"为主的蒲江模式、以"经济结构调整"为主的龙泉模式、以"农业综合开发"为主的西昌模式、以"农村公益发展建设"为主的什邡模式等4种有效的血吸虫病防治模式；在传播阻断阶段又创建了以蒲江县"城乡统筹"、广汉市"现代农业"、夹江县"全民参与"、东坡区"系统化生态治理"、西昌市"健康文明新生活"为主的一系列血吸虫病综合防治示范区。这些模式和示范区的建立，既是针对不同流行区特点建立的有效防控模式，亦是争取领导支持、建设政策环境、推动血防健康促进应用的成功案例。

六、针对在校学生和家长联动促进的血防健教模式

因健康教育对娱乐性接触疫水行为的效果突出，学生历来就被作为健康教育的重点目标人群。相关研究表明，采用医生→教师→学生→家庭、邻居和社区三级链式传播的血防知识渗透法教育，不仅投入少、产出高，而且不增加学生的学业负担，是值得推广的血防健康教育干预模式。四川省通过在流行区广泛开展"小手拉大手"活动，要求学生把学到的相

关知识传递给家庭及社区其他成员,取得了良好效果,而且还扩大了社区预防控制血吸虫病健康教育的覆盖面。在此基础上,四川省什邡市建立了血防健康教育基地学校建设模式,即在流行区中小学开展血防健康教育基地学校创建活动,基地学校设立血防健康教育陈列室和咨询室。陈列室配置先进的视听设备,并制作了流行区沙盘模型,可播放社区血吸虫病防治宣传片或科普知识,辅以各种血防健康教育知识书籍、模型、实物标本、宣传画、手册等,可为学生、家长及周边社区提供参观服务;此外,还针对学生及家长设立咨询室,开通咨询热线。眉山东坡区针对学生的年龄特点,建立了"血防课+激励机制(评选血防小卫士)+血防课外活动"的干预模式,将"非血吸虫病患者、不去沟渠坑塘戏水游泳、血防知识掌握良好并主动向家长和同学宣传血防知识、敢于劝告同学不接触危险水源、积极参加各项血防健康教育活动且表现突出"等列为中小学校"血防小卫士"评选条件,吸引学生主动参与血防活动,并将掌握的血防知识辐射到家庭乃至社区。干预前基地学校学生血吸虫病知晓率及健康行为形成率分别为 78.95% 和 71.93%,干预后分别上升至 98.41% 和 90.49%;非基地学校干预前分别为 77.20% 和 70.98%,干预后分别上升为 78.63% 和 72.05%;与非基地学校相比,基地学校学生血防知识知晓率和健康行为形成率显著提升(均 P <0.05)。

七、针对村民劳动与娱乐的社区特色血防健教模式

四川省多个地区针对当地生产生活习惯和特点,将血防健康教育精准切入群众业余文化生活中,建立村民主动参与的渗透式健康教育干预模式,取得了良好效果。眉山市东坡区结合各乡(镇)成立有老年秧歌队的特点,组织引导秧歌队进行血防宣传,很多秧歌队成员本身就从事过血防工作或曾患过血吸虫病,他们根据自身经历和感触创作血防歌舞、快板,于节假日或逢场在场镇人群集中地演出,农忙时深入田间地头表演。血吸虫病防治站和乡(镇)安排专人负责活动宣传,在活动现场配合发放血防健康教育材料,收集活动信息和图片、视频资料,并邀请媒体进行跟踪报道。这类宣传活动既打造了群众文化活动品牌,又营造了血防氛围。2009 年。中地年东坡区盘鳌乡居民血防知识知晓率从 85.50% 上升至 95.70%,行为正确率从 82.60% 上升至 93.90%。西昌市结合民族地区新农村健康文明新生活运动,以"板凳工程"为载体,在举办古彝文化节、火把节、国庆节、彝族年庆祝活动时,将血防健康教育知识宣传融入其中,制作和发放彝汉双语血防健教传播材料,如彝汉双语宣传 DVD、血防知识折页及印制有彝汉双语血防知识的生活用品(毛巾、漱口杯、购物袋、血防明白卡、年历等)。宣传后,居民血防知识知晓率从 70.70% 提高到 95.40%,正确行为形成率从 74.84% 提高到 93.25%,彝族乡(镇)村民血防参与意识显著提高。

四川省多个地区结合群众日趋丰富的文化生活,创造了多种形式的文艺作品以开展血防健康教育,如以讲述血防故事为主的评书、宣讲血防知识和晚血救助政策的《三句半》、防治急性血吸虫病的小品《王爱美就诊记》等,并组织腰鼓队、鼓号队、歌舞队等利用各种重大节日深入流行乡(镇)演出,开展"居民健康 教育大课堂""血防知识进社区""晚血患者现场讲血防"等活动,并配合发放传播血防知识和信息的实用性生活用品。群众对上述宣传形式接受度高,宣传效果好。

八、针对流动人员返乡查治病的血防健教模式

根据流动规律和特点,山丘型流行区外出务工人员大体分为远距离外出务工和近郊

务工两种。远距离外出务工人员主要流入地为省外或省内较远地区，每年回乡 1～2 次，返乡时间大多集中于春节前后。针对外出务工人员手机普及率高的特点，陈琳等对手机干预模式在流动人口血防工作中的应用进行了探索性研究，干预方式为点对点发送手机短信，干预时段为感染季节开始至春节前；研究人员根据不同季节特点发送有关血防知识、流行区分布、防护知识、查治信息、血防机构咨询电话等内容，并于春节前后流动人口返乡时段在干预村设置专门针对外出务工人群的血吸虫病检查点。该研究通过对 501 名外出务工人员开展持续 10 个月的手机短信干预，干预对象血防知识知晓率从 56.17% 提高到 71.38%，查病依从率从 19.36% 提高到 74.05%。近郊务工人员主要务工地点在本地或邻近周边，但其职业已由农民转型为工人，清晨离家上班，傍晚才能返家。当地血防机构开展常规健康教育工作时难以覆盖到此类人群。针对近郊务工人员特点，四川省夹江县探索出了一种结合乡（镇）、村组会议的"血防夜话"模式，在每年易感季节前或实施防治工作前开展。该模式利用村民下班时间，通过乡（镇）干部及村干部召集本村村民，以座谈拉家常、放映血防相关视频、提供健康咨询为主，发放实用性宣传品为辅的方式开展活动，并在村组召集点设计制作了系列血防宣传栏，形成颇具特色的血防文化墙。该模式将各种传播方式结合起来，丰富了干预的层次和内容，具有针对性强、投入少、可操作性强等特点。干预后，居民血防知识知晓率从 81.59% 提高到 95.40%，正确行为形成率从 80.15% 提高到 95.20%。

本章分别就健康教育与健康促进发展、血防健教干预活动组成和血防健教干预模式应用，做了较为详细、系统地阐述，对我国血防健教工作具有较好指导作用。此举将对落实《"健康中国 2030 国规划纲要"》中包括血吸虫病流行区居民在内的全民健康公平，以及履行《联合国"民健康公平可持续发展议程"》承诺均具重要意义。紧密结合上述两项工作，共同推进我国血防健教，这是我们每个血防人的光荣使命和应尽职责。

（胡广汉　曹淳力）

参 考 文 献

[1] 黄敬亨，邢育健. 健康教育学. 5 版. 上海：复旦大学出版社，2013.

[2] 孙乐平，黄轶昕，王雷平，等. 江滩地区畜主健康教育与耕牛管理控制阳性钉螺的研究. 中国血吸虫病防治杂志，2004，16（5）：343-347.

[3] 刘兴隆，马玉才，王福彪，等. 健康教育控制渔船民血吸虫病效果. 中国血吸虫病防治杂志，2009；21（5）：424-425.

[4] 曹淳力，梁幼生，郭家刚，等. 血吸虫病健康教育作品评选方法的建立与应用. 中国血吸虫病防治杂志，2009，21（1）：43-46.

[5] 曹淳力，何忠，王一宏，等. 洞庭湖区流动人口血防知识及血吸虫感染情况调查. 中华预防医学杂志，2012，46（1）：84-85.

[6] 陈琳，曹淳力，鲍子平，等. 手机干预模式在流动人口血防工作中的应用. 现代预防医学，2013，40（9）：1754-1756.

[7] 曹淳力，鲍子平，沈利，等. 流动人口血吸虫病防治知识及行为分析. 现代预防医学，2014，41（23）：4317-4320.

[8] 张晶，李召军，邱凌，等. 渔船民参与式血吸虫病健康教育传播材料的研制与应用. 中国血吸虫病防治杂志，2016，28（1）：58-61.

[9]　胡广汉,许静,曹淳力,等. 我国血吸虫病消除阶段健康教育与健康促进面临的挑战及对策. 中国血吸虫病防治杂志,2018,30(2):117-123.

[10] 陈琳,钟波,刘阳,等. 山丘型流行区血防健康教育和健康促进的发展与山丘型流行区血防健康教育和健康促进的发展与模式探索. 中国血吸虫病防治杂志,2019,31(3):238-243.

第十二章

血吸虫病防治信息化管理适宜技术

信息化是指培养、发展以计算机为主的智能化工具为代表的新生产力，并使之造福于社会的历史过程。与智能化工具相适应的生产力，称为信息化生产力。信息化以现代通信、网络、数据库技术为基础，对所研究对象各要素汇总至数据库，供特定人群生活、工作、学习、辅助决策等和人类息息相关的各种行为相结合的一种技术，使用该技术后，可以极大地提高各种行为的效率，为推动人类社会进步提供极大的技术支持。

我国非常重视卫生信息化适宜技术的推广和普及，各地也都在积极探索适宜技术推广应用模式和长效机制。早在20世纪90年代初，在我国世界银行贷款中国血吸虫病控制项目中对血吸虫病防治管理工作首次引入计算机信息化管理技术，并在项目实施期间对血吸虫病防治起到了积极主动的作用。且随着科学技术的日益更新，血吸虫病防治信息化管理技术也在不断地在提高和完善。

但是目前血吸虫病防治信息化管理适宜技术推广工作还存在许多问题，比如：适宜技术筛选不尽合理，信息交流不顺畅，推广工作计划落实不到位，督导检查力度不够等等。针对以上存在的这些问题，提出建立一个适宜技术推广应用网络信息系统平台和管理信息系统，并对适宜技术推广管理信息系统的设计和建立进行了探索性研究。

第一节　信息采集与标准化

信息采集就是通过各种途径对相关信息进行搜索、归纳、整理并最终形成所需有效信息的过程。血吸虫病防治信息采集是当前新形势下血吸虫病防治工作的客观要求，在现在这个信息社会，所有从事信息工作的单位、部门、甚至个人信息的需求越来越多，依赖性也越来越大，信息采集已成为获得有效信息的必要过程。

信息资源的标准化是信息资源管理中一项重要工作。标准是对重复性事物和概念所做的统一规定，它以科技、技术和实践经验的综合成果为基础，经有关方面协商一致，由主管机构批准，以特定形式发布，作为共同遵守的准则和依据。血吸虫病防治信息采集标准化可以达到：①加强防治质量、提高防治效率；②便于科学化、现代化管理；③有利于专业化协作；④可减少浪费、增加有效性；⑤可促进全球血吸虫病防治经验交流；⑥有利于促进防治技术进步。

血吸虫病防治信息采集的标准化是实现数据共享的关键。它是在血吸虫病防治信息化管理基础数据上建立的，将依托相关标准规范实现各类血吸虫病防治工作配套采集设施的标准化建设，主要包括自动采集和人工采集，同时依托现代化通信网络快速实时地传输到上层标准化数据库系统中,为血吸虫病防治指导提供数据支持。

一、钉螺孳生地的信息化

血吸虫中间宿主——钉螺的调查(简称"钉螺调查",下同)是血防工作的重点内容之一,多年来各级血防机构用不同形式记录了钉螺调查的过程及数据。钉螺调查的图账是常见记载形式之一,可清楚标记钉螺的分布、相对位置等。但由于以往的图账多是手工绘制的纸质地图,仅为示意图,比例不统一,可编辑性和可利用度较差。随着技术的发展,地理信息系统可更好地绘制、存储、传输和利用钉螺孳生地分布图。通过利用以往的钉螺调查图账并结合地理信息技术完成钉螺孳生环境的标准化和电子化。

精细的电子化过程需要两个基本条件。一是要确定钉螺孳生环境的空间位置,二是要有高清晰航拍图像可供描绘钉螺孳生环境的边界。对于第一个条件,可以利用全球定位系统(GPS)实地测量钉螺孳生环境的经纬度,或者电子地图绘制者非常熟悉钉螺孳生环境的位置(比如,可以从高清晰航拍图片上找出钉螺孳生环境)。对于第二个条件,可以直接购置或免费途径获得高清航拍图像。

Google Earth(GE,下同)是一款 Google 公司开发的虚拟地球仪软件,含有丰富的高分辨率卫星影像数据,其卫星影像的分辨率可达到亚米级,而且数据在不断更新,因其在显著改进科学数据的可视化和传播方面的潜力而得到大家的共同认可。近年来,基于 GE 的一些科学技术的可视化已经广泛应用于血吸虫病防治与研究工作当中。此外,GE 同时共享经纬度和高程信息,并提供了二次开发应用程序编程接口(API),用户可以利用开发的 API 快速地从 GE 中提取任意地区的高程数据。GE 的高程信息有较高的精度,在较多实际应用中有很大作用。总的来说,GE 具有无可争辩的优势(广泛的、免费的、更新快),可以通过直接方式或间接方式获得大量的有关地形地貌和地物等相关信息,但它仍然需要结合预处理工具,转换成可信度更高的数据。在目前全球尚未能提供血吸虫病流行区钉螺孳生环境的高程数据的情况下,如需要开始与高程相关研究项目,建议可利用 GE 提取对应高程后,再通过高程校正模型提高研究区域的高程值,将更有助于提高研究结果的可靠性。同时,目前常用的 GIS 软件能够很好地读取 GE 的数据文件,如 ARCGIS 等。

因此,对于条件有限的地区,熟悉钉螺孳生环境位置的人员或在熟悉钉螺孳生环境位置人员的指导下,在 GE 平台中绘制钉螺孳生地是最简单有效的方法。以下按照这种方法介绍电子化和标准化采集过程。

(一)软件安装和准备工作

1. 软件下载与安装　下载 GE 软件,双击运行程序,按照提示步骤安装。安装过程后段,会进行优化设置、服务注册等操作,请勿关闭,否则会造成软件无法正常使用。安装过程将自动安装 .Net Framework 2.0 及 .Net Framework 3.5,若安装失败,请根据微软提供的错误提示更改环境后再安装。软件运行后效果如图 12-1。

2. 软件的使用　GE 软件是即装、即配、即用,一步到位。其主要是用于浏览地球表面的影像。这里介绍几个基本功能。

(1)放大、缩小、方位:在 GE 界面的右上角有指北针和缩放条。当浏览的界面方位偏离时,点击指北针上的"可以不断放大或接近地面"。如果想快速靠近地面时,也可双击地球表面某个位置,自动靠近地面(图 12-2)。

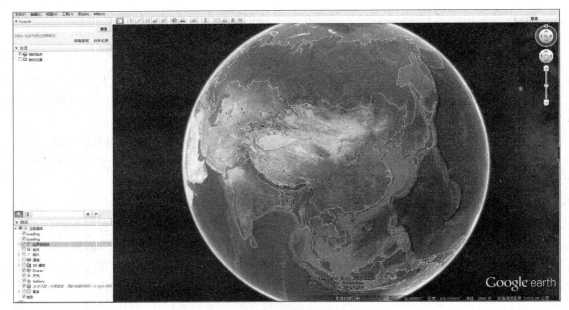

图 12-1　Google Earth 软件运行图

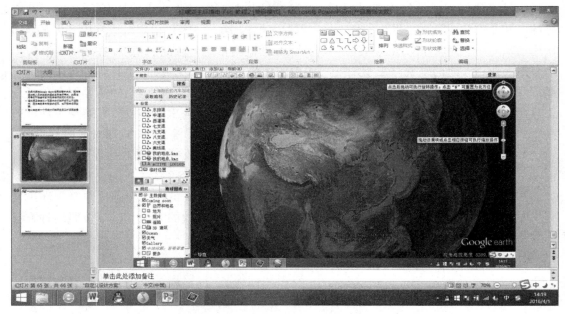

图 12-2　Google Earth 软件放大、缩小、方位实用操作

（2）搜索和定位：GE 一个基本功能就是输入某个地名或经纬度，定位并导航至该地。这一功能 GE 界面的左上角，具体输入格式要求如图 12-3。

（3）视角转换：当无限接近地表时，GE 默认情况下是会改变视角的，即由原来俯视地面，变为平视。这在绘制地图时造成不便。其调整方法如图 12-4 所示。

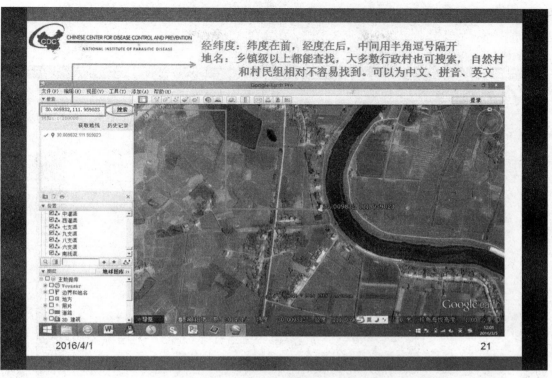

图 12-3　Google Earth 软件搜索和定位功能

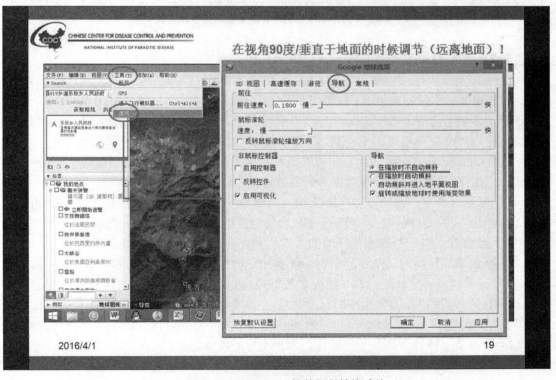

图 12-4　Google Earth 软件视角转换功能

（4）更改显示的单位：在默认情况下，GE 给出的坐标单位是度分秒，可在设置中更改其显示的单位，如让其显示以小数记录的度，如图 12-5 所示。

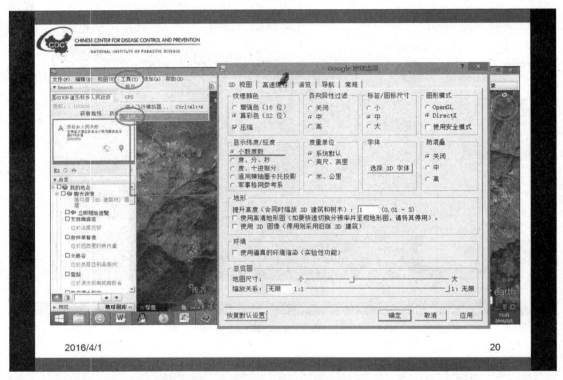

图 12-5　Google Earth 软件坐标单位修改功能

（二）确定钉螺孳生地的位置

条件允许的地方，可以通过手持 GPS 航迹功能绘制钉螺孳生地边界。具体做法如下：首先将 GPS 坐标单位调整至度（标单，保留小数点后五位数，坐标系统采用 WGS84。对沟渠、田埂等线状分布的孳生环境，沿着起点到终点记录线状地理信息；对水田、洲滩等面状孳生环境，则沿孳生环境周围走一圈，记录环线的地理信息。

注意：GPS 记录的面状孳生地的边界虽然看上去是个闭合的环，但仍是线状的图，与此次调查要求的面状图不符，仍需要导入到谷歌地球中进行重绘和调整。

条件有限的地方，可以：①在 GE 上确定钉螺孳生环境的大致位置；②然后通过肉眼判断目标孳生环境的确切位置；③最后在 GE 上绘制目标孳生环境的边界轮廓。

1. 大致位置　判断钉螺孳生环境的大致位置有两种方法。

（1）根据孳生环境的辅助资料，比如 ** 省 ** 市 ** 县 ** 乡 ** 村。在目前的 GE 的影像图片都标记乡镇及以上的行政区，绝大多数行政村也已经标记，有些自然村也有标记。可以利用 GE 的搜索功能，输入相应的行政区域名称，直接导航至行政村一级的位置。比如湖北省荆州市公安县狮子口镇洪峰村（一般写县级以下的名称即可，比如"公安狮子口洪峰"）。

（2）根据孳生环境中的某个经纬度。利用 GE 的搜索功能，输入相应的经纬度，直接导航至具体地点。由于 GE 上的经纬度和手持 GPS 获得的经纬度可能会存在一定的偏差，当手持 GPS 采集的经纬度导入到谷歌地球上后，可能与影像发生稍微的偏移（比如 GPS 采集数据位置在一个十字路口，但到谷歌地球后可能会落在十字路口外的地方）。这种情况就只能通过直接在谷歌地球的影像上手动调整了。

2．确切位置 这里的确切位置是相对 GE 的影像而言的。当利用 GE 搜索功能导航到钉螺孳生环境大致的位置后，需要熟悉该区域地形（或钉螺分布）的人员辅助完成位置的精确定位。完成精确定位可以有两种方法。

（1）几个孳生环境的空间位置关系。通常一个孤立的环境，即使用 GE 搜索功能确定了大致的位置，也是比较粗略的（比如定位到了一个行政村村委会的位置），可能需要花很长时间去识别该环境。这时熟悉地形的人员可以先根据环境所在自然村的方位找到自然村的位置，然后再根据环境在该自然村的方位大致判断可能的区域。接下来就需要通过几个环境的空间位置关系来判断某一环境的具体位置。

举例如下，首先根据钉螺调查螺图（如下图 12-6 所示）知道该区域是在"湖北省荆州市公安县狮子口镇洪峰村"，通过 GE 搜索功能，定位到洪峰村。根据查螺图，知道该区域在"河口村"和"桂花村"之间，可在影像图中直接把这两个村的位置标注出来，如图 12-7 所示。

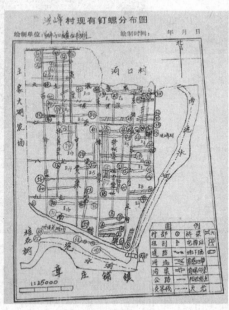

图 12-6 查螺图

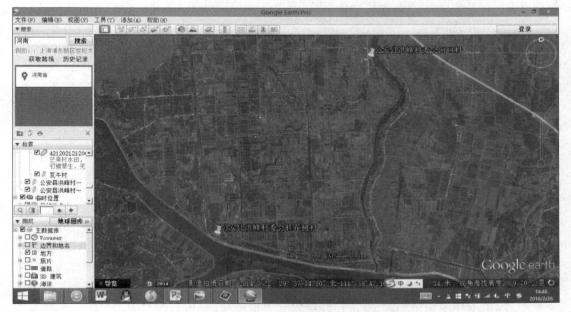

图 12-7 Google Earth 软件地理位置标注

通过查螺图上标注的环境空间关系及名称，可以确定各环境的具体位置，然后绘制出各孳生环境的图（图 12-8）。

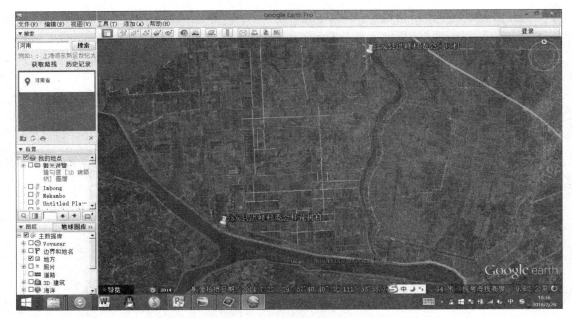

图 12-8　Google Earth 软件绘制钉螺孳生环境

（2）通过 GPS 描绘的钉螺孳生环境轮廓进行识别。钉螺孳生环境的大致定位仅需要一个点的经纬度即可，如果对某个环境边界选择性定位多个点则更有利于其精确定位。

（三）绘制钉螺孳生环境

钉螺孳生地理论上均为面状图形，但有些沟渠的宽度较窄作为线状图形处理。有些感染性钉螺可能仅在某个点上发现，就用点状图展示。这里就分别对点、线、面的绘制方法概述如下：

1．点状图的绘制

（1）绘制方法：点状图的快捷键在 GE 主窗口的上面，如图 12-9 所示，形似一黄色图钉。当点击一下后，自动出来一个属性对话框，同时在屏幕中心位置出来一个黄色图钉的标记。在不关闭属性对话框时，可以用鼠标拖动标记，且在属性对话框中可见经度和纬度在变化。当确定好位置后，点击属性对话框中的"确定"即生成一个点状图。如需修改或移动该图标，可以右击打开"属性"显示属性对话框，修改或拖动图标如前所述。如需改变图标的类型，可在属性对话框"名称"后面点击黄色图钉的标记，即可选择图标类型。

（2）使用范围：点状数据仅用于感染性钉螺点的标记。

（3）属性特征

1）名称：13 位编码，其中，①编号构成：钉螺孳生环境编码为 13 位数，第 1～2 位为省级国编码，第 3～4 位为市级国编码，第 5～6 位为县级国编码，第 7～8 位为乡镇级国编码，第 9～10 位为行政村编码（统一用寄生虫病防治信息管理系统（血吸虫病专报系统）中的行政村编码），第 11～13 位为环境顺序号。②编号要求：编码的前 10 位是固定的国编码，因考虑到行政区划的变更，调查的环境编号全部按照当时最新的国编码进行；第 11～13 位是环境顺序号，由于环境编号的前 10 位已经限定到了行政村，一般行政村中的钉螺孳生环境不超过 999 个，如确实超过 999 个环境，建议根据当地实际情况对部分关系密切（如空间上毗邻，又没有明显隔离）的环境进行合并；顺序号必须是三位，从 001 至 999，如，001（表示第 1 个环境），079（表示第 79 个环境）……环境的顺序可以根据实际情况自行规定，如按照环境

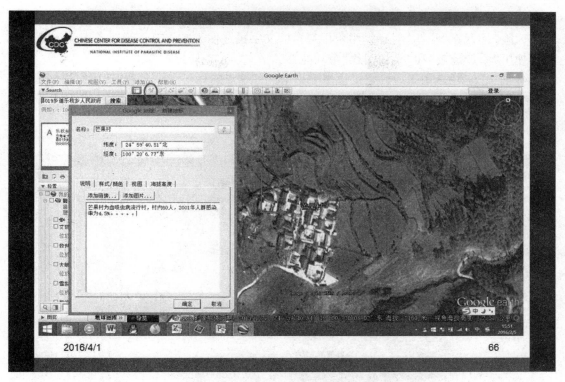

图 12-9 Google Earth 软件主窗口

到人群居住地的距离，或按照梯田台阶从上至下。建议空间 / 地理上相邻的环境，序列号也相邻。③争议环境的处理原则：对于一些属地有争议的环境，以"就近原则"将其归入某个行政村；如果仍无法归并，则相应的区域编号可以"00"代替。

2）经纬度显示：须调节成小数形式，且以度为单位（图 12-10）。

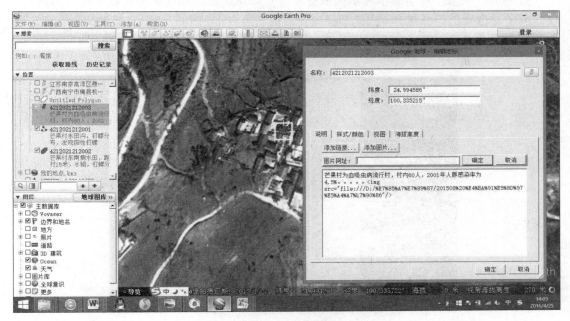

图 12-10 经纬度编辑

3）说明：由于这里使用 GE 主要目的是协助绘制环境边界，且 GE 为在线软件存在信息泄露风险，因此在"说明"对话框中仅用简单的文字描述便于操作者和管理者识别环境。不建议使用"添加链接"和"添加图片"等功能。

4）样式 / 颜色：由于此标记仅适用于感染性钉螺点的标记，统一用默认图钉样标记，颜色＝红色，比例＝1，不透明＝100%（图 12-11）。

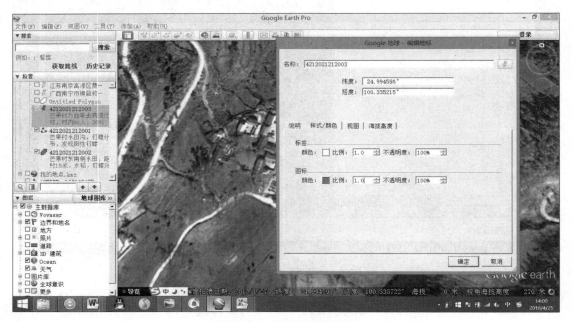

图 12-11　样式和颜色编辑

5）视图："视图"对话框里显示的信息没有实际意义。比如此处的经纬度显示的是 GE 窗口的中心位置的经纬度，"范围"是指该窗口的宽度（即视图的尺寸）。如果禁止靠近地面自动倾斜的功能，倾斜为 0 度；如果指南针没有偏离，方位也为 0 度（图 12-12）。

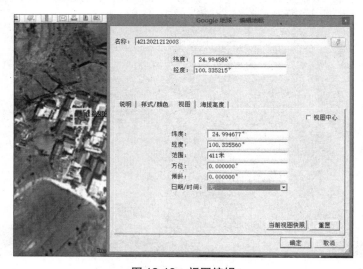

图 12-12　视图编辑

6）海拔高度：这里的"海拔高度"是指图标的相对位置，可以选择"贴近地面"，即指图标离地 0 米；如果选择"相对于地面"，比如相对地面 100 米，即指所绘制或标注的图形的位置在离地面高度 100 米的位置（在使用自动倾斜功能时效果尤为明显）（图 12-13）。建议选择默认"贴近地面"。在这里请注意：GE 显示的高程数值为 WGS-84 大地高程系统，而不是我国通常使用的 1985 黄海高程系统。

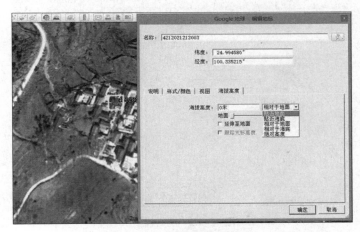

图 12-13　海报高度编辑

2. 线状图的绘制

（1）绘制方法：线状图绘制的快捷键也在谷歌地球主窗口上方的工具条内，即"添加路径"工具，如图 12-14 所示。当点击快捷键后弹出属性对话框，此时可以用鼠标沿着线状的钉螺孳生地从头到尾点多个点，即可生成一条线。该条线是由多个点连接而成，而不是用鼠标拖画一个线。

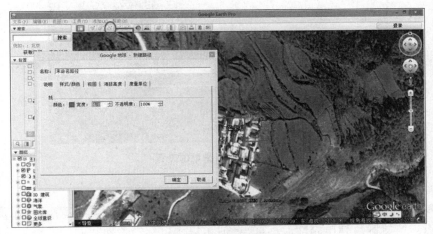

图 12-14　新建路径

（2）使用范围：用于宽度较窄的沟渠、田埂等。

（3）属性特征

1）名称：13 位编码，同点状图的绘制要求。

2）说明：与点状图形相同。

3）样式/颜色：线条颜色：可疑钉螺孳生环境＝蓝色；历史有螺环境＝黄色；现有钉螺环境＝绿色；感染性钉螺环境＝红色。线条宽度＝2。不透明度＝100%。

4）视图：同点状图形的绘制。默认值为NA（图12-15），如果点击"当前视图快照"，可显示如图所示的内容。

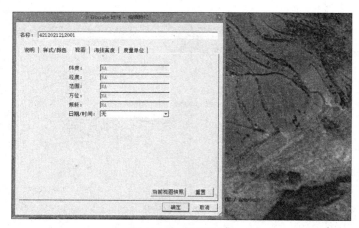

图12-15　视图设置

5）海拔高度：同点状环境的绘制，是指图标的相对位置。建议使用默认"贴近地面"。

6）度量单位：首先选择单位"米"，然后可以看到显示的是线状环境的长度（图12-16）。

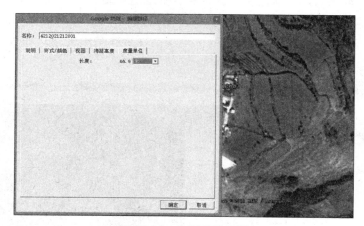

图12-16　度量单位设置

3．面状图的绘制

（1）绘制方法：面状图绘制的快捷键也在GE主窗口上方的工具条内，即"添加多边形"工具。当点击快捷键后弹出属性对话框，此时可以用鼠标沿着面状的钉螺孳生地从头到尾点多个点，即可生成一条闭合线，即一个面。与线状孳生地绘制相似，在面状边界绘制的线也是由多个点连接而成，而不是用鼠标拖画一个闭合的线。

（2）使用范围：用于面积相对较大，宽度较大的孳生地，如河道、洲滩等。

（3）属性特征

1）名称：13位编码，同点状图的绘制要求。

2）说明：同点状图形和现状图形。

3）样式/颜色：线条：颜色＝白色，宽度＝1，不透明度＝100%。面积：可疑钉螺孳生环境＝蓝色，历史有螺环境＝黄色，现有钉螺环境＝绿色，感染性钉螺环境＝红色。面积不透明度＝50%。

4）视图：建议使用默认值。

5）海拔高度：建议使用默认值"贴近地面"。如果在同一个区域有2个图层（即2个面状图交叠），可使用绘图次序来调整相对位置。

（四）电子地图的保存

原则上要求每个县（市、区）独立保存一个文件。当该县所有的环境绘制完成后，在GE界面左侧的工具栏中找到"我的地点"右击，选择"将位置另存为"，出来如图12-17的对话框。选择需要保存的路径，并填好文件名称，选择保存格式为KML。文件名应以该县的全名命名，如"巍山彝族回族自治县"。

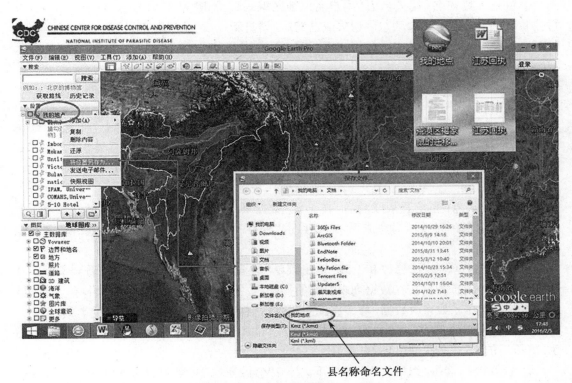

图12-17 电子地图保存设置

二、个案信息采集

截至2015年底，全国各流行县（市、区）均达到血吸虫病传播控制标准，血吸虫病疫情已经控制在低流行状态。为如期实现《全国预防控制血吸虫病中长期规划纲要（2015年）》提出的总体目标，我国于2014年及时提出了到2025年实现消除血吸虫病的目标。鉴于当前血吸虫病流行形势，要如期实现这一宏伟目标，需要突破难点、精确定位防治靶点、实施精准防治，才能彻底消除导致血吸虫病复燃的潜在因素，保障消除血吸虫病目标的如期实现。也就是将原来的群体防治、大面积范围灭螺转为精准到个人血吸虫病病例管理以及风险区域灭螺等。

（一）病情（地方病调查系统）

地方病调查系统是由中国疾病预防控制中心研制，适用于"血吸虫病现症病人个案调查表"的在线录入。

1. 系统介绍　本次调查是利用流行病学动态数据采集平台（epidemiological dynamic data collection platform，EDDC）进行定制的。本次调查中，各用户通过在线方式访问调查任务并填报问卷，问卷提交后保存至 EDDC 后台服务器中。

2. 系统登录　为保障数据的安全性，调查数据通过中国疾病预防控制信息系统虚拟专用网络（VPN）上报。

（1）短信认证＋VPN 登录（非疾控中心用户）：打开浏览器，输入地址：http://vpn2016. cdpc.chinacdc.cn/UVSSJS/EDDC，即可打开"中国疾病预防控制信息系统 -VPN 登录门户"，用户名处输入用户名，用户名为"用户名位地区编码"，点击"获取动态码"登录 VPN。注：短信验证码 10 天内有效，动态码遗失或过期后，请重新点击"获取动态码"。

注意：该类用户需提前上报用户手机号，第一次登录时需安装 VPN 插件，见"插件下载"，具体安装方法参见"安装指南"。

第一次登录时等待时间较长，请耐心等待。加载完成后点击 EDDC 系统图标可登录调查系统，再次输入用户名和密码完成调查系统登录。

（2）VPN 登录（疾控中心用户）：打开浏览器，输入地址：http://10.249.35.12/task/1，即可打开"地方病调查系统"，利用发放的用户名和初始密码进行登录。用户名为"户名和位地区编码"，如浙江省杭州市萧山区的用户名为"户 33010900"。初始密码均为"df2018"。

3. 数据采集

（1）数据录入：系统登录成功后，在菜单"数据采集"下，点击"录入"，即可打开一份新的问卷进行录入。问卷填写完成后，需要点击"保存"按钮，如果问卷有漏填或错填则不能被保存。

（2）数据浏览、查看、修改和下载：点击菜单"数据采集"下的"浏览"可以看到本级以及辖区范围内的调查数据。在数据列表右侧的操作栏，有查看、修改和删除三类操作，点击后进行相关的操作。如修改数据，修改完成后需点击"保存"按钮完成数据的提交。

在数据列表的下方，有"导出 excel 按钮"，可以下载已填报的数据。导出文件为压缩包，解压后的 CSV 文件可用 Excel 打开。

4. 修改密码　在"系统管理"菜单下，点击"修改密码"可以进行密码的修改。请及时修改初始密码并保管好密码！

5. 数据统计　系统提供血吸虫病和日本血吸虫病的病例统计功能。在"统计分析"菜单下，点击不同的报表即可查看不同疾病的报告情况。各地区数据为所辖范围内填报的数据之和。如：浙江省数据＝浙江省所辖各市的填报数据之和。

6. 讨论区　系统提供了讨论区功能。各级用户可以就调查过程中的问题发表新主题提问或者进行讨论。

（二）钉螺调查数据采集管理系统

钉螺调查数据采集管理系统是由中国疾病预防控制中心寄生虫病预防控制所研制。主要功能是用于钉螺现场调查时，实时采集螺情资料。本系统前台运行环境为安卓 6.0＋，后台运行环境为 IIS，Mysql，Aspnet.core。

1. 软件部署

（1）后台部署

1）后台程序包名称为 appadmin；

2）后台程序包地址：E：\appadmin；

3）通过 IIS 发布该程序包即可；

4）后台地址：http://116.62.219.183：8000。

（2）APP 部署

1）app 安卓安装包名称为 app.apk；

2）app 下载和更新地址：http://116.62.219.183/app/app.apk；

3）通过安卓手机浏览器输入下载地址即可下载。

2. 功能使用

（1）后台管理系统

1）登录：在浏览器地址栏中输入系统网址：http://116.62.219.183：8000，进入系统登录界面。

主界面中主要功能分为三个部分：调查准备、调查数据、抽样数据和管理。

调查准备：作用于每次调查前，在调查数据功能组中配置调查内容，包括调查任务、调查区域和调查图幅。

调查数据：作用于每次调查过程中和实验室化验前，APP 端产生的调查数据将在本模块中显示。

抽样数据：作用于实验室对采集钉螺样本的化验之后，显示和统计实验室的化验数据。

管理：主要包括用户管理和 APP 版本管理。用户管理模块可以管理 APP 端的用户（用户名和密码）；APP 版本管理实现 APP 版本和更新功能。

2）调查准备

①调查任务

A. 调查任务列表：以列表的形式展示调查任务。通过列表左侧的操作按钮，可对内容进行修改和删除。

B. 添加调查任务：内容包括调查编号、调查名称、调查内容、调查的开始时间和结束时间。（本部分内容根据调查情况填写，不作规定格式的硬性要求）。

②调查区域

A. 调查区域列表：以列表的形式展示调查区域。通过列表左侧的操作按钮，可对内容进行修改和删除。

B. 添加调查调查区域：调查区域的特定环境的地理属性，包括所属的调查任务、环境编号、省、市、县、乡、村和排列顺序（环境编号：共 13 位数字，1～2 位为省级国标码，3～4位为市级国标码，5～6 位为县级国标码，7～8 位为乡镇级国标码，9～10 位为村级国标码，11～13 位为环境的顺序号）。

③调查图幅

A. 调查图幅列表：以列表的形式展示调查图幅。通过列表左侧的操作按钮，可对内容进行修改和删除。

B. 添加调查图幅：调查图幅：APP 端调用的图幅地址配置。包括：所属调查任务、图幅名称、和 URL 地址（URL 地址为 arcgis server 发布的动态图层）。

3）调查数据：作用于每次调查过程中和实验室化验前，APP 端产生的调查数据将在本模块中显示。当实验室化验并录入化验信息后，数据不在此处显示。

点击列表左侧的操作按钮，可以查看本条调查记录的环境、气象和图片详情（功能待完善）。

4）抽样数据：作用于实验室对采集钉螺样本的化验之后，显示和统计实验室的化验数据。当实验室化验并录入化验信息后，数据在此处显示。

点击列表左侧的操作按钮，可以查看本条调查记录的环境、气象和图片详情（功能待完善）。

5）用户管理

①用户列表：用户列表位于（管理）中的（用户）模块，用以管理本系统和 APP 的登录权限。

②添加用户：在用户模块的右上角，点击添加用户，弹出添加用户信息框，输入必要的用户名和密码信息。

6）APP 版本和更新管理：位于（管理）中的（APP 版本）模块，用于 APP 版本控制。

可对 APP 版本内容进行编辑，包括 APP 下载地址，APP 版本号和更新内容等。

（2）APP：主界面主要包含三个部分：图形绘制区、数据编辑区、图层控制区。

1）图形绘制区：绘制调查区域的工具，包含点、线、面绘制，以及编辑和清空功能。

2）数据编辑区：包含环境数据和调查数据录入，及两者的上传功能。

3）图层管理区：包含图层控制，调查任务选择以及手机定位功能。

（3）定位：点击定位按钮（红色，右下角倒数第一个），系统调用手机 GPS，自动定位到当前位置（*注：第一次使用时，需同意调用手机定位功能权限）。

（4）调查任务、调查区域、调查内容：点击上图中任务按钮（右下角倒数第二个），展开调查任务选择和配置。

1）调查任务：选择即将开始的调查任务（调查任务由后台配置）。

2）调查区域：选择本次调查任务中调查所在的区域（后台配置）。

3）调查内容：显示选择任务和区域中绘制的区域图形，可对图形进行定位和删除。

（5）调查图幅：点击上图中图层按钮（右下角倒数第三个），展开图层控制页面。此处可以切换底图以及开启图幅，当选择调查任务后，系统自动列出本次调查任务的所有图幅。

（6）环境区域绘制：环境区域绘制位于图形绘制区。包括点线面绘制，编辑和清空。

1）点击点绘制按钮（右上角第一个），开启点绘制功能。功能激活后，在地图上点击目标位置，可绘制点图形。

2）点击线绘制按钮（右上角第二个），开启线绘制功能。功能激活后，在地图上点击目标位置，可绘制线性。

3）点击面绘制按钮（右上角第三个），开启面绘制功能。功能激活后，在地图上点击目标位置，可绘制面状。

4）点击编辑按钮（右上角第四个），开启图形编辑功能。功能激活后，图形显示其节点，拖动能够对点线面进行编辑，其中，点击或拖动半透明节点可添加新界面；双击实心节点可删除该节点。

5）点击清空按钮（右上角第五个），清空绘制的所有图形。

（7）环境参数：当在地图上绘制完图形后，点击环境按钮（右上角第六个），跳转至环境参数编辑页面（表 12-1）。

表 12-1 环境参数对照表

字段名称	说明
环境编号	13 位编码（自动填写）
环境名称	环境名称是简短的描述性文字，如小张湾村东灌溉渠、芒果村藕塘等
流行类型	是指环境所处的区域的流行类型：湖沼＝1，水网＝2，山区＝3
历史环境类型	根据所掌握的历史资料，最早发现钉螺时的环境类型，沟渠＝1，塘堰＝2，水田＝3，旱地＝4，滩地＝5，其他＝6
现在环境类型	当前（2014—2016 年最近一年）的环境类型，沟渠＝1，塘堰＝2，水田＝3，旱地＝4，滩地＝5，其他＝6
环境改变类型	环境改变类型：Ⅰ类＝1、Ⅱ类＝2、Ⅲ类＝3、Ⅳ类＝4、Ⅴ类＝5
环境面积 /m²	是指历史环境面积，应区别于现有环境的面积。前者是指历史资料记录的面积，后者是本次调查的实际环境面积。特别是对于已经改变了的环境，两个数值应不同
历史累计有螺面积 /m²	根据历年查螺资料，确定钉螺在该环境中最大的分布范围，该分布范围的面积即为历史累计有螺面积。历史有螺面积应小于或等于该环境面积
首次发现钉螺年份	根据所有能够查阅的资料，确定该环境最早的查见活钉螺的年份。如果确实无法根据历史资料判定环境有螺的年份，可以用自然村（或行政村）首次发现有钉螺的年份代替
首次发现钉螺面积 /m²	首次发现钉螺时确定下来的钉螺面积。如果当时发现钉螺没能测算钉螺面积的，应将距离首次发现钉螺时间最近的一次钉螺面积估算作为"首次发现钉螺面积"
最近一次查到钉螺年份	查阅相关资料，确定距离此次调查最近且查到钉螺的年份。比如，某环境在 1979 年时查到了活的钉螺，但在 1980 年及以后开展的查螺中再也没有查见活的钉螺，那么"最近一次查到钉螺年份"即 1979。最近一次查到钉螺年份也包括此次调查的年份。比如，某环境在此次调查中仍发现有活钉螺，该年份即为 2016
首次发现感染性钉螺年份	感染性钉螺是指含有日本血吸虫胞蚴或尾蚴的钉螺。根据所有能够查阅的资料，确定该环境最早的查见感染性钉螺的年份。如果确实无法根据历史资料判定环境有感染性钉螺的年份，可以用自然村（或行政村）首次发现感染性钉螺的年份代替
最近一次查到感染性钉螺年份	查阅相关资料，确定距离此次调查最近且查到日本血吸虫感染的钉螺的年份

（8）钉螺调查：点击环境按钮（右上角第七个），跳转至调查页面。

1）扫描二维码：点击扫描二维码，APP 开启相机，对采集带二维码进行扫描，获取采集袋编号（＊注：第一次使用时，同意开启相机权限，若不能扫描成功，则点击返回按钮，并在此点击扫描二维码）。

2）钉螺生长环境 见表 12-2。

3）气象信息：系统通过位置信息自动拉取当地的气象信息。

4）图片上传：在底部可选择图片进行上传（目前最多可选择 3 张图片）。

表 12-2　调查参数对照表

字段名称	说明
环境编号	13 位编码
环境名称	环境名称是简短的描述性文字，如小张湾村东灌溉渠、芒果村藕塘等
植被类别	是指该环境的主要植被类型，如果某个环境有 2 种及以上明显不同的植被类型且分界清楚，应考虑将该环境分成若干独立的环境。环境类型：1＝杂草，2＝芦苇，3＝树林，4＝水稻，5＝旱地作物，6＝其他
环境面积 /m²	此表中的环境面积是指当前或距离此次调查时间最近的环境面积。比如，若干年前的一条小水沟，现在拓宽成一条更宽的灌溉渠，环境面积则是指当前灌溉渠适宜钉螺孳生的环境面积，而不是以前的小水沟的适宜钉螺孳生的环境面积（可归为历史环境面积，）。对于已经彻底改变的环境，如若干年前的一个有螺水田，现在成为居民小区，这个环境面积则是指距离此次调查时间最近的环境面积，比如此有螺水田 1998 年被平整建房，环境面积即为 1998 年时该水田适宜钉螺孳生的环境面积
现有螺面积 /m²	指"现有钉螺环境"中钉螺实际分布范围的面积
感染性钉螺面积 /m²	指"现有钉螺环境"中日本血吸虫感染的钉螺实际分布范围的面积
调查时间 /（年 / 月）	格式为年 - 月，如 2016-04 即 2016 年 4 月。时间限定在 2014-01 至 2016-12 之间

（9）APP 自动更新：当有新版本 APP 发布时，系统自动提示更新。

（10）使用流程：开启 APP →输入用户名和密码完成登录→在主界面中点击任务按钮（右下角，倒数第二个），开启任务选择栏，并选择任务和调查区域→点击定位（右下角，倒数第一个），定位到当前位置→通过图形绘制区的功能，对钉螺生长环境（点、线、面）进行绘制→点击环境按钮（右上角第六个），填写环境参数，并提交→点击调查按钮（右上角第七个），扫描二维码，填写环境信息，选择图片，并提交，如果提示上传成功，则完成本次数据上传→上传成功后，系统自动跳转至地图页面，便可开始下一个区域的调查。

三、影响因素采集

（一）植被调查

对钉螺调查框采用目测法开展植被调查，以钉螺调查框为样框，记录每个查螺框中的植被种类、植被平均高度、植被盖度和植被覆盖度等指标。拍摄每个查螺框的植被照片，将相机镜头垂直于地面，拍摄查螺范围内的植被情况，并将拍摄的相片序列号记录于钉螺调查表中。

植被种类记录调查框中优势植物，如狗牙根、牛鞭草、假俭草、苔草、莎草、荻草、藜蒿、蓼草、荸荠和芦苇等。植被高度用钢卷尺测量优势植物的最高植株高度和最低高度，后取平均值，单位为厘米。植被盖度指植物群落总体或各个体的地上部分的垂直投影面积与样方面积之比的百分数。植被覆盖度是指植被（包括叶、茎、枝）在单位面积内植被的垂直投影面积所占百分比。

（二）土壤标本采集

采集调查框中心点位置的土壤。取土样本时，挖开土壤，环刀采集土壤剖面的原状土，重复 3 次，混合采集表土（0～20cm）样品 1kg 左右，并在袋子外面标注栅格点的编号，供室内实验室土壤容重、总孔隙度；用重铬酸钾法测量土壤有机质含量；微量凯氏法测定氮；钼锑抗比色法测定磷；火焰光度法测定钾。在实验室里用烘干法测量土壤含水量；用环刀法测量场用土壤温度、水分、盐分、pH 四参数测仪测量每个钉螺调查框中土壤的温度、水分、盐分的 pH。

第二节　时空分析技术

血吸虫病是与地理因素密切相关的疾病，找出血吸虫病与自然环境的内在联系正是控制血吸虫病流行的关键，正确认识血吸虫病的流行与自然环境、人文社会环境之间的复杂联系并建立有效的预测/预警模型是最终的目的。对各种影响血吸虫病地理分布的自然环境因素（如土壤、植被、温度、光照、距离和高程等）的分析有助于对该疾病的危险因素更进一步深入了解与控制。

一、空间分析技术

空间分析理论，较早由 Moran（1950 年）首次引出空间自相关测度以研究二维或更高维空间随机分布的现象，而 Matheron（1963、1967 年）先后提出了地统计和克里格技术，Cliff 和 Ord（1981 年）出版了 *Spatial Process*：*Model and Applications* 专著，形成了空间统计理论体系，而进一步的 SAR、MA、CAR 模型（Anselin，1988；Haining，1990；2003）以及空间异质性的局域统计 Getis'G 和 Lisa 的提出（Getis，1992；Anselin，1995）使空间分析理论趋于成熟，并且这些统计理论与技术最后分别融合于不同的空间分析软件，如 SpaceStat、ArcView-Splus SS、SAGE、Scan 等软件，结合 GIS 的可视化分析，使空间分析技术应用更为广泛。

空间统计学（geostatistics）一词是指某些统计方法的集合，在这些统计方法中，空间位置对于研究设计及资料分析起着至关重要的作用。尽管在人类医学领域中，空间统计学的发展已取得了长足进步，但这些方法学在医学及公共卫生领域中的应用并未受到相应的关注。部分原因是统计方法与 GIS 之间的联系还未能很好地建立，在可利用的商业 GIS 平台中，可直接用于空间流行病学的资源至今仍然少有，人们只能将 GIS 中的空间数据导入空间统计软件后，才能用于空间流行病学的研究中。空间流行病学中涉及的空间统计方法也在不断地发展，从数据可视化发展到探索性分析，目前更多的热点是模型建立等。

在数据可视化方面，由于各地之间所观察到的发病差异很难解释，因而基于原始资料的地图往往不太稳定。原因是这些差异来自实际差异的总和、结构上的差异以及抽样过程中出现的误差，有些统计分析方法可滤除这些误差。其中，一些方法也已经用于人畜共患传染病中，如肝片吸虫病、血吸虫病、包虫病、疯牛病、乳腺炎、口蹄疫和双腔吸虫病。空间分析技术有很多，包括空间自相关分析（spatial autocorrelation analysis）、趋势面分析（trend surface analysis）、谱分析（spectral analysis）、半方差分析（semivariance analysis）、空间插值法以及生态回归分析等，这里主要介绍空间自相关分析和空间插值分析。

（一）空间自相关分析

空间自相关（spatial autocorrelation）指空间位置上越靠近事物或现象就越相似，即事物或现象具有对空间位置的依赖关系。如果没有空间自相关，地理事物或现象的分布将是随意的，空间分布规律就不能表现出来。

自相关有 3 种：正自相关性（最常见，指附近的观察值很可能是彼此相似的）、负相关（较少见，指附近的观察值很可能是彼此不同的）以及无相关（零自相关，观察值的空间分布是随机的）。空间自相关分析一般分为以下 3 个步骤：①取样，②计算空间自相关系数或建立自相关函数，③自相关显著性检验。

空间自相关分析包括全程空间自相关分析和局部空间自相关分析两部分，全程空间自相关分析用来分析在整个研究范围内指定的属性是否具有自相关性，但并不能确切地指出聚集在哪些地方。局部空间自相关分析用来分析在特定的局部地点指定的属性是否具有自相关性。自相关分析的结果可用来解释和寻找存在的空间聚集性或"焦点"。空间自相关分析需要的空间数据类型是点或面数据，分析的对象是具有点或面分布特征的特定属性。

空间自相关系数有数种，分别适合于不同数据类型。例如，共邻边统计量（join-count statistic）适用于类型变量（即各种类型图），而 Moran's I 和 Geary's C 等统计量主要适用于数值型变量。此外，还有 Mantel 检验可用来研究多变量数据中的自相关系数。目前，在空间流行病学中，表示空间自相关大小的常用统计量有 3 个，即 Moran's I，Geary's C 和 G 统计量。

1. Moran's I 统计量　Moran's I 是应用最广的一个衡量空间自相关性的统计量，可用来进行全程或局部空间自相关分析。全程 Moran's I 的计算思路与传统统计学中的简单相关系数相似，公式如下：

$$I = \frac{n\sum\limits_{i=1}^{n}\sum\limits_{j=1}^{n}\omega_{ij}(x_i-\overline{x})(x_j-\overline{x})}{(\sum\limits_{i=1}^{n}\sum\limits_{j=1}^{n}\omega_{ij})\sum\limits_{i=1}^{n}(x_i-\overline{x})^2}$$

式中，n 是观察值的数目，x_i 是在位置 i 的观察值，x_j 是在位置 j 的观察值，$j\neq i$，$\overline{x}$ 为所有 n 个位置上观察值的均数：

$$\overline{x} = \frac{1}{n}\sum\limits_{i=1}^{n}x_i$$

$\{\omega_{ij}\}$ 是对称的二项分布空间权重矩阵，ω_{ij} 衡量位置 i 和 j 之间彼此影响的大小，跟两位置之间的距离有关，有多种确定方式，对区域数据而言，最简单的方式是如果区域 i 和 j 相邻，则 ω_{ij} 取值为 1，否则为 0；对点数据而言，可考虑的方式有：在以样本点 i 为中心、距离为 d 的范围内 ω_{ij} 取值为 1，否则为 0；或者将两位置之间的距离的倒数作为权重 ω_{ij}。

Moran's I 介于 -1 至 $+1$ 之间，取值为正，表示 x_i 和 x_j 是同向变化，数据呈正相关，取值越接近 $+1$，表示观察变量的正空间相关性越强，地域聚集性越高；Moran's I 取值为负，表示 x_i 和 x_j 是变化方向不同，数据呈负相关，取值越接近 -1，则数据的负相关性越强；Moran's I 取值越接近于 0，则数据越可能是随机分布的，不具有相关性。

由于抽样研究中抽样误差的存在，即使总体 Moran's I 的值为 0，样本 Moran's I 的值也可能不等于 0，因此需要进行总体 Moran's I 是否为 0 的假设检验，过程如下：

（1）作出假设

零假设：总体 Moran's $I = 0$，即不存在空间自相关；

备择假设：总体 Moran's $I \neq 0$，即具有空间自相关性；

$$\alpha = 0.05$$

（2）计算零假设成立时总体 Moran's I 的期望值 E(I) 和方差 Var(I)：

$$E(I) = \frac{-1}{n-1}$$

$$Var(I) = \frac{\{n[(n^2-3n+3)S_1 - nS_2 + 3S_0]\} - \{k[(n^2-n)S_1 - 2nS_2 + 6S_0^2]\}}{(n-1)(n-2)(n-3)S_0^2} - E(I)^2$$

其中

$$S_0 = \sum_{i=1}^{n}\sum_{j=1}^{n}\varpi_{ij}$$

$$S_1 = \sum_{i=1}^{n}\sum_{j=1}^{n}(\varpi_{ij} + \varpi_{ji})^2/2$$

$$S_2 = \sum_{i=1}^{n}(\varpi_{i\cdot} + \varpi_{\cdot i})^2 \quad \varpi_{i\cdot}为空间相邻权重矩阵i行,\varpi_{\cdot i}为i列$$

$$k = \frac{\left[\sum_{i=1}^{n}(x_i - \overline{x})^4 \middle/ n\right]}{\left[\sum_{i=1}^{n}(x_i - \overline{x})^2 \middle/ n\right]^2}$$

（3）计算Z统计量值：

$$Z = \frac{|I - E(I)|}{\sqrt{Var(I)}}$$

如果$Z \geq 1.96$，则拒绝零假设，认为总体Moran's $I \neq 0$，即具有空间自相关性；

如果$Z < 1.96$，则不拒绝零假设，认为总体Moran's $I = 0$，即不具有空间自相关性。

2. Geary's C统计量　Geary's C统计量是另一个常用的、分析全局空间自相关性的指标，其定义为

$$Geary's\ C = \frac{(n-1)\sum_{i=1}^{n}\sum_{j=1}^{n}\omega_{ij}(Z_i - Z_j)^2}{2(\sum_{i=1}^{n}\sum_{j=1}^{n}\omega_{ij})\sum_{i=1}^{n}(Z_i - \overline{Z})^2}$$

其中，Z_i和Z_j分别是x_i和x_j的标准化形式，$\overline{Z}$为Z_i的均数。

Geary's C统计量取值介于$0 \sim 2$之间，越接近0，表示观察变量的正空间相关性越强，地域聚集性越高，越接近2，负相关性越强，越接近于1，数据越可能是随机分布的，即不具有空间自相关性。

与Moran's I统计量类似，可以计算Geary's C统计量的期望值和方差，从而进行总体Geary's C统计量是否为1的假设检验。

3. G统计量　G统计量，又称Getis，由Ord和Getis提出并进一步修改，用来分析局部空间自相关性。G统计量的计算公式如下：

$$G_i(d) = \frac{\sum_{j=1}^{n}\omega_{ij}(d)x_j}{\sum_{j=1}^{n}x_j}, j \neq i$$

$G_i(d)$测量在位置i上的数值与距离为d的范围内每个位置j上数值的相关程度。

其中，$\varpi_{ij}(d)$为在d距离内的空间相邻权重矩阵。对区域数据而言，若i与j相邻，该$\varpi_{ij}(d)$为1，不相邻为0。

对抽样研究而言，所计算得到的是样本G统计量，要回答"总体是否存在局部空间自

相关性（聚集性）"这个问题，同样需要进行假设检验，与前面的过程类似，先要计算 G 统计量的期望值 $E[G_i(d)]$ 和方差 $Var[G_i(d)]$，在此基础上计算 Z 统计量值，与界值比较，作出判断。

$$E[G_i(d)] = \sum_{j=1}^{n} \omega_{ij} E(x_j) / \sum_{j=1}^{n} x_j$$

$$= (\sum_{j=1}^{n} \omega_{ij})(\frac{x_1}{n-1} + \cdots + \frac{x_i-1}{n-1} + \frac{x_i+1}{n-1} + \cdots + \frac{x_n}{n-1}) / \sum_{j=1}^{n} x_j$$

$$= W_i / (n-1),$$

$$Var[G_i(d)] = \frac{W_i(n-1-W_i)}{(n-1)^2(n-2)} \left(\frac{Y_{i2}}{Y_{i1}^2} \right),$$

$$W_i = \sum_{j=1}^{n} \omega_{ij}, \quad Y_{i1} = \sum_{j=1}^{n} x_j, \quad Y_{i2} = \sum_{j=1}^{n} x_j^2 / (n-1) - Y_{i1}。$$

$$Z = \frac{G_i(d) - E[G_i(d)]}{\sqrt{Var[G_i(d)]}}$$

空间自相关性的存在表明数据具有空间聚集性，上述统计量的大小表示聚集性强度，其缺点在于无法揭示空间分布格局及空间聚集范围。

4. 扫描统计量　扫描统计量（scan statistic）由 Naus 于 1965 年提出，最初用于识别一维点过程的聚集性，后来逐渐扩展至探讨事物在二维空间和三维时空上的聚集性。在医学领域，扫描统计量常用于分析疾病与健康事件在时间、空间或时空分布是否存在聚集倾向或趋势，可用于疾病暴发的早期发现、潜在公共卫生风险的早期发现和监测。与前面三种统计量不同的是，扫描统计量不仅可以判断是否有聚集性存在，还能对聚集位置进行定位。根据数据的时间、空间维度不同，可分为时间扫描统计量（temporal scan statistic）、空间扫描统计量（spatial scan statistic）和时空扫描统计量（space-time scan statistic 或 spatio-temporal scan statistic），在疾病监测和决策中的应用较为广泛。

（1）时间扫描统计量：时间扫描统计量可用于识别时间轴上的一个或几个聚群。设观察时间 T 内发生的总病例数为 N，已知每个病例发生的时间（点过程），定义长度为 w 的扫描窗口（scan window），从时点 t（$0 \leqslant t \leqslant T-w$）开始扫描整个观察期 T，记录各窗口病例数的最大值 Sw，即为扫描统计量。如果总病例数 N 为已知常数，无效假设为病例的发生属于均匀分布，如果 Sw 大于一个扫描窗口时间长度内的病例数，则提示有时间聚集性的可能。更多的情况是总病例数 N 为未知的随机变量，对于常见疾病，无效假设为病例的发生服从二项分布，对于罕见疾病，无效假设病例的发生服从 Poisson 分布，计算扫描统计量大于等于某一特定值（Sw）的确切概率，如果该概率大于等于所规定的 α 水准（如 0.05），则认为病例不是随机分布的，具有时间聚集性。当扫描窗所定长度 w 相对于较小 T 时，上述确切概率的计算十分复杂，Wallenstein 和 Neff 提出了近似法，陈滔等在此基础上编制了扫描统计量的临界值表，如果所计算的扫描统计量值大于对应情况的临界值，则认为具有时间聚集性。

时间扫描统计量也可用于集合数据（aggregate data），如几年内每个月发生的病例数，即并不一定需要知道每个病例发生的具体时间。扫描窗口的长度也可以是变化的，此时扫描统计量不再是扫描窗内病例数的最大值，假设检验采用似然比检验的方法，直接求解的过程较为复杂，随着计算机技术而发展起来的蒙特卡罗（Monte Carlo）模拟法可以简化求解过程,在扫描统计量的假设检验中发挥着越来越重要的作用。

(2)空间扫描统计量:空间扫描统计量是时间扫描统计量由一维时间向二维空间的扩展,用于识别疾病的发生是否具有空间聚集性以及近似的聚集位置。数据形式可以是点数据(病例的坐标),也可以是区域数据(每一地区内的病例数),假设病例的分布服从二项分布或 Poisson 分布,所设定的扫描窗一般为圆形,其大小可以固定也可以变化。与一维的时间扫描统计量相比,二维的空间扫描统计量的计算更为复杂,其假设检验过程主要是构建似然函数、求解最大似然比,P 值的计算一般采用蒙特卡罗模拟法,详见有关参考文献。

(3)时空扫描统计量:时空扫描统计量是空间扫描统计量由二维空间向三维时空的扩展,用于识别时空上的聚集性和近似的聚集位置及时间。数据类型可以是点数据也可以是区域数据,此时定义的扫描窗口为圆柱形(圆形底对应于地理空间,高对应于时间),随着扫描窗口的移动,可以得到一系列的分别位于扫描窗内外的病例数,以及在无效假设分布(二项或 Poisson 分布)下的期望病例数,由此构建似然函数,同样采用蒙特卡罗模拟法计算 P 值并判断是否存在时空聚集性。通过时空扫描统计量可以对既往疾病或健康事件资料进行回顾性的研究,还可以前瞻性定期监测疾病发生发展动向。

扫描统计量已用于医学的各个领域,包括传染病、肿瘤、神经性疾病、自身免疫性疾病、糖尿病、寄生虫病、意外伤害等方面。SatScan ™是采用 Scan 统计量对空间、时间或时空数据进行分析的软件,可以免费下载(http://www.satscan.org)。

(二)空间插值分析

与传统流行病学一样,空间流行病学也常采用抽样研究。利用样本点值的空间分布规律可以对未抽样点值进行估计,估计值可以制作疾病地图(此为"净值"图),以供卫生决策参考。空间插值分析就是这样的一类方法,由于采用空间插值分析、通过有限的样本点数据可以对地图平面上的所有点位置的值进行估计,采用这些估计值所制作的疾病地图可以连成一个光滑的表面,所以空间插值分析又被认为是一种平滑(smoothing)技术。常用的插值方法有:①距离倒数插值;②样条插值;③最小曲线法插值;④等方位加权法插值;⑤多项式拟合插值;⑥克里格法插值。

空间插值分析在抽样研究中对未抽样空间点数据的估计和疾病制图中起着重要的作用,因而在空间流行病学研究中也占据着重要的地位。这里主要介绍克里格法,它应用最广泛,其计算实现也越来越便利,在地理信息系统(GIS)软件中已有多种克里格方法可供选择,贝叶斯克里格法可在软件 WinBUGS 中实现。

克里格法的思想由 Krige 于 1951 年提出,其原理是空间距离相关和方向相关,在数学上被证明是空间分布数据局部最优线性无偏估计技术,所谓线性是指估计值是样本值的线性组合,无偏是指估计值的数学期望等于理论值,即估计的平均误差为 0,最优是指估计的误差方差最小。

(1)半方差的定义:克里格法通过计算半方差(semivariogram)进而根据邻近样本值估计未测点(区域)值。半方差定义为:

$$r(h) = \frac{1}{2N(h)} \sum_{i=1}^{N(h)} [Z_{obs}(x_i+h_x, y_i+h_y) - Z_{obs}(x_i, y_i)]^2$$

其中,$r(h)$ 为距离 h 对应的半方差;

$N(h)$ 为距离为 h 的成对观测值的个数;

$Z_{obs}(x_i, y_i)$ 为位置 (x_i, y_i) 处观测值;

半方差在以下两个条件下能保持其稳定性：

1）均数不变：$E[Z(x, y)] = \mu$ 或 $E[Z(x+h_x, y+h_y) - Z(x, y)] = 0$

2）协方差函数只与随机变量位置间的距离 h 有关：

$$Cov[Z(x+h_x, y+h_y), Z(x, y)] = C(h)$$

两个行列位置标识分别为 (x_i, y_i) 和 (x_j, y_j) 的栅格之间的距离 h 为

$$h = \sqrt{(x_i - x_j)^2 + (y_i - y_j)^2}$$

计算半方差时距离 h 的采样间距 I 选择一般为平均抽样空间的 1/10，分别计算 h 为 I，2I，3I，$\cdots$，kI，$\cdots$时的半方差，当实际距离为（$kI - 1/2I$，$kI + 1/2I$）之间时，取其距离为 kI。

（2）半方差函数模型：根据样本点求得 h 和 r(h) 后，可进行半方差函数模型的拟合，常用的模型有：线性模型、指数模型（exponential model）、球状模型（spherical model）、高斯模型、圆形模型等。

1）线性模型：

$$r(h) = \begin{cases} R_0 + R_1 h, & h > 0 \\ 0, & h = 0 \end{cases}$$

2）常用的指数型半方差函数为：

$$r(h) = \begin{cases} R_0 + R_1[1 - \exp(-h/a)], & h > 0 \\ 0, & h = 0 \end{cases}$$

指数模型用于描述在 $h=0$ 附近，$r(h)$ 呈近似线性变化、达到一定距离（一般是 0.5a 值）后趋于平缓的空间分布。

3）球状模型：

$$r(h) = \begin{cases} R_0 + R_1, & h > a \\ R_0 + R_1[1.5h/a - 0.5(h/a)^3], & 0 < h \leqslant \alpha \\ 0, & h = 0 \end{cases}$$

球状模型用于描述在 $h=0$ 附近，$r(h)$ 也具有线性行为、而且是全程平稳上升、在 $h=a$ 达到基台值的空间分布。

4）高斯模型：

$$r(h) = \begin{cases} R_0 + R_1[1 - \exp(-(h/a)^2], & h > 0 \\ 0, & h = 0 \end{cases}$$

5）圆形模型：

$$r(h) = \begin{cases} R_0 + R_1[1 - \dfrac{2}{\pi}\cos^{-1}(h/a) - \dfrac{2h}{\pi a}\sqrt{1 - (h/a)^2}], & 0 \leqslant h \leqslant a \\ 0, & h > a \end{cases}$$

其中，R_0 是块金效应部分（截距），$R_0 + R_1$ 是基台值，a 为 95% 基台值对应的 h 值，可作为相关距离的近似值。块金反映间隔距离小于采样间距 I 时的测量误差或 / 和空间变异，块金与基台的比值 $R_0/R_0 + R_1$ 称为基底效应，反映空间变异特征，该值越大，说明空间变异更多的是随机效应，空间分布的规律不明显。$R_1/R_0 + R_1$ 反映空间相关性的强弱，该值越大，则空间相关性越强。

另外还有一些可用于拟合方差函数的模型，如幂指数模型（指数模型和高斯模型是其

中的特例)、双曲线模型、Matérn 模型等。

（3）计算点估计值：设 Z_i 为 (x_i, y_i) 地点的数值（如对发病率资料而言，当资料服从 Poisson 分布时，Z_i 为相对危险度 θ_i 的 log 函数值，资料服从二项分布时，Z_i 为发病率 π_i 的 $logit$ 函数值），对 (x_s, y_s) 地点的值进行克里格估计的一般形式为：

$$Z(x_s, y_s) = \mu(x_s, y_s) + e(x_s, y_s)$$

其中均数 $\mu(x_s, y_s)$ 反映空间趋势，为空间坐标的函数，$e(x_s, y_s)$ 为误差向量。

位于点 (x_0, y_0) 处的估计值 $Z^*(x_0, y_0)$ 可通过其最近的 n（实际中 $5<n<25$）个样本观测值的线性方程求得：

$$Z^*(x_0, y_0) = \sum_{i=1}^{n} \lambda_i Z_{obs}(x_i, y_i)$$

其中，最优条件为：

$$\sum_{i=1}^{n} \lambda_i r(h_{i,j}) + \mu = r(h_{j,0}), j = 1, \cdots, n$$

无偏条件为：

$$\sum_{i=1}^{n} \lambda_i = 1$$

μ 为拉格朗日乘子（lagrange multiplier）；

λ_i 为未知加权；

$h_{i,j}$ 为两样本点 (x_i, y_i) 与 (x_j, y_j) 间的距离；

$h_{j,o}$ 为样本点 (x_j, y_j) 与所求点 (x_0, y_0) 间的距离；

根据上述两个条件组成的方程组可求出权数 λ_i，进而求出 $Z^*(x_0, y_0)$ 的局部最优线性无偏估计值。

（4）估计的平均误差 Me 和误差均方 MSe：估计的平均误差 M_e 和误差均方 MS_e 反映克里格法对空间数据的拟合效果，平均误差或误差均方越小，则拟合效果越好。两者的计算公式如下：

$$M_e = \frac{1}{N} \sum_{i=1}^{N} | Z_{obs}(x_i, y_i) - Z^*(x_i, y_i) |$$

$$MS_e = \sum_{i=1}^{N} \lambda_i r(h_{i,0}) + \mu$$

（5）半方差模型的方向性：上面给出的模型是某个方向的样本半方差函数的理论形式，实际中也存在方向各异的半方差图不同的情况（各向异性）。如大气扩散总是顺风向扩散速度快，垂直于风的方向扩散速度慢，因此顺风向相关范围大，对邻近点的影响也较大，这时顺风向和垂直于风的方向样本半方差图的形状一般相近，但基台和相关范围可能会不同，需拟合异向的半方差函数模型，然后可通过变换将不同方向的模型组合成统一的模型。但当样本点不充分时，在不同方向拟合不同的半方差模型有困难。

（6）各种克里格插值方法：根据数据特点和研究目的，克里格法又分为多种：

1）当数据满足正态分布和平稳性假设时，可采用普通克里格法（ordinary kriging），其中用于点数据的称为点克里格法（point kriging），用于区域数据的称为区域克里格法（block kriging）；

2）如果数据不满足平稳性假设，则采用泛克里格法（universal kriging），先采用多项式

拟合,然后采用普通克里格法对残差进行分析;

3）如果分析多个变量的协同区域化问题,则采用协同克里格法(co-kriging);

4）当数据满足对数正态分布时,可采用对数正态克里格法(lognormal kriging),先对数据作对数变换,再进行普通克里格法分析;

5）当原始数据不服从正态或对数正态分布时,可对数据进行转换,此时所采用的方法称为转换克里格法(disjunctive kriging);

6）指标克里格法(indicator kriging):不需要了解每一点的具体值,而只需要了解其值是否超过某一阈值,此时将原始数据转换成(0,1)值,再进行普通克里格法分析;

7）贝叶斯克里格法(Bayesian kriging):上述几种克里格法假定空间趋势 $\mu(x_s, y_s)$ 为未知常数,误差向量 $e(x_s, y_s)$ 的协方差结构已知,不考虑其不确定性,且有出现负值的可能,这对空间流行病学中的某些数据(如发病率)是不合理的。贝叶斯克立格法则是从贝叶斯统计角度出发,利用已知邻近点(或区域)数据对未知点(或区域),在估计时将空间趋势和误差向量的协方差视为随机变量,xis－Arroyo 等和 Qian 等对不同的克立格法进行了比较。

贝叶斯克立格法的提出扩大了地统计学在生态学研究中的应用,如 Gemperli 等用此方法制作了马里婴儿死亡危险的平滑地图和估计的方差图,这些地图对识别高死亡率地区、最有效地配置儿童生存项目中的有效资源非常有价值。

二、时空模型

（一）意义与发展方向

在过去几年里,不管是在理论研究方面还是在应用方面,时空模型(spatio-temporal model,tempero-spatial model)都越来越受关注,主要原因在于同时具有时间和空间维度的数据越来越多,有必要从中挖掘有价值的信息。例如,在空气污染方面,通常在监测点连续数年测定空气中二氧化硫、一氧化氮等污染物浓度,我们不仅对污染物表面的空间属性感兴趣,而且想知道此污染表面随时间是如何变化的;又如在疾病监测方面,我国每年都会对一些重要疾病(如血吸虫病、疟疾、结核病等)进行监测,采用时空模型对这些数据进行分析,不仅能让我们了解疾病的空间分布差异,还可以了解这些疾病随时间的动态变化。

时空模型是空间模型(或生态学回归)的扩展,即在考虑空间相关性的基础上增加时间随机效应(考虑时间相关性),以及时空交互效应。与空间模型相比,其计算要复杂得多,传统的方法即先采用回归方法分析,然后对回归的残差进行进一步分析以探讨残差的时间空间分布规律显得既笨拙又不能完全满足需要。因此,大多数时空模型是从贝叶斯空间模型扩展而来。类似地,所涉及的数据在空间分布上既可以是点数据也可以是区域数据,同时还具有时间属性。

时空模型还处于不断发展的阶段,近年来,基于贝叶斯框架的许多时空模型被提出,对疾病率资料的时空分析成为一大热点。通过贝叶斯时空分析,可以:

（1）识别疾病或健康状况的时间和空间趋势。

（2）提示疾病或健康状况潜在的危险或保护因素供进一步流行病学或实验室研究,时空模型在分析潜在影响因素与疾病或健康状况的关系时考虑到空间相关性和时间相关性的影响,从而避免对影响因素效应的低估或高估。

（3）预测并制作疾病或健康状况的平滑地图,为公共卫生行动提供参考依据。

例如，Schootman 等采用时空模型对美国爱荷华州 20 多年乳腺癌发病率资料进行了分析。结果表明，乳腺癌发病率整体水平有所提高，地区差异仍然存在，认为在某些地区应该加强筛查。Yang 等对江苏省近 10 年间以县为单位的日本血吸虫感染率和危险因素资料进行了分析。结果表明，植被指数与日本血吸虫感染呈负相关，地表温度与之呈正相关，认为空间自相关的变化与大规模吡喹酮化疗有关。Assuncao 等分析了巴西某市连续几年的内脏利什曼病发病资料，发现发病率在逐年下降，其中原来患病率高的地区降得更快，认为与疾病控制措施有关。他们还对第二年的发病情况进行了预测，以指导公共卫生干预。

（二）基本模型

设地区 i 在 t 时刻的某疾病发病（或死亡、患病等）人数为 Y_{it}，$i = 1, 2, \cdots, n$，$t = 1, 2, \cdots, T$，与生态学回归一节类似，根据疾病状态发生概率的大小，可以分为两种情况。

（1）当发病率（或死亡率、患病率）很低时，假设 Y_{it} 服从 Poisson 分布，即

$$Y_{it} \sim P_{oi}(E_{it}, \theta_{it})$$

式中：E_{it} 为 i 地区 t 时刻的期望发病（或死亡、患病等）人数；θ_{it} 为 i 地区 t 时刻的发病（或死亡、患病等）相对危险度，也是我们关心的未知参数，则可以用 θ_{it} 的 lg 函数形式来建模，即

$$\lg(\theta_{it}) = \alpha + \sum_k \beta_k X_{itk} + u_i + e_i + \delta_t$$

（2）当发病率（或死亡率、患病率）不低时，假设 Y_i 服从二项分布，即

$$Y_{it} \sim Bin(n_{it}, \pi_{it})$$

式中：n_{it} 为 i 地区 t 时刻的人口数；π_{it} 为 i 地区 t 时刻的发病（或死亡、患病等）率，也是我们关心的未知参数，则可以用 π_{it} 的 Logit 函数形式来建模，即

$$\text{Logit}(\pi_{it}) = \alpha + \sum_k \beta_k X_{itk} + u_i + e_i + \delta_t$$

式中：α 为截距；X_{itk} 为自变量（如果有的话）；β_k 为回归系数；$\beta_k X_{itk}$ 为非空间固定效应；u_i 和 e_i 为空间随机效应。其中，u_i 为空间非结构效应（spatial unstructured effect），反映空间异质性（白噪声），服从以 0 为均数的正态分布，即

$$u_i \sim N(0, \sigma_u^2)$$

e_i 为空间结构效应（spatial structured effect），反映空间依赖性（如空间相关性）。与贝叶斯空间模型一样，根据数据类型的不同，对空间结构效应 e_i 的先验分布假设也不同：对于点数据，可采用贝叶斯克里格法来分析；对于区域数据，e_i 的先验分布可采用联立自回归 SAR、移动平均 MR 或条件自回归（CAR）。

δ_t 为时间效应，可以是固定效应，即把时间也作为自变量，求解其对应的回归系数；δ_t 也可以是随机效应，如一阶自回归 AR（1）、高斯-马尔可夫随机场（Gaussian-Markov random field）等，其中后者是前者当时间相关系数 ρ 为 1 时的一种特殊形式。在 AR（1）过程中，第 t 年的时间效应 v_t 只与其前一年的时间效应 $v_t - 1$ 有关：

$$vt = \rho v_t - 1 + \varepsilon_t$$

式中：ρ 为时间相关系数，其取值范围在 $-1 \sim +1$，$\rho = 0$ 表示没有时间相关性，$\rho > 0$ 表示正时间相关性，即邻近的时间点上具有相似的属性，$\rho < 0$ 则相反；ε_t 为残差，服从均数为 0、方差为 σ_v^2 的正态分布，即 $\varepsilon_t \sim N(0, \sigma_v^2)$。

（三）时空交互效应

上述基本模型只考虑时间和空间主效应，而且假设二者是相互独立的，在这种结构下，空间效应不随时间的推移而变化，然而，实际的情况可能是各时间点上的空间效应不

尽相同。此时,需要引入时空交互效应,如疾病发生数服从 Poisson 分布时(同样适合二项分布):

$$\lg(\theta_{it}) = \alpha + \Sigma_k \beta_k X_{itk} + u_i + u_i + \eta_{it}$$

式中:η_{it} 为时空交互效应,反映空间结构和空间(自)相关性大小的参数在各时间点上不同。

上述模型只考虑了空间非结构效应和时空交互效应,而 Knorr-Held 在基本模型的基础上增加了时间非结构效应和时空交互效应:

$$\text{Logit}(\pi_{it}) = \alpha + \Sigma_k \beta_k X_{itk} + u_i + e_i + v_t + \delta_t + \eta_{it}$$

式中:v_t 为时间非结构效应,服从均数为 0 的正态分布;η_{it} 为时空交互效应,代表不能被主效应所解释的变异部分,其余项同前。Knorr-Held 给出了交互效应的四种先验形式。

(四)模型比较

为了尽可能使建立的空间或时空模型能反映疾病或健康事件潜在的分布规律,通常需要建立不同的模型并进行比较以选出最佳模型。模型的比较集中在两个方面,即拟合优度(goodness-of-fit)和预测效果。

1. 模型拟合优度 在经典(传统)统计建模框架下,模型比较通常有两个方面:一个是模型的拟合优度,即反映实测值和拟合值差异的统计量;另一个是模型的复杂性,即模型中自由参数的个数。最佳的模型应该是以最少的参数获取最好的拟合效果,由于增加模型的复杂性一般会提高拟合优度,所以模型的比较就是在这两者中权衡。对复杂的模型而言,参数的个数可能比观察记录还多,显然此时不能直接用传统的方法进行模型比较,因此,Spiegelhalter 等提出了用于贝叶斯统计框架下模型比较的统计量 p_D(表示有效参数个数)和 DIC(deviance information criterion),其中,$\bar{\theta}$ 为 D(离差后验均数,posterior mean of deviance)和 $D(\bar{\theta})$(后验均数离差,deviance at the posterior mean of the parameters)的差值,即

$$p_D = \bar{D} - D(\bar{\theta})$$

而

$$\text{DIC} = D(\bar{\theta}) + 2p_D = \bar{D} + p_D$$

DIC 越小则模型拟合效果越好,目前该统计量已广泛应用于贝叶斯空间模型和时空模型的比较。

2. 模型预测效果 拟合效果好的模型预测效果不一定好,因此还需要同时对模型的预测效果进行比较,有两种方式可供参考:一种是将收集的数据随机分成两组,即一组作为训练样本(training sample),另一组作为考核样本(testing sample)。利用训练样本建立模型,然后对考核样本中的个体进行预测,比较实测值与预测值间的差异。另一种是交叉验证(cross validation),将所有的数据作为训练样本,设其中观察个体为 n 个,依次取出一个个体,用剩下的 n-1 个建立模型,然后对取出的个体进行预测,如此循环 n 次,最后比较所有实测值与预测值间的差异。Gosoniu 等对前一种方法进行了较为详细的探讨。

实际应用中,需要同时考虑模型的拟合优度和预测效果。由于这两者并不总是一致,有时候可能最佳模型并不是只有一个。另外要注意的是,由于尝试的模型有限,所得到的最佳模型只是相对最佳,并不一定就是最好的、"正确"的模型。

三、常用时空统计分析软件

常用时空统计分析软件及其应用范围,见表 12-3。

表 12-3　常用时空统计分析软件及其应用范围

统计软件名称	应用范围简介
ArcGIS	地图可视化，空间聚类检测，自相关分析等
SaTScan	空间扫描法
SAS	集结法、空间插值技术、聚类检测技术和标准回归
WinBUGS	Bayes 建模
GeoDa	自相关性统计和异常值指示
R	提供各种数学计算、统计计算的函数，创造新统计算法

第三节　范　例

一、国家疫情信息报告系统与血吸虫病管理系统

随着血吸虫病防治工作的深入开展，各级防治机构积累了大量的疫情数据和防治工作资料，中国疾病预防控制中心自 2004 年上线了传染病报告信息管理系统，实现了病例的直报化，2011 年上线了寄生虫病防治信息管理系统，提高了疫情及防治工作数据上报的及时性和准确性。为了实现数据的网络直报和现代化管理，大部分血吸虫病流行省均建立了本省的血吸虫病信息管理系统，国家层面上覆盖血吸虫病的信息报告管理系统目前包括传染病报告信息管理系统和寄生虫病防治信息管理系统。

（一）传染病报告信息管理系统（以下简称大疫情网）

传染病报告是预防、控制传染病的发生与流行前提条件，《中华人民共和国传染病防治法》（以下简称《传染病防治法》）于 2004 年 8 月 28 日修订通过，并于 2004 年 12 月 1 日起施行。新的《传染病防治法》中将血吸虫病从丙类调到为乙类传染病。对于乙、丙类传染病人、疑似病人和规定报告的传染病病原携带者在诊断后，应于 24 小时内进行网络报告。

血吸虫病病例的网络直报提高了发现血吸虫病暴发的可能性：通过与历史信息的比较，为血吸虫病自动预警的实现提供了可能性，通过地理信息系统，观察聚集性病例，提示出现血吸虫病暴发的可能性，通过不同来源数据，为实现血吸虫病发病趋势和暴发预测提供了可能性。

1. 机构职责

（1）卫生健康委主管部门：国家卫生健康委负责组织对全国血吸虫病病例报告和管理的督导检查；省、市、县（市、区）等各级卫生健康委主管部门负责辖区内血吸虫病病例信息报告和管理工作的管理，组织制定血吸虫病病例报告和管理工作实施方案，定期组织开展对各级各类医疗卫生机构血吸虫病病例报告和管理工作的督导检查。

（2）疾病预防控制机构：国家疾病预防控制机构负责制定血吸虫病病例报告和管理工作技术方案，负责全国血吸虫病病例信息的收集、分析、报告和反馈，开展血吸虫病病例报告和管理工作的考核和质量评价，为血吸虫病疫情信息网络报告系统的正常运行和病例管理工作提供保障。

省、市、县（市、区）等各级疾病预防控制机构负责本辖区内血吸虫病病例信息报告和管理工作的业务管理、技术培训和工作指导，负责本辖区内血吸虫病病例信息的收集、分

析、报告和反馈,开展本辖区内血吸虫病病例信息报告和管理工作的考核评估。

县级疾病预防控制机构负责对本辖区内医疗机构和其他责任报告单位报告的血吸虫病病例信息的审核,承担本辖区内不具备网络直报条件的责任报告单位的血吸虫病病例信息网络报告。

对非疫区报告的病例或者跨区域报告的病例开展核查或者流行病学个案调查存在困难时,上级机构应积极协调给予支持。必要时可报请卫生健康委行政部门给予支持。

(3)医疗卫生机构:执行首诊负责制,对就诊病人进行诊疗,并及时报告血吸虫病病例;协助疾病预防控制机构开展血吸虫病病例信息的审核和报告管理工作考核评估。

2.责任报告单位及报告人 血吸虫病病例报告责任报告单位为各级各类医疗卫生机构(含血吸虫病防治机构);责任报告人为责任报告单位执行职务的人员(医护人员、医学检验人员、卫生检疫人员、社区卫生服务人员)以及乡村医生、个体开业医生等;人员方面要求二级及以上医疗机构必须配备2名或以上专职人员,一级医疗机构必须配备1名专职人员,村卫生室(社区)、诊所、门诊部至少配备1名专(兼)职人员。各级医疗机构疫情报告人员应保持相对稳定,当有变动时,应及时通知辖区疾病预防控制中心安排对拟上岗人员进行业务培训,培训合格后方可上岗。

3.血吸虫病病例报告范围 血吸虫病报告病例分为急性、慢性和晚期,其中急性血吸虫病病例分为疑似病例、临床诊断病例和确诊病例,慢性、晚期血吸虫病病例分为临床诊断病例和确诊病例。新感染、再感染、重复感染的急性血吸虫病病例和慢性血吸虫病病例均需报告;晚期血吸虫病只报告新发病例。发现境外输入的血吸虫病病例报告参照国内血吸虫病疫情报告制度执行。

4.血吸虫病病例登记与报告 医疗机构首诊医务人员在诊疗过程中对发现的血吸虫病病例,应填写《中华人民共和国传染病报告卡》,在诊断后24小时内通过大疫情网报告。既往感染已治愈再次感染的血吸虫病病例也应进行登记和报告。新发现(以往未登记入册)的晚期血吸虫病病例,按"未分类"填报,并在备注栏中标明"晚期血吸虫病"。国外输入的血吸虫病病例,按照"未分类"填报,并在备注栏中标明"血吸虫病种类+输入国家"。对已填报过传染病报告卡的病例,如诊断结果发生变更时,报告单位必须再次填报传染病报告卡,标识"订正报告"。传染病报告卡中必须填报患者有效证件号,患者为学生或托幼儿童须填报其所在学校及班级名称。

医疗机构传染病报告卡录入人员对收到的传染病报告卡须进行错项、漏项、逻辑错误等检查,对有疑问的报告卡必须及时向填卡人核实。医疗机构将传染病报告管理工作纳入工作考核范围,定期进行自查。

疾病预防控制机构在血吸虫病防治过程中开展的人群普查、专题调查以及门诊查病等时,对于血清抗体阳性者,应在7天内完成病原学检查,病原学检查阳性者,按照确诊病例进行登记和报告。病原学检查阴性者,应结合疫水接触史、临床症状等,如符合临床诊断病例标准则按照临床诊断病例进行登记和报告;不符合临床诊断病例标准则不需进行登记和报告。病原学检查日期作为诊断时间。

5.病例复核和确诊 疾病预防控制机构应有专人负责每日浏览网络直报系统,发现本辖区报告的血吸虫病病例后,应当立即与报告单位联系,并对报告病例进行复核,对报告的疑似病例应及时进行排除或确诊,若发现未开展粪检者需进一步进行病原学检测以确诊。疾病预防控制机构应及时将复核检测结果反馈给报告单位,病原学检测阳性者,在网络直报系统订正为确诊病例；病原学检测阴性者，应结合疫水接触史、临床症状等，确定是否为临床诊断病例或排除病例，如诊断为临床诊断病例则在网络直报系统中订正为"临床诊断病例"，反之则删除或订正为"其他传染病"。疾病预防控制机构对误报、重报信息核对无误后应及时删除，对病例信息有误或排除时应在24小时内订正，并通过网络完成审核确认。

县级疾病预防控制机构应同时采集非确诊病例基本信息，汇入当地血吸虫病查病登记簿，并纳入当地的年报汇总数据（血检人数、血检阳性人数、血检阳性者粪检阴性人数等）中，按现行统计口径通过寄生虫病防治信息管理系统（简称专报系统）上报。

6. 报告病例的查重　县（市、区）级疾病预防控制机构需对本辖区内的报告病例逐一审核和查重。年内两次或两次以上确诊为血吸虫病的病例，若为重复诊断则在网络直报系统只保留年内第一次的确诊报告信息，以便计算报告病人数；若为再次感染，则保留再次诊断信息，以便进行疫情数据统计和追踪。同一报告单位多次报告同一病例时，保留诊断分类级别高的报告信息；不同报告单位报告同一病例时，为方便病例信息的及时订正，保留正在进行诊疗并管理病例的报告单位报告的信息。

7. 确诊病例个案调查与报告　县（市、区）级疾病预防控制机构应在病例复核确诊7天内完成血吸虫病确诊病例流行病学个案调查，根据确诊病例的类型，分别填写"血吸虫病确诊病例流行病学个案调查表""急性血吸虫病病例个案调查表"或"晚期血吸虫病病例个案调查表"，在完成个案调查后的2天内将个案调查信息录入专报系统。

大疫情网中血吸虫病病例报告质量仍然存在很大问题，需要进一步改善，提高数据报告的完整性和准确性。

（二）寄生虫病防治信息管理系统（以下简称专报系统）

寄生虫病防治信息管理系统于2011年正式上线，主要涵盖血吸虫病防治工作调查表及血吸虫病监测工作调查，由中国疾病预防控制中心寄生虫病预防控制所（以下简称寄生虫病所）负责系统的运行维护和培训，由中科软科技股份有限公司负责技术支持。用户端为各级疾病控制/寄生虫病防治专业机构用户，并按照逐级管理的原则对各级用户开展管理和维护。

1. 系统模块　系统按功能分为数据采集、统计分析、数据管理、系统管理等4个模块，通过这4个功能模块可实现寄生虫病防治工作信息和数据的采集（录入、上报、审核、修订和删除），对采集的数据进行统计分析（查询、统计、上报、分析汇总）和管理（打印、导入、导出和备份），以及对系统进行维护和管理等功能。

系统管理功能，可实现对系统的维护和管理，如设定信息上报流程，对村编码、监测点信息、系统用户和机构信息等进行维护。可添加、删除和修改用户或机构信息，也可根据机构所在省份、机构名称、性质和级别，或用户所在省份、单位、姓名及其审核资格等开展组合查询，并可将查询结果输出生成excel表。

2. 系统使用流程　系统上报及审核流程：由国家级用户（寄生虫病所）统一制定上报审核流程。根据审核流程，上级机构对相应下级机构的数据进行审核，如有问题可退回让其修改，或者代为修改，如无问题可继续上报给上级机构，在审核过程中可以逐条记录审核，也可以批量审核，但不能跨级审核。

乡（镇）级或者县级机构在录入信息时，需要在"系统管理"中先进行村编码维护，建立该村的编码信息，然后才能进行数据录入。此外，系统还开设了公告栏，供各级用户发布信息或提出看法，开展相互交流。为使各级用户尽快熟悉系统，系统中提供了操作手册的下载链接,供各级用户下载使用。

3.系统用户管理 专报系统并入大疫情网后,用户管理参照大疫情用户管理。系统用户根据用户权限不同分为系统管理员、业务管理员、本级用户、直报用户。

(1)系统管理员:系统管理员负责《中国疾病预防控制信息系统》各级各类用户管理工作。系统管理员实行逐级管理,各级系统管理员在上一级系统管理员的指导下,负责职责范围内的各级各类用户管理工作。

系统管理员负责本级的业务管理员、本级用户以及下一级系统管理员的用户账号管理,县区级系统管理员还需负责辖区内直报用户的账号管理。内容包括制定或指导辖区内各级用户权限管理操作流程、各类用户的创建、有效性及延期管理;密码管理;手机号码关联及管理;分配业务系统;对下级系统管理员开展《用户认证与权限管理系统》的操作培训和技术指导;制定相应的管理流程,主动跟踪发现所管理用户调离岗位等的情况,及时停用其账号等。

(2)业务管理员:业务管理员负责本业务系统各级各类用户权限管理工作。业务管理员实行逐级管理,各级业务管理员在上一级业务管理员的指导下负责所管业务系统的权限管理工作。《中国疾病预防控制信息系统》中各业务系统分别配备相应的各级业务管理员。

业务管理员负责本级用户及下一级业务管理员的权限管理,县区级业务管理员还需负责辖区内直报用户的权限分配与管理。内容包括:配合本级系统管理员制定或指导辖区内各级权限管理操作流程;各类用户的角色分配;角色的创建与管理;涉及个案数据的隐私项管理;对下级业务管理员开展《用户认证与权限管理系统》的操作培训和技术指导;为所管理的本业务系统用户提供相应业务系统的操作培训和技术指导;制定相应的管理流程,主动跟踪发现所管理用户调离岗位等情况,及时撤销其原岗位权限等。

(3)本级用户:各级疾病预防控制机构或其他同级各类卫生机构使用《中国疾病预防控制信息系统》中的各业务子系统,执行数据审核、统计分析等数据管理工作任务的责任人。

本级用户负责辖区内相关业务数据审核、数据管理、数据质量监控、统计分析、报表汇总及信息反馈等。

(4)直报用户:各类医疗卫生机构使用《中国疾病预防控制信息系统》中的各业务子系统执行数据录入、个案管理等工作任务的责任人。

直报用户负责本机构或所管片区内相关业务数据的收集、录入、个案数据或自录数据的管理等。

4.管理程序

(1)管理员创建:各级系统管理员账户在《中国疾病预防控制信息系统》上线运行时已由系统自动创建。上级系统管理员应开展对下一级系统管理员的备案管理工作。

各级业务管理员账户在各业务系统上线运行时,由本级系统管理员负责创建,由上一级业务管理员授权使用。上级业务管理员应开展对下一级业务管理员的备案管理工作。

(2)本级与直报用户申请

1)各级卫生行政部门及疾病预防控制中心:填写用户所辖地区的用户申请表及相关系统权限申请表,经本部门主管领导签字批准后,交本级疾病预防控制中心系统管理员及业务管理员。

2)其他医疗卫生机构:填写所在县区的用户申请表与相关系统的权限申请表,经本单位主管领导签字批准后,交予所在辖区县(区)级疾病预防控制中心系统管理员与业务管理员。

3）其他用户：填写用户所在辖区的用户申请表及权限申请表，经本单位领导签字批准后，向同级卫生行政部门的相关业务主管部门提出申请，由卫生行政部门批示本级疾控中心办理。

（3）本级与直报用户创建与系统分配：系统管理员根据用户申请表，经系统管理员所在部门领导批准后，创建用户，为用户分配用户申请使用的业务系统。并对提交的用户申请表进行存档管理，将用户名、初始密码等信息反馈给用户。

（4）本级与直报用户授权

1）功能授权：各业务管理员根据用户提交的业务子系统的权限申请表经本部门领导批准后，给已创建的用户授予相对应的角色。严格控制隐私信息查询、浏览、导出权限，并对提交的权限申请表进行存档管理。

2）隐私授权：申请隐私信息查询、浏览、导出及修改等操作的本级用户，应开展隐私信息承诺管理及备案工作。

（5）用户有效期与延期管理：用户有效期设置不得超过1年。超过有效期的用户如果需要继续使用，应由用户单位提出书面申请，经审批后，由系统管理员延长其使用期限，最长不超过1年。

（6）变更管理

1）系统管理员：发生变更应及时向上级系统管理员报告。填写上一级下发的系统管理员备案表，经本单位主管领导签字批准后，交上一级疾控中心系统管理员办理。上级系统管理员应立即停用原有账号，严格按用户创建流程建立新的系统管理员账号。

2）业务管理员：业务管理员变更应及时向本级系统管理员及上级业务管理员报告。填写用户所在辖区的用户申请表，经本部门主管领导签字批准后，交本级疾病预防控制中心系统管理员。本级系统管理员应立即停用原有账号，按用户创建流程建立新的用户账号。填写上一级业务管理员制定的业务管理员备案表交上一级业务管理员。上一级业务管理员应检查原有账户状态，如未及时停用须立即取消相关权限，按用户授权流程为新账号办理授权。

3）本级用户与直报用户：使用权限进行变更时，应重启权限申请流程，并标注现用账号，由业务管理员对其权限进行变更。使用系统进行变更的，应重启用户申请流程，并标注现用账号，由系统管理员进行系统变更。

4）各类用户的手机号码等用户信息发生变更时，应及时向本级系统管理员（直报用户向县级系统管理员）提出申请，由系统管理员核实信息准确性后进行变更。

（7）用户停用或删除：用户不再使用《中国疾病预防控制信息系统》时，系统管理员应及时停用或删除该用户账号。业务管理员及时解除该用户相应权限。

（8）用户启用：对于已经停用的用户账号，如该用户需要重新使用系统，重启用户及权限申请流程，系统管理员重新启用账号，业务管理员重新授权。

5. 系统涵盖内容及填报时间

（1）血吸虫病防治工作调查表：

1）基本情况管理县级表：主要涵盖血吸虫病流行县基本情况、达标情况以及病人数等内容，以县为单位填报，所有血吸虫病流行县均需填报此表，填报时间为次年的1月15日前完成填报工作。

2）基本情况管理村级表：主要涵盖血吸虫病流行村基本情况、疫情类别、流行类型、现存晚血病人数以及钉螺面积情况等内容，以村为单位填报所有血吸虫病流行村均需填写此表，填报时间为当年 6 月 30 日前完成填报工作。

3）人群查病信息表：主要涵盖人群询检查病情况、人群血检查病情况、人群粪检查病情况、确诊病例数、急血人数、新发现及死亡晚血人数等信息，以村为单位填报，当年开展查病工作或者有新发或者死亡晚血病人的流行村均需填写此表，填报时间为当年 12 月 31 日前完成填报工作。

4）人群治病情况表：主要涵盖血吸虫病病人治疗人数及扩大化疗人数等信息，以村为单位填报，当年开展治病或者扩大化疗工作的流行村均需填写此表，填报时间为当年 12 月 31 日前完成填报工作。

5）家畜防治（牛）基本情况表：主要涵盖耕牛血检查病情况、粪检查病情况、治疗与扩大化疗情况、圈养情况与淘汰情况等信息，以村为单位填报，当年开展耕牛查治病或者采取圈养及淘汰耕牛措施的流行村均需填写此表，填报时间为当年 12 月 31 日前完成填报工作。

6）查螺信息表：主要涵盖查螺环境数、查螺面积、查螺有螺面积、新发现有螺面积、复现钉螺面积、感染性钉螺面积、系统抽样查螺结果以及环境抽样查螺结果等信息，以村为单位填报，当年开展查螺工作的流行村均需填写此表，填报时间为春季查螺工作在当年 6 月 30 日前完成填报工作，全年查螺工作在当年 12 月 31 日前完成填报工作。

7）灭螺信息表：主要涵盖药物灭螺情况及环境改造灭螺情况等信息，以村为单位填报，当年开展灭螺工作的流行村均需填写此表，填报时间为当年 12 月 31 日前完成填报工作。

8）年度目标实现情况表：主要涵盖疫情类别调整情况及消灭钉螺情况等信息，以村为单位填报，当年疫情类别有调整或者有消灭钉螺面积均需填写此表，填报时间为当年 12 月 31 日前完成填报工作。

9）晚血基本情况及救治情况表：主要涵盖晚期血吸虫病病人基本信息、诊断信息、血清学及病原学检查结果、治疗信息、治疗费用以及转归情况等信息，该表为个案信息表，当年开展救治的晚期血吸虫病个案均需录入该表，填报时间为当年 12 月 31 日前完成填报工作。

（2）血吸虫病监测工作调查表：

1）血吸虫病确诊病例流行病学个案调查表：主要涵盖确诊血吸虫病病例个案基本信息、既往血吸虫病史、诊断类型、临床症状、血清学检查结果、病原学检查结果、感染地点、感染日期以及感染方式等信息，上报至大疫情网的血吸虫病确诊病例均需开展流行病学调查填至此表，要求在 7 天内完成调查，2 天内通过专报系统填报；

2）全国血吸虫病监测点基本情况调查表：主要涵盖监测点所在村及监测点所在县基本情况以及钉螺面积情况等信息，每个国家级监测点均需填写此表，填报时间为当年 6 月 30 日前完成填报工作。

3）全国血吸虫病监测点本地人群监测调查表：为居民查治病个案信息表，主要涵盖居民基本信息、血清学检查结果、病原学检查结果以及吡喹酮给药情况等信息，监测点内根据方案要求开展查治病的居民个案信息均需录入此表，填报时间为当年 12 月 31 日前完成填报工作。

4）全国血吸虫病监测点流动人群监测调查表：为居民查治病个案信息表，主要涵盖居民基本信息、居民流动信息、血清学检查结果、病原学检查结果以及吡喹酮给药情况等信息，监测点内根据方案要求开展查治病的流动人群个案信息均需录入此表，填报时间为当年 12 月 31 日前完成填报工作。

5）全国血吸虫病监测点家畜监测调查表：为家畜查治病个案信息表，主要涵盖家畜基本信息、孵化检查结果以及处置方式等信息，监测点内根据方案要求开展家畜查治病的家畜个案信息均需录入此表，填报时间为当年12月31日前完成填报工作。

6）全国血吸虫病监测点钉螺监测调查表：主要涵盖查螺环境基本信息、查螺结果，解剖镜检结果以及环介导等温扩增技术（LAMP）检测结果等信息，该表以环境为单位填报，监测点内根据方案要求开展查螺工作的信息均需录入此表，填报时间为当年6月30日前完成填报工作。

7）全国血吸虫病监测点野粪监测调查表：主要涵盖野粪监测环境基本信息、野粪信息以及野粪检测结果等信息，风险监测点内开展野粪调查的信息均需录入此表，填报时间为当年6月30日前完成填报工作。

8）全国血吸虫病三峡库区漂浮物监测调查表：主要涵盖监测水域基本信息、漂浮物数量以及钉螺数量等信息，三峡库区监测点开展此项工作的信息均需录入此表，填报时间为当年12月31日前完成填报工作。

现代信息技术的发展，将地理信息、自动监测、网络传输和辅助决策等技术融入寄生虫病防治信息管理系统，可使该系统具有更好的发展前景和更大的应用潜力，并在我国的寄生虫病防治工作中发挥更大的作用。

二、江苏省血吸虫病防治管理平台

江苏省血吸虫病防治信息管理平台（以下简称血防平台）于2017年正式上线，分电脑WEB终端和APP移动终端两个部分，主要涵盖血吸虫病防治工作及钉螺控制工作，由江苏省血吸虫病防治研究所（以下简称江苏血防所）负责平台的运行管理和培训，由南京中卫信公司负责技术支持。用户端为各级疾病控制/寄生虫病防治专业机构用户，并按照逐级管理的原则对各级用户开展管理和维护。

（一）系统用户管理

系统用户根据用户权限不同分为系统管理员、业务管理员、本级用户、直报用户。

1.系统管理员　系统管理员负责《中国疾病预防控制信息系统》各级各类用户管理工作。系统管理员实行逐级管理，各级系统管理员在上一级系统管理员的指导下，负责职责范围内的各级各类用户管理工作。

系统管理员负责本级的业务管理员、本级用户以及下一级系统管理员的用户账号管理，县区级系统管理员还需负责辖区内直报用户的账号管理。内容包括制定或指导辖区内各级用户权限管理操作流程、各类用户的创建、有效性及延期管理；密码管理；手机号码关联及管理；分配业务系统；对下级系统管理员开展《用户认证与权限管理系统》的操作培训和技术指导；制定相应的管理流程，主动跟踪发现所管理用户调离岗位等的情况，及时停用其账号等。

2.业务管理员　业务管理员负责本业务系统各级各类用户权限管理工作。业务管理员实行逐级管理，各级业务管理员在上一级业务管理员的指导下负责所管业务系统的权限管理工作。《中国疾病预防控制信息系统》中各业务系统分别配备相应的各级业务管理员。

业务管理员负责本级用户及下一级业务管理员的权限管理，县区级业务管理员还需负责辖区内直报用户的权限分配与管理。内容包括：配合本级系统管理员制定或指导辖区内各级权限管理操作流程；各类用户的角色分配；角色的创建与管理；涉及个案数据的隐私项管理；对下级业务管理员开展《用户认证与权限管理系统》的操作培训和技术指导；为所管理的本业务系统用户提供相应业务系统的操作培训和技术指导；制定相应的管理流程，主动跟踪发现所管理用户调离岗位等情况，及时撤销其原岗位权限等。

3．本级用户　各级疾病预防控制机构或其他同级各类卫生机构使用《中国疾病预防控制信息系统》中的各业务子系统，执行数据审核、统计分析等数据管理工作任务的责任人。

本级用户负责辖区内相关业务数据审核、数据管理、数据质量监控、统计分析、报表汇总及信息反馈等。

4．直报用户　各类医疗卫生机构使用《中国疾病预防控制信息系统》中的各业务子系统执行数据录入、个案管理等工作任务的责任人。

直报用户负责本机构或所管片区内相关业务数据的收集、录入、个案数据或自录数据的管理等。

（二）平台模块

平台根据业务应用功能分为查治病管理系统、查灭螺管理系统、达标评估系统、晚血救助系统、督导评估系统、重点工程管理系统、智能报表系统、档案管理系统、防治能力测试系统等9个子系统，通过这9个子系统模块可实现血吸虫病防治工作信息和数据的采集（录入、上报、审核、修订和删除），对采集的数据进行统计分析（查询、统计、上报、分析汇总）和管理（导入、导出和备份），以及对系统进行维护和管理等功能。

系统管理功能，可实现对系统的维护和管理，如设定信息上报流程，对村编码、监测点信息、系统用户和机构信息等进行维护。可添加、删除和修改用户或机构信息，也可根据机构所在省份、机构名称、性质和级别，或用户所在省份、单位、姓名及其审核资格等开展组合查询，并可将查询结果输出生成excel表。

1．查治病管理系统　主要包括查治点维护、检测组权限设定、查治病登记和检测结果录入、查询统计等内容。查治点维护主要包括维护各管辖机构下的所有查治点信息，用于"流动人口查治病登记"模块，添加相关地点的经度、纬度，还可以在空间地图中查询空间分布（图12-18）。

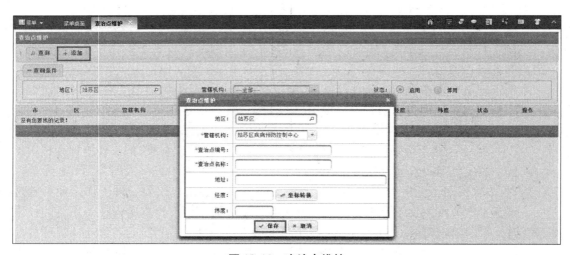

图12-18　查治点维护

检测组权限用于维护血清学检查和病原学检查的检测人员及检测方法，用于查治病的"检验结果录入"，被分配的人员进入该模块后方可进行结果录入（图12-19）。

序号	体检小组	用户名称	操作
1	B超		小组成员 检测方法
2	粪检组	姑苏区	小组成员 检测方法
3	化验		小组成员 检测方法
4	内科		小组成员 检测方法
5	尿常规		小组成员 检测方法
6	心电图		小组成员 检测方法
7	血检组	姑苏区	小组成员 检测方法
8	询诊		小组成员 检测方法

图 12-19　检测组权限配置

查治病登记包括使用读卡器登记或人工录入登记常住人口或者流动人口查病信息。使用读卡器系统自动读取身份信息（身份证号、姓名、性别、出生日期、住址、籍贯）；系统会根据上次体检记录，显示本次查治项目和可选择查治项目，信息确认后可打印条形码（体检编号＋姓名）。

检验结果录入配置完检测组权限后，在子系统中选择检测方法，并进行检测结果录入。省级用户可对完成的检测结果修改查治病人的信息，可修改人员的基本信息、检验结果信息、服药信息。

查询统计包括空间分布、工作量统计、渔民档案、查治病档案、查治病查询、粪检通知等功能用于在地图上展示各查治点、集散地的分布情况以及一段时间内的查治情况。例如分布地图实施查看各查治点和集散地的分布情况，其中绿色的为正在查治的点；右边显示一段时间内的查治情况。工作量统计可根据地区、机构统计一段时间内的查治人次数，如图 12-20 所示点击数字链接，可查看体检档案详情。查治病档案用于查询人员的查治情况，可根据体检结果（血检阴性 / 阳性，粪检阴性 / 阳性）等进行查询（图 12-21）。

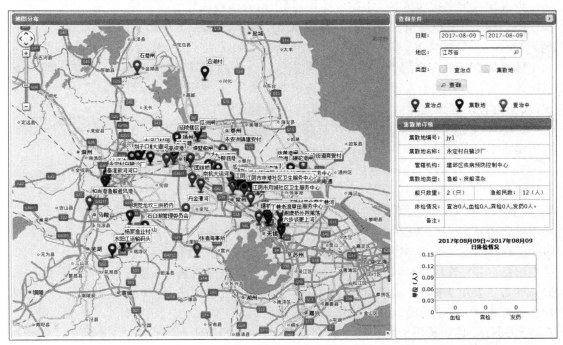

图 12-20　血吸虫病查治点分布

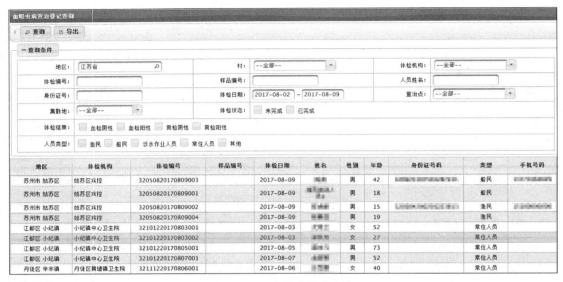

图 12-21 查治病档案查询

2．钉螺控制系统 该子系统主要包括环境申报、市／省级单位审核、查灭螺数据上报、钉螺环境共享。

环境调查数据上报为乡镇、区县级用户操作，用于每年上报新发现环境信息。主要内容包括基本信息、环境图片、钉螺情况、环境改变、钉螺调查与控制、钉螺采集、药物灭螺，对环境改变情况需要提供现场照片。

市／省级单位审核为区县／市／省级用户操作，市级用户进入此模块审核区县级用户上报的滩块信息；省级用户进入模块审核市级审核通过的滩块信息。

查灭螺数据上报为区县／市用户操作，用于对省审核通过的滩块进行快捷上报，无需审核，系统根据当前环境情况自动转换环境演变类型。查螺主要分为 4 部分：钉螺调查与控制、钉螺采集、钉螺情况、基本信息。灭螺分为 3 部分：药物灭螺、环境改变、基本信息。

环境调查相关查询用于环境及钉螺数据统计分析，包括环境调查情况、年报进度、进展情况统计等，主要用于查询所有省审核通过的滩块信息、查灭螺工作进度。点击"数字"链接，可查看各地区查灭螺信息，点击"详情"，可查看详细的滩块信息

钉螺环境管理用于乡镇／区县维护滩块对应的监控信息及其在地图上展示图形维护，也可将本机构的滩块信息共享给其他机构。

3．达标评估系统 主要包括维护市级、区县级达标考核计划、基本情况填报、（市／省）材料审核、抽签准备、现场考试、能力测试、达标评估查治病登记、检验结果录入、考核结果填报、资料考核、检测结果评分、市级申请材料、评分、省血地办批复、市级考核材料上报。

维护市级、区县级达标考核计划主要用于省级单位维护相应区县（或市级）钉螺消除／阻断达标考核计划。基本情况填报主要用于区县单位维护消除计划选定区县中各镇、村的基本信息；（市／省）材料审核用于市、省级单位对区县上报的基本信息进行审核，逐级审核；抽签准备主要用于抽取候选乡镇、村，为抽签做准备；现场考试用于对考核村现场人员基础知识进行考核，可手动输入登录信息，也可以插入读卡器，系统自动将姓名、身份证信息录入；能力测试，该步骤用于维护能力测试考核结果；达标评估查治病登记主要用于录入考核村查治病人信息。考核结果填报用于考核结果的录入；资料考核主要用于区县上传考核资

料。检测结果评分主要用于对区县提交的能力测试结果进行打分。市级申请材料主要用于维护市级申报的材料。评分主要用于监测体系、资料考核的评分。省血地办批复主要用于维护省血地办的批复文件。市级考核材料上报主要用于区县单位上传市级材料。

4．重点工程　　包括年度计划维护、项目申请、项目申报审核、项目申报审批、验收申报、验收审批等内容。年度项目计划维护主要用于省血防所维护年度重点工程计划，指定开始日期、结束日期。项目申报主要用于各区县进行环境改造工程的申请。项目申报审核主要用于市单位审核区县提交的申请。项目申报审批主要用于省单位审批市审核通过的申请。验收申请主要用于各区县疾控对完工的工程申请验收，填写完成后，将申请提交给上级市单位进行审核。验收审核主要用于市疾控审核区县提交的验收申请，若审核不通过，点击"退回"，流程退回到区县。验收审批主要用于省疾控审批市审核通过的验收申请，若审核不通过，点击"退回"，流程退回到市级单位（逐级退回）。

5．督导　　主要包括督导计划维护（电脑网页端）、督导特殊修改、督导工作（移动终端 APP）。

督导计划维护主要用于维护督导计划主要分为 4 部分：基本信息、督导地区信息、专家信息、查螺员信息；督导特殊修改主要用于督导信息特殊修改主要分为 4 部分：督导基本信息、督导天气信息、督导滩块信息、督导签名信息；督导工作主要用于省 / 市 / 区维护督导工作信息，该工作可在手机 APP 上进行。

6．晚期血吸虫病管理系统

（1）入档申请：功能说明：区县级用户操作此模块，用于将本地区的晚血病人进行入档，并上报至上级机构。

1）进入【晚血登记系统】→【晚血病人管理】→【入档申请】模块，界面显示如图 12-22。

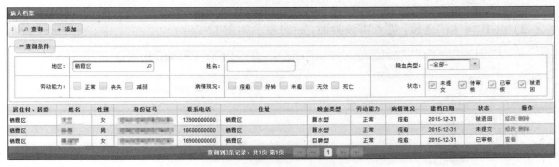

图 12-22　病人档案界面

2）点击"添加"，可以添加晚血病人信息，界面显示如图 12-23。

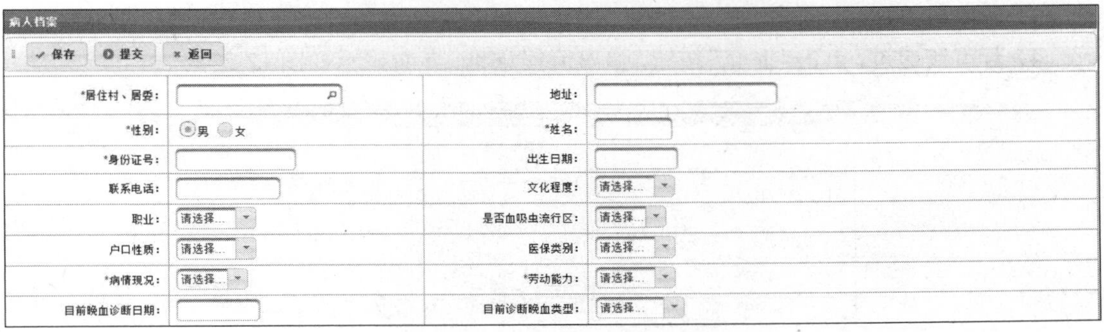

图 12-23　点击添加按钮后界面

3）点击"保存"并"提交"，提交后页面弹出流程意见，界面显示如图 12-24。

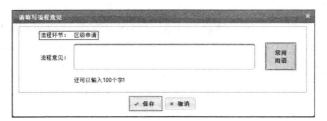

图 12-24　点击保存按钮后界面

4）提交后，入档申请交由上级市单位进行审核；

（2）入档审核：功能说明，市级用户操作此模块，用于审核县区级用户提交的晚血病人信息。

1）进入【晚血登记系统】→【晚血病人管理】→【入档审核】模块，界面显示如图 12-25。

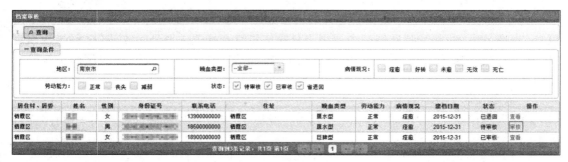

图 12-25　入档审核界面

2）点击"审核"链接，进入审核界面，界面显示如图 12-26。

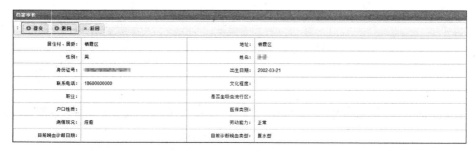

图 12-26　点击审核按钮后界面

3）若审核不通过，点击"退回"按钮，档案退回给区县重新修改并提交。

4）若审核通过，点击"提交"按钮，弹出流程意见，界面显示如图 12-27。

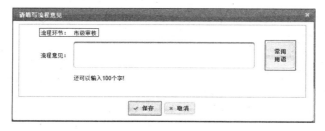

图 12-27　市级审核界面

5）提交后，入档申请交由上级省单位进行审批。

（3）入档审批：功能说明，省级用户操作此模块，用于审核市级用户审核通过的晚血病人信息。

1）进入【晚血登记系统】→【晚血病人管理】→【入档审批】模块，界面显示如图 12-28。

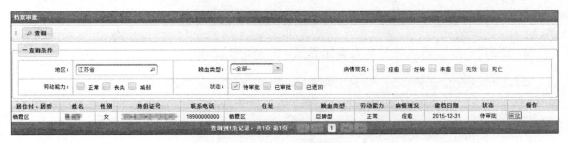

图 12-28　入档审批界面

2）点击"审批"链接，进入审批界面，界面显示如图 12-29。

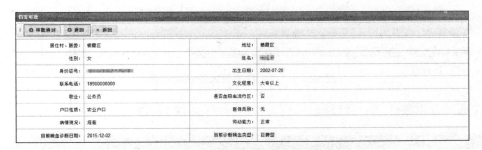

图 12-29　点击审批按钮后界面

3）若审核不通过，点击"退回"按钮，档案退回给市再由市退回给区县进行修改并再次提交（逐级退回）。

4）若审核通过，点击"审批通过"按钮，弹出流程意见，界面显示如图 12-30。

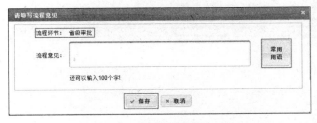

图 12-30　审批通过后界面

5）填写流程意见，点击"保存"即可。

（4）转愈管理：功能说明，县区级用户操作此模块，用于批量处理已经转愈的晚血病人。

1）进入【晚血登记系统】→【晚血病人管理】→【转愈管理】模块，界面显示如图 12-31。

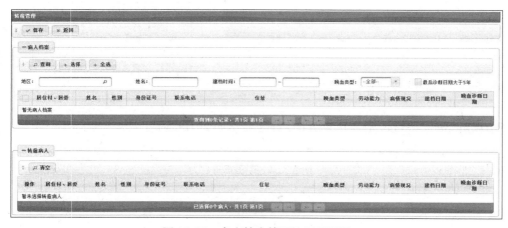

图 12-31　转愈管理界面

2）点击"添加"，进入转愈病人添加界面，显示如图 12-32。

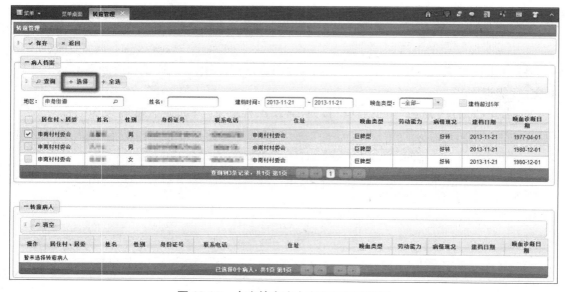

图 12-32　点击转愈管理按钮后界面

3）选择查询条件，将已经转愈的病人查询出来，如图 12-33。

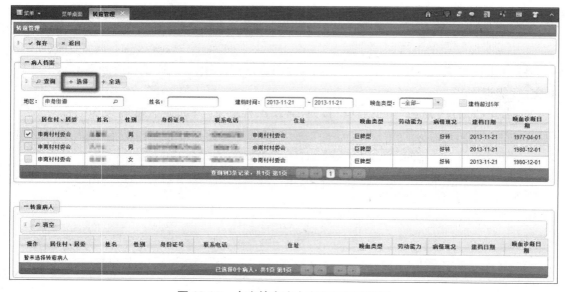

图 12-33　点击转愈病人查询按钮后界面

4）如图 12-33，选中转愈的病人，点击选择按钮，系统自动将此人员添加至下面的"转愈病人"处，如图 12-34 所示。

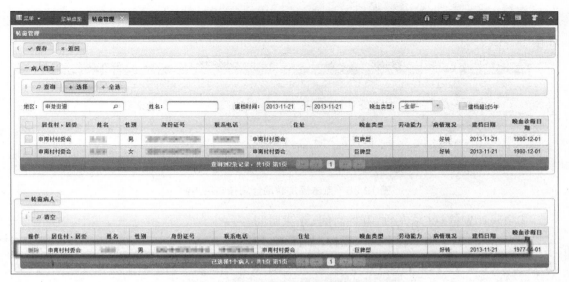

图 12-34　选中转愈病人按钮点击后界面

5）将转愈的病人都选到如上图所示的"转愈病人"列表后，点击保存即可。

（5）随访体查管理：功能说明，由区县级用户操作此模块，主要用于晚血病人核查体检和随访询诊。

1）进入【晚血登记系统】→【随访体查管理】模块，界面显示如图 12-35。

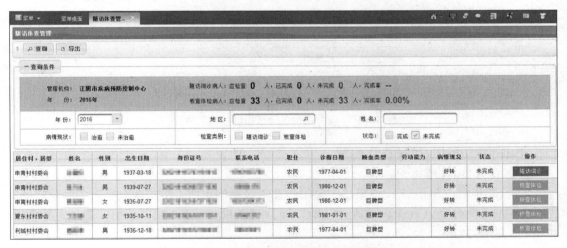

图 12-35　点击随访体查管理按钮后界面

2）系统自动根据"未治愈病人每年 1 次核查体检；治愈病人每年 1 次随访询诊，每 5 年 1 次核查体检"的原则，计算该地区下需要核查体检和随访询诊的人员，并显示在界面上。

3）点击操作列的"核查体检"，显示核查体检的项目，在此界面上录入结果后提交即可。

4）点击操作列的"随访询诊"，显示随访询诊的项目，在此界面上录入结果后提交即可。

（6）医疗救助管理：救助流程，省级添加各市级单位的救助计划→市级单位添加各县区的救助计划→县区级添加救助申请→市级审核→省级审核

1）救助计划：功能说明，该模块主要用于省级单位添加市级单位的救助计划，市级单位添加县区级单位的救助计划。

①进入【晚血登记系统】→【医疗救助管理】→【救助计划】，点击"添加"，添加救助计划，如图12-36。

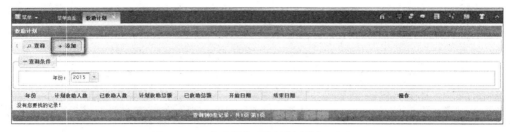

图12-36 点击添加救助计划按钮后界面

②填写计划信息（总人数、开始时间、结束时间）。

③点击"添加"，添加各个地区指标，如图12-37。

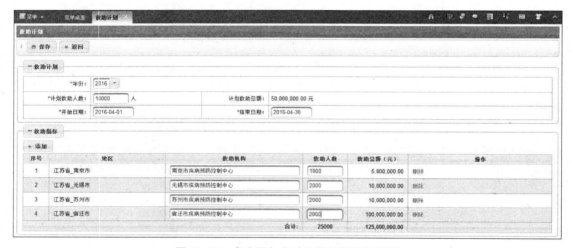

图12-37 点击添加各地区指标按钮后界面

④选择救助机构，填写救助人数。

⑤保存信息，完成维护。

2）救助申请：功能说明，该模块主要用于县区级单位申请本机构晚血病人的医疗救助。

①进入【晚血登记系统】→【医疗救助管理】→【救助申请】，点击"添加"，添加医疗救助申请，如图12-38。

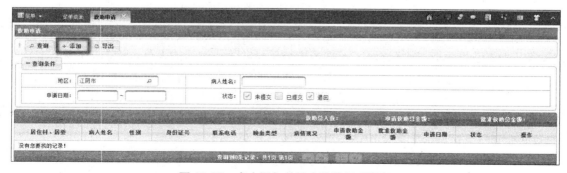

图12-38 点击添加救助申请按钮后界面

②点击"选择申请人",添加申请医疗救助人员(图12-39)。

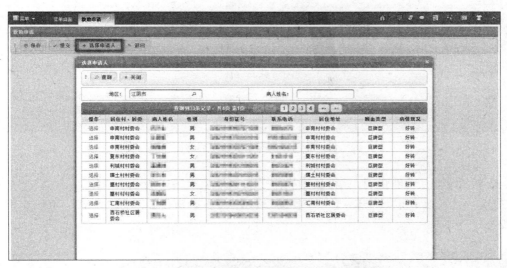

图12-39　点击添加申请医疗救助人员按钮后界面

③人员添加完成后,在救助计划中选择计划年份,输入救助申请信息,如图12-40所示。

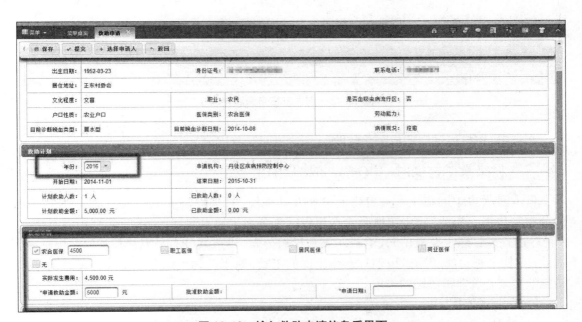

图12-40　输入救助申请信息后界面

④添加完成后保存,提交完成申请救助。

3)救助审核:功能说明,该模块主要用于市级审核区县级提交的救助申请。

①进入【晚血登记系统】→【医疗救助管理】→【救助审核】,点击"审核",审核申请,如图12-41。

②点击"审核通过",将申请提交到省级;点击"退回",将申请信息退回区县级。

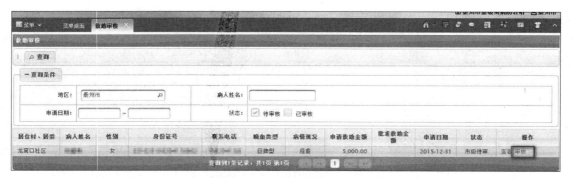

图 12-41　点击审核救助后界面

4）救助审批：功能说明，该模块主要用于省级单位审核市级单位审核通过的救助申请。

①进入【晚血登记系统】→【医疗救助管理】→【救助审批】，点击"审核"，审核申请，如图 12-42。

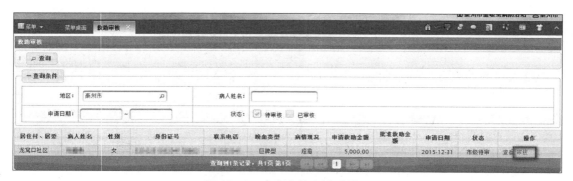

图 12-42　点击审核申请后界面

②点击"审核通过"，完成医疗救助；点击"退回"，将申请信息退回市级。

三、村级水平钉螺时空区域分布格局的研究

日本血吸虫中间宿主——钉螺的分布及其环境、社会经济影响因素决定着血吸虫病的分布与传播。为此，将中国血吸虫病流行区划分为平原水网型、山区丘陵型和湖沼型等 3 种。山丘型钉螺主要沿田间、灌溉沟渠和梯田分布，造成其分布呈点状与其他区域隔离。因此，寻找一种快速和准确识别钉螺孳生地的工具，对于药物灭螺和环境改造等控制钉螺措施的实施起着非常关键的作用。

（一）问题的提出

以往研究表明，利用地理信息系统、遥感及贝叶斯统计等技术预测钉螺的孳生地是可行的。但是大多数研究所用的遥感数据为低分辨率遥感图像，使其主要应用于大尺度研究领域，如国家或省级或县级尺度，较少的研究尺度为小尺度如村级或钉螺孳生环境这类研究尺度。因此，本例应用 GIS、RS 技术，组合应用景观格局分析和贝叶斯时空模型，构建景观格局 - 贝叶斯复合模型，用于以下各方面的研究：①探索村级尺度上钉螺分布的异质性；②研究村级水平上景观组成及空间变异与钉螺密度的关系；③识别影响云南省山丘型钉螺分布的危险因素。

（二）研究方法与步骤

1. 研究试区的选择　洱源县为山丘型血吸虫病流行区，本研究区域面积约为 15km² 的平坝区。

2. 资料收集和预处理　主要收集以下几个方面的资料。

（1）钉螺分布数据：来自于 2000 年、2001 年、2004 年、2005 年和 2006 年的钉螺分布数据，包括钉螺与感染性钉螺密度、灭螺措施实施情况（如药物灭螺）等数据。研究期间 3～4 月开展钉螺调查工作，其方法主要利用系统抽样，沿沟渠间隔 10m 设框进行查螺，每个查螺框的面积为 0.11m²，框内查到所有的钉螺带回实验室进行计数和解剖，检查是否为感染性钉螺。钉螺与感染性钉螺分布密度计算使用以下公式：

$$钉螺（感染性钉螺）密度（只/0.11m^2）= \frac{查到钉螺（感染性）数}{查螺框数}$$

（2）遥感资料：从中国科学院中国遥感卫星地面站购买高分辨遥感图像 SPOT5，覆盖洱源县（行列号为 255/298）时间为 2006 年 3 月 26 日，包括 5m 的全色波段与 10m 的彩色波段。同时，购买 3 幅分辨率为 30m 的 Landsat-5TM 遥感图像，其获取时间分别为 2000 年、2001 年与 2004 年 4 月。

（3）统计分析：将包含村边界的矢量数据叠加在土地利用/类型栅格数据上，利用景观分析软件 Patch Analyst 2.1 进行景观指数计算，反映研究区域的景观格局及其变化。本研究选取以下反映整体景观格局的景观指数据，MPS（mean patch size，平均斑块大小）、PSSD（patch size standard deviation，拼块面积方差）、AWMSI（area weighted mean shape index，面积加权的平均形状指标）、AWMSI（area weighted mean shape index，面积加权的平均分形指标）、LPI（largest patch index，最大拼块占景观面积比例）、LSI（landscape shape index，景观形状指标）、MSIDI（modified Simpson's diversity index，修正 Simpson 多样性指标）、MSEI（modified Simpson's evenness index，修正 Simpson 均匀度指标），关于景观指数的计算方法及参数意义见附录 2。

（4）区域贝叶斯模型（area bayesian models）：本研究选取贝叶斯方法探讨村级水平钉螺分布的时空格局，钉螺密度与景观指数及疾病控制措施间的关系。利用 WinBUGS（MRC Biostatistics Unit，Cambridge，UK）软件分别构建钉螺分布的非时空模型、时空独立和时空交互模型，并选取 DIC（deviance information criterion，离差信息准则）用于比较模型的拟合优度，参数估计采用马尔科夫链蒙特卡罗（Markov chain Monte Carlo，MCMC）计算。

（三）研究结果

1. 描述性分析　2000 年、2001 年、2004 年、2005—2006 年，当地血防专业人员在 554 条沟渠开展了查螺工作，共调查沟渠 1 805 条，沟渠长度在 100～600m，宽度在 2～5m，坡度在 0°～30°，如图 12-43 所示。现场调查数据显示钉螺平均和最高密度分别为 0.235 和 22.25 只/0.11m²（2006 年），感染性钉螺平均和最高密度分别为 0.001 和 0.27 只/0.11m²（2001 年）。

2. 模型选择　表 12-4 为非时空、时空独立和时空交互贝叶斯复合模型预测值和实际观察值的相对误差率，时空模型的相对误差率明显小于非时空模型，提示钉螺与感染性钉螺分布时空模型的预测能力强于非时空模型，但时空模型中的时空独立和时空交互模型的预测能力在钉螺与感染性钉螺间的差别不明显。从表 12-4 中，钉螺分布时空交互模型的 DIC

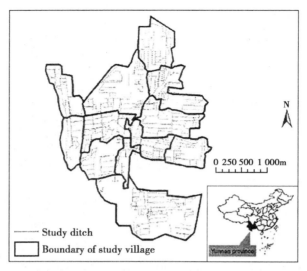

图 12-43 云南省洱源县研究区域的位置及钉螺沟渠分布图

值稍低于其他模型，提示钉螺分布时空交互模型的拟合优度稍强于其他模型，而感染性钉螺的时空独立模型的 DIC 值稍低于其他模型，提示感染性钉螺分布时空独立模型和拟合优度稍强于其他模型。

表 12-4　云南省洱源县钉螺与感染性钉螺分布贝叶斯复合模型的相对误差 /%

相对误差	钉螺			感染性钉螺		
	非时空	时空独立	时空交互	非时空	时空独立	时空交互
0	4.67	7.33	7.00	4.67	25.67	21.33
≤10	14.33	16.00	16.00	19.33	23.33	26.00
≤20	13.00	11.33	10.33	14.33	14.33	16.67
≤30	12.67	17.33	16.67	9.00	8.00	8.33
≤40	9.00	8.67	9.33	9.33	6.33	8.00
≤50	9.00	9.00	9.33	8.00	3.33	3.67
≤100	24.00	22.67	21.33	14.33	9.33	9.00
>100	13.33	7.67	10.00	21.00	9.67	7.00

　　3. 钉螺与感染性钉螺分布的影响因素　表 12-5 和表 12-6 显示了钉螺与感染性钉螺非时空和时空模型的后验参数，钉螺密度与沟渠的湿度、坡度、MPS、AWMPFD 和 LSI 呈正相关，与沟渠平均 NDVI、村平均湿度和 MSIDI 呈负相关。大部分回归系数在非时空与时空模型中的意义保持一致，包括灭螺措施、沟渠的平均 NDVI、湿度、坡度、村平均湿度及一些景观指数，如 LPI、LSI、MSIDI。感染性钉螺密度与灭螺措施实施情况、沟渠平均湿度和 MPS 呈负相关，与沟渠坡度和 MSEI 呈正相关。分析结果发现所有的模型显示感染性钉螺密度与居民区所占的比例呈正相关。

表 12-5　云南省洱源县钉螺分布贝叶斯复合模型后验参数估计结果

变量	非时空模型	时空模型	
		时空独立	时空交互
截距	0.083（0.051，0.116）	0.771（0.258，1.703）	−0.110（−0.405，0.444）
灭螺	−0.090（−0.132，−0.049）	−0.127（−0.171，−0.082）	−0.102（−0.148，−0.056）
沟渠植被指数	−0.073（−0.098，−0.049）	−0.071（−0.096，−0.045）	−0.045（−0.070，−0.019）
沟渠湿度	0.078（0.053，0.103）	0.097（0.070，0.124）	0.059（0.032，0.086）
沟渠坡度	0.105（0.093，0.117）	0.035（0.022，0.047）	0.030（0.018，0.043）
缀块平均大小	0.356（0.260，0.453）	0.073（−0.068，0.187）	1.754（0.305，2.586）
缀块面积方差	−0.701（−0.800，−0.603）	−0.767（−0.962，−0.552）	−1.904（−3.070，0.328）
面积加权平均形状指标（AWMSI）	−0.020（−0.071，0.030）	0.237（0.099，0.370）	0.151（−0.485，0.804）
面积加权的平均拼块分形指标（AWMPFD）	0.525（0.453，0.597）	0.215（−0.015，0.439）	0.963（0.294，1.905）
最大缀块占景观面积比例（LPI）	−0.256（−0.320，−0.192）	−0.889（−1.038，−0.754）	−0.635（−1.668，0.355）
景观形状指标（LSI）	0.808（0.761，0.855）	1.474（1.313，1.700）	0.557（0.073，1.081）
修正 Simpson 多样性指标（MSIDI）	−2.231（−2.351，−2.105）	−1.667（−1.885，−1.447）	−2.474（−2.985，−1.512）
修正 Simpson 均匀度指标（MSEI）	0.683（0.601，0.762）	0.592（0.457，0.735）	0.024（−0.404，0.509）
旱田比例	0.102（0.003，0.204）	1.163（0.925，1.391）	−0.706（−1.588，0.782）
水田比例	−0.549（−0.639，−0.461）	−0.949（−1.132，−0.773）	0.124（−1.237，0.901）
居民区比例	−0.133（−0.16，−0.106）	0.118（0.062，0.171）	−0.137（−0.571，0.590）
村植被指数	0.002（−0.047，0.051）	1.050（0.902，1.198）	0.243（−0.270，0.742）
村湿度	−0.618（−0.672，−0.563）	−0.888（−0.991，−0.790）	−1.175（−1.595，−0.528）
空间相关系数		0.581（−0.648，0.970）	
2000 年			−0.895（−1.650，0.754）
2001 年			0.197（−1.384，0.945）
2004 年			−0.748（−1.608，0.787）
2005 年			−0.012（−1.429，0.910）
2006 年			−0.461（−1.563，0.859）
空间变异度		1.940（1.340，3.100）	
2000 年			2.848（1.135，4.802）
2001 年			1.109（0.475，2.435）
2004 年			1.894（0.873，3.874）
2005 年			0.971（0.611，1.629）
2006 年			1.592（0.934，2.975）
时空相关系数		0.419（−0.835，0.960）	
时间变异度		1.837（1.063，3.719）	
DIC	33 576.5	32 533.0	31 253.8

* 中位数，95%BCI（Bayesian credible interval，贝叶斯可信区间）。

表 12-6　云南省洱源县感染性钉螺分布贝叶斯复合模型后验参数估计结果

变量	非时空模型 *	时空模型	
		时空独立 *	时空交互 *
截距	0.193（−0.281，0.610）	−0.822（−2.172，0.282）	0.101（−0.511，0.595）
灭螺	−0.902（−1.532，−0.314）	−0.127（−0.171，−0.082）	−0.856（−1.508，−0.253）
沟渠植被指数	−0.023（−0.305，0.301）	−0.071（−0.096，−0.045）	0.013（−0.28，0.340）
沟渠湿度	−0.012（−0.248，0.314）	0.097（0.070，0.124）	−0.014（−0.034，0.273）
沟渠坡度	0.189（0.053，0.285）	0.035（0.022，0.047）	0.173（0.234，0.273）
缀块平均大小（MPS）	−0.842（−1.951，0.275）	0.073（−0.068，0.187）	−1.022（−2.113，0.102）
缀块面积方差（PSSD）	0.697（−0.437，1.809）	−0.767（−0.962，−0.552）	0.919（−0.235，2.022）
面积加权平均形状指标（AWMSI）	−0.416（−1.311，−0.461）	0.237（0.099，0.370）	−0.474（−1.149，0.386）
面积加权的平均拼块分形指标（AWMPFD）	−0.091（−1.126，0.908）	0.215（−0.015，0.439）	0.101（−0.511，0.595）
最大缀块占景观面积比例（LPI）	0.224（0.0.859，0.430）	−0.889（−1.038，−0.754）	−0.173（−0.834，0.483）
景观形状指标（LSI）	0.439（−0.130，1.057）	0.471（−0.158，1.129）	0.387（−0.256，1.068）
修正 Simpson 多样性指标（MSIDI）	−1.972（−3.46，−0.502）	−1.853（−3.458，−0.344）	−1.783（−3.327，−0.285）
修正 Simpson 均匀度指标（MSEI）	1.220（0.278，2.220）	1.324（0.346，2.330）	1.174（0.217，2.163）
旱田比例	−1.235（−2.682，0.199）	−1.366（−2.926，0.207）	−1.351（−2.896，0.299）
水田比例	0.573（−0.641，1.855）	0.869（−0.357，2.152）	0.653（−0.667，1.944）
居民区比例	0.587（0.303，0.869）	0.548（0.247，0.85）	0.597（0.290，0.906）
村植被指数	0.234（−0.301，0.820）	0.092（−0.487，0.717）	0.154（−0.398，0.752）
村湿度	0.193（−0.417，0.799）	0.292（−0.351，0.963）	0.244（−0.406，0.877）
空间相关系数		−0.599（−1.587，0.823）	
2000 年			0.773（−1.211，0.990）
2001 年			−0.433（−1.624，0.922）
2004 年			−0.396（−1.656，0.932）
2005 年			−0.732（−1.650，0.875）
2006 年			−0.398（−1.610，0.916）
空间变异度		1.971（1.054，3.771）	
2000 年			3.277（1.090，13.270）
2001 年			0.195（0.056，1.901）
2004 年			1.135（0.053，1.011）
2005 年			0.446（0.060，2.006）
2006 年			0.241（0.057，1.953）
时空相关系数		0.265（−0.935，0.965）	
时间变异度		0.667（0.404，1.388）	
DIC	662.499	599.239	618.386

* 中位数，95%BCI（Bayesian credible interval，贝叶斯可信区间）。

4. 村级钉螺与感染性钉螺分布时空格局　时空独立模型假设村间的空间效果在研究期间保持稳定不变，钉螺分布的空间相关系数 γ 与空间相关系数 ρ 分别为 0.581（$95\%BCI$：$-0.648, 0.970$）和 0.419（$95\%BCI$：$-0.835, 0.960$）。感染性钉螺的空间相关系数 γ 与实践相关系数 ρ 分别为 -0.599（$95\%BCI$：$-0.648, 0.970$）和 0.265（$95\%BCI$：$-0.935, 0.965$）。钉螺分布时空交互模型假设为空间效应随着时间而改变，参数 $\gamma_1 - \gamma_5$ 代表每年的空间相关系数，它们的 $95\%BCI$ 都包括 0，提示山丘型钉螺与感染性钉螺分布在村级上无明显的空间和时间相关性。

（四）本例提示

本研究是国内首次同时将景观格局分析与贝叶斯模型结合应用于我国山丘型村级钉螺分布的研究，随着景观格局 - 贝叶斯符合模型的进一步发展，这一复合模型将有可能应用于小尺度环境复杂山丘型血吸虫病流行区识别高危区域的新型工具，但研究尺度需要进一步提高，使这一研究方法应用于其他媒传疾病研究领域。

（胡　飞　施　亮）

参 考 文 献

[1] 周晓农. 空间流行病学. 北京：科学出版社，2009.

[2] 杨坤，周晓农. 景观流行病学研究现状及其进展. 中华流行病学杂志，2008，29（2）：198-201.

[3] 周红霞，唐咸艳，仇小强. 空间流行病学理论与方法研究现状与展望. 国外医学医学地理杂志，2015，36（2）：79-92.

[4] 王英鉴，李石柱，姜庆五，等. 空间流行病学在血吸虫病防控实践中的应用进展. 中国血吸虫病防治杂志，2019，31（1）：53-57.

[5] 杨坤，王显红，吴晓华，等. 空间流行病学技术在血吸虫病防治研究中应用. 中国公共卫生，2007，23（8）：1017-1019.

[6] 董毅，董兴齐，冯锡光. 3S 技术在血吸虫病防治研究中的应用概况. 热带病与寄生虫学，2007，5（3）：185-189.

[7] 周晓农，杨国静，杨坤，等. 中国空间流行病学的发展历程与发展趋势. 中华流行病学杂志，2011，32（9）：854-858.

[8] 林丽君，严晓岚. 地理信息系统在血吸虫病防治研究中的应用进展. 寄生虫与医学昆虫学报，2011，18（2）：120-124.

[9] Wang XY，He J，Yang K，et al. Applications of Spatial Technology in Schistosomiasis Control Programme in The People's Republic of China. Adv Parasitol，2016，92：143-163.

[10] Yang K，Sun LP，Huang YX，et al. A real-time platform for monitoring schistosomiasis transmission supported by Google Earth and a web-based geographical information system. Geospat Health，2012，6（2）：195-203.

[11] Yang GJ，Vounatsou P，Zhou XN，et al. A review of geographic information system and remote sensing with applications to the epidemiology and control of schistosomiasis in China. Acta Trop，2005，96（2-3）：117-129.

第十三章

农业、林业、水利血防工程控制和消灭钉螺适宜技术

钉螺是日本血吸虫唯一中间宿主，因此，通过农业、水利、林业血防工程改变钉螺生存、繁衍的各种孳生环境，使土壤干燥、钉螺食物减少，或改变植被品种和结构，破坏钉螺生存的保护屏障，抑制钉螺繁殖，或阻断钉螺迁移等，导致钉螺螺口数逐渐降低，从而达到控制或消灭钉螺的目的。本章以农业、水利、林业血防工程为视角，从基本原理、适用范围、操作程序和应用情况等方面，介绍农业、水利、林业血防工程控制或消灭钉螺几种适宜技术。

第一节　农业血防工程控制和消灭钉螺适宜技术

农业血防是指围绕农业生产，实施综合治理工程和动物传染源控制措施，改造钉螺孳生环境，切断血吸虫病传播途径，预防和控制血吸虫病。农业血防工程是将灭螺与农业生产、农业产业结构调整进行有机结合，在湖沼地区的江、湖、洲滩，通过围垦种植和蓄水养殖等措施灭螺，既可达到灭螺效果持久，彻底消灭钉螺的目的，又可提高土地的综合利用。农业产业结构调整，按照钉螺孳生环境的地势高低，推广"低养殖、高种棉、不高不低种稻田"的生态复合型灭螺方法，不仅改造了钉螺孳生地、减少钉螺面积，而且提高了经济效益，对控制钉螺起到了重要作用。

一、基本原理

1. 翻耕种植　在有螺地带通过翻耕种植，使钉螺孳生环境干燥、食物（如藻类、蕨类、苔藓等）减少，影响钉螺体内代谢障碍、能量枯竭、繁殖力下降，同时通过翻耕可将钉螺压埋于土内，钉螺缺氧窒息，导致钉螺逐渐消亡。翻耕种植灭螺主要具有三个优势：第一，环保、有效地消灭钉螺；第二，通过种植油菜、小麦、大豆、芝麻等经济作物，产生一定的经济效益，提高农民收入；第三，垦种经济作物，有利于巩固"以机代牛、封洲禁牧"的血吸虫病传染源控制措施的有效落实。

2. 水改旱　水改旱是改变钉螺生存环境消灭水田钉螺的一种较为有效的方法。

3. 水旱轮作　指在同一田地上有顺序地在季节间或年度间轮换种植水稻和旱作物的种植方式，是改变钉螺生存环境消灭水田钉螺的一种较为有效的方法。

4. 蓄水养殖　钉螺长时间淹没于水下，可影响钉螺交配、产卵，抑制螺卵胚胎发育，引起成螺性腺受损及螺体能量代谢和物质代谢障碍。

5. 沟渠硬化 通过水泥硬化沟渠，改变钉螺生存环境，是消灭沟渠钉螺的一种较为有效的方法。

6. 土（沙）埋灭螺 农田水利基本建设主要设计对钉螺孳生环境的土层的处理，土埋较深，钉螺就不能爬出地面，由于缺氧与饥饿，钉螺逐渐死亡。其次，还可影响钉螺交配、产卵，抑制螺卵胚胎发育。

二、适用范围

1. 翻耕种植 适用于湖沼地区的湖滩、河滩和洲滩等有螺环境。

2. 水改旱 地势较高、无旱作物明显的限制因素（如黏土等）、有螺孳生的水田进行。水改旱项目的实施最好能形成规模，才能取得灭螺防病和经济效益双丰收。

3. 水旱轮作 水旱轮作制度是我国南方包括江苏、浙江、湖北、湖南、云南、江西、四川、安徽等血吸虫病疫区的主要耕作制度。水旱轮作防控血吸虫病技术，适合南方血吸虫病流行区，凡海拔高度在 1 000m 以下，年平均气温在 15~25℃，降雨量在 700~1 600mm，年平均日照时数 1 200~2 200 小时，农田地下水位较低，水利设施基本建设比较完善，可水可旱，能灌能排的地区或田块都可以应用。

4. 蓄水养殖 广义的挖塘养殖技术包括堵湖汊蓄水养殖、矮堤高网蓄水养殖、修建山塘、水库养殖和开挖鱼池养殖等技术。堵湖汊蓄水养殖适用于汊口较小、汊内地势低洼的湖汊；矮堤高网蓄水养殖适用于不影响蓄洪、泄洪的湖区；修建山塘、水库养殖适用于丘陵地区和山区；开挖鱼池养殖适用于湖沼水网区域和山间坪坝有螺区域。

5. 沟渠硬化 适用于所以沟渠有螺环境。

6. 土（沙）埋灭螺 适用于河、沟、坑、塘、田埂、堤套、防浪林等多种有螺环境。

三、操作程序

（一）翻耕种植

1. 技术要求 技术上原则是平整土地、深耕细作、开沟沥水，做到水退滩干、雨停沟干，坚持每年耕种。按照不同翻耕种植方式，如不围垦种、矮围垦种、高围垦种和堵湖汊垦种等，具体操作程序若有不同。

2. 具体方式

（1）不围垦种：也称洲滩垦种。在一些围堤不利于蓄洪、泄洪和地势较高不需围堤即可保证一季收成的湖滩、河滩、洲滩，可采用不围垦种的方法灭螺。在每年秋季退水后，成片地开垦滩地，做到深耕细耙，种植一季夏季早熟作物或蔬菜、萝卜、甜菜、黑本草（奶牛饲料）等。这种方法用工和投资不多，是生产和灭螺一举两得的措施。垦种要年年不断地反复进行，并对坑洼进行平整和开沟沥水，做到水退滩干，雨停沟干，把耕、耙、种、管、收紧密结合起来，才能使钉螺密度渐趋下降。要防止无计划地零碎垦种及只垦不种或时种时不种，否则难以收到灭螺效果，且会影响农业的收益。夏收季节，要做好抢收、抢运的一切组织准备和防护药的准备，随时掌握气象和水情预报，做到在洪水到来之前收割，防止因下水抢收造成大批人群感染血吸虫病，甚至发生急性感染。

（2）矮围垦种：在一些筑高堤能影响蓄洪、泄洪，或因人力、经费等不足暂不能筑高堤垦种的湖滩、洲地，及由于地势低洼不筑矮堤难以保证一季收成的滩地，可在秋季退水后，修筑高出滩面 1.5m 左右牢固的矮堤。矮围内的滩地尽可能深耕细耙，种植夏季早熟作物。

既可获得一季收成，又可收到灭螺效果。已围地方必须年年耕种；不能垦种的地方，要人工改造或进行其他方法处理，以巩固灭螺成果。

（3）高围垦种：对生产价值大，投资相对地较少，修筑高围堤又不影响蓄洪的湖滩、洲滩，可采用高围垦种的方法灭螺。这种方法对灭螺和防止血吸虫病的效果都较好。但在进行这一工程时，必须征得水利部门的同意。农业、农垦、水利、水产、血防等有关部门应密切配合，共同协商、规划、勘测、设计、施工、检查和验收，使灭螺工作在工程的各阶段中，得到统一的妥善安排，切忌顾此失彼，避免发生矛盾。建筑围堤的同时，应按农田基本建设的要求，配置排灌设备，有效地控制水位。取土筑堤时，不论是在堤外还是堤内，都要平地取土，防止留下堤套、坑洼。在全面调查掌握堤内钉螺分布的情况下，尽量先开垦有螺地带，切实做到成片的深耕细耙，尽可能不留边角。机耕不到的地方，用人工补耕，坑洼处应平整。垦后必须立即种植，尽可能种旱作物。不能种旱作物而种水生作物时，要切实做好防护工作，并采取其他措施灭螺。无论种植何种作物，都要以不造成钉螺新的孳生环境为原则。垦种要连续数年，方可保证灭螺效果。

（4）堵湖汊垦种：在汊口较小、汊内可耕面积较大的湖汊，可采用堵湖汊垦种的方法灭螺。秋季退水后，在汊口筑堤建闸，控制江、河水位。汊内平整土地，连年垦种旱作物，以改变钉螺孳生环境，达到既消灭钉螺又发展生产的目的。对不能垦种的低洼地带，人工改造环境或用药物灭螺。这种方法比一般湖滩和洲滩的围垦更省力、省投资，而且有利于保护湖汊附近的居民免受血吸虫病的威胁。

（二）水改旱

1．技术要求　水改旱实施地最好有较完备的排灌设施，若无，应按田园化要求，建立独立的排灌体系，做到渍能排，旱能灌，排灌自如。具体做法是开挖田间沟渠，降低水位，抬高田地，保持常年无积水。开挖深沟大渠的做法结合农田基本建设土埋灭螺的方法和要求进行。毁掉所有的水田埂，深耕细耙，常年种植旱作物。

2．具体方式　在平原地区实施水改旱，开挖田间"三沟"即厢沟、腰沟、围沟，其技术要求如下：①厢沟。厢宽一般 1.2～1.5m（根据作物种类、品种和间套作模式的不同可适当增减），厢沟宽度为 15～20cm，深度为犁地的深度。②腰沟。对于较长的厢在其中间挖一沟将其拦腰截断，沟的宽度为 30～50cm，深度 50～60cm，如厢过长，可挖一条以上的沟，腰沟的条数视厢的长度而定。③围沟。即在整片田的四周挖一条沟，将田围起来，沟的宽度为 60～80cm，深 80～100cm。④在开挖深沟、建立排灌系统时，应按农田水利基本建设要求进行，同时按土埋灭螺的方法和要求进行灭螺。一般采用开新沟填旧沟方法。具体做法是：先将旧沟两岸的有螺草土铲去 15cm，推入沟底，然后将已铲去草皮处清扫 1～2 遍，并用灭螺药物喷洒，另外按照水利规划开挖新的排灌沟渠，将新沟中掘出的无螺土填入旧沟中，厚度至少 30cm，然后砸紧夯实，填埋的有螺沟中水量少的，可不必排水；如水很多，则预先将大部分水排去。新旧沟的距离不宜小于 1m，并尽量避免新旧沟交叉或相接，防止旧沟里的钉螺向新沟扩散，有条件的地方可对沟渠进行硬化。

3．注意事项

（1）要密切注意沟渠内的钉螺动向，一经发现，立即消灭。

（2）水改旱的实施时间最好不少于 3 年，如 3 年后钉螺完全消灭，在无钉螺扩散的情况下，可根据粮食生产需求，再改种水稻或进行水旱轮作。

（3）水改旱 3 年后，如钉螺灭光了，在无螺扩散的情况下，还可根据粮食产品结构，再部分地改种水稻。每 3 年轮作 1 次，以 6 年为 1 周期，灭螺效果较好。

（4）注重水改旱项目的管理。以村民组为单位，由乡政府统一确定水政旱的面积、地点，种植何种作物，由村民小组协商决定。

（三）水旱轮作

1. 技术要求　水旱轮作区的选择以血吸虫病流行区，当地群众科学种田积极性高，排灌条件较好，灌有水源，排有出路，土势平坦，且与农业综合开发和土地整治项目相结合，达到"水平田，田成方，路相通，林成网，渠相连，土肥沃"的标准。

以田间道路、固定渠道和地埂划分实施区。实施区是进行田间耕作、生产管理、实行轮作和平整土地的基本单位。实施区要求沟渠相连，涝能排、旱能灌，土地平整，呈水平田，同时要求渠、沟、路、埂纵横平行对齐，田块形式统一，大小一致。高标准的实施区田块呈矩形，每个单元净面积以 50 亩为宜，四周由 4m 宽的田间道路围成。每个田块由 49 块小田区组成，每个小田区由 1.5m 宽的田间小道围成。

2. 具体方式　建立完整的排灌系统，沟渠配套硬化，做到遇旱能灌、遇涝能排。

（1）排水系统

1）排水泵站：一般相连的实施区，面积在 2 000 亩左右，兴建排水泵站。

2）排水沟：以高标准实施区每个单元净面积以 50 亩为例（各地可根据实际情况设计），应有排水毛沟、排水农沟、排水支沟和排水干沟。①排水毛沟：排水毛沟断面为梯形，上口宽 1.42m，底宽 0.3m，深 0.56m。②排水农沟：排水农沟断面为梯形，上口宽 2.89m，底宽 0.3m，深 1.295m。③排水支沟：排水支沟断面为梯形，上口宽 3.5m，底宽 0.6m，深 1.45m。④排水干沟：排水干沟断面为梯形，上口宽 7.45m，底宽 2m，深 2.725m。

（2）灌溉系统

1）提灌泵站：一般相连的实施区，面积在 2 000 亩左右，兴建提灌泵站。

2）低压灌溉管道：管道直径标准为 ϕ 800、ϕ 600、ϕ 500 等。沿田间小道而建，具体使用型号要与当地的水利设施配套。

（3）平整土地：要结合农田基本建设，进行大规模的土地平整，达到水平田标准，一般以机械作业为主。种植旱作物时，废埂机耕，开沟分厢；种植水作物时，重筑田埂，调整水系。调整水系时要针对田间有螺沟渠进行挖新填旧。

3. 注意事项

（1）每一个周期完后，都要进行排灌水系的重新调整，开新填旧，这是一种灭螺较彻底的方法。

（2）水旱轮作后，在年间同一田块实行多熟制，增加了翻耕次数，破坏了钉螺生态环境，起到了翻耕填埋的灭螺效果。

（3）注重水旱轮作的管理。以组为单位，制定水旱轮作的面积，定地点、生产计划，做到水作业和旱作业的时间统一。

（四）蓄水养殖

1. 技术要点

（1）鱼塘的区划原则：鱼塘的区划原则包括①鱼塘区域规划要选择在圩内低洼有螺地区；②交通方便，周围市场活跃；③水源充沛，水质良好。可采用湖区水源，但应满足水产养殖对水源的水质要求，即溶氧量能终日保持在 4mg/L 以上，pH 最适保持 7～8.5，总硬度保持在 5～8 度，有机物耗氧保持在 30mg/L 以下，沼气和硫化氢不允许存在。也可因地制宜采用湖区沼泽、芦苇塘的水或地下水。还应考虑充分的水源供应。特别是对远离湖区（丰水区也较难达到的地区），要预设池塘的进排水系统，以便在养殖季节方便补水和排水。整个养鱼区的进水和排水系统要分开，并联方式，以免交互影响和疾病传染。一般来说，补水季节需要集中在 6～9 月，在池塘鱼估计产量为 500～600kg 时，原则上 10 天左右池塘水交换一次。但考虑到渔区条件和渔民经济问题和保护水环境，渔区池塘养鱼产量设计在 300kg 以下。采用生态养殖方式，这样可大大减少养殖换水量和投饵量，减少养鱼投资。

（2）鱼种场配套建设：为推进湖区渔业健康发展，鱼苗鱼种供给是关键，所以必须考虑鱼苗鱼种场的生产配套建设，由于鱼苗鱼种场的技术性要求比较高，所以，其配套建设和管理必须依靠政府支持和科技投入（与技术部门联合），建立适宜当地养殖的品种的鱼种场，以便持续提供渔区养殖的鱼种需要。按传统要求，鱼种塘面积一般占鱼池总面积的 20% 左右。

2. 鱼塘的技术及施工的要求

（1）形状：一般以长方形，长宽比 2∶1 或 3∶1，东西走向为好，便于管理、拉网。光照好、受风力大。底平坦，稍向一面倾斜（排水口面），最好两边有集鱼沟。池坝较宽（可种草养鱼）、较高、坚实。

（2）底质：土壤与底质多方面影响水质及饵料生物（池塘肥力），池塘具良好的保水性，对鲤科鱼类尤为重要，特别是越冬池，保水性应更好。以壤泥土底质为好，适宜淤泥厚度 10～15cm。常见的土壤有：壤土（黑钙土、棕壤、白浆土、草碳土、碱土）、黏土（可吸附营养物质）、沙土。

（3）池底：要求平坦，由注水口向排水口倾斜，倾斜度为 1∶300～1∶200，以便排水。

（4）池塘养殖面积：①精养池塘：精养池塘面积 10～15 亩左右为好。鱼池的深度以 2.5～3.0m 为宜，要保证池塘水深 2.0～2.5m。鱼种池深度 2.0～2.5m，水深 1.5～2.0m。鱼池坡度为 1∶2 或 1∶2.5。②增养池塘：面积可大一点，40～100 亩左右。

（5）开挖面积：开挖鱼池面积占整个渔区规划面积的 65%～70% 为宜。对于那些有螺洲滩地区钉螺分布量大、地势复杂（低洼，坑塘，沼泽，不利于机械施工和挖塘），可考虑因地制宜，开挖大的池塘，进行放流增殖，如河蟹的养殖等。

（6）开挖时间：选择在冬季枯水季节。

（7）池塘的周围环境：无高大建筑屋和树本遮蔽。池塘四周无草（有草存在，可能在池塘四周草中孳生钉螺）。

（五）沟渠硬化

结合农田水利建设、中低产田改造，因地制宜对有螺沟渠硬化，既可畅通行水、防止洪涝，又可改造钉螺赖以生存的环境，减少钉螺的分布面积和扩散机会。尽管这种工程灭螺一次性投入较大，但易于巩固，能灭一段、清一段、巩固一段，因而沟渠硬化是疫区消灭钉螺，巩固灭螺成果的关键所在。

1. 技术要点

（1）沟渠硬化工程选址：首先做好前期摸底调查工作，主要了解流行区域内的钉螺面积及阳性螺分布，有螺地区水源、水系分布，种植作物种类、养殖方式，已有的水利基础条件及是否符合开展沟渠硬化建设等。选址根据"由近及远"的原则，从有阳性螺的村庄及阳性螺区域附近做起，从钉螺面积大、钉螺密度及阳性率高的螺情严重，对人、畜威胁大的地区做起。在水流较缓慢、土肥草密的水田间灌溉沟，地势低洼或排水不畅通的稻田或渗水的放牧等场地排水沟，优先开展硬化沟渠改变钉螺孳生环境的工程。沟渠硬化尽量避免新规划开辟沟渠，最好要结合原有沟渠体系，在原有基础上做局部调整，如适当截弯改直，提高沟渠输水能力和灭螺效果，但不占用过多的农田，利于工程建设。在地方政府的统一领导下，协调相关部门，结合农田水利建设，从全局出发考虑，在适宜沟渠硬化地带，综合各类项目建设，在一定水系范围内合理规划农沟、支沟、干沟数量，充分发挥沟渠硬化工程的作用。

（2）沟渠类型设计：根据水力最优断面原理、施工及工程稳固性考虑，输水量较大的下沟尽可能采用梯形断面沟渠，输水量较小的农沟、支沟可采用半正方形断面。渠底采用正坡（渠底沿程降低）或平坡（渠底水平），尽量避免逆坡，利于行水。沟渠两侧边墙的倾斜度（边坡系数）应根据建筑材料（卵石、砌石、混凝土）质地来确定。断面大小应根据水流量合理设计，沟渠边墙垂直高度应高于雨季最高水位20cm以上，防止漫溢和钉螺扩散。工程建成后确保适当水流速度，不出现沟渠冲刷、壅水现象，利于周边区域排涝，抑制钉螺吸附生长繁殖，尽量延长沟渠使用时间。①宽度为0.3m农沟：沟渠断面可采用半正方形，渠底用石块铺砌或混凝土浇灌，底坡设计为1/1 000～1/500；边墙用石砌、浇灌或预制板补砌，边墙垂直高度0.3m；渠底及边墙采用C15混凝土，厚度为20cm。若渠底和边墙用预制板，则应平铺整齐水泥沟缝不留缺口，两边墙（侧面）采用3cm厚M10水泥砂浆抹光。②宽度为0.5～0.7m支沟：沟渠断面可采用半正方形或梯形，渠底用石块铺砌或混凝土浇灌，底坡设计为1/1 000～1/500；边坡用石砌、浇灌或预制板补砌，梯形断面边坡系数一般采用1.33左右，边墙垂直高度0.5～0.7m；渠底及边墙采用C15混凝土，厚度为30cm。若渠底和边墙用预制板，则应平铺整齐水泥沟缝不留缺口，两边墙侧面（三面）采用3cm厚M10水泥砂浆抹光。③宽度为1.0～2.0m干沟：沟渠断面可采用梯形，渠底用石块铺砌或混凝土浇灌，底坡设计为1/1 000～1/500；边坡用石砌、浇灌或预制板补砌，梯形断面边坡系数一般采用1.33左右，边墙垂直高度1.0～1.5m；渠底及边墙采用C15～C20混凝土，厚度为40cm。若渠底和边墙用预制板，则应平铺整齐水泥沟缝不留缺口，两边墙侧面（三面）采用3cm厚M10水泥砂浆抹光。

2. 施工要求

（1）施工时间选择：充分利用冬季和早春枯水和气温较低，钉螺活动不活跃的条件，尽量在每年10月至翌年3月份建设施工，有利于工程施工和施工人员安全。

（2）硬化施工前区域处理：清除渠道两旁杂草并焚烧，对阳性钉螺区采用药物灭螺，铲除沟渠边坡表层土壤堆埋处理，彻底清除阳性钉螺。

（3）取材及施工：渠底先用石块铺砌或混凝土浇灌，打好牢固基础，底坡设计为1/1 000～1/500；边墙用石砌、浇灌或预制板补砌，梯形断面边坡系数一般采用1.33左右；渠底及边墙所用混凝土C10～C20标准，厚度为20～50cm。若渠底和边墙用预制板，则应平铺整齐水泥沟缝不留缺口，有条件尽量三抹光护面，否则必须对两边墙（侧面）抹光，抹光采用3cm厚M10水泥砂浆。

3. 具体措施

（1）山丘地区：水改旱典型区呈矩形田块，1亩典型工程由排水毛沟、排水农沟、排水支沟和排水干沟及排水沟道组成。小田区内布置4条排水毛沟，下侧面布置1条排水农沟，右侧布置1条排水支沟。大田区下侧布置1条排水干沟。各小田区的水经排水毛沟、农沟、支沟、干沟流到大田区外，通过工程排水实现大田区水改旱。

1）排水毛沟：在水改旱工程典型区小田内，在田面上侧沿田边沿开挖横向排水毛沟，在田面左侧沿田面边沿开挖排水毛沟，再每间隔8～10m开挖1条排水毛沟，共开挖纵向排水毛沟3条。该排水毛沟两端分别与田面边沿的排水农沟连通。参考指标：排水毛沟断面为梯形，上口宽 1.42m，底宽 0.3m，深 0.56m。

2）排水农沟：沿小田区下边沿外侧开挖排水农沟，排水农沟与小田区排水毛沟相通。参考指标：排水农沟断面为梯形，上口宽 2.89m，底宽 0.3m，深 1.295m。

3）排水支沟：在排水农沟右侧，沿小田区右边沿外侧开挖排水支沟，排水支沟与排水农沟相连。参考指标：排水支沟断面为梯形，上口宽 3.50m，底宽 0.6m，深 1.45m。

4）排水干沟：沿典型区下边沿外侧开挖排水支沟，排水干沟与排水支沟相通。参考指标：排水干沟断面为梯形，上口宽 7.45m，底宽 2.0m，深 2.725m。

（2）湖沼型地区：垸外钉螺通过引入灌溉水进入垸内，严重影响到垸内灭螺效果巩固，形成"上下游相连，内外为结，人畜共患，反复感染"的恶性循环。河网密布，洲滩众多，垸外钉螺孳生地带线长面阔，植被复杂，冬陆夏水，难以实施有效灭螺。垸内沟渠连通成网，纵横交错，钉螺成水网型分布，随沟渠系统向各处延伸。因此，在防洪大堤建造进螺涵闸，是实施"先垸内、后垸外，关门打狗"的有效措施。湖区沟渠硬化主要包括有螺涵闸改造和垸内、垸外的渠道的硬化。通过对有螺涵闸改造，可使附着在杂草、树枝等载体上的钉螺难以进入垸内，结合沉降杀灭和有效抑制钉螺扩散，巩固垸内灭螺成果。通过垸内、垸外的渠道的硬化，可使钉螺的分布面积和扩散机会减少，有利于集中力量，在其他沟渠段进行铲草浸埋灭螺和农业工程灭螺，最终实现切断垸外向垸内扩散钉螺，解决沟渠内钉螺密度高的主要矛盾。

4．注意事项

（1）沟、渠、埝防渗处理：除有效拦截钉螺扩散，集中杀灭外，改造沟、渠、埝的输水条件，是大规模消灭钉螺的有效途径；可结合粮食专项工程、下湿田改造、水利工程以及冬春农田水利基本建设，对沟、渠、埝进行防渗衬砌封闭处理，对蓄水池、塘坎进行衬砌抹面封闭处理。

（2）工程建设管理：项目确定后，县级农业主管部门和项目区乡镇主要负责同志组成项目建设领导小组，全面负责工程质量监督管理。乡镇政府抽调相关部门人员组成工程建设实施小组，具体实施工程建设。

（3）工程维护管理：项目建成验收后，根据"属地"管理原则移交当地村委会使用，由乡镇和村委会签订沟渠使用和管理责任书。村委会负责建成的沟渠后期维护管理，农业部门适时检查指导。村委会统一协调组织相关村组及农户，沟渠边土壤堆埋灭螺处理地区，要插上警示牌，一年内不能翻土使用，防止钉螺未死而扩散，工程结束两年内对土埋地区进行螺情监测，发现残存钉螺要及时消灭，干沟、支沟由受益群体共同负责维护，农沟由具体受益农户负责维护，每年冬春季节对沟渠清淤和清除杂草，沟渠出现破损及时修补，确保沟渠灌溉和血吸虫病防治功能。

（六）土(沙)填埋

1．技术要点　土埋灭螺采用各种土埋方法灭螺，凡与农田基本建设和水利结合得好的，埋得越深，覆盖的泥土夯得越紧，埋的时间越长，灭螺的效果就越好。土埋深度在 20cm 以上夯紧，土埋钉螺的地方一年内不要翻动。在土埋灭螺施工前应进行测量和设计，做好劳动力与工具的安排以及技术训练等准备工作；在施工时应做好劳动力组织与调配工作，严格操作规程，坚持质量要求，并加强技术指导；工程结束时，应认真检查、考核和验收，发现问题及时处理。

2．具体做法

（1）开新填旧：这种方法主要是按农田基本建设的规划，结合修建排灌系统，或结合电灌渠道的"大改小""明改暗"和平整土地等工程进行。这是一种灭螺较彻底的方法，只要结合得好而又严格掌握操作规程，即能达到灭螺的目的。在沟渠灭螺时应首先考虑此法。具体操作方法是：先将旧沟两岸的有螺草土铲去 10～15cm，推至沟底，清扫 1～2 遍，然后按水利规划开挖新的排灌沟渠，将掘出的无螺土填入旧沟中，厚度至少 30cm，打紧夯实。填埋的有螺沟如水量较少，可不必先排水，如水很多，则预先将大部分水排去。新旧沟的距离不宜小于 1m，并尽量避免新旧沟交叉或相接，如遇到这种情况，一定要处理好，防止旧沟里的钉螺向新沟扩散。

（2）移沟土埋：这种方法应与疏通沟渠、裁弯取直等水利工程相结合。将一岸的有螺泥土连同草皮铲下一层，堆在另一岸的下角，再将铲去泥草一岸的新土逐层铲下，加在堆有草皮及有螺土的上面，培成沟形。培上的无螺土至少 30cm，并打紧夯实。这种方法是在不能开挖新沟渠的情况下采用的。

（3）挑土填埋：对一些农田基本建设及水利上无用的坑、塘、废沟、洼地、小河等，采用挑土填埋改为田地的方法灭螺。这种方法既可改变钉螺孳生环境，又可扩大耕地面积。填埋时，底部水量少的，可不必排水；如水很多，则预先将大部分水排去，然后将周围的有螺草土铲下 15cm 以上，推放于底部，上面覆盖无螺土 30cm 以上，并打紧夯实。

（4）开沟平整：此法适用于堤套、防浪林、芦滩、小块荒地等环境的灭螺。将灭螺地区分成若干小区，从区外开沟取土填埋。沟宽及深度可根据地形确定，开沟前要先清基，扫障。对高低不平的堤套，可先排水、填平坑洼，然后从堤套中间开沟，将土平铺内侧，压埋钉螺，并整成斜坡，做到水退套干，结合种植旱作物消灭钉螺。在防浪林采用此法时，还要同时清除树上、树根处的钉螺，以免形成新的有螺沟。开沟时分层取土，铺压时有螺土在下，无螺土在上，耙平、夯紧、压实。

（5）抽槽土埋：此法适用于小型河道和定型沟渠。它可与疏浚河道、沟渠及积肥相结合。方法是先排水，使水位降至常年水位以下，一方面挖河、沟泥积肥，另一方面在河岸边及沟渠底部抽槽，其宽度与深度以能容纳河、沟两岸铲下的有螺草土为度，然后自下而上铲下有螺草土 15cm，使其落于槽中，清扫已铲去草土处 1～2 遍，全部推入槽中再盖上无螺土 20cm 以上，夯紧打实，然后放水到原处，淹没埋螺处。

（6）卷滩土埋：在有平滩的小型河道及沟渠，可采用卷滩面有螺草土土埋的方法灭螺。方法是从有水的岸边开始将有螺的草土铲下一层，卷堆在河道及沟渠两边堤坡下，然后清扫铲去草土处 1～2 遍，再铲 1～2 层无螺土覆盖在堆放的有螺草土上，每层厚度至少 15cm 以上，层层夯紧打实。

（7）沙埋：在有些堤套、坑塘、洼地、防浪林，可就地取材，用沉积的细沙掩埋钉螺。铺沙前要将地面草渣、芦渣、树渣清除干净。铺沙时必须厚度均匀，不留空白，全面铺到，最少要铺 10cm，对深一点的小沟、坑塘，可先用土埋平再用沙铺平。

（8）培田埂：此法是山丘地区消灭梯田钉螺的一种有效的方法。方法是就近取螺土，培于有螺的田埂边或田埂上，并夯实打紧，使田埂加厚加高，把钉螺埋入埂内。有螺的田埂后壁可采用"筑泥墙"的方法，其工序为：①按 2g 血防 67 的量配制水溶液喷洒田后壁 1 次；②清除整个田埂后壁的杂草，离田后壁 1m 以内的地面草土也要铲除厚 15cm；③筑泥墙，在离田后壁约 30cm 处打桩，并在靠田埂的一面拦上木板，在板与田埂之间填上无螺土，然后夯实。

（9）造梯田综合治理：在山区地区，将有钉螺分布的山坡（山冲）小草滩等改造成梯田进行综合治理，从而达到消灭钉螺的目的。具体操作为：现将小草滩表面的有螺土分层铲下，铲土的厚度，一般第一层为 10cm，第二层为 7cm，第三层为 4cm。就地将第一层草土堆在最底部，然后依次堆上第二、三层草土，使堆成垄状，垄上加盖无螺土，厚达 30cm 以上，垄宽一般为 2～3m。如果滩面较大，除垄间挖有垄沟外，尚要另开排水沟，以利沥水排洪。挖沟处要预先规划好，保证有螺草土埋在垄中，防止暴露或流入排水沟中。这一方法尚可根据情况，同预先火烧草滩或包埋时加用灭螺药物等方法结合起来。对较大片山冲草滩，还可结合治山治水，采用灭螺与垦荒建造梯田相结合的措施。在改沟理水后，将草滩按山势分为数块，建造梯田的坝埂，将上坡表面的有螺草土一层一层地铲下，填在下坡的低处，然后将上坡土一层层向下坡搬移，造成梯田，并夯实。在改后一年才开始耕种，或先种旱作物一年，然后改种水稻。对沼泽样的山冲草滩，则在滩地的周围开挖较深的排水沟，待滩地排水干燥后，再按上述方法，建垄包埋钉螺。

四、应用情况

以仪征市疫区长江外滩实施农业血防综合治理项目为例进行介绍。

（一）基本情况

仪征市位于长江中下游北岸，隶属于江苏省扬州市，境内长江岸线总长 27.6km，沿江一带是冲积平原，地势低洼，气候温暖湿润，适宜钉螺孳生繁殖，属湖沼型血吸虫病流行区；全市有 7 个乡镇 63 个行政村流行血吸虫病，历史累计钉螺面积 1 681.9hm²，累计血吸虫病人 21 202 人，病牛 1 786 头。1990 年后，由于长江洪水频发，特别是 1998 年长江特大洪涝灾害后，全市境内钉螺面积大幅度回升，急性血吸虫感染频发。从 2001 年开始，仪征市结合沿江工业开发的机遇，对全市长江外江滩逐步开展综合治理，2004 年，国家实施《全国预防控制血吸虫病中长期规划纲要（2004—2015）》（国办发〔2004〕59 号）后，为了进一步推动仪征市血防工作，市政府结合当地实际在沿江疫区以实施农业血防综合治理项目为主，并结合其他江滩综合治理项目对有螺环境开展大规模的整治。通过大力实施血吸虫病综合治理措施，仪征市分别于 2005 年、2007 年和 2013 年达到了血吸虫病疫情控制标准、传播控制标准和传播阻断标准。

（二）农业血防综合治理

1. 水改旱

（1）技术原理：项目试验区内现有钉螺分布的低洼水田，排渍费用高，种田效益差，实施水改旱，通过挖沟沥水、抬高水田、平整土地，采取"高厢、深沟、排湿"的技术措施，彻底破坏钉螺孳生环境，解决单一种植模式形成的土壤肥料偏耗、板结硬化等问题，减少人畜因水田作业感染血吸虫机会，提高种植效益。

（2）技术要求：建立独立的排灌体系，渍能排，旱能灌，排灌自如；按田园化开挖深沟大渠，降低水位，抬高田地；平整土地，深耕细耙；改革沟厢，田埂开沟，分厢平整。水改旱典型区呈矩形田块，四周由田间小道围成。典型工程由排水毛沟、排水农沟、排水支沟和排水干沟及排水沟道组成，各排水沟断面均为梯形。

（3）种植模式：水改旱区域种植优质牧草，为草食畜禽圈养提供保证，为改变传统放牧为主的养殖习惯奠定基础。主要种植形式，①意杨林、牧草套种：利用水田改成的旱田栽植意杨，意杨林间每年翻耕，种植多花黑麦草；②牧草、经济作物轮种：利用水田改成的旱田，秋季种植多花黑麦草，夏季种植黄豆；③多品种牧草轮种：利用水田改成的旱田，秋季种植多花黑麦草，夏季种植苦荬菜，一年四季供草。

2. 蓄水养殖

（1）技术原理：项目试验区内的低洼潮湿地，适宜钉螺孳生繁殖，不宜种植农作物。根据钉螺怕久淹（8个月以上）的特性，实施挖池养殖，水淹灭螺，合理开发利用这些低洼潮湿地。

（2）技术要求：

1）选址：选择适宜钉螺孳生繁殖、不宜种植农作物的低洼潮湿地，先在滩地上划块，根据地形环境决定开挖鱼池的大小，在各个鱼池间应有5～10m的空间，要把死水改为活水，把浅池变为深池、小池变为大池，彻底改变钉螺孳生环境。

2）挖池：开挖鱼池时，先将鱼池滩地表面20～30cm的有螺草土铲起，堆在2个鱼池间空地的中央处。运有螺草土时要防止钉螺散落。逐层深挖鱼池，将鱼池深层的无螺土覆盖在2个鱼池间的有螺草地上，夯紧打实，无螺土厚度在1m以上。在鱼池的四岸均覆盖无螺土，夯紧打实，厚度1m以上。鱼塘挖成后，呈倒棱台结构，断面为梯形，宽埂缓坡，碾压夯实，保持埂堤三面光。池内无杂草，常年蓄水保持在1.5～2m，每年在堤埂种草翻耕。

3）养殖：精养鲫鱼，每亩水面200kg；养殖螃蟹，每亩水面100kg；实施鹅、鱼配套立体养殖，每亩水面配套养鹅100只左右，品种以扬州鹅为主。

3. 增禽减畜

（1）技术原理：血吸虫病是以感染牛、羊、猪等为主的哺乳动物群体病，是动物源性传染病，而水禽是卵生动物，根据禽类不感染日本血吸虫病的特点，进行扩禽压畜的探索。本项目通过建立家禽良种繁育体系，提供饲养、防病技术、培植养禽示范户，把农民从养牛羊等易感家畜的传统习惯上逐步引导到发展水禽上来，从而降低易感动物比重。

（2）技术要求：

1）建禽舍：鹅舍为砖木结构，舍檐高度一般为1.5m，地面用砂石黏土或者用砖铺平，比舍外高10～15cm。每平方米可养扬州鹅8～10只，每舍饲养400只左右为宜。

2）鹅饲养管理：选择健康的雏鹅，把好"潮口"关，及时开食，做到饲料合理搭配，鹅舍经常通风换气，垫料要勤换、勤晒，同时做好保健防疫。掌握放牧技巧，早出晚归，放牧鹅适当补饲。

3）牧草种植：因地制宜，种植适合当地生长的环境牧草，主要为多花黑麦草、苦荬菜等。

4. 江滩整治　结合工业开发措施，包括建造船厂、码头、港口和生态公园等方法对长江外滩有螺环境进行整治。

（1）建造船厂：首先清除滩面杂树，对有螺环境进行药物灭螺处理，将有螺土深埋并平整江滩，再采用吸沙填埋或覆盖50～100cm无螺土，在不影响长江行洪的情况下，建造造船平台和厂房，同时建设自来水处理系统和三格式无害化公厕。

（2）码头和港口：首先在江滩沿长江水线建造混凝土直立墙，清除滩地上的树木杂草，将港口水域内泥沙吸入江滩进行填埋，再用混凝土浇铸成码头货场平台。

（3）生态公园：在江滩邻长江侧修筑矮围，对江滩环境进行挖低抬高处理，并建造游览道路，再在高滩面种植观赏植物，低滩面进行畜水养鱼，以确保生态公园内无钉螺生存。

5. 通江河道治理

（1）河岸混凝土护坡：首先清除河坡杂草，平整坡面，铺上石子、压实，再浇铸8～10cm厚水泥混凝土，护坡覆盖常年上下水位线。

（2）修建涵闸和建造沉螺池：对通江河道护坡范围内的涵闸进行全面改造，并在涵闸进入渠道前的连接部建造沉螺池，要求沉螺池内水体的流速低于0.20m/s，以确保长江水体中钉螺不进入渠道。

（三）实施情况及效果

1. 江滩整治情况　2001—2015年，仪征市对沿江圩外滩及其相邻的通江河道实施血吸虫病综合开发与治理，累计开发江滩总面积 496.34hm²。15 年间，江滩开发环境改造率呈逐年增加趋势，至 2015 年，江滩面积环境改造率达 90.16%（表 13-1）。

表 13-1　2001—2015 年仪征市长江圩外江滩环境改造情况

年份	江滩面积/万 m²	江滩综合治理				江滩环境改造率/%
		方法	当年整治面积/万 m²	已整治面积/万 m²	未整治面积/万 m²	
2001 年	550.49	植树、建工厂	22.38	22.38	528.10	4.07
2002 年	550.49	吹沙填埋、建船厂	66.69	89.07	461.42	16.18
2003 年	550.49	吹沙填埋、建船厂	200.06	289.13	261.36	52.52
2004 年	550.49	吹沙填埋、建船厂	133.37	422.50	127.98	76.75
2005 年	550.49	水改旱、蓄水养殖	42.10	464.60	85.88	84.40
2006 年	550.49		0.00	464.60	85.88	84.40
2007 年	550.49	填土、建造码头	3.04	467.64	82.84	84.95
2008 年	550.49	挖底抬高、建公园	19.21	486.85	63.63	88.44
2009 年	550.49		0.00	495.21	63.63	88.44
2010 年	550.49	翻耕种植	8.36	496.34	55.28	89.96
2011 年	550.49	填土、建造码头	1.14	496.34	54.14	90.16
2012 年	550.49		0.00	496.34	54.14	90.16
2013 年	550.49		0.00	496.34	54.14	90.16
2014 年	550.49		0.00	496.34	54.14	90.16
2015 年	550.49		0.00	496.34	54.14	90.16

（1）结合工业开发，对圩外 15 块江滩实施了吸沙填埋，整治江滩面积达 411.80hm²，占圩外江滩总面积的 74.81%，其中结合建造船厂、码头、港口和公园等措施治理江滩面积分别占圩外江滩面积的 68.04%、0.55%、2.73% 和 3.49%。

（2）结合农业血防综合治理项目，对圩外 4 块江滩实施了治理，治理江滩面积达 84.55hm²，占圩外江滩总面积的 15.36%，其中垦种、养殖和植树开发江滩面积分别为 38.67hm²、26.49hm² 和 19.38hm²，分别占圩外江滩面积的 7.02%、4.81% 和 3.52%。

（3）通江河道治理实施情况。对沿江地区 6 条通江河道全部进行了混凝土护坡硬化，护坡河岸长度 4.87km，改造通江（通河）涵闸并建造沉螺池 9 座。

2. 钉螺控制效果

（1）钉螺感染率：2001—2015 年，共解剖钉螺 72 095 只，检获感染性钉螺 34 只，其中 2002—2006 年分别查到感染性钉螺 4 只、17 只、8 只、2 只和 3 只，钉螺感染率分别为 0.03%、0.12%、0.07%、0.02% 和 0.12%；其他年份未查到感染性钉螺。15 年间江滩钉螺感染率呈先升高、中间波动、后下降的态势。

（2）钉螺和感染性钉螺面积：2001—2015 年，共查出钉螺面积 1 107.12hm²，2001—2007 年间，钉螺面积呈快速下降，钉螺面积下降了 80.55%，年均下降 13.43%；2008 —2011 年，随着通江河道硬化治理，钉螺面积进一步减少，到 2012 年未查到钉螺。15 年间共查出感染性钉螺面积 51.36hm²，主要分布在 2002—2005 年 4 年期间，占查出感染性钉螺面积的 97.92%，随着江滩环境改造率的提高，2007 年之后未查出感染性钉螺面积（表 13-2）。

表 13-2　2001—2015 年仪征市长江圩外江滩环境改造钉螺控制效果

| 年份 | 钉螺调查 / hm² | 有螺面积 | | | 钉螺检测 | | | 感染螺环境面积 /hm² |
		合计 / hm²	圩外江滩 / hm²	圩内沟渠 / hm²	解剖螺数 / 只	阳性螺数 / 只	感染率 / %	
2001 年	1 679.63	191.65	186.96	4.69	9 464.00	0.00	0.00	0.00
2002 年	1 679.63	195.54	189.20	6.34	11 955.00	4.00	0.03	2.47
2003 年	1 680.39	188.63	178.66	9.97	14 175.00	17.00	0.12	16.30
2004 年	1 681.91	171.24	158.60	12.64	12 177.00	8.00	0.07	22.67
2005 年	1 681.91	171.35	158.60	12.75	11 938.00	2.00	0.02	8.85
2006 年	1 681.97	85.94	71.81	14.13	2 445.00	3.00	0.12	1.07
2007 年	1 681.97	37.28	36.80	0.48	4 342.00	0.00	0.00	0.00
2008 年	1 681.97	17.90	17.42	0.48	849.00	0.00	0.00	0.00
2009 年	913.80	15.18	14.33	0.85	1 111.00	0.00	0.00	0.00
2010 年	913.80	15.98	15.15	0.83	2 287.00	0.00	0.00	0.00
2011 年	913.80	17.04	16.14	0.90	1 352.00	0.00	0.00	0.00
2012 年	913.80	0.00	0.00	0.00	0.00	0.00	0.00	0.00
2013 年	913.80	0.00	0.00	0.00	0.00	0.00	0.00	0.00
2014 年	913.80	0.00	0.00	0.00	0.00	0.00	0.00	0.00
2015 年	913.80	0.00	0.00	0.00	0.00	0.00	0.00	0.00

第二节　林业血防工程控制和消灭钉螺适宜技术

林业血防工程是以生态控制理论为基础、以林业生态工程为手段、以抑螺防病为根本目标，通过建立以林为主的，林、农、水等有机结合的自然 - 经济 - 社会复合生态系统，合理开发钉螺孳生区自然资源，改变原有钉螺孳生环境的光、热、水、土等自然因素，抑制钉螺生长与繁殖，最终实现生态灭螺和阻断血吸虫病危害的重要措施。

一、基本原理

植物的生长对周围其他的生物有着不同程度的促进或抑制作用，在自然环境中，钉螺在不同的植物群落里的分布密度有明显的差异。植物的这种"他感性"作用是林业血防工程灭螺的重要理论依据。一方面通过抑螺植物产生和释放的抑螺活性成分对环境中钉螺产生化感作用，实现生物抑螺；另一方面通过改变土壤水分、环境温度、光照等生态因子，改变钉螺孳生环境，控制钉螺生长与繁殖，从而降低钉螺密度，实现生态抑螺。

（一）对钉螺孳生环境的影响

钉螺的分布与环境中适宜的温度、水和土壤等因素密切相关。林业血防工程就是通过生态学措施改变钉螺生存的薄弱环节，改善区域生态环境，提高区域综合效益和抑螺防病的效果。由于抑螺防病生态系统的建立改变了钉螺孳生的以芦苇、杂草等植物为主的生态环境，系统内温度、土壤湿度、地下水位以及光照强度等生态因子均发生了一定程度的变化，新的生态系统不利于钉螺的生长、繁殖而达到抑制钉螺的目的。

研究表明：钉螺孳生的适宜地表温度为 15～25℃，抑螺防病林生态系统在作物生长期，林地内地温较滩地低，温差小，温度一般低于 20℃，此时温度越低，日温差越小，越不利于钉螺的生长，作物收获后，林内地温明显高于芦苇滩，温差大，此时，温差越大，地温高于 25℃的时间越长，对钉螺的生长越不利。

适宜钉螺的土壤含水率为 28%～38%，而抑螺防病林生态系统的土壤含水率一般小于 25%，明显低于以芦苇为主的滩地生态系统；钉螺分布与林地地下水位密切相关，当地下水位为 20～40cm 时，钉螺分布密度最大，当地下水位小于 1.55cm 或大于 75.7cm 时，钉螺密度趋向于零。

钉螺最适宜的光照强度为 3 600～3 800lx，大于此值钉螺呈避光性，小于此值则钉螺呈趋光性，抑螺防病林生态系统的建立改变了原有系统的群落结构，对太阳辐射的吸收、反射、透射量也发生了变化，在作物生长期地表太阳辐射小于滩地，待作物收获后，又大于滩地，这种光照强度的变化不利于钉螺孳生。

因此，抑螺防病林生态系统的形成使得系统内光照强度、温度、土壤水分及植被均朝着不利于钉螺生存的方向演变，从而使其成为钉螺非适生区。

（二）对钉螺食物结构的影响

抑螺防病林的营建是一项系统的生物工程，植物种群的结构随着林分林龄、郁闭度的变化而发生演变。不同的林相内有着不同的林下植物，不同的林下植物有着不同的动物、微生物、藻菌类群；林相不同，钉螺分布密度也不同。而钉螺的孳生繁衍，除环境外，还需要一定的营养物质，以补充其体内的氨基酸、糖原、蛋白质等螺体主要构成成分。钉螺可摄食原生动物与植物，但以摄食植物性食物为主，其嗜食种类包括藻类、苔藓、蕨类和草本种子植物等。据研究，钉螺的食物种类有：白茅、狼尾草、稗、芦、荻、雀舌草、地锦草、小羽藓、浮藓、角藓等。抑螺防病林生态系统可改变滩地地表动植物及微生物的组成，从而引起钉螺食物结构的改变，使钉螺取食受到影响。

（三）对钉螺理化性质的影响

抑螺防病林生态系统的建立，改变了芦苇滩、草滩等不同滩地生态系统的生态环境条件，对钉螺的食物链必将产生一定的影响，从而导致钉螺的理化性质发生改变。已有研究表明，抑螺防病林生态系统对钉螺理化性质的影响主要体现在对钉螺超微结构、氨基酸、蛋白质、转氨酶、糖原等含量的改变，从而影响钉螺的孳生和繁衍。

1. 超微结构的变化　滩地钉螺肝腺管棒状细胞层表面形成大量似珊瑚状带导管微绒毛，微绒毛聚集成纤毛，通过导管与胞体相通；抑螺防病林生态系统中钉螺肝腺管棒状细胞表面微绒毛排列混乱、萎缩或断裂，胞浆内出现空泡样变或呈溶解状态，或胞浆固缩，这些病理改变势必会影响钉螺对营养的吸收和贮存，以致"能源枯竭"，从而导致生存和繁衍能力下降。

2. 氨基酸的变化　抑螺防病林生态系统雌、雄钉螺的氨基酸含量分别比滩地平均降低约 25% 和 10.1%。由此可见，抑螺防病林生态系统内钉螺组织的氨基酸含量比滩地低，尤以雌螺降低幅度大。由于钉螺取食藻类及草的营养来源发生变化所造成的抑螺防病林内钉螺单位体重氨基酸含量减少，导致钉螺营养不良，代谢失调，而成为螺口密度下降的主要原因。

3. 蛋白质含量变化　滩地钉螺总蛋白质含量高于抑螺防病林，其中雌螺高 36.9%，雄螺高 9.7%；滩地系统内，钉螺雌体比雄体含有较多的总蛋白质，而在抑螺防病林系统中，雌雄钉螺的总蛋白质含量差别不大。这表明抑螺防病林生态系统的建立降低了钉螺，尤其是雌螺的总蛋白质含量，而引起钉螺营养不良。

4. 转氨酶的变化　滩地和林地雌雄钉螺之间在谷草转氨酶（GPT）和谷丙转氨酶（GOT）的活力上有显著差别，且均为雌螺酶活力高于雄螺。两种酶的比活力上，林地螺比滩地螺大幅度增高，增高幅度在 40%～169%，雌雄钉螺相比，两种酶的比活力在不同环境条件下呈现相反的趋势。滩地生态系统变为抑螺防病林生态系统后，螺体转氨酶活性升高，而使阳性钉螺密度减小。

5. 糖原含量的变化　糖原含量的减少不利于钉螺的生存繁殖，从退水到来年上水前，抑螺防病林林地和滩地钉螺糖原含量变化趋势一致，即在 11 月以后，钉螺体内糖原不断累积，至次年 1 月含量达最高，随着温度的升高，钉螺不断消耗体内贮存糖原，至 4 月大幅度下降，但林地钉螺糖原含量始终低于滩地。

二、适用环境

常年最高淹水深度不高于 3.5m、常年最长淹水时间不超过 70 天的有螺滩地或山丘荒地。

三、操作程序

（一）湖沼型垸外地区

长江中下游湖区五省"三滩"地区营造的抑螺防病林，有其特定的目的和要求。因此，滩地抑螺防病林的规划设计不同于一般性造林设计，除遵循一般用材林造林原则，如因地制宜、实地实树，追求单位面积获得较高的木材产量等外，这里最重要一点就是首先必须把抑螺防病作为根本目标，放在首要位置来进行考虑，治理与开发的一系列措施中，都要紧紧围绕"抑螺防病"这一中心思想；第二，在滩地上进行治理和开发时，必须要考虑到水利方面的需要，模式的设计要利于长江水道的防洪、泄洪，不要在汛期对长江水流形成较大障碍；第三，兴林灭螺是一项巨大的系统工程，需要投入大量的人力，而人力的来源为当地群众，要让群众投工投劳，除依靠大力宣传外，群众理解支持，同时还必须得到实惠，有一定的经济收益，尤其是滩地在经营过程中，还需要经常进行翻垦、毁芦、除草，以破坏钉螺的孳生环境，只有有利于经济收入这根杠杆，才能充分调动广大群众的积极性，使群众自觉地走上滩地，投身到兴林灭螺的工程建设之中。

1. 技术要求

（1）整地要求：一定要路、沟配套，做到"路路相连、沟沟相通、林地平整、雨停地干"。这样一方面消除林地积水，降低林地地下水，减低林地土壤含水率，以破坏钉螺适宜孳生的潮湿环境；另一方面，由于路路相连，可减少人畜接触疫水的机会，降低人畜感染率；另外，主路设计一般高于林地地面 1.5m 左右，以延迟洪水过早进入林地；保证午季作物收获并利于林农生长。

（2）树种选择：提倡营造混交林，以增强林分的稳定性，减轻主要造林树种——杨树的病虫危害，特别是在沟、套等较大水面边围，栽植对钉螺有抑制作用的枫杨、乌桕等树种，以抑制钉螺孳生。

（3）造林要求：采用窄株距宽行距均匀配置，改变了单一营造用材林株行距较均匀的配置方式，如杨树栽植的行距为 3m×10m，3m×12m，甚至行距更宽，同时，航向须与水流方向一致，这样一是有利于行洪泄洪，二是利于林下间种，延长了间种年限。通过间种，一方面每年要翻垦土壤，精耕细作，这样既消灭了芦苇、杂草，又将钉螺翻上埋下，从而做到彻底毁芦和灭螺效果；二是可使群众获得一定的短期收益，提高了积极性，从而自发地走上滩地,对于一个林场来说,也可起到一定的以短养长效果;三是间种还可以起到以耕代抚的作用,促进林木生长。

2. 注意事项　在滩地治理与开发的实施中,林业血防要因地制宜,做到宜林则林,宜农则农,宜渔则渔,宜副则副。一般滩地布局是高程与常年最高水位之差不超过 4m,水淹时间不超过 4 个月的滩面作为造林地;反之,则不用作造林地,一是改成水面,发展水产养殖,即可获得水产收益,长时间水淹又具灭螺效果。二是有的滩地还可放养可食钉螺的水禽(如鸭等),发展副业。通过以上农、林、副、渔的多方面实施,使整个滩地得以彻底全面的治理和充分合理的利用,也使治理与开发得到了有机结合。

(二)山丘型地区

目前,血吸虫病主要流行于长江中下游三滩地区,但许多山丘地区也有一定的钉螺分布和血吸虫病的流行。虽然面积不大,但分布的范围却极为广泛,涉及四川、云南等,因此山丘地区的血吸虫病仍具有一定的潜在威胁,也应加强防治。山丘地区环境十分复杂,包括丛山峻岭、山间盆地及起伏的丘陵。从血防的角度出发,一般将他们分为平坝型、高山型及丘陵型。不论哪一种类型,钉螺孳生在溪流、沟渠、稻田等较为潮湿的环境下。由于溪、沟水系孤立,单元性强,又无滩地水位暴涨暴落现象,故一般山丘地区钉螺主要是沿水线两侧几米宽左右的范围分布,扩散也不十分明显。螺情相对较为稳定。

鉴于山丘地区复杂的自然环境条件,钉螺分布的特点和交通不便,经济落后,以及对于山丘来说,尤其注意水土流失等情况,山丘地区抑螺防病林的设计与"三滩"的设计不尽相同,也有自己的特点,一般遵循以下原则:

1. 因地制宜、分类实施　山丘地区钉螺分布的场所有洼地、溪流、沟渠、稻田等多种环境,就是同一条溪流其源头与坡脚环境条件差异也较大,因此,山丘地区抑螺防病林的营建要因地制宜、分类实施。

2. 抑螺防病为主与兼顾经济效益　要将山丘地区的抑螺防病林作"生态经济林"对待。抑螺防病林首先将灭螺防病放在首位,同时要考虑较佳经济效益,并要注重山丘的水土保持、水源涵养等,做到治病、治穷、治山、治水融为一体。

3. 造林树种的选择　在溪、沟等水线两侧附近栽植对钉螺有抑制作用的枫杨、苦楝、乌桕、漆树、无患子等树种,在稻田埂也可以采用高于乌桕等与池杉、水杉隔株栽植;在空地范围较大的区域,如坡脚、洼地,除近水边栽植对钉螺有抑制作用的树种外,由于立地条件较好,还可栽植银杏、池杉、水杉等价值较高的经济、用材树种;而对于立地条件较差的源头,可栽植一些松柏等。

4. 造林类型　造林配置上,采用网、片、带多种形式。在平坝区采用沿沟渠、田埂栽植的网络设计;在溪流、山泉及高山区的梯田,宜采用带状设计(一行或多行);在源头、山脚以及山间洼地,可采用片状设计。

5. 造林林层结构　在空间结构上,有的地方可采用单层乔木林,如到田埂及一些沟渠两侧;有的地方可采用林下间种的立体经营,如在溪流两侧林下可栽植对钉螺有抑制作用的草木药材(乌头、射干等),建立林 - 药模式,既能灭螺,又有收益,并起到了一定的水土保持作用;在山脚及山间洼地可在经济林下间种农作物或药材等,建立林 - 农、林 - 药等复合经营模式,一方面可获得良好的经济收益,另一方面由于间时经常耕作,也起到了较好的灭螺作用。

6. 造林抑螺系统工程　应清楚原来环境下的杂草和灌木,但除了山脚和山间洼地,一般不宜全垦，以免造成严重的水土流失。对于低洼积水区域，应开挖沟渠，以疏通水流，降低地下水位，造成不利于钉螺孳生而利于林、农生长的环境。

四、应用情况

（一）林业血防生态工程应用模式

1. "杨树 + 益母草"生物生态抑螺的血防可持续发展模式　该模式是将滩地清杂、整地、开沟沥水后，栽植耐水湿的速生树种杨树，然后在林下种植抑螺草本植物益母草；因益母草既喜光、又耐荫，也可在现有抑螺防病林因荫蔽不能间种农作物后再种植；益母草还可单独种植于钉螺孳生地，如沟渠边等。杨树因具有生长快、耐水湿、市场前景好、经济价值高等诸多优点，是经多年选择的抑螺防病林主栽树种；益母草对钉螺有强烈他感作用，将其种植于林下，使其作用缓释长效，营建一个钉螺无法生存的生态环境，可以达到一劳永逸杀灭钉螺的目的。

造林前整地达到"路路相连、沟沟相通、林地平整、雨停地干"的要求。杨树品种选用南林 895 杨、南林 95 杨、中嘉 8 号、中潜 3 号等适宜滩地的杨树优良品种，采用一年生、树高 4m 以上、地径 3cm 以上的一级苗造林，造林密度 3m×(6～8m)，宽行窄株设计，行向与水流方向一致。杨树造林方式为截杆扦插造林，造林前对苗木进行修根、修枝和浸水处理，浸水时间大于 36h、深度大于 1m；栽前先挖 20cm×20cm×20cm 的穴，然后用钢钎在穴中打孔，然后将杨树苗插入孔中，深度 60～80cm，最后填实扦插孔和栽植穴并培土。造林后实行封禁保护，杨树的抚育管理措施与速生丰产林基本相同。

益母草的栽培管理较为简单，采用播种方式，一般用种量 18.75～22.5kg/hm²，先将种子与不太干的草木灰按 1:20 充分混匀，撒播或直播，播后覆盖 1cm 厚的细土，出苗前保持土壤湿润，5～10 天即可发芽。由于益母草抗性较强，生长期间病虫害极少，可以粗放管理。

该模式经济效益显著。长江中下游滩地非常适合南方型杨树生长，采用南林 895 杨等优良品种及其配套栽培技术，年生长量在 18m³/hm² 以上，木材直接经济效益超过 8 500 元 / 年 /hm²。另外，益母草的利用途径多、经济效益好，收益可达 9 562.5 元 / 年 /hm²：一是可药用，益母草以全草入药，有去辨生新，活血调经，清热解毒，利尿消肿，降血压，治眼疾等功效，药用益母草可产干草 3 750～5 250kg/hm²、干茺蔚子 600～900kg/hm²；二是可食用，鲜嫩的益母草可炒食、做汤，营养丰富，鲜菜产量一般可达 22 500kg/hm²；三是可观赏，以益母草为主要花材制作的干花插花作品极富优雅的线条美，常被制作成大中小型花瓶、蓝花、壁挂等，用于宾馆、饭店、商场、民居等的美化装饰。

该模式抑螺效果稳定。在有螺滩地营建"杨树 + 益母草"模式后，其钉螺密度和阳性钉螺密度不仅远远低于对照，也低于林下种植农作物的模式。益母草喜光、但也耐荫，原生于山野荒地、田埂、河滩、草地、路旁、溪边等处，喜潮湿的生长环境，但在贫瘠、干旱的土壤中依然生长良好，适应性非常强，可种植于多类立地和生境，尤其钉螺开始出土活动和交配繁殖时，益母草已茂盛生长，灭螺效果良好且稳定。

2. 安徽红星江滩林 - 农 - 渔模式　选择耐水淹的杨树和杂交柳等一年生优良无性系杆插苗和池杉、枫杨、水杉等 2～3 年生苗木造林，形成块状混交。杨树株行距 3m×10m、3m×12m，柳树、池杉、水杉 3m×(9+3)m，枫杨 3m×10m，乌柏 5m×9m 等，林下间种油菜、小麦、大麦、荞麦等，低洼滩套关鱼、养鱼等，既消灭了芦苇、杂草，获得短期效益，同时又起到了抑螺防病的效果，活螺框出现率和活螺平均密度分别下降 84.73% 和 96.61%；人均入滩频率和时间为试验前的 31.4 倍和 32.4 倍，而人群感染率却下降 56.21%。

3. 江苏镇江洲滩林 - 农 - 牧 - 渔模式　镇江世业乡洲滩高程约 6m（吴淞口），受海潮影响，每天水位变化在 1～2m 左右，加之土壤黏重，距城市近，故设计了一种林农牧渔复合经营模式试验区面积约 40hm²，采取挖低填高的方法，抬高滩面 25.5hm²，挖鱼池 13.3hm²，围低圩、建涵闸，路边建鸡、猪舍。抬高的滩面选择耐水湿杨树 1 年生 2 年根的无性系大苗栽植，株行距 5m×5m，4m×5m，行间播种冬小麦、大麦，次年收割后经加工喂鸡，鸡粪养猪，猪粪进入沼气池，沼气渣、肥水经消毒后养鱼、养蚌，塘泥肥地，形成了较完整的物质循环和能量流动体系。

4. 江西九江新洲洲滩林 - 农 - 渔模式　试验区位于九江县国营新洲垦殖场东北部堤外滩地，长江中游浔阳江段冲积洲尾都，长江黄金水道与潘阳湖接口处，为钉螺的孳生地。1991 年调查，活螺框出现率为 88%，有螺面积 186.6hm²，活螺平均密度达 89 只 /0.11m²，生态环境十分恶劣。1991 年冬，开始实施滩地综合治理开发与兴林灭螺项目，规划总面积 190hm²，其中营造灭螺防病林 90.4hm²，防浪林 57.6hm²，关鱼池 42hm²，开沟总长 1 866m，修路 9 333m。1992 年冬开始在林下间种油菜 40hm²，开挖精养鱼池 2hm²。钉螺活螺框出现率由项目实施前的 88.0% 下降为 46.48%，活螺密度下降至 2.06 只 /0.11m²，对照区的活螺框出现率和活螺密度仍为 93.57%，8.7 只 /0.11m²，试验点所处新洲垦殖场年均血吸虫病急感病人 100 余例，1992 年仅为 5 倒，1993、1994 年无一例急感病人。

5. 湖北公安县河滩林一农模式　试验区选择在钉螺密度大、人畜感病较高的长江支流虎渡河外滩，试验区有螺面积 107hm²，活螺框出现率为 54.7%，平均密度 5.8 只 /0.11m²，阳性率 3.13%；人口为 7 729 人，试验前粪检病人阳性率为 54.9%，粪检耕牛阳性率 57.0%。1990 年冬开始实施"兴林抑螺"项目，1993 年完成试验区面积 134hm²，树种主要选择杨树宽行窄株大苗深栽，行间间种黄麻、蚕豆和油菜，取得了明显的灭螺防病效益。通过试验区所辖四个村民组 1991—1994 年血吸虫病感染情况调查，1994 年居民血吸虫病感染率比 1991 年下降 42.9%，急感发病率下降 100%。

6. 湖南洞庭湖湖滩林农模式　洞庭湖冬陆夏水型滩地 18 万 hm²，其中有螺滩地 16.6 万 hm²，约占全国螺滩面积的 48%。有螺滩地沿堤易感地带 4.1 万 hm²，是血吸虫传播的主要场所。1991 年开始在湖区建立 4 个"兴林抑螺"试验区，面积为 700hm²，设计了各种综合治理与开发模式，如杨 + 油菜（蚕豆、小麦等）林农复合经营模式，对滩程较低的地带挖沟抬垄工程造林，培土造林模式和林农渔综合开发模式等。对不适合间种的滩地，设计不同造林密度与治理开发效果的系统试验区。君山农场湖滩试验区，造林当年的钉螺密度减少 58.7%～91.2%，感染钉螺密度减少 75.0%～96.9%，居民感染率由试验前的 14.5% 降为 4.91%，急性感染率为 0，灭螺防病效果显著。

（二）抑螺防病林复合经营模式与评价

抑螺防病林复合经营模式是按一定目的与要求，通过人为措施，建立起来的具有经济效益和抑螺防病功能的林农复合生态系统的自然经济单位，要求最大限度利用土地资源，使林业血防工程系统化、规范化和标准化。模式包括自然和经济两方面内容，考虑的自然环境，一是滩地季节性水淹环境，二是滩地草本植物群落形成利于钉螺孳生的生态环境，三是滩地低洼处的常年积水，经济方面主要是选用效益高的植物材料。系统抑螺功能的优劣与抑螺防病林的结构密切相关，经过多年研究与实践，滩地林农复合综合治理模式按系统结构和功能可分为纯林、林 + 农、林 + 农 + 牧、林 + 农 + 渔 + 加工、林 + 农 + 牧 + 渔 + 加工等类型，按林种或树种、林间种养品种、一年间作季节、林木配置方式等可分为若干具体模式。

为找出一些提高抑螺防病林生态系统综合效益的有效途径，通过层次分析法对各模式综合效益进行分析。根据主要树种、林龄、间作与否等将滩地林农复合生态系统分为 1 年生杨树林、2 年生杨树林、3 年生杨树林、4 年生杨树林、8 年生杨树林、8 年生池杉林、8 年生柳树林七种类型，各类型按间作与否分为不间作、间作 1 次 / 年、间作 2 次 / 年三种亚类型，以芦苇地和草滩为对照；调查指标有经济效益（纯收入、成本收益率、投资回收期、劳动生产率），生态效益（郁闭度、防护能力、土壤理化指标），社会效益（活螺框出现率、钉螺密度、钉螺阳性率、物化劳动量、提供产品种类）共 12 个指标。

结果表明，滩地林农复合生态系统，无论是 1 年生人工林、还是多年生人工林，无论间作与否，综合效益远远超过芦苇和草滩；林下间作是提高综合效益的有效措施，但随着郁闭度增加，间作种类受到限制；不同树种的综合效益存在差别，以杨树最佳；随树龄增长，复合生态系统的综合效益逐步提高；芦苇虽也有一定经济效益，但其是钉螺孳生地，灭螺费用高且污染环境，综合效益低下；滩地林农复合生态系统在抑螺防病的同时，能充分利用土地资源，产生较好经济效益。

第三节　水利血防工程控制和消灭钉螺适宜技术

钉螺是日本血吸虫的唯一中间宿主，在血吸虫病的传播过程中起着关键的作用。而钉螺必须在适宜的水环境条件下才能生存和繁衍，水是影响血吸虫病流行的重要因素。水利血防工程是通过结合水利工程措施和防螺设施，治理钉螺孳生的环境，以达到防螺和灭螺的目的，从而防治血吸虫病。水利血防工程应与水利建设，尤其是要与农田水利基本建设、农业结构调整和发展农村经济紧密结合，并与湿地等生态环境的建设与保护相协调。因此，水利血防工程是血防工作的重要组成部分，也是水利工作的一项重要任务。

一、基本原理

（一）改造钉螺孳生环境

结合水利工程建设和堤防建设改造滩地钉螺孳生环境，使钉螺不能生存繁殖而渐趋死亡，达到灭螺目的。主要措施有硬化护坡、渠道硬化、抬洲降滩、防螺隔离沟、防螺平台等。

1. 硬化护坡　多适宜于宽度较小且高程较低的外滩或无滩堤防工程。由于堤防挡水，堤身临水坡土壤含水率较高，潮湿并生长杂草，适宜钉螺孳生，故可结合护坡，采取坡面硬化措施，改变环境，防止钉螺孳生。采取现浇混凝土、预制混凝土块和浆砌石等，坡面应保持平整无缝，坡面硬化的下缘宜至堤脚，顶部应达到当地最高无螺高程线，目的是防止堤坡重新孳生钉螺。护岸工程的削坡、裁弯工程的引河开挖及河道疏浚等河道整治工程的施工过程中均产生相当数量的弃土，弃土应堆放平整，以免洼地积水、生长杂草，形成新的钉螺孳生环境。

2. 河道硬化　河道（大型渠道）水位变化范围内的边坡土壤含水率较高，并生长杂草，适宜钉螺孳生，河道边坡硬化后，钉螺不能存活。河道最高水位以上的边坡干燥，最低水位以下的边坡因常年有水，钉螺均不能存活。硬化的材料及形式一般选择现浇混凝土、混凝土预制块、浆砌石和砖砌等，也可选择经论证能抑制钉螺孳生的新材料、新工艺。河道边坡硬化范围，应上至渠顶或设计水位以上 0.5m，下至河底或最低运行水位以下 1m。渠底是否硬化，根据河道建设要求和运行等条件确定。硬化表面的缝隙，易长杂草，是钉螺的孳生地，因此河道表面宜保持光滑、平整、无缝。硬化施工清除的有螺土，应进行药物灭螺处理。在有螺河或渠系的两级河或渠道的连接处，应修建沉螺池。

3．抬洲降滩　将江河（湖）中滩地高程降至常年水位以下，岸边洲地抬高至无螺分布的高程以上，使钉螺无法生存和繁衍。

4．防螺隔离沟　修建防螺隔离沟的主要目的是过滤洲滩（护堤平台）积水，防止钉螺孳生，防止人畜进入堤外有螺洲滩，降低人畜的血吸虫病疫感染率，由于在河道的滩地上修建防螺隔离沟，可能对河势、防洪带来影响，而且防螺隔离沟容易淤积，因此防螺隔离沟在湖区较为适用。

在湖区，堤防临湖（江）侧滩地宽度大于200m时，在堤防范围以外可修建防螺隔离沟。防螺隔离沟应平顺、规则，上端、下端与河湖连通，宽度在3～5m为宜，深2m的隔离沟，每年淹水时间宜保持连续8个月以上，且水深不小于1m，目的是防止钉螺在隔离沟内孳生和存活。

5．防螺平台　常因取土，在堤防两侧形成地势低洼、大小不一的坑凼，为血吸虫病高危易感地带。而在新建、改建及加固堤防工程时，因防渗和堤防稳定的需要，在堤防两侧修建护堤平台，因此，应结合护堤平台的修建，形成防螺平台（带），以防止钉螺孳生或减小钉螺孳生的几率和人畜接触疫区的几率。

堤防两侧的护堤平台，按防螺、灭螺要求，形成防螺平台（带），其顶面高程不宜低于当地最高无螺高程线，顶部宽度不应小于1m；当平台较宽时，平台的顶面应规则平整，避免形成新的坑凼，以防止新的钉螺孳生。

（二）防螺扩散设施

钉螺作为日本血吸虫病传播的唯一中间宿主，自身移动能力极其有限，但可随水流远距离扩散，其主要方式有两种：一是钉螺依靠其腹足和口腔分泌的黏液，并借助水体的表面张力，倒挂悬浮于水面，随水漂流扩散；二是吸附于水面载体（植物的断茎、残叶等漂流物）远距离迁移扩散。上游江湖洲滩孳生的钉螺借助于流水或洪水可向下游洲岛、江滩、洲垸、垸内和平原水网地区之灌溉渠水系扩散。或当有螺河道（渠道）的涵闸（泵站）向下游供水时，钉螺即以上述两种方式随水流进入下游用水地区。由此造成有螺面积灭后复现和血吸虫病疫流行区范围扩大，增加了血吸虫病防治工作的难度。因此，在有螺河道（渠道）引水涵闸（泵站）修建控制性的防螺、阻螺或灭螺工程，可以有效地防止钉螺向下游无螺区扩散，控制血吸虫病的流行。主要方式有沉螺池、中层取水、直接拦网、钉螺截留装置、压力水道无螺取水技术、改造渠道进水口工程、控制钉螺扩散技术和涵闸弯管深层引水防止钉螺扩散技术等。

1．沉螺池　根据钉螺、螺卵在水体中的沉降运动规律和呈表、底两层分布的生物学特性，运用沉降、拦截的原理，采取沉螺、阻螺相结合的方法，将涵闸引水输入的钉螺、螺卵全部沉淀拦阻在沉螺池内，然后采用水淹或药物集中杀灭。沉螺池建在引水涵闸出口后方及后方水渠中适当位置，沉螺池由连接段和工作段组成，其布置如图13-1所示。置连接段的目的是使沉螺池工作段能够与上下游渠道平顺衔接。

同时，上游连接段还可以起到平顺水流的作用，使水流在此段内逐渐扩散，流速减小且分布均匀。上游连接段内若流速较大，还可以布置消能栅等设施。

（1）沉螺池的设计：设计的关键是确定池内水流速度、池的深度、宽度及长度，要满足钉螺在池内下沉到底部的要求，因此，沉螺池工作段的长度、宽度和横断面面积，根据涵闸

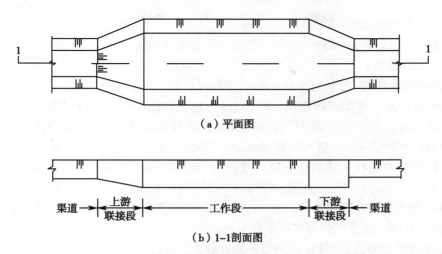

（a）平面图

（b）1-1剖面图

图 13-1 沉螺池布置示意图

（泵站）的引水流量和钉螺的生物、水力学特性，采用相关公式计算，并结合工程所在地区的地形、地质以及涵闸（泵站）和渠道等条件最终选定。

1）钉螺的静水沉降速度：指钉螺在静水中的沉降速度，其值与钉螺的外形、大小及容重等因素有关，按以下公式计算：

Ⅰ级钉螺（幼螺，$\dfrac{h}{D}<2.0$，螺旋数 <4.5）

$$\omega_{\mathrm{I}} = \frac{\pi D^{2.5}}{480 v h^{0.5}}\left(\frac{\gamma_s - \gamma_0}{\gamma_0}\right)g$$

Ⅱ级钉螺（中螺，$2.0<\dfrac{h}{D}<2.5$，螺旋数 $=4.5\sim7.5$）

$$\omega_{\mathrm{II}} = \sqrt{\frac{\pi D^2}{2.4 h}\left(\frac{\gamma_s - \gamma_0}{\gamma_0}\right)g}$$

Ⅲ级钉螺（大螺，$\dfrac{h}{D}>2.5$，螺旋数 >7.5）

$$\omega_{\mathrm{III}} = \sqrt{\frac{2\pi D^2}{3 h}\left(\frac{\gamma_s - \gamma_0}{\gamma_0}\right)g}$$

式中 v——水的运动黏滞性系数，m^2/s；

$\quad$ Ds——钉螺的直径，m；

$\quad$ h——钉螺的高度，m；

$\quad$ h_s——钉螺的容重，$1.8\mathrm{t/m}^3$；

$\quad$ h_0——水的容重，$\mathrm{t/m}^3$。

根据实验室实验资料统计分析，Ⅰ级钉螺的静水沉降速度最小，为 $0.0094\sim0.0365\mathrm{m/s}$。因此从偏于安全考虑，沉螺池设计时，钉螺的静水沉降速度推荐采用 $0.01\mathrm{m/s}$。

2）钉螺起动流速：按以下公式计算：

$$V = k\sqrt{\frac{D^2}{h}\left(\frac{\gamma_s - \gamma_0}{\gamma_0}\right)g}\left(\frac{h}{D}\right)^m$$

式中 g—重力加速度，m/s²；

　　　　k—综合系数，k 值随水深有所变化，当水深 H≤30cm 时，k=0.26；当 H>30cm 时，k=0.22；

m—流速分布指数，其值可采用 0.4；其余符号同前。

沉螺池设计断面平均流速需满足两个条件：能使钉螺在水中自由沉降和池内水流不致使钉螺产生推移运动。故它等于钉螺在沉螺池内的起动流速；即钉螺在沉螺池底部保持静止不动的垂线平均流速，其值与沉螺池水深和钉螺的外形、大小及其在池底吸附状态等因素有关。钉螺开厣进行生物活动时具有吸附力，闭厣时则无吸附力，此时的起动流速小于有吸附力情况下的起动流速。根据试验资料统计分析，钉螺在无吸附力的情况下不出现连续性滑动或滚动的最大流速为 0.174～0.200m/s，故沉螺池设计时，钉螺起动流速采用值宜小于 20m/s。具体可结合沉螺池实际条件分析确定。

　　3）工作段过水断面的面积：按以下公式计算：

$$A = Q/V$$

式中 Q—涵闸（泵站）设计流量（m³/s）；

　　　　V—沉螺池的设计断面平均流速（m/s），

　　4）工作段过水断面的宽度。按以下公式计算

$$b = (A - mH2)/H$$

$$B = b + 2mH$$

$$m = \cot\alpha$$

式中 A—沉螺池横断面面积（m²）；

　　　　H—沉螺池设计水深（m）；

　　　　B—沉螺池的水面宽度（m）；

　　　　b—沉螺池的底宽（m）；

　　　　m—沉螺池横断面的边坡系数；

　　　　α—边坡坡角（°）

沉螺池工作段的宽度与深度的比值不宜大于 4.5。梯形断面的计算宽度为水面宽度和底宽的平均值；使沉螺池内的流速沿池宽分布较均匀，提高沉螺效果。若沉螺池工作段的宽度与深度的比值过大，池内局部水流集中、流速较大，沉螺效果降低。

　　5）工作段长度：按以下公式计算：

$$L = kHV/\omega$$

式中 L—沉螺池工作段沿水流方向的长度（m）；

　　　　H—沉螺池设计水深（m）；

　　　　V—沉螺池的设计断面平均流速（m/s），可采用 0.20m/s；

　　　　ω—钉螺的静水沉降速度（m/s），是指钉螺在静水中的自由沉降速度，其值与钉螺的外形、大小及容重等因素有关。可采用 0.01m/s；

　　　　k—安全系数，可采用 1.1～1.5。

根据钉螺、螺卵在水体中的沉降运动规律和呈表、底两层分布的生物学特性，运用沉降、拦截的原理，采取沉螺、阻螺相结合的方法，将涵闸引水输入的钉螺、螺卵全部沉淀拦阻在沉螺池内，然后采用水淹或药物集中杀灭。沉螺池建在引水涵闸后方或水渠中适当位置，沉螺池的设计关键是确定池内水流速度、池的深度、宽度及长度。要满足钉螺在池内下沉

到底部的要求，即池内设计最大流速不得超过 20cm/s。池横断面面积（S）由涵闸引水流量（Q）和设计最大流速（Umax）确定，即满足 S>Q/Umax。池横断面形状用梯形断面，根据现场条件确定一定的宽、深比值；池长度的设计必须大于钉螺的水平沉降距离，一般定为钉螺沉降面积的 2～3 倍。

6）拦污栅：沉螺池上游连接段的上端必要时可设置一道拦污栅。钉螺通常潜伏在草丛底部或爬在芦苇的根、杆上，有一些黏附在洲滩表面的枯枝残叶上，一旦江湖水位上涨，洲滩上面的枯枝残叶就变成水面漂浮物，黏附在这些漂浮物上的钉螺，也随之漂流扩散。沉螺池大多修建在引水灌溉的涵闸（泵站）下游渠道上，在引水灌溉过程中，水流中难免会有漂浮物，如树枝、树叶和干草叶等。这些漂浮物正是钉螺吸附其上并随水流运动的载体。因此在沉螺池上游连接段的上端可设置拦污栅，其作用一是可以阻止漂浮物进入沉螺池，避免阻塞沉螺池，使沉螺池能正常发挥引水功能，二是可以利用黏附在漂浮物上的钉螺遇到碰撞后会与漂浮物分离的特点，通过拦污栅阻挡一部分钉螺与漂浮物一起漂移，有利于钉螺在水中沉降。若涵闸（泵站）已设置拦污栅，则不必重复设置。

7）拦螺墙或拦螺网：沉螺池内可设置拦螺墙或拦螺网等工程设施，主要作用为拦截漂浮物和其表面的钉螺。研究表明拦螺墙的设置导致沉螺池中水流紊乱，不利于沉螺，因此拦螺墙的设计原则应该是在保证拦截漂浮物和其表面钉螺的基础上尽量减少对水流的干扰。拦螺墙的位置应设置在沉螺池的上段，其顶部宜高出沉螺池最高运行水位 0.2m 以上，墙体的中部、下部设过水孔（管），其顶部高程宜低于沉螺池最低运行水位 0.5m。沉螺池尾部可设置集螺沟，收集底部的钉螺。拦螺网可采用固定或随水位变化而升降的形式，其顶部宜高出沉螺池运行水位 0.2m 以上，底部宜低于沉螺池运行水位 0.5m。拦螺网可采用钢丝或塑料制作，网孔可采用 40 目。因此拦螺墙的设计原则应该是在保证拦截漂浮物和表面钉螺的基础上尽量减少对水流的干扰。拦螺墙的位置位于沉螺池的上部，即建议拦螺墙布置在上游连接段和工作段的交界处。由于钉螺一般存在于水体的表层和底层，拦螺网的底部和拦螺墙的过水孔（管）的顶部高程均宜低于沉螺池运行水位 0.5m，以便拦截钉螺，防止钉螺随表层水体进入下游渠道。对于水位变化较大和灌排两用渠道上的沉螺池，为了增加高水位或排水时的过流能力、减少拦螺墙对水流的干扰，建议采用浮式和活动式拦螺墙，浮式和活动式拦螺墙的结构及效果需要进行水槽试验等手段进行论证。

（2）沉螺池设计与建造布局要求：在满足设计引水流量和正常输水要求的前提下，还应该符合几点要求：

1）工作段的长度和过水断面面积，应保证钉螺能沉积在池内。若沉螺池的过水断面和长度过小，池内流速过大，则钉螺不能在池内沉降或沉降效果差，起不到应有的沉螺、阻螺作用；但若沉螺池的过水断面和长度过大，则多占地和增加投资。因此，合理确定沉螺池的过水断面和长度，是确保钉螺能沉集在沉螺池内而不致进入下游渠道的关键。一方面沉螺池的布置形式及断面尺寸应使其与上、下游渠道具有同等的过水能力，保证渠道的正常输水功能；另一方面又要能使钉螺沉积下来。

2）沉螺池工作段底部高程应低于上游、下游渠道的底部高程，高差不小于 0.5m。这样有利于上游来流在池内充分扩散，流速减小，促使钉螺在沉螺池内沉降，同时可以防止沉积在沉螺池底部的钉螺产生滑动或滚动进入下游渠道，且便于集中灭杀。沉螺池工作段底部与上游涵闸（泵站）消能设施或渠道以斜坡连接，使上游渠道的水流均匀扩散进入沉螺池，不至于在连接段产生跌水或较大的水流紊动，保证沉螺效果；工作段末端应以垂直面或陡坡与下游渠道连接，防止沉积在沉螺池底部的钉螺产生滑动或滚动进入下游渠道。

3）与涵闸（泵站）消能设施及渠道的连接，应合理、紧凑，少占（耕）地。修建沉螺池需要占用部分土地，应根据沉螺池附近的地形、地质、水流等条件，以及沉螺池的功能、特点、运用要求等，力求沉螺池与涵闸（泵站）的消能设施和渠道的连接合理、紧凑。沉螺池尽可能在非农业用地修建，确需占用农业用地的，建筑物也应布置紧凑，尽量少占地。

4）由于渠道水流中一般都会挟带泥沙，泥沙会在沉螺池内淤积，再加上沉螺池内会沉积钉螺。因此，沉螺池的布置还应考虑清除淤积的泥沙和灭杀钉螺的需要，如沉螺池旁设置便道，便于工程维护人员清淤和灭螺。

5）沉螺池通常修建在有灌溉、引水功能的渠道上，该区域也经常是耕作人员、家畜等的活动场所，因此沉螺池边墙的顶面应高于附近地面，并设护栏，以保证人畜安全，并可防止沉螺池周边沙土流入池内。

6）还可以采取"沉螺池"加两层半幅拦网法。在引水闸后建一沉螺池，并在沉螺池内设置两道拦网，其中一道拦水面钉螺，一道拦水底钉螺。采取沉螺与拦螺相结合的方法可以将水面、水底进来的钉螺全部截留在沉螺池内，以便集中处理，从而防止钉螺向灌溉渠系扩散。该方式是拦网型的深化，由于上下两道拦网不全封闭过水断面，因此不存在阻水的缺陷。

2. 中层取水法　根据钉螺、螺卵在水体中呈表、底两层分布等水力生物力学特征，运用汲取水体断面中间层（深层）深涵汲水原理，采取罩形拦渣喇叭口引水密闭管道系统，以避免涡流及吸附钉螺的漂浮物进入管道。设计基本原则：中层取水工程建在涵闸前方（即堤外）。设计关键是引水口高度必须低于原涵闸底板高度并且低于枯水位最低高度，确保引水口处在汛期水下 3～5m 深的水中。进水罩形喇叭口设拦渣装置，喇叭口汲水通道大于管道截面积，使进口处水流不形成涡流，避免漂浮物进入管道。中层取水防螺涵管的固定式进水口典型布置如图 13-2。

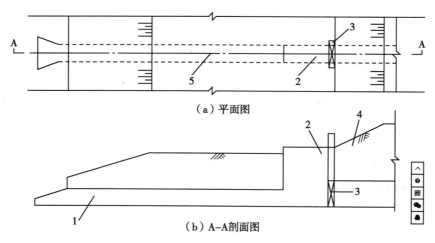

（a）平面图

（b）A-A剖面图

1—取水涵管；2—调压井；3—闸门；4—土堤；5—涵管中心线

图 13-2　固定式中层取水防螺涵管布置示意图

（1）对位于岸线较稳定、水源区的水深较大、进水口距主河槽较近且滩地较窄河段的涵闸（泵站），可采用中层取水建筑物防螺。中层取水防螺建筑物适用水深较大，岸线较稳定，进水口距主河槽深水区较近，且外滩宽度较窄的涵闸（泵站），主要是为保证建筑物运行正常，便于清淤及减少工程投资。中层取水防螺建筑物可采取固定式或活动式进水口，需根据水源区水位变幅、钉螺分布高程、涵闸（泵站）底板高程等因素分析选定。进水涵管可采用圆形、矩形或拱形断面，涵管与涵闸的连接可采用密封或调压井的型式。

（2）钉螺主要分布在水面至以下 1m 范围内，考虑一定的安全度，因此，活动式取水口顶部高程，要保持在水面之下不小于 1.2m。为了保证水体表层的钉螺和漂浮物不被卷入进水口内，因此也需要设置消涡梁等工程措施来防止立轴漩涡产生，同样消涡梁等工程设计及效果需要进行水槽试验或模型计算来进行论证分析。

（3）固定式进水口的顶板高程低于当地洲滩钉螺分布最低高程线 2～3m，目的是保证引水时避开水体表层的钉螺、螺卵和血吸虫尾蚴。防止固定式涵管进水口附近产生立轴漩涡，将水体表层的钉螺和漂浮物卷入进水口内。可以采用消涡梁等工程措施来防止立轴漩涡产生，消涡梁等工程的设计及效果需要进行水槽试验或模型计算来进行论证分析。

3. 直接拦网法　该法是在闸前或闸后或水渠中适当位置设置封闭拦网，以阻止钉螺扩散至下游。拦网形式有单层拦网、双层拦网和多层半幅拦网三种。其中单层拦网采用 20 目的尼龙网或金属网，固定于钢架，制成闸门式拦网。这种拦网适用于内陆地区水流平缓、漂浮物和泥沙较少的小型灌渠；双层拦网制法同单层拦网，第一层为 2～3mm 孔径粗网，主要拦阻漂浮物，第二层为 20 目网，拦阻钉螺。这种拦网适用于水流平缓、泥沙较少的中小型灌渠；多层半幅拦网第一层为拦渣网，孔径 5mm 左右，第二层为 20 目水面拦网，网幅高 1.0m，水上和水下各 0.5m，第三层为 20 目水下拦网，网幅高 0.5m，置于灌渠底部，适用于水量较大的灌渠。钉螺截留装置由分离池、沉降池和集螺池组成，分离池长 1m，宽 0.5m，上下游各一道闸门，池底设若干消力墩。沉降池紧接在分离池后，其上游为逐渐扩大的陡坡，下游为陡峭逆坡，底部设一漏斗接集螺池。在分离池中，借助水跃水动力作用使钉螺与载体分离，然后被分离的钉螺借助重力的作用在低流速的沉降池中沉降到集螺池中，最后将钉螺集中杀灭。

4. 压力水道无螺取水技术　该技术是利用水动力学方法，在钉螺的水深敏感性及流速敏感性等研究的基础上，提出的一种"流场控制钉螺扩散技术"。通过控制压力水道中的流速和压力，利用钉螺的求生本能自己逃离水流从而达到无螺取水的目的。该技术设置主要由压力水槽和两只水箱组成，该装置中通过调节流场中的压力和流速来控制钉螺的运动轨迹和爬行方向，压力水槽上装有三根测压管，兼做钉螺"逃跑"通道，水槽两端各用两根软管分别与两只水箱相连。每根软管上都装有逆止阀，以便控制水槽中的流向不变。两只水箱位置可以固定，也可调节。用水泵将一只水箱中的水抽到另一只水箱，以维持较稳定的水流循环。

5. 改造渠道进水口工程控制钉螺扩散　将渠道进水口由开放式改造为封闭式，由直接抽运库内或河内表层水变为间接抽中层水，从而控制钉螺扩散至下游渠道内。其方法是在电排站进水口低于常年水位 1.2m 处埋设 10 节长 0.8m 的水泥涵管，涵管底部垫 20cm 厚的水泥浆，水泥管接头处用水泥勾缝，涵管埋好后，上方筑土坝，以挡漂浮物。涵管一头通库内或河内，一头通水泥池，水泵口径 0.2m，涵管与水泵截面积比为 1.6∶1。

6. 涵闸弯管深层引水防止钉螺扩散技术　该法改变传统的涵闸盲接进水方式，根据钉螺、螺卵在水体中具有沉降运动和表、底两层分布等水力生物力学特性，运用沉降、拦截的原理，防止闸外钉螺进入闸内。其方法是在进水闸口安装悬吊式弯管，管口直径 1.35m，长 3m，管口距水面距离不少于 1.8m，距水底 1.6m。即将一个老式涵闸改为弯管深层引水，同时扩大闸口进水口径，减少进水水流对水面漂浮物和水底沉淀物的吸引，从而达到阻止钉螺扩散的目的。

二、适用范围

适用于血吸虫病疫区和毗邻疫区的非流行区的水利血防措施规划和各类新建、扩建、改建和加固的水利血防工程的可行性研究、设计、施工与运行管理。

三、技术要求

（一）设计原则

血吸虫病流行区的水利工程建设，必须与血吸虫病防治紧密结合。做到水利工程与水利血防设施同步规划、同步设计、同步建设、同步实施、同步发挥效益。堤防结合灭螺、防螺的措施，不得影响防洪。水利血防工程实施前应对其工程效果和实施方案进行充分的研究和论证，实施后应对其工程效果及效益进行评估。

（二）典型工程具体设计

水利血防工程灭螺项目的类型较多，归纳起来主要类型有：河道、渠道硬化、抬洲降洲、隔离沟、沉螺池等。因此选取各类有代表性典型工程具体设计进行详细说明。

1. 护坡工程设计 湖南省澧县淞澧垸、安乡县安保垸、沅江共双茶垸和湘阴白泥湖垸四段堤防护坡硬化的方案选择合理、设计参数拟定恰当、工程量计算及投资估算准确，设计过程完整清晰且具有一定代表性，因此作为护坡硬化措施的典型设计。

（1）基本资料：澧县淞澧垸、安乡县安保垸、沅江共双茶垸和湘阴白泥湖垸四段堤防中前两处为重点垸堤防，后两处为蓄洪垸堤防，基本情况见表13-3。

表 13-3　四段堤防基本情况

垸名	桩号	堤顶高程 /m	堤脚高程 /m	顶宽 /m	内坡比	外坡比	设计洪水位 /m	设计枯水位 /m
淞澧	47+769~48+769	44.20	32.50	8	1:3	1:2.5	41.91	28.57
安保	97+463~98+463	42.34	29.28	8	1:3	1:2.5	40.19	30.24
共双茶	81+400~82+400	35.87	28.50	8	1:3	1:2.5	33.52	24.43
白泥湖	1+000~2+000	35.51	26.70	8	1:3	1:2.5	33.36	20.65

淞澧垸、安保垸、共双茶垸和白泥湖垸四段钉螺分布最高高程（上无螺线高程）分别为34.9m（85 国家高程，下同）、34.28m、31.9m、30.5m（卫生部门资料）。最低高程一般为每年最低水位附近。四段堤防垂直河道方向护坡硬化长度分别为9.4m、12.5m、12.1m、13.2m。

（2）工程设计：对堤外脚无洲滩的堤段，根据钉螺分布高程，护坡范围从设计枯水位以上 0.5m 至上无螺线高程以上 1m；对堤外有少量洲滩的堤段，护坡范围从堤脚至上无螺线高程以上 1m。护坡材料采用砼预制块，板块形状为正六边形，边长 22cm；护坡与土体之间均设 10cm 厚的砂石垫层，在护坡顶设置砼封顶，坡脚设 0.5×1.0m 浆砌石基个；护坡厚度要满足抗冲要求，由下式分析计算确定：

$$t = \eta H \sqrt{\frac{r}{r_b - r} \cdot \frac{L}{Bm}}$$

式中：t——混凝土护面板厚度（m）；

η——系数，开缝板 η＝0.075，对上部开缝下部闭缝板 η＝0.10；

H——计算波高（m），取 $H_{1\%}$；r_b——砼板重度（KN/m^3）；

r——水的重度（KN/m^3）；L——波长（m）；

B——沿斜坡边方向（垂直于水边线）的护面板长度（m）；

M——斜坡坡率，m＝ctgα，α 为斜坡的坡角（度）。

经计算，护坡厚度为 10cm，护坡工程量详见表 13-4。典型断面设计见图 13-3。

表 13-4　护坡工程量

地市	县（区）	垸	长度/m	工程量				
				挖土方/m^3	填土方/m^3	砼/m^3	浆砌石/m^3	砂垫层/m^3
常德市	澧县	淞澧	1 000	2 895	530	941	550	919
常德市	安乡县	安保	1 000	3 840	720	1 303	550	1 281
益阳市	沅江	共双茶	1 000	3 326	687	1 245	550	1 224
岳阳市	湘阴	白泥湖	1 000	4 150	790	1 447	550	1 422

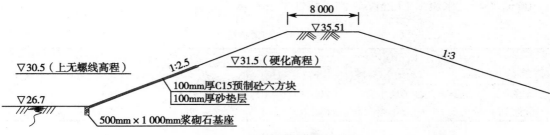

图 13-3　护坡硬化典型断面图

（3）工程投资：①文件依据。水利部颁发的水总〔2002〕116 号文关于发布《水利建筑工程预算定额》《水利建筑工程概算定额》《水利工程施工机械台时费定额》《水利工程概（估）算编制规定》的通知。②定额采用。建筑工程执行 2002 年水利部颁《水利建筑工程概算定额》扩大 10%，安装工程执行《水利水电安装工程概算定额》扩大 10%，施工机械台时费执行 2002 年水利部颁《水利工程施工机械台时费定额》。③基础价格。本次估算人工预算单价为：工长 4.91 元/工时，高级工 4.56 元/工时，中级工 3.87 元/工时，初级工 2.11 元/工时。材料预算价格按当地现行价格加运杂费进行计算。电价：0.63 元/kW·小时，水价：0.62 元/m^3，风价：0.19 元/m^3。④其他费用。基本预备费按 10% 计。⑤工程估算。建筑工程投资估算见表 13-5。加上基本预备费后，四段护坡硬化的总投资（概算价）分别为 60.39 万元、79.24 万元、76.03 万元和 84.69 万元，由于四段堤防长度均为 1km，因此该投资即为护坡每千米的投资指标（表 13-5）。

表 13-5　建筑工程投资估算

垸	项目	挖土方	填土方	砼	浆砌石	砂垫层	合计
淞澧	数量/m^3	2 895	530	941	550	919	
	单价/元	15.2	4.5	322	226	82	
	投资/万元	4.40	0.24	30.29	12.43	7.54	54.90

续表

垸	项目	挖土方	填土方	砼	浆砌石	砂垫层	合计
安保	数量	3 840	720	1 303	550	1 281	
	单价/元	15.2	4.5	325	230	85	
	投资/万元	5.84	0.32	42.34	12.65	10.89	72.04
共双茶	数量/m³	3 326	687	1 245	550	1 224	
	单价/元	15.2	4.5	326	232	85	
	投资/万元	5.06	0.31	40.59	12.76	10.40	69.12
白泥湖	数量/m³	4 150	790	1 447	550	1 422	
	单价/元	15.2	4.5	320	225	82	
	投资/万元	6.31	0.36	46.29	12.38	11.66	76.99

2. 沟渠硬化工程设计　按（0～3m³/s）、（10～15m³/s）两种规模，分别选取湖南省安乡县会子庙渠和沅江市双丰渠的节水灌溉项目作为该类工程典型设计。

（1）基本资料：会子庙渠位于常德市安乡县安造垸，为排灌结合渠道，干渠长 1 200m，设计过水流量 2.6m³/s。双丰渠位于益阳市沅江市大通湖垸，为排灌结合渠道，干渠长3 500m，设计过水流量 13.2m³/s。沟渠特性见表 13-6。

表 13-6　沟渠特性

县名	沟渠名	所在引水涵闸名称	沟渠特性				
			长度/m	底宽/m	底板高程/m	岸顶高程/m	岸坡坡比
安乡	会子庙渠	会子庙水管	1 200	1.5	32.5	34.0	1:1.5
沅江	双丰渠	双丰闸	3 500	5	26	28.5	1:1.5

（2）工程设计：经比较后对渠道内坡采取砼硬化措施，从坡脚硬化至岸顶，硬化面与土体之间铺设 8cm 厚的砂石垫层。硬化材料选用砼预制块，预制块形状为正六边形，边长22cm，厚度为 8cm，护坡脚设浆砌石基个，肩部作平砌处理。沟渠硬化工程量详见表 13-7。典型设计详见图 13-4。

表 13-7　沟渠硬化工程量

沟渠名	长度/m	挖土方/m³	填土方/m³	砼/m³	浆砌石/m³	砂垫层/m³
会子庙渠	1 200	1 485	322	469	300	519
双丰渠	3 500	6 536	1 120	2 357	1 400	2 322

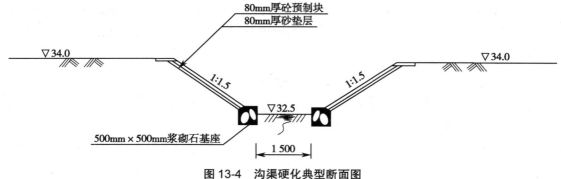

图 13-4　沟渠硬化典型断面图

（3）工程投资：计算依据、采用定额、基础价格等均同护坡工程。两处渠道硬化的工程估算详见表 13-8。加上基本预备费后，会子庙渠硬化投资总额 31.86 万元（概算价），每千米的投资指标为 26.55 万元；双丰渠硬化投资总额 153.44 万元（概算价），每千米的投资指标为 43.84 万元。

表 13-8 建筑工程估算

涵闸	项目	挖土方	填土方	砼	浆砌石	砂垫层	合计
会子庙渠	数量/m³	1 485	322	469	300	519	
	单价/元	15.2	4.5	325	230	85	
	投资/万元	2.26	0.14	15.25	6.90	4.41	28.96
双丰渠	数量/m³	6 536	1 120	2 357	1 400	2 322	
	单价/元	15.2	4.5	326	232	85	
	投资/万元	9.93	0.50	76.84	32.48	19.74	139.49

3. 抬洲降洲工程设计　选取湖南省株洲市白石港棉湖洲的抬洲降洲作为该工程措施的典型设计。

（1）基本资料：①洲滩情况。棉湖洲位于株洲市白石港下游左岸荷明保护圈大堤外，离河口约 3.2km，所在大堤桩号 C1+452～C2+210，洲滩高程在 32～36.5m，洲宽约 120m，洲长 758m，洲滩面积 95 亩。荷明保护圈为株洲市城市防洪保护圈，堤防等级为 2 级，现状堤顶高程 43.6m，设计堤顶高程 46.01m。②设计水位。100 年一遇设计洪水位 44.41m，设计枯水位 32.0m。③钉螺分布高程。该段钉螺分布最高高程（上无螺线高程）为 36.5m。最低高程一般为每年最低水位附近。

（2）工程设计：为消灭钉螺孳生环境，拟对棉湖洲实施抬洲降洲工程，即将洲滩外边缘切除，利用切除边滩的弃土沿堤筑台。实施抬洲降洲工程的原则是：不影响河道行洪并有效消灭钉螺孳生环境，因此要求切除后的洲滩底部高程应以常年淹没于水下为宜，本设计取设计枯水位以下 0.5m，弃土筑台的台顶高程应高于当地无螺线高程 1.0m 以上，并对平台边坡采取砼护坡措施。平台边坡坡比根据稳定计算确定为 1:2.5，护坡厚度为 10cm。抬洲降洲按照挖填平衡的原则设计，土方开挖计实方，土方填筑计需方，压实系数取 0.85。工程量详见表 13-9，典型断面设计见图 13-5。

表 13-9 降洲抬洲工程量

洲滩名	起止桩号	长度/m	土方开挖/m³	土方填筑/m³	砼/m³	浆砌石/m³	砂垫石/m³
棉湖洲	C1+452～C2+210	758	45 276	64 580	1 376	160	1 351

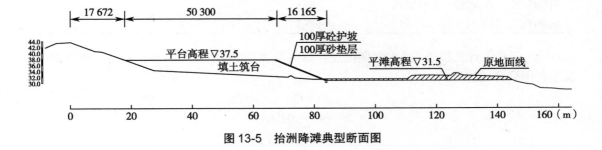

图 13-5 抬洲降滩典型断面图

（3）工程投资：计算依据、采用定额、基础价格等均同护坡工程。建筑工程投资估算见表 13-10。考虑基本预备费 9.77 万元后，总投资 107.46 万元（概算价），经测算白石港棉湖洲抬洲降洲每万平方米投资为 17 万元（概算价）。

表 13-10　建筑工程投资估算

项目	挖土方	填土方	砼	浆砌石	砂垫层	合计
数量 /m³	45 276	64 580	1 376	160	1 351	
单价 / 元	2.0	4.6	333	170	76.9	
投资 / 万元	9.06	29.71	45.82	2.72	10.39	97.69

4．防螺隔离沟设计　选取安徽秋浦河防螺隔离沟设计作为该工程措施的典型设计。防螺隔离沟按照平顺、规则，上端和下端应该与河流相通，且保证每年连续淹水时间达到 8 个月以上，水深不小于 1m，主要适合于堤防外滩地宽度较大（大于 200m）的有螺堤段。同时为避免较大土方量的开挖，滩地与河床底高差在 1～2.5m 之间较适宜。防螺隔离沟的开挖在部分堤段结合了防螺平台的填筑。防螺沟典型断面设计见图 13-6。按照上述的方案选择原则，结合秋浦河河道内的宽度较宽的有螺滩地的分布情况，确定秋浦河规划开挖防螺隔离沟共计 15km，主要工程量为土方开挖 11.25 万 m³，工程规划总投资约 90 万元。防螺隔离沟每千米投资为 6 万元。

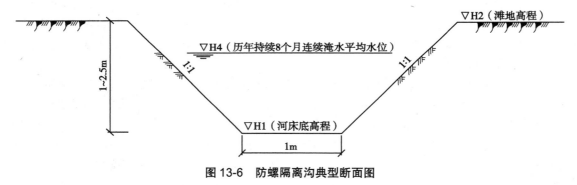

图 13-6　防螺隔离沟典型断面图

5．沉螺池设计　选取安徽省贵池区的梅龙闸和跃进圩闸成果作为穿堤涵闸改建的典型设计。

（1）基本资料：两进水涵闸基本情况见表 13-11。

表 13-11　涵闸基本情况

县（区）	闸名	水系	设计引水流量 /m³·s⁻¹	闸孔尺寸（宽×高）/m	底板高程 /m
贵池区	梅龙闸	秋浦河	10.8	2.5×3	7.2
贵池区	跃进圩闸	秋浦河	3.2	1.2×1.6	6.0

（2）工程设计及投资：采用沉螺池加拦螺网法改造，各沉螺池的面积和过水断面宽度、长度按下列公式计算：

$$A = Q/U$$
$$b = (A - mH^2)/H$$
$$B = b + 2mH$$

$$m = \cot\alpha$$
$$L = k \times H \times U / W$$

A——沉螺池横断面面积（m^2）；

Q——灌溉渠的引水流量（m^3/s）即原设计流量；

U——沉螺池的设计断面平均流速（m/s），可采用 0.2m/s；

B——沉螺池横断面水面宽度（m）；

b——沉螺池断面池底宽度（m）；

m——沉螺池边坡系数；

α——边坡坡角；

L——沉螺池纵向长度（m）；

H——沉螺池设计水深（m），可采用 2～2.5m；

W——钉螺的静水沉速（m/s），推荐采用 0.01m/s；

k——安全系数，可采用 1.1～1.5。

计算得出的沉螺池大小和长度扩大 1～1.5 倍，即为各沉螺池的设计大小和长度。池内最大流速的选择在 0.15～0.2m/s 之间均可行，实践中考虑到现场地形情况可因地制宜地确定，地形条件较宽阔时流速选小，反之则大。计算结果见表 13-12。结合地形及工程构造设计等因素综合分析确定梅龙闸沉螺池底宽 10m，沉螺池长度 36m，跃进圩闸沉螺池底宽 20m，沉螺池长度 60m。

表 13-12　沉螺池特征参数计算

涵闸	引水流量 Q/m³/s	池内最大流速 U/m/s	沉螺池横断面面积 S/m²	沉螺池设计水深 H/m	边坡系数 /m	池底宽度 b/m	水面宽 B/m	钉螺静水流速 W/m/s	沉螺池长度 L/m
跃进圩闸	3.2	0.15	18.2	2.0	0.4	8.3	9.9	0.009	34.2
梅龙闸	10.8	0.20	52.0	2.5	0.4	19.8	21.8	0.009	56.2

沉螺池底板采用浆砌石护砌 35～40cm，边坡采用浆砌石挡土墙，各沉螺池挡土墙段面尺寸初步拟定，经稳定计算后，最后确定尺寸。沉螺池与原渠道设置渐变段相连。在各沉螺池的出口处设拦螺网，以阻止钉螺被水力从底部推移。工程量及工程投资估算见表 13-13，沉螺池典型设计详见图 13-7。依据表 13-12、表 13-13 中的数据可测算出，设置沉螺池等血防设施的涵闸平均每个流量的投资为 10 万元（工程造价）左右。

表 13-13　沉螺池工程量及投资情况

序号	工程或费用名称	单价/元	跃进圩闸		梅龙闸	
			数量/m³	投资/万元	数量/m³	投资/万元
1	土方开挖	15	3 201	4.80	13 800	20.70
2	土方回填	5	852	0.43	2 013	1.01
3	C20 现浇砼	300	84	2.52	120	3.60
4	浆砌石	260	650	16.90	2 200	57.20
5	砂砾石垫层	80	182	1.46	425	3.40
6	占地	15 000	1.2	1.80	2.1	3.15
	合计			27.90		89.06

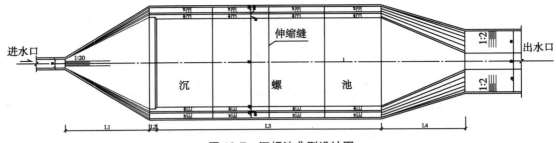

图 13-7 沉螺池典型设计图

四、应用情况

（一）水利血防工程规划执行情况简介

一直以来，我国各级政府和水利等相关部门非常重视水利血防工作。早在 20 世纪 50 年代，水利结合血吸虫病防治工作就已被纳入我国的水利规划，1959 年完成的我国《长江流域综合利用规划要点报告》中，将血吸虫病防治作为流域综合治理的任务之一，并提出了水利灭螺规划。1990 年经国务院批准的《长江流域综合利用规划简要报告（1990 年修订）》，更是将血吸虫病防治与水资源保护、环境影响评价并列为水资源与环境保护的三大内容之一。20 世纪 80 年代末，根据当时我国血吸虫病疫情有所回升的情况，全国又一次掀起了血防工作的新高潮。水利部根据中央有关血防工作的精神要求，成立了血防工作协调小组，把水利血防放在十分重要的位置，编制了"八五""九五""十五"水利血防计划，在江河、湖泊综合治理以及农田基本建设中进一步加强了水利血防工作。云南、四川、湖南、湖北、江西、安徽、江苏等疫区 7 省共完成水利灭螺工程 2 万余项（处）。

21 世纪初，我国血吸虫病疫情明显回升，引起了党中央、国务院高度重视，2004 年以来，卫生部等七部委联合印发了《全国预防控制血吸虫病中长期规划纲要（2004 防控制血吸年）》和《血吸虫病综合治理重点项目规划纲要（2004—2008 年）》和《血吸虫病综合治理重点项目规划纲要（2009—2015 年）》。根据上述规划纲要的要求，水利部组织长江委和疫区七省水利部门编制了完成了《全国血吸虫病综合治理水利专项规划报告（2004—2008 年）》，2014 年，在总结上一期水利血防工程建设经验、开展广泛调查研究、科学深入分析、充分征求意见的基础上，国家发展改革委、水利部、国家卫生和计划生育委员会以发改农经〔2014〕216 号文件联合印发了《全国血吸虫病防治水利二期规划》，本规划确定了水利血防建设的指导思想、基本原则、建设目标和主要任务，提出了规划布局，对于指导和推进全国水利血防具有重要意义。

《全国血吸虫病综合治理水利专项规划报告（2004—2008 年）》于 2005 年开始实施，截至 2009 年累计安排水利血防投资约 66.1 亿元（其中中央投资 25.17 亿元）。其中安排河流综合治理类水利血防投资 32.86 亿元（其中中央投资 10.29 亿元），治理有螺河流（河段）106 条，硬化护坡约 1 200km，改造通江涵闸 588 座。有效地降低了钉螺密度，在一定程度上控制了钉螺沿水系向垸内扩散蔓延的趋势。安排灌区改造类项目水利血防投资 17.68 亿元（其中中央投资 6.62 亿元），结合 21 个大型灌区改造和实施 80 个中小型灌区水利血防专项治理工程，硬化有螺渠道约 2 800km，改造拦螺涵闸 1 310 座。有效压缩了人群出入频繁地区的钉螺面积，从而降低人群感染率。安排农村饮水安全水利血防投资 15.10 亿元（其中中央投资 7.80 亿元），解决了疫区 790 万人的饮水安全问题，并比原规划目标超额完成 404 万人。通过在疫区兴建水厂、修建蓄水池、打井等措施，解决疫区饮水条件，从而控制传染源，减少因人畜接触疫水感染血吸虫病的几率。安排水利行业血防投资 0.46 亿元，结合改水、改厕、环境改造以及健康教育，提高了水利部长江水利委员会水利职工血吸虫病防治能力和水平。已建的水利血防工程项目累计完成疫区环境改造灭螺面积 1.45 亿 m^2，为全国实现血防近期目标发挥了重要作用。

《全国血吸虫病防治水利二期规划》于 2010 年开始实施，截至 2015 年共安排水利血防专项资金 24.97 亿元（其中中央投资 12.29 亿元）。其中安排河道治理类投资 13.95 亿元（其中中央投资 6.16 亿元），安排灌区改造类投资 10.65 亿元（其中中央投资 5.76 亿元），安排水利行业投资 0.37 亿元（全部为中央投资）。对 56 条有螺河流（河段）和 54 座中小型灌区实施综合治理，累计完成硬化护坡约 700km，硬化渠道约 1 660km，改造涵闸 1 680 座；另外，还解决了疫区 718 万人饮水安全问题以及长江委水利职工的血吸虫病防治问题。通过二期规划的实施，直接杀灭钉螺面积 2 015 万 m^2，控制影响钉螺面积 7 050 万 m^2，二期规划于 2015 年基本完成建设任务，为全国达到血防中长期规划目标发挥了重要作用。

（二）具体水利血防工程灭螺效果简介

为了解《全国血吸虫病综合治理水利专项规划报告》的执行情况，科学评价水利血防工程措施的血防效果，水利部长江水利委员会选择了《规划报告（2004—2008 年》中湖北省阳新县富水、湖南省株洲白石港、江西省玉山七一灌区、云南省洱源县工程区等 4 个典型水利工程进行试点监测，取得了显著成效。

1. 湖北省阳新县富水下游防洪灭螺一期工程　湖北省阳新县富水流域下游是以湖沼型为主兼有山丘型的血吸虫病重度流行区。富水流域下游干流防洪灭螺治理一期工程为河道治理类水利血防工程，项目包括富水下游干流左岸（北岸）的十里湖等 5 段城区堤防加高加固、河道外滩灭螺和小型涵闸改建、加固等。工程于 2006 年 12 月完成，加固堤防 15.19km，滩面灭螺整治 181.44hm^2，涵闸增设沉螺池改造 1 座，新建 1 座。工程后比工程前钉螺面积下降 16.22%，活螺平均密度下降 92.74%，钉螺感染率下降 100%；人群血吸虫感染率下降 93.64%。

2. 湖南省株洲市白石港水利血防区　湖南省株洲市白石港流域属于城市型血吸虫病疫区。白石港流域水利血防工程项目包括加高加固现有堤防、新修堤防、抬洲降滩、砼护坡、新建排水涵闸、硬化垸内有螺沟渠和新修排水渠等。工程于 2007 年 4 月完成，加高加固现有堤防 3.02km，新修堤防 12.23km，抬洲降滩 1 733m，砼护坡 33.32km，新建排水涵闸 11 处，硬化垸内有螺沟渠 43.67km，新建排水渠 11.19km，硬化白石港干流 22.53km。工程后比工程前钉螺面积下降 100%，活螺平均密度下降 100%，钉螺感染率下降 100%，连续 6 年未查到感染性钉螺；人群血吸虫感染率下降 100%。

3. 江西省上饶市七一灌区工程　江西省玉山县属于典型山丘型血吸虫病流行区。玉山县七一灌区水利血防工程于 2006 年 5 月底完成，包括干渠疏浚、险工险段加固处理、结合灭螺进行渠道衬砌共长 2 708.4m，还对渠系建筑物进行维修加固配套、修建沉螺池及拦螺网等。完工区域工程后比工程前钉螺面积下降 34.45%，活螺平均密度下降 47.27%，钉螺感染率下降 100%；人群血吸虫感染率下降 99.10%。

4. 云南洱源县水利血防节水灌溉工程　云南省大理州洱源县属于山丘型血吸虫病流行区。洱源县节水灌溉水利血防工程为灌区改造类水利血防工程。2006 年 6 月对 6 条排灌渠道三面衬砌长 1 0346m，直接灭螺面积 12.0hm²，间接灭螺面积 37.1hm²。2007 年 5 月对 7 个乡镇实施了 8 条水沟衬砌程，三面光衬砌长度 16 696m，直接灭螺面积 15.23hm²，间接灭螺面积 45.75hm²。工程后比工程前钉螺面积下降 45.03%，活螺平均密度下降 50.00%，钉螺感染率下降 100%，有 8 条沟渠及邻近区消灭了钉螺，14 条沟渠均未查到阳性螺；人群血吸虫感染率下降 92.65%。

　　试点监测的结果显示，凡是工程覆盖的范围并按水利血防工程计划进行施工的区域，螺情和疫情都有明显下降。研究表明，硬化沟渠对消灭钉螺、减少当地的钉螺面积具有很好的作用，但长期维护也很重要，否则随着淤泥的沉积及杂草的出现，钉螺也会随之复现。监测结果也提示，水利血防工程投入运行后，应严格按照各种规章制度，全面收集工程所在区域的螺情、疫情及水文、气象、地理、人群生活生产活动规律等资料，加强与当地血防部门沟通，分析水利血防措施与工程的防螺、灭螺效果，为今后水利血防工程的设计、施工及运行管理提供实地观测资料和依据。

（刘建兵）

参 考 文 献

[1]　中华人民共和国卫生部疾病控制司. 血吸虫病防治手册. 3 版. 上海：上海科学技术出版社，2000.

[2]　徐百万，林娇娇. 农业综合治理防控血吸虫病技术导则. 北京：中国农业科学技术出版社，2007.

[3]　李岳生. 血吸虫病实用防治技术. 北京：人民卫生出版社，2010.

[4]　中华人民共和国卫生部水利部. 水利血防技术规范（SL318-2011）. 北京：中国水利水电出版社，2011.

[5]　徐兴建，刘建兵，魏风华，等. 长江中游湖区防止灌溉系统钉螺扩散新技术研究. 中华流行病学杂志，2002，23（2）：94-98.

[6]　田斌，张正球，陈前，等. 仪征市江滩综合治理控制血吸虫病流行的效果观察. 中国寄生虫病防治杂志，2005，18（5）：附页 2-3.

[7]　张旭东，彭镇华，周金星. 抑螺防病林生态系统抑螺机理的研究进展. 世界林业研究，2006，19（3）：38-43.

[8]　胡兴宜，唐万鹏，姜德鸿，等. 兴林抑螺机理研究进展. 湖北林业科技，2006，1（137）：39-43.

[9]　龙术国，颜进取，李理，等. 白石港水利血防工程技术措施治理灭螺效果调查. 中国医学研究与临床，2008，6（9）：19-20.

[10]　陈礼朝，徐翠红，董卫峰. 仪征市实施农业血防综合治理项目试验效果观察. 畜牧与兽医，2008，40（8）：85-87.

[11]　彭锦云. 抑螺防病林的建设与管理. 湿地科学管理，2010，6（3）：3-5.

[12]　胡兴宜，唐万鹏，孙启祥，等. 湖北省长江中游江滩地抑螺防病林试验示范区建设. 湿地科学与管理，2010，6（4）：10-12.

[13]　陈艳艳，元艺，周斌，等. 大型水利血防工程控制血吸虫病传播的效果. 中国血吸虫病防治杂志，2010，22（5）：411-414.

[14]　李飞，闵凤阳，卢金友，等. 洲滩地区水利血防工程存在的问题与改进措施. 中国血吸虫病防治杂志，2012，24（3）：339-341.

[15]　黄轶昕，杭德荣，王志坚，等. 中层取水防钉螺拦网的研究. 中国热带医学，2012，12（5）：548-551.

[16]　田慧云，崔勇，方羽. 我国农业血防综合治理工作现状及对策. 湖北农业科学，2013，52（1）：139-142.

[17]　孙启祥，彭镇华. 抑螺防病林建设中生物材料的筛选及抑螺机理研究进展. 湿地科学管理，2013，9（3）：8-11.

[18] 张世清,徐玉梅,操治国,等. 林业血防工程对环境生态因子影响的研究. 中国病原生物学杂志,2013,8(11):986-1001.

[19] 费世民,蒋俊明,孙启祥,等. 四川山丘型林业血防特点及其作用机理. 四川林业科技,2014,35(3):1-12.

[20] 孟亚军,胡琼,邹先胜,等. 湖北阳新县富河下游干流防洪灭螺工程段血防效果分析. 公共卫生与预防医学,2015,26(2):97-99.

[21] 胡兴宜. 湖北林业血防建设与展望. 湖北林业科技,2016,45(2):1-4.

[22] 田慧云,周煜,崔勇,等. 湖北省农业血防"十二五"工作的回顾与展望. 湖北畜牧兽医,2016,37(10):54-57.

[23] 潘跃福. 当涂县农业血防工作成效及建议. 安徽农学通报,2016,22(12):140-142.

[24] 张正球,左引萍,唐明亮,等. 江滩工业开发阻断血吸虫病传播措施及其效果评价. 中国病原生物学杂志,2016,11(12):1098-1103.

[25] 郭莉,阳爱国,周明忠,等. 四川省农业血吸虫病防治经验初探. 中国动物保健,2017,19(11):1-2.

[26] 苏宁,徐永杰. 论林业血防在长江经济带开发生态优先中面临的挑战与对策. 中国血吸虫病防治杂志,2017,29(3):263-265.

[27] 陆定,谭本福,邓启华,等. 依托农业集约化阻断血吸虫病传播研究. 中国血吸虫病防治杂志,2017,29(4):471-474.

[28] 杨灿,李建军,黄静,等. 洞庭湖洲滩人工林林农复合经营模式与综合效益研究. 中南林业科技大学学报,2017,35(5):106-113.

[29] 施晓冬. 生态灭螺技术研究进展. 热带病与寄生虫学,2018,16(2):117-121.

[30] 杨筱,孙启祥,曾荣,等. 新时期我国林业血防工程建设思路的探讨. 中国血吸虫病防治杂志,2018,30(4):472-478.

[31] 申晓君,廖瑜,王久成,等. 长沙市综合控螺策略对垸内钉螺活螺平均密度的影响. 实用预防医学,2018,25(9):1057-1059.

[32] 马莉,杨筱,张仪,等. 长江流域抑螺防病林生态服务功能评估. 浙江农林大学学报,2019,36(1):130-137.

附 录

附录1 血吸虫病防治条例

第一章 总则

第一条

为了预防、控制和消灭血吸虫病，保障人体健康、动物健康和公共卫生，促进经济社会发展，根据传染病防治法、动物防疫法，制定本条例。

第二条

国家对血吸虫病防治实行预防为主的方针，坚持防治结合、分类管理、综合治理、联防联控，人与家畜同步防治，重点加强对传染源的管理。

第三条

国务院卫生主管部门会同国务院有关部门制定全国血吸虫病防治规划并组织实施。国务院卫生、农业、水利、林业主管部门依照本条例规定的职责和全国血吸虫病防治规划，制定血吸虫病防治专项工作计划并组织实施。

有血吸虫病防治任务的地区（以下称血吸虫病防治地区）县级以上地方人民政府卫生、农业或者兽医、水利、林业主管部门依照本条例规定的职责，负责本行政区域内的血吸虫病防治及其监督管理工作。

第四条

血吸虫病防治地区县级以上地方人民政府统一领导本行政区域内的血吸虫病防治工作；根据全国血吸虫病防治规划，制定本行政区域的血吸虫病防治计划并组织实施；建立健全血吸虫病防治工作协调机制和工作责任制，对有关部门承担的血吸虫病防治工作进行综合协调和考核、监督。

第五条

血吸虫病防治地区村民委员会、居民委员会应当协助地方各级人民政府及其有关部门开展血吸虫病防治的宣传教育，组织村民、居民参与血吸虫病防治工作。

第六条

国家鼓励血吸虫病防治地区的村民、居民积极参与血吸虫病防治的有关活动；鼓励共产主义青年团等社会组织动员青年团员等积极参与血吸虫病防治的有关活动。

血吸虫病防治地区地方各级人民政府及其有关部门应当完善有关制度，方便单位和个人参与血吸虫病防治的宣传教育、捐赠等活动。

第七条

国务院有关部门、血吸虫病防治地区县级以上地方人民政府及其有关部门对在血吸虫病防治工作中做出显著成绩的单位和个人，给予表彰或者奖励。

第二章　预防

第八条

血吸虫病防治地区根据血吸虫病预防控制标准，划分为重点防治地区和一般防治地区。具体办法由国务院卫生主管部门会同国务院农业主管部门制定。

第九条

血吸虫病防治地区县级以上地方人民政府及其有关部门应当组织各类新闻媒体开展公益性血吸虫病防治宣传教育。各类新闻媒体应当开展公益性血吸虫病防治宣传教育。

血吸虫病防治地区县级以上地方人民政府教育主管部门应当组织各级各类学校对学生开展血吸虫病防治知识教育。各级各类学校应当对学生开展血吸虫病防治知识教育。

血吸虫病防治地区的机关、团体、企业事业单位、个体经济组织应当组织本单位人员学习血吸虫病防治知识。

第十条

处于同一水系或者同一相对独立地理环境的血吸虫病防治地区各地方人民政府应当开展血吸虫病联防联控，组织有关部门和机构同步实施下列血吸虫病防治措施：

（一）在农业、兽医、水利、林业等工程项目中采取与血吸虫病防治有关的工程措施；

（二）进行人和家畜的血吸虫病筛查、治疗和管理；

（三）开展流行病学调查和疫情监测；

（四）调查钉螺分布，实施药物杀灭钉螺；

（五）防止未经无害化处理的粪便直接进入水体；

（六）其他防治措施。

第十一条

血吸虫病防治地区县级人民政府应当制定本行政区域的血吸虫病联防联控方案，组织乡（镇）人民政府同步实施。

血吸虫病防治地区两个以上的县、不设区的市、市辖区或者两个以上设区的市需要同步实施血吸虫病防治措施的，其共同的上一级人民政府应当制定血吸虫病联防联控方案，并组织实施。

血吸虫病防治地区两个以上的省、自治区、直辖市需要同步实施血吸虫病防治措施的，有关省、自治区、直辖市人民政府应当共同制定血吸虫病联防联控方案，报国务院卫生、农业主管部门备案，由省、自治区、直辖市人民政府组织实施。

第十二条

在血吸虫病防治地区实施农业、兽医、水利、林业等工程项目以及开展人、家畜血吸虫病防治工作，应当符合相关血吸虫病防治技术规范的要求。相关血吸虫病防治技术规范由国务院卫生、农业、水利、林业主管部门分别制定。

第十三条

血吸虫病重点防治地区县级以上地方人民政府应当在渔船集中停靠地设点发放抗血吸虫基本预防药物；按照无害化要求和血吸虫病防治技术规范修建公共厕所；推行在渔船和水上运输工具上安装和使用粪便收集容器，并采取措施，对所收集的粪便进行集中无害化处理。

第十四条

县级以上地方人民政府及其有关部门在血吸虫病重点防治地区，应当安排并组织实施农业机械化推广、农村改厕、沼气池建设以及人、家畜饮用水设施建设等项目。

国务院有关主管部门安排农业机械化推广、农村改厕、沼气池建设以及人、家畜饮用水设施建设等项目，应当优先安排血吸虫病重点防治地区的有关项目。

第十五条

血吸虫病防治地区县级以上地方人民政府卫生、农业主管部门组织实施农村改厕、沼气池建设项目，应当按照无害化要求和血吸虫病防治技术规范，保证厕所和沼气池具备杀灭粪便中血吸虫卵的功能。

血吸虫病防治地区的公共厕所应当具备杀灭粪便中血吸虫卵的功能。

第十六条

县级以上人民政府农业主管部门在血吸虫病重点防治地区应当适应血吸虫病防治工作的需要，引导和扶持农业种植结构的调整，推行以机械化耕作代替牲畜耕作的措施。

县级以上人民政府农业或者兽医主管部门在血吸虫病重点防治地区应当引导和扶持养殖结构的调整，推行对牛、羊、猪等家畜的舍饲圈养，加强对圈养家畜粪便的无害化处理，开展对家畜的血吸虫病检查和对感染血吸虫的家畜的治疗、处理。

第十七条

禁止在血吸虫病防治地区施用未经无害化处理的粪便。

第十八条

县级以上人民政府水利主管部门在血吸虫病防治地区进行水利建设项目，应当同步建设血吸虫病防治设施；结合血吸虫病防治地区的江河、湖泊治理工程和人畜饮水、灌区改造等水利工程项目，改善水环境，防止钉螺孳生。

第十九条

县级以上人民政府林业主管部门在血吸虫病防治地区应当结合退耕还林、长江防护林建设、野生动物植物保护、湿地保护以及自然保护区建设等林业工程，开展血吸虫病综合防治。

县级以上人民政府交通主管部门在血吸虫病防治地区应当结合航道工程建设，开展血吸虫病综合防治。

第二十条

国务院卫生主管部门应当根据血吸虫病流行病学资料、钉螺分布以及孳生环境的特点、药物特性，制定药物杀灭钉螺工作规范。

血吸虫病防治地区县级人民政府及其卫生主管部门应当根据药物杀灭钉螺工作规范，组织实施本行政区域内的药物杀灭钉螺工作。

血吸虫病防治地区乡（镇）人民政府应当在实施药物杀灭钉螺7日前，公告施药的时间、地点、种类、方法、影响范围和注意事项。有关单位和个人应当予以配合。

杀灭钉螺严禁使用国家明令禁止使用的药物。

第二十一条

血吸虫病防治地区县级人民政府卫生主管部门会同同级人民政府农业或者兽医、水利、林业主管部门，根据血吸虫病监测等流行病学资料，划定、变更有钉螺地带，并报本级人民政府批准。县级人民政府应当及时公告有钉螺地带。

禁止在有钉螺地带放养牛、羊、猪等家畜，禁止引种在有钉螺地带培育的芦苇等植物和农作物的种子、种苗等繁殖材料。

乡（镇）人民政府应当在有钉螺地带设立警示标志，并在县级人民政府作出解除有钉螺地带决定后予以撤销。警示标志由乡（镇）人民政府负责保护，所在地村民委员会、居民委员会应当予以协助。任何单位或者个人不得损坏或者擅自移动警示标志。

在有钉螺地带完成杀灭钉螺后，由原批准机关决定并公告解除本条第二款规定的禁止行为。

第二十二条

医疗机构、疾病预防控制机构、动物防疫监督机构和植物检疫机构应当根据血吸虫病防治技术规范，在各自的职责范围内，开展血吸虫病的监测、筛查、预测、流行病学调查、疫情报告和处理工作，开展杀灭钉螺、血吸虫病防治技术指导以及其他防治工作。

血吸虫病防治地区的医疗机构、疾病预防控制机构、动物防疫监督机构和植物检疫机构应当定期对其工作人员进行血吸虫病防治知识、技能的培训和考核。

第二十三条

建设单位在血吸虫病防治地区兴建水利、交通、旅游、能源等大型建设项目，应当事先提请省级以上疾病预防控制机构对施工环境进行卫生调查，并根据疾病预防控制机构的意见，采取必要的血吸虫病预防、控制措施。施工期间，建设单位应当设专人负责工地上的血吸虫病防治工作；工程竣工后，应当告知当地县级疾病预防控制机构，由其对该地区的血吸虫病进行监测。

第三章　疫情控制

第二十四条

血吸虫病防治地区县级以上地方人民政府应当根据有关法律、行政法规和国家有关规定，结合本地实际，制定血吸虫病应急预案。

第二十五条

急性血吸虫病暴发、流行时，县级以上地方人民政府应当根据控制急性血吸虫病暴发、流行的需要，依照传染病防治法和其他有关法律的规定采取紧急措施，进行下列应急处理：

（一）组织医疗机构救治急性血吸虫病病人；

（二）组织疾病预防控制机构和动物防疫监督机构分别对接触疫水的人和家畜实施预防性服药；

（三）组织有关部门和单位杀灭钉螺和处理疫水；

（四）组织乡（镇）人民政府在有钉螺地带设置警示标志，禁止人和家畜接触疫水。

第二十六条

疾病预防控制机构发现急性血吸虫病疫情或者接到急性血吸虫病暴发、流行报告时，应当及时采取下列措施：

（一）进行现场流行病学调查；

（二）提出疫情控制方案，明确有钉螺地带范围、预防性服药的人和家畜范围，以及采取杀灭钉螺和处理疫水的措施；

（三）指导医疗机构和下级疾病预防控制机构处理疫情；

（四）卫生主管部门要求采取的其他措施。

第二十七条

有关单位对因生产、工作必须接触疫水的人员应当按照疾病预防控制机构的要求采取防护措施,并定期组织进行血吸虫病的专项体检。

血吸虫病防治地区地方各级人民政府及其有关部门对因防汛、抗洪抢险必须接触疫水的人员,应当按照疾病预防控制机构的要求采取防护措施。血吸虫病防治地区县级人民政府对参加防汛、抗洪抢险的人员,应当及时组织有关部门和机构进行血吸虫病的专项体检。

第二十八条

血吸虫病防治地区县级以上地方人民政府卫生、农业或者兽医主管部门应当根据血吸虫病防治技术规范,组织开展对本地村民、居民和流动人口血吸虫病以及家畜血吸虫病的筛查、治疗和预防性服药工作。

血吸虫病防治地区省、自治区、直辖市人民政府应当采取措施,组织对晚期血吸虫病病人的治疗。

第二十九条

血吸虫病防治地区的动物防疫监督机构、植物检疫机构应当加强对本行政区域内的家畜和植物的血吸虫病检疫工作。动物防疫监督机构对经检疫发现的患血吸虫病的家畜,应当实施药物治疗;植物检疫机构对发现的携带钉螺的植物,应当实施杀灭钉螺。

凡患血吸虫病的家畜、携带钉螺的植物,在血吸虫病防治地区未经检疫的家畜、植物,一律不得出售、外运。

第三十条

血吸虫病疫情的报告、通报和公布,依照传染病防治法和动物防疫法的有关规定执行。

第四章　保障措施

第三十一条

血吸虫病防治地区县级以上地方人民政府应当根据血吸虫病防治规划、计划,安排血吸虫病防治经费和基本建设投资,纳入同级财政预算。

省、自治区、直辖市人民政府和设区的市级人民政府根据血吸虫病防治工作需要,对经济困难的县级人民政府开展血吸虫病防治工作给予适当补助。

国家对经济困难地区的血吸虫病防治经费、血吸虫病重大疫情应急处理经费给予适当补助,对承担血吸虫病防治任务的机构的基本建设和跨地区的血吸虫病防治重大工程项目给予必要支持。

第三十二条

血吸虫病防治地区县级以上地方人民政府编制或者审批血吸虫病防治地区的农业、兽医、水利、林业等工程项目,应当将有关血吸虫病防治的工程措施纳入项目统筹安排。

第三十三条

国家对农民免费提供抗血吸虫基本预防药物,对经济困难农民的血吸虫病治疗费用予以减免。

因工作原因感染血吸虫病的,依照《工伤保险条例》的规定,享受工伤待遇。参加城镇职工基本医疗保险的血吸虫病病人,不属于工伤的,按照国家规定享受医疗保险待遇。对未参加工伤保险、医疗保险的人员因防汛、抗洪抢险患血吸虫病的,按照县级以上地方人民政府的规定解决所需的检查、治疗费用。

第三十四条

血吸虫病防治地区县级以上地方人民政府民政、医疗保障部门对符合救助条件的血吸虫病病人进行救助。

第三十五条

国家对家畜免费实施血吸虫病检查和治疗，免费提供抗血吸虫基本预防药物。

第三十六条

血吸虫病防治地区县级以上地方人民政府应当根据血吸虫病防治工作需要和血吸虫病流行趋势，储备血吸虫病防治药物、杀灭钉螺药物和有关防护用品。

第三十七条

血吸虫病防治地区县级以上地方人民政府应当加强血吸虫病防治网络建设，将承担血吸虫病防治任务的机构所需基本建设投资列入基本建设计划。

第三十八条

血吸虫病防治地区省、自治区、直辖市人民政府在制定和实施本行政区域的血吸虫病防治计划时，应当统筹协调血吸虫病防治项目和资金，确保实现血吸虫病防治项目的综合效益。

血吸虫病防治经费应当专款专用，严禁截留或者挪作他用。严禁倒买倒卖、挪用国家免费供应的防治血吸虫病药品和其他物品。有关单位使用血吸虫病防治经费应当依法接受审计机关的审计监督。

第五章　监督管理

第三十九条

县级以上人民政府卫生主管部门负责血吸虫病监测、预防、控制、治疗和疫情的管理工作，对杀灭钉螺药物的使用情况进行监督检查。

第四十条

县级以上人民政府农业或者兽医主管部门对下列事项进行监督检查：

（一）本条例第十六条规定的血吸虫病防治措施的实施情况；

（二）家畜血吸虫病监测、预防、控制、治疗和疫情管理工作情况；

（三）治疗家畜血吸虫病药物的管理、使用情况；

（四）农业工程项目中执行血吸虫病防治技术规范情况。

第四十一条

县级以上人民政府水利主管部门对本条例第十八条规定的血吸虫病防治措施的实施情况和水利工程项目中执行血吸虫病防治技术规范情况进行监督检查。

第四十二条

县级以上人民政府林业主管部门对血吸虫病防治地区的林业工程项目的实施情况和林业工程项目中执行血吸虫病防治技术规范情况进行监督检查。

第四十三条

县级以上人民政府卫生、农业或者兽医、水利、林业主管部门在监督检查过程中，发现违反或者不执行本条例规定的，应当责令有关单位和个人及时改正并依法予以处理；属于其他部门职责范围的，应当移送有监督管理职责的部门依法处理；涉及多个部门职责的，应当共同处理。

第四十四条

县级以上人民政府卫生、农业或者兽医、水利、林业主管部门在履行血吸虫病防治监督检查职责时，有权进入被检查单位和血吸虫病疫情发生现场调查取证，查阅、复制有关资料和采集样本。被检查单位应当予以配合，不得拒绝、阻挠。

第四十五条

血吸虫病防治地区县级以上动物防疫监督机构对在有钉螺地带放养的牛、羊、猪等家畜，有权予以暂扣并进行强制检疫。

第四十六条

上级主管部门发现下级主管部门未及时依照本条例的规定处理职责范围内的事项，应当责令纠正，或者直接处理下级主管部门未及时处理的事项。

第六章　法律责任

第四十七条

县级以上地方各级人民政府有下列情形之一的，由上级人民政府责令改正，通报批评；造成血吸虫病传播、流行或者其他严重后果的，对负有责任的主管人员，依法给予行政处分；负有责任的主管人员构成犯罪的，依法追究刑事责任：

（一）未依照本条例的规定开展血吸虫病联防联控的；

（二）急性血吸虫病暴发、流行时，未依照本条例的规定采取紧急措施、进行应急处理的；

（三）未履行血吸虫病防治组织、领导、保障职责的；

（四）未依照本条例的规定采取其他血吸虫病防治措施的。

乡（镇）人民政府未依照本条例的规定采取血吸虫病防治措施的，由上级人民政府责令改正，通报批评；造成血吸虫病传播、流行或者其他严重后果的，对负有责任的主管人员，依法给予行政处分；负有责任的主管人员构成犯罪的，依法追究刑事责任。

第四十八条

县级以上人民政府有关主管部门违反本条例规定，有下列情形之一的，由本级人民政府或者上级人民政府有关主管部门责令改正，通报批评；造成血吸虫病传播、流行或者其他严重后果的，对负有责任的主管人员和其他直接责任人员依法给予行政处分；负有责任的主管人员和其他直接责任人员构成犯罪的，依法追究刑事责任：

（一）在组织实施农村改厕、沼气池建设项目时，未按照无害化要求和血吸虫病防治技术规范，保证厕所或者沼气池具备杀灭粪便中血吸虫卵功能的；

（二）在血吸虫病重点防治地区未开展家畜血吸虫病检查，或者未对感染血吸虫的家畜进行治疗、处理的；

（三）在血吸虫病防治地区进行水利建设项目，未同步建设血吸虫病防治设施，或者未结合血吸虫病防治地区的江河、湖泊治理工程和人畜饮水、灌区改造等水利工程项目，改善水环境，导致钉螺孳生的；

（四）在血吸虫病防治地区未结合退耕还林、长江防护林建设、野生动物植物保护、湿地保护以及自然保护区建设等林业工程，开展血吸虫病综合防治的；

（五）未制定药物杀灭钉螺规范，或者未组织实施本行政区域内药物杀灭钉螺工作的；

（六）未组织开展血吸虫病筛查、治疗和预防性服药工作的；

（七）未依照本条例规定履行监督管理职责，或者发现违法行为不及时查处的；

（八）有违反本条例规定的其他失职、渎职行为的。

第四十九条

医疗机构、疾病预防控制机构、动物防疫监督机构或者植物检疫机构违反本条例规定，有下列情形之一的，由县级以上人民政府卫生主管部门、农业或者兽医主管部门依据各自职责责令限期改正，通报批评，给予警告；逾期不改正，造成血吸虫病传播、流行或者其他严重后果的，对负有责任的主管人员和其他直接责任人员依法给予降级、撤职、开除的处分，并可以依法吊销有关责任人员的执业证书；负有责任的主管人员和其他直接责任人员构成犯罪的，依法追究刑事责任：

（一）未依照本条例规定开展血吸虫病防治工作的；

（二）未定期对其工作人员进行血吸虫病防治知识、技能培训和考核的；

（三）发现急性血吸虫病疫情或者接到急性血吸虫病暴发、流行报告时，未及时采取措施的；

（四）未对本行政区域内出售、外运的家畜或者植物进行血吸虫病检疫的；

（五）未对经检疫发现的患血吸虫病的家畜实施药物治疗，或者未对发现的携带钉螺的植物实施杀灭钉螺的。

第五十条

建设单位在血吸虫病防治地区兴建水利、交通、旅游、能源等大型建设项目，未事先提请省级以上疾病预防控制机构进行卫生调查，或者未根据疾病预防控制机构的意见，采取必要的血吸虫病预防、控制措施的，由县级以上人民政府卫生主管部门责令限期改正，给予警告，处 5 000 元以上 3 万元以下的罚款；逾期不改正的，处 3 万元以上 10 万元以下的罚款，并可以提请有关人民政府依据职责权限，责令停建、关闭；造成血吸虫病疫情扩散或者其他严重后果的，对负有责任的主管人员和其他直接责任人员依法给予处分。

第五十一条

单位和个人损坏或者擅自移动有钉螺地带警示标志的，由乡（镇）人民政府责令修复或者赔偿损失，给予警告；情节严重的，对单位处 1 000 元以上 3 000 元以下的罚款，对个人处 50 元以上 200 元以下的罚款。

第五十二条

违反本条例规定，有下列情形之一的，由县级以上人民政府卫生、农业或者兽医、水利、林业主管部门依据各自职责责令改正，给予警告，对单位处 1 000 元以上 1 万元以下的罚款，对个人处 50 元以上 500 元以下的罚款，并没收用于违法活动的工具和物品；造成血吸虫病疫情扩散或者其他严重后果的，对负有责任的主管人员和其他直接责任人员依法给予处分：

（一）单位未依照本条例的规定对因生产、工作必须接触疫水的人员采取防护措施，或者未定期组织进行血吸虫病的专项体检的；

（二）对政府有关部门采取的预防、控制措施不予配合的；

（三）使用国家明令禁止使用的药物杀灭钉螺的；

（四）引种在有钉螺地带培育的芦苇等植物或者农作物的种子、种苗等繁殖材料的；

（五）在血吸虫病防治地区施用未经无害化处理粪便的。

第七章　附　则

第五十三条

本条例下列用语的含义：

血吸虫病，是血吸虫寄生于人体或者哺乳动物体内，导致其发病的一种寄生虫病。

疫水，是指含有血吸虫尾蚴的水体。

第五十四条

本条例自 2006 年 5 月 1 日起施行。

附录2　血吸虫病控制和消除（GB 15976—2015）

1　范围

本标准规定了我国血吸虫病疫情控制、传播控制、传播阻断和消除的要求及考核方法。本标准适用于我国血吸虫病流行地区不同防治阶段目标的考核。

2　规范性引用文件

下列文件对于本文件的应用是必不可少的。凡是注日期的引用文件，仅注日期的版本适用于本文件。凡是不注日期的引用文件，其最新版本（包括所有的修改单）适用于本文件。

GB/T 18640—2002 家畜日本血吸虫病诊断技术

WS 261—2006 血吸虫病诊断标准

3　术语和定义

下列术语和定义适用于本文件。

3.1　血吸虫病（schistosomiasis）

由血吸虫寄生于人和哺乳动物所引起的疾病，在我国特指日本血吸虫病（schistosomiasis japonica）。

3.2　急性血吸虫病（acute schistosomasis）

由于人在短期内一次感染或再次感染大量血吸虫尾蚴而出现发热、肝脏肿大及周围血液嗜酸粒细胞增多等一系列的急性症状。潜伏期大多为 30～60 天，平均约为 41.5 天。

3.3　感染性钉螺（infected oncomelania snail）

含有日本血吸虫胞蚴、尾蚴的钉螺（Oncomelania hupensis）。

4　要求

4.1　疫情控制

应同时符合下列各项：

a）居民血吸虫感染率低于 5%；

b）家畜血吸虫感染率低于 5%；

c）不出现急性血吸虫病暴发（见 A.3，略）。

4.2　传播控制

应同时符合下列各项：

a）居民血吸虫感染率低于 1%；

b）家畜血吸虫感染率低于 1%；

c）不出现当地感染的急性血吸虫病病人；

d）连续 2 年以上查不到感染性钉螺。

4.3　传播阻断

应同时符合下列各项：

a）连续 5 年未发现当地感染的血吸虫病病人；

b）连续 5 年未发现当地感染的血吸虫病病畜；

c）连续 5 年以上查不到感染性钉螺；

d）以县为单位，建立和健全敏感、有效的血吸虫病监测体系（见 A.6，略）。

4.4　消除

　　达到传播阻断要求后，连续 5 年未发现当地感染的血吸虫病病人、病畜和感染性钉螺。

5　考核方法

5.1　在血吸虫病传播季节后，以行政村为单位开展考核评估工作。

5.2　在被考核的行政村，对 90% 以上 6～65 岁常住居民进行检查。血吸虫病的诊断按 WS 261—2006 的规定执行。

5.3　查阅被考核行政村的疫情档案资料，审核是否出现血吸虫病病人、病畜，急性血吸虫病病例及急性血吸虫病暴发。急性血吸虫病暴发是指以行政村为单位，2 周内发生当地感染的急性血吸虫病病例（包括确诊病例和临床诊断病例）≥10 例，或被考核行政村同一感染地点 1 周内发生当地感染的急性血吸虫病病例≥5 例。

5.4　在被考核的行政村，对当地最主要的家畜传染源进行检查，每种家畜至少检查 100 头，不足 100 头的全部检查。家畜血吸虫病的诊断按 GB/T 18640—2002 的规定执行。

5.5　在被考核的行政村，采用系统抽样结合环境抽样调查法对全部历史有螺环境和可疑环境进行钉螺的调查。采用敲击法鉴别钉螺死活，对活螺（至少解剖 5 000 只活螺，不足 5 000 只的全部解剖）采用压碎镜检法观察钉螺的血吸虫感染情况。

5.6　在被考核的流行县，建立敏感、有效的血吸虫病监测体系至少应达到以下要求：

　　a）县、乡（镇）有专人负责血吸虫病监测工作，能及时发现并有效处置血吸虫病突发疫情；

　　b）县级专业防治机构至少有 1 名熟练掌握血吸虫病检测技术的人员；

　　c）有以村为单位的血吸虫病防控和监测工作档案资料；

附录 3　血吸虫病诊断标准（WS 261—2006）

1　范围

本标准规定了血吸虫病的诊断依据、诊断原则、诊断标准和鉴别诊断。

本标准适用于全国各级疾病预防控制机构和医疗机构对血吸虫病的诊断。

2　术语和定义

下列术语和定义适用于本标准：

2.1　血吸虫病

是由血吸虫寄生于人体内所引起的寄生虫病。在我国特指日本血吸虫病，是由日本血吸虫寄生于人和哺乳动物体内所引起的疾病。

2.2　急性血吸虫病

由于人在短期内一次感染或再次感染大量血吸虫尾蚴而出现发热、肝脏肿大及周围血液嗜酸粒细胞增多等一系列的急性症状。潜伏期大多为 30～60 天，平均约 41.5 天。

2.3　慢性血吸虫病

是指人体经常接触疫水或少量多次感染血吸虫尾蚴使临床表现较轻，或无症状、体征。急性血吸虫病未治愈者，也可演变为慢性血吸虫病。

2.4　晚期血吸虫病

是指出现肝纤维化门脉高压综合征，严重生长发育障碍或结肠显著肉芽肿性增殖的血吸虫病患者。病人由于反复或大量感染血吸虫尾蚴，未经及时、彻底的治疗，一般经过 2～

10 年的病理发展过程,可演变成晚期血吸虫病。

3　诊断依据

3.1　流行病学史(参见附录 A)

3.1.1　发病前 2 周至 3 个月有疫水接触史。

3.1.2　居住在流行区或曾到过流行区有多次疫水接触史。

3.2　临床表现(参见附录 A)

3.2.1　发热、肝脏肿大及周围血液嗜酸粒细胞增多为主要特征,伴有肝区压痛、脾脏肿大、咳嗽、腹胀及腹泻等。

3.2.2　无症状,或间有腹痛、腹泻或脓血便。多数伴有以左叶为主的肝脏肿大,少数伴脾脏肿大。

3.2.3　临床有门脉高压症状、体征,或有结肠肉芽肿或侏儒表现。

3.3　实验室检测

3.3.1　下列试验至少有一种反应阳性(见附录 B)

3.3.1.1　间接红细胞凝集试验。

3.3.1.2　酶联免疫吸附试验。

3.3.1.3　胶体染料试纸条法试验。

3.3.1.4　环卵沉淀试验。

3.3.1.5　斑点金免疫渗滤试验。

3.3.2　粪检找到血吸虫虫卵或毛蚴(见附录 C)。

3.3.3　直肠活检发现血吸虫虫卵(见附录 C)。

3.4　吡喹酮试验性治疗有效

4　诊断原则

根据流行病学史、临床表现及实验室检测结果等予以诊断。

5　诊断标准

5.1　急性血吸虫病

5.1.1　疑似病例:应同时符合 3.1.1 和 3.2.1。

5.1.2　临床诊断病例:应同时符合疑似病例和 3.3.1 或 3.4。

5.1.3　确诊病例:应同时符合疑似病例和 3.3.2。

5.2　慢性血吸虫病

5.2.1　临床诊断病例:应同时符合 3.1.2、3.2.2 和 3.3.1。

5.2.2　确诊病例:应同时符合 3.1.2、3.2.2 和 3.3.2 或 3.3.3。

5.3　晚期血吸虫病

5.3.1　临床诊断病例:应同时符合 3.1.2、3.2.3 和 3.3.1(既往确诊血吸虫病者可血清学诊断阴性)。

5.3.2　确诊病例:应同时符合 3.1.2、3.2.3 和 3.3.2 或 3.3.3。

6　鉴别诊断(参见附录 D)

6.1　急性血吸虫病的鉴别诊断

疟疾、伤寒、副伤寒、肝脓肿、败血症、粟粒型肺结核、钩端螺旋体病等疾病的一些临床表现与急性血吸虫病相似,应注意鉴别。

6.2　慢性血吸虫病的鉴别诊断

慢性痢疾、慢性结肠炎、肠结核以及慢性病毒性肝炎等疾病的症状有时与慢性血吸虫病相似，应注意鉴别。

6.3　晚期血吸虫病的鉴别诊断

应注意结节性肝硬化、原发性肝癌、疟疾、结核性腹膜炎、慢性粒细胞性白血病等与晚期血吸虫病有相似临床症状疾病的鉴别。

附录A（资料性附录）　流行病学及临床表现

A.1　流行病学

血吸虫病在我国流行于长江流域及其以南地区，分布在湖北、湖南、江西、安徽、江苏、四川、云南、广东、广西、上海、福建、浙江等12个省、直辖市、自治区。流行区最东为上海市南汇区，东经121°51′；最南为广西的玉林市，北纬22°20′；最西为云南省云龙县，东经99°04′；最北为江苏省宝应县，北纬33°15′。血吸虫病的传播具有地方性和季节性特点，血吸虫病是人兽共患病，人和40多种哺乳动物均可感染血吸虫病，钉螺是血吸虫的唯一中间宿主。人或其他哺乳动物接触了疫水后感染血吸虫。

影响血吸虫病的流行因素包括自然因素和社会因素两方面。自然因素如地理环境、气温、雨量、水质、土壤、植被等。社会因素是指影响血吸虫病流行的政治、经济、文化、生产方式、生活习惯等。

A.2　临床表现

A2.1　急性血吸虫病

对发生于初次感染者，在接触疫水后1～2天内，在接触部位的皮肤出现点状红色丘疹，部分病人感到痒。突出症状是发热，特点是病人体温午后开始逐渐升高，傍晚时达到高峰，至午夜大汗热退，热退后病人症状明显减轻。病人绝大多数有肝脏肿大，并伴有压痛。感染较重者或反复感染者可出现脾脏肿大。若不及时治疗，会迅速出现消瘦、贫血、营养性水肿和腹水，可导致死亡。

A2.2　慢性血吸虫病

轻者可无明显症状，或偶有轻度肝脏或脾脏仗大，多数肝功能正常。但可因重复感染而出现明显的症状与体征。常见的症状有间歇性慢性腹泻、慢性痢疾。腹泻、黏液血便常于劳累后加重。有的可表现明显的肝脏肿大，以左叶显著，且部分人有脾脏肿大。嗜酸粒细胞多数增高。

A2.3　晚期血吸虫病

患者常有不规则的腹痛、腹泻或大便不规则、纳差、食后上腹部饱胀感等症状。时有低热、消瘦、乏力，导致劳动力减退。常伴有性功能减退。肝脏肿大，质硬，无压痛。脾脏肿大明显，可达脐下。腹壁静脉曲张。进一步发展可并发上消化道出血、腹水、黄疸，甚至出现肝昏迷。患者可因免疫功能低下，易并发病毒性肝炎而明显加重病情。晚期血吸虫病分为4种类型：①巨脾型：指脾脏肿大超过脐平线或横径超过腹中线者。②腹水型：患者常在上消化道出血、合并感染、过度劳累或使用损害肝脏的药物后诱发，腹水可时消时现，病程从数年到10年以上。③结肠增厚型：亦称结肠肉芽肿型或结肠增殖型。常表现有腹痛、腹泻、便秘或腹泻与便秘交替。左下腹可触及肿块或索条状物，有轻度压痛。④侏儒型：系儿童时反复多次感染血吸虫，又未及时治疗所致，患者发育迟缓，身体矮小。实验室检查多见贫血、肝功能异常，严重病例（如腹水）可出现水电解质平衡紊乱。

附录 B(规范性附录)　血清学检查

B.1　间接红细胞凝集试验(IHA)

B.1.1　抗原：为用葡聚糖凝胶 G100 初步纯化的 SEA 致敏的绵羊红细胞。所用绵羊红细胞先经 2.5% 戊二醛化及 1∶5 000 鞣酸溶液鞣化后再行致敏。致敏后的红细胞以含 10% 蔗糖及 1% 正常兔血清的 pH 7.2 PBS 配 5% 悬液,分装安瓿低压冻干封存。每批致敏红细胞作效价测定,滴度达 1∶1 280～1∶2 560 为合格。抗原也可采用 SEA 和 AUA 的混合抗原;血细胞也可采用人"O"型红细胞。

B.1.2　操作方法

B.1.2.1　启开安瓿,每支以 1ml 蒸馏水稀释混匀备用。

B.1.2.2　用微量滴管加 4 滴(0.025ml/滴)生理盐水于微量血凝反应板第一排第二孔内,第三孔空白,第四孔加 1 滴。

B.1.2.3　第一孔内储存待检血清,并从中吸取血清 1 滴加入第二孔内,充分混匀后,吸出两滴于第三孔和第四孔各加 1 滴。在第四孔混匀后弃去 1 滴使第三孔、第四孔血清稀释度为 1∶5,1∶10。

B.1.2.4　用定量吸管吸取致敏红细胞悬液,于第三孔和第四孔内各加 1 滴,立即旋转震摇 2 分钟,室温下静置 1 小时左右,观察结果。

B.1.2.5　每次试验均应有阳性血清作阳性对照,生理盐水作阴性对照。

B.1.3　结果判断

B.1.3.1　阴性反应为红细胞全部沉入孔底,肉眼见一边缘光滑,致密的小圆点。

B.1.3.2　阳性反应：

++++　红细胞形成薄层凝集,边缘呈现不规则的皱褶。

+++　红细胞形成薄层凝集,充满整个孔底。

++　红细胞形成薄层凝集,面积较"+++"者小。

+　红细胞大部分沉集于孔底,形成一圆点,周围有少量凝集的红细胞,肉眼见周边模糊(或中间出现较为明显的空白点)。

B.1.4　反应标准：以血清 1∶10 稀释出现凝集反应可判为阳性。

B.2　酶联免疫吸附试验(ELISA)

B.2.1　抗原或抗体：常用 SEA 包被载体检测抗体,亦可用单克隆抗体包被载体以检测抗原。

B.2.2　操作方法

B.2.2.1　于微量聚苯乙烯或聚氯乙烯塑料板的凹孔中加入 100μl 以 pH 9.6 碳酸盐缓冲液稀释的 SEA 或单克隆抗体,置 4℃过夜。

B.2.2.2　次日倾去抗原,用含有 0.05% 吐温-20 的磷酸缓冲盐水(PBS-T pH 7.4,0.01mol/L)洗涤 3 次,每次 5 分钟。

B.2.2.3　于凹孔中加入以 PBS-T 作 1∶100 或 1∶200 稀释的受检者血清及参考血清(每批设 1 个阴性对照和 1 个阳性对照)100μl,37℃,1 小时。

B.2.2.4　倾去血清,以 PBS-T 洗涤 3 次,每次 5 分钟。

B.2.2.5　加入以 PBS-T 作 1∶1 000 或 1∶4 000 稀释的辣根过氧化物酶(HRP)-标记结合物 100μl,37℃,1 小时。

B.2.2.6　倾去酶标记结合物,以 PBS-T 洗涤 3 次,每次 5 分钟。

B.2.2.7　加入 100μl 已加 H₂O₂ 的邻苯二胺（OPD）或四甲基联苯胺（TMB）底物溶液，37℃，30 分钟。

B.2.2.8　在各凹孔中加入 2mol/L 硫酸（H₂SO₄）50μl 以终止反应。

B.2.2.9　在酶标专用比色计上读取 492nm（OPD 为底物）或 450nm（TMB 为底物）光密度（OD）值，以 P/N≥2.1 倍判为阳性。

B.3　胶体染料试纸条法试验（DDIA）

B.3.1　抗原：胶体染料标记的血吸虫 SEA。

B.3.2　操作方法

B.3.2.1　轻轻混匀抗原贮存管中胶体染料标记的抗原液。

B.3.2.2　加 50μl 标记液至 PVC 小杯中，再入 10μl 待检血清，缓缓混匀 1 分钟。

B.3.2.3　取试纸条插入小杯中，约 10 分钟左右，待对照带区出现紫蓝色反应带，即可判断结果。

B.3.3　结果判断

以检测带区和对照带区均出现紫蓝色反应带为阳性；以对照带出现紫蓝色反应带，而检测带区无反应为阴性。

B.4　环卵沉淀试验（COPT）

B.4.1　虫卵：热处理超声干燥虫卵粉。以重感染兔血清（接种尾蚴 1 500～2 000 条，42 天的兔血清）测试环沉率>30% 为合格。

B.4.2　操作方法：先用熔化的石蜡在洁净的载玻片两端分别划两条相距 20mm 的蜡线，在蜡线之间加受检者血清 2 滴（0.05～0.10ml），然后用针头挑取干卵约 100～150 个，加入血清中，混匀，覆以 24mm×24mm 盖玻片，四周用石蜡密封后，置于 37℃温箱中，经 48～72 小时后用低倍（80×～100×）显微镜观察反应结果，疑似者应在高倍（400×）显微镜下加以识别。

为简化操作亦可选用预制的有双圆孔的双面胶纸条，只需在圆孔中加入干卵和 50μl 血清，覆以盖玻片，置 37℃孵箱中 48 小时，观察结果。或选用预制干卵 PVC 膜片，只需加入血清，置湿盒中 37℃保温经 24 小时取出，倾去血清，加少量盐水显微镜下观察反应。

B.4.3　反应标准：典型的阳性反应虫卵周围有泡状、指状或细长卷曲的带状沉淀物，边缘较整齐，有明显的折光。其中泡状沉淀物须大于 10μm（约相当于两个红细胞大小），才能定为阳性。阳性反应的标本片，应观察 100 个成熟虫卵，计算其沉淀率；阴性者必须看完全片。

阴性反应：虫卵周围光滑，无沉淀物；或有小于 10μm 的泡状沉淀物。

阳性反应的强度和环沉率：

"＋"虫卵周围出现泡状、指状沉淀物的面积小于虫卵面积的 1/4；细长卷曲的带状沉淀物小于虫卵的长径。

"＋＋"虫卵周围出现泡状、指状沉淀物的面积大于虫卵面积的 1/4；细长卷曲的带状沉淀物相当于或超过虫卵的长径。

"＋＋＋"虫卵周围出现泡状、指状沉淀物的面积大于虫卵面积的 1/2；细长卷曲的带状沉淀物相当于或超过虫卵长径的 2 倍。

计算环沉率（%）=阳性虫卵数 / 全片观察成熟虫卵数×100%，环沉率≥3% 时，判为阳性。

B.5　斑点金免疫渗滤试验（DIGFA）

B.5.1　抗原：1% 血吸虫 SEA

B.5.2　操作方法

B5.2.1　在小盒中央膜上加 B 液（pH8.2 的 0.02M TRIS-HCl 缓冲液）2 滴（100μl），待渗入。

B.5.2.2　加待检血清 25μl，待渗入。

B.5.2.3　加 B 液 2 滴（100μl），待渗入。

B.5.2.4　加入 A 液（金标记 SPA 或抗人 IgG 结合物）2 滴，待渗入。

B.5.2.5　加 B 液 2 滴（100μl），待渗入。

B.5.3　结果判断：在膜上显示红色斑点为阳性，仅留白色背景为阴性。色泽接近标准阳性者为 +，色泽与阳性血清一致者为 ++，色泽深于标准阳性者为 +++。

附录 C（规范性附录）　病原学检查

C.1　粪便检查

C.1.1　尼龙绢袋集卵孵化法

操作步骤：取受检者粪便约 30g，先置于 40～60 目 /25.4mm 的铜丝筛中，铜丝筛置于下口夹有铁夹的尼龙绢（260 目 /25.4mm）袋口上，淋水调浆，使粪液直接滤入尼龙绢袋中，然后移去铜丝筛，继续淋水冲洗袋内粪渣，并用竹筷在袋外轻轻刮动助滤，直到滤出液变清。取下夹于袋底下口的铁夹，将袋内沉渣淋入三角烧瓶。如需加做沉淀镜检，可在烧瓶中吸取沉渣 3～4 滴放在载玻片上，抹成涂片，涂面应占载玻片面积的 2/3。涂片的厚度以能透过涂片尚能看清印刷字体为标准，将涂片置于低倍显微镜下检查。全片镜检时间不宜少于 2 分钟，每份粪便至少检查两张涂片，镜检时应仔细识别血吸虫卵和其他蠕虫卵。然后将盛有粪便沉渣的三角烧瓶加水至离瓶口 1cm 处，放入孵化室（箱）或在室温下孵化。一定时间后取出烧瓶，观察毛蚴。一般需观察 2～3 次，观察时间随温度高低而不同。温度高时孵出较早；温度低时毛蚴孵出迟。气温超过 30℃时，第 1 次观察可在 0.5～1 小时后进行，阴性者可在 4 小时后观察第 2 次，8 小时观察第 3 次，3 次均为阴性者，判作阴性结果；气温在 26～30℃时，可在孵化后 4 小时开始观察，阴性者 8 小时及 12 小时再观察 1 次；气温在 20～25℃时，则可在 8 小时后观察第 1 次，12 小时后观察第 2 次；如利用自然气温孵化，一昼夜之间的气温悬殊，可在操作后的次晨再观察 1 次。一般室温在 25℃以上时，可利用自然气温孵化，无需加温。

观察毛蚴时，应将烧瓶向着光源，并衬以黑纸板。要注意毛蚴与水中原生动物的区别。如有怀疑，可用毛细吸管吸出，在显微镜下鉴别。

C.1.2　改良加藤厚涂片法

操作步骤：置尼龙绢片（80～100 目 /25.4mm）于受检粪样上，用软性塑料刮片在尼龙绢片上轻刮，粪便细渣即由绢片微孔中露至绢片表面。将定量板（3cm×4cm×2.5mm，板中圆孔的孔径为 3.5mm，刮平后，孔中可容粪量 41.7mg）放在载玻片中部，以刮片从尼龙绢片上刮取细粪渣填入定量板的中央孔中，填满刮平。小心提起定量板，粪样即留在载玻片上。取一张经甘油 - 孔雀绿溶液浸渍 24 小时的亲水性玻璃纸（30mm×30mm），盖在粪便上，用橡皮塞或另一块载玻片覆于玻璃纸上轻压，使粪便均匀展开至玻璃纸边缘。编号后置于 25℃室温，相对湿度 75% 下过夜，镜检。否则会因透明过度而漏检。每份粪样至少需做 2 张涂片，以镜检每片平均检出的虫卵数乘以 24 即为 1g 粪便中的虫卵数（EPG）。

C.1.3　集卵透明法

操作步骤：将粪便充分搅匀后，取 5g 置于搪瓷杯中，加水调成粪液。把粪液通过 60 目 /25.4mm 的铜丝筛淋水滤入 2 只套叠在一起的尼龙袋中（袋深 20cm，袋口直径 8cm，外袋 260 目 /25.4mm，内袋 120 目 /25.4mm）。然后移去铜丝筛，继续淋水冲洗袋内粪渣，并把袋轻轻振荡，使加速过滤，直至滤出液变清为止。用药勺刮取外袋内全部沉渣，分作涂片。

在沉渣图片上，覆盖经甘油 - 孔雀绿溶液浸渍 24 小时的亲水性玻璃纸（2cm×5cm），以玻片压匀，置室温中过夜，次日镜检。以全部沉渣获得的虫卵数相加，再除以 5 得出每克粪便中虫卵数（EPG）。

C.2　直肠活组织检查

按医院常规进行。本法可用于医院和血防站内对疑似病人的诊断，不宜用于普查。

附录 D（资料性附录）　鉴别诊断

D.1　急性血吸虫病的鉴别诊断

D.1.1 疟疾　大多数病人有寒战；间歇型发热可每日发作，但多为隔日发作；肝脏肿大不明显；白细胞计数往往正常或减少，嗜酸粒细胞百分比不增高；血液检查可找到疟原虫。

D.1.2 伤寒、副伤寒　持续高热，表情淡漠，相对缓脉。起病第二周胸腹壁出现少量斑丘疹（玫瑰疹）。白细胞计数减少及嗜酸粒细胞百分比减低甚至降至零；早期血细菌培养、后期尿及粪培养可获伤寒杆菌。肥达反应在急性血吸虫病病人中亦可出现阳性，如病程中凝集价持续增高，则伤寒的可能性较大。

D.1.3 肝脓肿　病人常有肝区疼痛，压痛极为明显，且较局限。X 线透视下，常见到右侧横膈抬高，表面不整齐以及运动障碍等现象。B 型超声检查肝脓肿病人肝区探查可见蜂窝状结构，回声较低，液化处出现无回声区，如行肝穿刺获得典型的脓液。

D.1.4 败血症　弛张热、畏寒、出汗、全身关节酸痛、毒血症和白细胞总数及中性粒细胞增高等为其特征。皮肤黏膜常有出血点。多伴有皮下脓肿、肺炎、胸膜炎、胆道及泌尿道感染等感染性疾病。血细菌培养常可出现阳性。

D.1.5 粟粒型肺结核　发热多为弛张热，白细胞总数近正常，中性粒细胞有时偏高。肺部 X 线摄片可协助诊断。

D.1.6 钩端螺旋体病　潜伏期较短，一般为 8～12 天，病程亦短，一般为 1～2 周；临床表现多为"流感伤寒型"，病人先有寒战，继而发热，并有头痛、眼结膜充血、怕光及全身肌肉疼痛等；肌肉疼痛尤以腰、颈及腓肠肌痛为明显；白细胞总数升高，以中性粒细胞为主，占 0.80～0.90。在发病第 1 周的血液和第 2 周的尿内，可找到钩端螺旋体，血培养可分离出病原体。发病 2 周以后，病人血清中出现抗体，凝集试验或补体结合试验可呈阳性。

D.2　慢性血吸虫病的鉴别诊断

慢性痢疾、慢性结肠炎、肠结核以及慢性病毒性肝炎等疾病的症状有时与慢性血吸虫病相似，应注意鉴别。慢性痢疾或肠炎粪便培养可获致病菌或阿米巴原虫。肠结核多继发于肺或其他部位的结核病，常伴有发热等毒性症状，胃肠道钡餐或内镜检查均有助于明确诊断。慢性病毒性肝炎病人大多有食欲减退、肝区胀痛、腹胀、乏力等表现，转氨酶常反复增高。乙型肝炎抗原、抗体检测有助于鉴别。

D.3　晚期血吸虫病的鉴别诊断

D.3.1 结节性肝硬化　多由病毒性肝炎引起。肝细胞损害较明显，临床上乏力、食欲减退、腹胀、黄疸、蜘蛛痣、肝掌及男性乳房肿大等较为多见。肝脏表面有时可扪及较粗大的结节，后期肝脏常萎缩而难以触及。脾脏肿大不明显。肝功能损害显著，血清丙氨酸转氨酶常增高。乙型肝炎表面抗原（HBsAg）及核心抗体（抗 HBc）测定可呈阳性，病程进展快，预后较差。但应注意晚期血吸虫病可并存乙型肝炎病毒（HBV）感染，表现为以肝炎后肝硬化为主的混合性肝硬化。

D.3.2 原发性肝癌　病程进展迅速，常有发热、体重显著减轻，肝区持续疼痛，肝呈进行性肿大，质地坚硬，表面凸凹不平，可出现迅速加深的黄疸和急剧增加的腹水，腹水呈草黄色或学性。血清碱性磷酸酶增高，甲胎蛋白（AFP）阳性。肝脏 B 超检查、放射性核素扫描和电子计算机 X 线体层摄影（CT）显示占位性病变。

D.3.3 疟疾　一些疟疾病人脾脏可明显肿大，但疟疾病人有反复发作的疟疾病史，血涂片检查可找到疟原虫，抗疟疾治疗效果好。

D.3.4 结核性腹膜炎　无门脉高压症，常有发热及肺部原发结核病灶，腹水量少或中等，为渗出液，少数呈血性。

D.3.5 慢性粒细胞性白血病　脾脏明显肿大，可达巨脾程度，常伴有低热，血液检查周围血液中白细胞数显著增多，并有幼稚白细胞，骨髓检查有助诊断。

附录4　钉螺调查（WS/T 563—2017）

1　范围
本标准规定了钉螺调查的方法和要求。
本标准适用于各级疾病预防控制机构组织开展钉螺调查。

2　术语和定义
下列术语和定义适用于本文件。

2.1　湖北钉螺（*Oncomelania hupensis*）
湖北钉螺是日本血吸虫唯一中间宿主，属于软体动物门、腹足纲、中腹足目、圆口螺科、钉螺属，为雌雄异体、卵生、水陆两栖的淡水螺，在我国通常简称为钉螺。

2.2　感染性钉螺（infected oncomelanid snail）
含有日本血吸虫胞蚴、尾蚴的钉螺。

2.3　系统抽样调查法（systematic sampling survey）
每间隔一定距离设调查框，每框面积约为 $0.1m^2$（0.33m×0.33m），对框内钉螺进行调查。

2.4　环境抽查调查法（environmental sampling survey）
在钉螺可能孳生的环境设调查框，对框内钉螺进行调查。

2.5　全面细查法（comprehensive survey）
不设调查框，全面调查环境中的钉螺情况。

2.6　诱螺法（attracting snail method）
采用稻草帘等载体等距离放置于调查环境，引诱钉螺附着在载体上，以了解钉螺分布情况。

3　调查方法
3.1　现场调查
3.1.1　方法选择
根据调查目的和环境，选择合适的方法开展钉螺调查，包括系统抽样调查法、环境抽查调查法、系统抽样结合环境抽查调查法、全面细查法和诱螺法等，见附录 A。

3.1.2　钉螺鉴别
根据形态特征，即螺壳的旋数、长度、旋向、颜色以及唇脊和厣的有无，鉴定查获的螺类是否为钉螺，参见附录 B。

3.1.3　调查记录

捡获框内全部钉螺,以框为单位装入螺袋,螺袋外标注调查环境名称、环境类型、框号和调查日期,并用全球定位系统(global position system,GPS)对环境进行定位。

3.2　实验室检测

3.2.1　钉螺生存状态鉴定

采用爬行法、敲击法、压碎法或温水法等方法,鉴定捕获钉螺的生存状态,见附录C。

3.2.2　感染性钉螺检测

采用压碎镜检法或逸蚴法,检测钉螺体内是否含有日本血吸虫胞蚴、尾蚴,见附录C。

3.3　调查结果统计

根据现场调查和实验室检测结果,统计活螺密度、感染性钉螺密度、活螺框出现率、钉螺感染率、钉螺面积和感染性钉螺面积等指标。

附录

附录A(规范性附录)　钉螺现场调查方法

A.1　系统抽样调查法

调查框的设置及调查线距、框距应根据调查环境类型及面积大小确定。对于河道、沟渠、池塘、洼地等环境,在常年水位线沿河道、沟渠两边、池塘边、洼地周边每间隔5m或10m等距离设框;对江湖洲滩、田地环境,在滩面、田地上设置若干平行的调查线,再沿调查线等距离设框。线距和框距可根据洲滩、田地面积大小确定,一般为5~20m。滩地面积较大时,线距和框距可适当增加,但最大不宜超过50m;面积特别大的江湖洲滩,可以先划分成若干块,然后在每块环境进行系统抽样调查。系统抽样调查法的调查结果可用于活螺密度、感染性钉螺密度、活螺框出现率的计算。

A.2　环境抽查调查法

在钉螺可能孳生的环境设框调查。对于山地、坟堆、竹林等特殊环境,可采用环境抽查法进行调查。

A.3　系统抽样结合环境抽查调查法

系统抽样调查法未查到钉螺时,对一些可疑钉螺孳生环境进行设框抽查。或在系统抽样过程中,对适宜钉螺孳生的环境设框抽查,调查框数应足以弥补系统抽样产生的漏查误差。系统抽样结合环境抽查调查结果可用于计算钉螺面积和感染性钉螺面积。

A.4　全面细查法

调查时不设框,细查全部可疑钉螺孳生环境,发现钉螺后采用系统抽样调查法进行调查。一般用于确定日本血吸虫病流行区钉螺接近消灭的地区以及难以系统抽样的小块复杂环境。

A.5　诱螺法

以稻草编成 $0.1m^2$ 大小的方帘,按系统抽样法的设框方式等距离放置于河沟的近岸水面或洲滩水面,经3~7天后取回,检查所获成螺和幼螺。此法适于涨水期内调查洲滩或河沟螺情,还可用于对比灭螺前后稻草帘所诱获的成螺和幼螺密度,以观察灭螺效果。

附录B(资料性附录)　钉螺的鉴别

在自然环境中孳生的某些螺类,其外形同钉螺较相似,易与钉螺混淆。在钉螺调查时需将其与钉螺加以鉴别(见表 B.1)。常见的与钉螺相似螺类主要有:方格短沟蜷

（*Semisulcospira cancellata* Bonson，俗称海蛳）、真管螺（*Euphaedusa*，俗称烟管螺）、细钻螺（*Opeas gracile*，俗称菜螺）、拟钉螺（*Tricula*，俗称小黑螺）等。

表 B.1　钉螺与相似螺类的鉴别要点

鉴别要点	钉螺	方格短沟蜷	真管螺	细钻螺	拟钉螺
螺旋数（个）	5～9	12	10～11	6～8	5～8
长度（mm）	5～10	15～28	10～17	7～9	3～6
旋向	右旋	右旋	左旋	右旋	右旋
壳色	暗褐色或黄褐色	黄褐色	黄褐色	灰白色或乳白色	灰黑色
壳口	卵圆形	半卵圆形、较薄、有锯齿	近似三角形	椭圆形	卵圆形，壳脐呈沟裂状或窄缝状
唇脊	有	无	无	无	无
厣	有	有	无	无	有
其他	假眉金黄色、阴茎较粗大，呈浅红色	体螺旋基部近壳口处有3条明显横纹，纵肋比钉螺稀疏，突起较为明显	壳口有皱褶	眼有柄，能伸缩	假眉为白色，阴茎细长。不呈红色，壳表光滑
栖息习性	水、陆两栖，多见于河、沟、渠、塘、田及江洲湖滩等有草的潮湿泥土上	水栖，常见于清凉的河、湖、渠水中	陆栖，常见于老墙角、树洞阴湿处	陆栖，常见于菜园、屋基阴湿处	水栖，常见于山区沟水中小石块上

附录 C（规范性附录）　钉螺的实验室检测

C.1　钉螺生存状态鉴定

C.1.1　爬行法

将草纸铺于平底瓷盘底部，在草纸中心上画直径为 5cm 的圆圈，瓷盘内加入少许脱氯水使草纸湿润。将钉螺置于草纸上的圆圈内，置室温（20～25℃）下放置 24 小时后，观察钉螺爬动情况。若钉螺开厣活动或爬到圈外，则为活螺。在原位不动的钉螺，通过压碎法或敲击法鉴别钉螺是否存活。

C.1.2　敲击法

将钉螺置于平板玻璃或硬物上，用小铁锤轻击使之破碎，如见钉螺软组织有收缩反应则为活螺，反之为死螺。

C.1.3　压碎法

将钉螺置于平板玻璃上，每块玻片上放置钉螺若干只，钉螺相互分开另用一块较厚的玻片将钉螺轻轻压碎，用解剖针将黏附在上面玻片上的钉螺软组织拨到下面玻片上，然后在每个螺体上加一滴脱氯清水。如压碎后钉螺有收缩反应，且见新鲜软体组织者为活螺，反之为死螺。

C.1.4　温水法

将现场捕捉的钉螺放入温水（20～25℃）中，15 分钟后发现钉螺开厣活动的即为活螺，不开厣活动的钉螺，通过压碎法或敲击法鉴别钉螺是否存活。

C.2　感染性钉螺检测

C.2.1　压碎镜检法

将钉螺置于载玻片上，另用一张较厚的玻片将钉螺轻轻压碎，然后在螺体上加一滴脱氯清水，将钉螺置于解剖镜（10×倍）或显微镜（4×物镜，10×目镜）下，用解剖针拨开外壳，依次撕碎钉螺消化腺等软体组织，发现日本血吸虫尾蚴、胞蚴即为感染性钉螺，感染早期的钉螺有时可检获母胞蚴。解剖针每拨弄一次螺软组织后，应及时擦干净，防止尾蚴污染。

C.2.2　逸蚴法

将钉螺放在指形试管内，每管放一只钉螺，加脱氯水至试管口，用尼龙纱盖好管口。置20～25℃、光照条件下，4～8小时后用肉眼或放大镜在灯光下观察指管水面有无日本血吸虫尾蚴。如无法鉴别，可用铂金饵钩取表面水滴于载玻片，在显微镜或解剖镜下观察。如待检钉螺数量较多，感染率又不高时，可用较大的指管，每管放10只钉螺，对检出有感染性钉螺的指管，再按照单个螺逸蚴的方法辨别感染性钉螺。

附录5　晚期血吸虫病巨脾型临床路径（2013年版）

一、晚期血吸虫病巨脾型临床路径标准住院流程

（一）适用对象

第一诊断必须符合巨脾型晚期血吸虫病诊断标准（ICD-10：B65.205）；

行巨脾切除术和或断流术（ICD-9-CM-3：41.501，38.876，42.911，54.72）。

（二）诊断依据

1. 符合晚期血吸虫病诊断标准：根据中华人民共和国卫生行业标准 WS 261—2006 血吸虫病诊断标准。

（1）长期或反复的疫水接触史，或有明确的血吸虫病治疗史。

（2）临床有门静脉高压症状、体征，或有侏儒、结肠肉芽肿表现。

（3）粪检查获虫卵或毛蚴，直肠活检发现血吸虫卵。

（4）免疫学检查阳性。

（5）诊断标准：疑似病例：具备（1）和（2）。确诊病例：具备（1）、（2）、（3）。临床诊断病例：具备（1）、（2）、（4）。

2. 有巨脾、脾功能亢进症状、体征和/或不同程度食管静脉曲张。

（三）治疗方案的选择及依据

根据《临床血吸虫病学》（人民卫生出版社，2009年）、《临床诊疗指南——外科学分册》（人民卫生出版社，2006年）、《寄生虫病的外科治疗》（人民卫生出版社，2011年）、《门静脉高压症的最新进展》（山东科学技术出版社，2005年）、《晚期血吸虫病人外科治疗救助项目管理办法》和《晚期血吸虫病人外科治疗救助项目技术方案》（卫办疾控发〔2005〕29号）。

1. 单纯脾切除；

2. 脾切除加断流术（贲门周围血管离断术）和/或大网膜包肾。

（四）标准住院日为 14～18 天

（五）进入路径标准

1. 第一诊断符合巨脾型晚期血吸虫病诊断标准；

2. 脾肿大II级及II级以上伴重度脾功能亢进（WBC$<2.0\times10^9$/L，PLT$<30\times10^9$/L）无论有无食管胃底静脉曲张者；

3. 脾肿大II级及II级以上伴中度脾功能亢进及食管胃底静脉曲张者；

4. 肝功能分级标准达到肝功能 Child-Pugh A 或 B 级，无明显心、肺、肾功能障碍或经积

极治疗后可耐受麻醉和手术者。

5．原则上年龄<65岁，年龄大于65岁者要全面评估慎重考虑。

(六) 术前准备(1~3天)

全面评估病人，包括：年龄、全身状况、心、肝、肺、肾功能。重点评估肝脏储备功能、门静脉高压症程度、出血风险以及肝脏和门静脉的血流动力学状况和心脑血管等功能。

1．必须检查的项目

(1) 血常规、尿常规、大便常规＋隐血；血吸虫免疫学检查；

(2) 血型、凝血功能、输血前五项、肝肾功能、电解质、血糖、血氨、AFP、HBV-DNA；

(3) 心电图、胸片、B超、胃镜。

2．选择检查的项目

(1) 内镜超声检查术(EUS)；

(2) 影像学检查：CT血管成像(CTA)和/或磁共振门静脉系血管成像；

(3) 心、肺功能；

(4) 骨髓细胞学检查。

(七) 药物选择

1．围手术期抗菌药物选择：按照《卫生部办公厅关于抗菌药物临床应用管理有关问题的通知》(卫办医政发〔2009〕38号)执行。

2．根据病情选择护肝以及对症、营养支持治疗药物。

(八) 手术治疗

1．手术日为入院第4~5天。

2．麻醉方式　全身麻醉。

3．手术术式选择　单纯脾切除术；脾切除加贲门周围血管离断术和/或大网膜包肾术。

4．术中输血视情况而定。

(九) 术后恢复时间在术后第1~9天

1．术后必须复查的项目　血常规、肝肾功能、电解质、血氨、凝血功能、B超、胸片。

2．术后可选择复查的项目　内镜超声检查术(EUS)、CT血管成像(CTA)和磁共振门静脉系血管成像(MRPVG)。

3．术后主要处理　监测生命体征；一般在术后3~4天拔除腹腔引流管；维护肝功能，禁用一切对肝肾有损害的药物；营养支持治疗；应用广谱抗生素预防感染；预防或治疗腹水，维持水、电解质和酸碱平衡；监测凝血功能和血小板数量，必要时应行抗凝祛聚疗法。手术并发症的治疗。

(十) 出院标准

1．一般情况好，可进半流食。

2．伤口愈合良好，无腹水或服利尿剂可控制。

3．血小板降至 500×10^9/L 及以下。

4．肝生化检查基本正常。

5．没有需住院处理的并发症和/或合并症。

(十一) 变异及原因分析

有影响手术实施的其他合并症或出现手术并发症，需要进行相关的诊断和治疗，住院时间延长、费用增加者，及时退出路径。

二、晚期血吸虫病巨脾型临床路径表单

适用对象：第一诊断为巨脾型晚期血吸虫病（ICD-10：B65.205）

行巨脾切除术和或断流术（ICD-9-CM-3：41.501，38.876，42.911，54.72）

姓名　　　　性别　　　　年龄　　　　门诊号　　　　住院号

入院日期　　　　　　　出院日期　　　　　　标准住院日

时间	住院第1天	住院第2～4天	住院第5～6天
主要诊疗工作	□ 询问病史与体格检查 □ 完成病历书写 □ 完善检查 □ 上级医师查房 □ 完成上级医师查房记录 □ 确定诊断和初定手术日期 □ 预约各种特殊检查	（术前准备日） □ 明确诊断 □ 上级医师查房 □ 改善肝脏储备功能 □ 术前讨论，确定手术方案 □ 完成必要的相关科室会诊 □ 病人及（或）其家属签署手术知情同意书、自费用品协议书、输血知情同意书 □ 术前小结和上级医师查房记录 □ 向病人及其家属交代围手术期注意事项	（手术日） □ 手术 □ 术者完成手术记录 □ 麻醉师完成麻醉记录 □ 完成术后病程记录 □ 上级医师查房 □ 向病人和／或其家属交代手术情况和术后注意事项
重点医嘱	长期医嘱： □ 普通外科护理常规 □ 二级护理 □ 低脂软食 □ 病人既往基础用药 □ 改善肝脏储备功能的药物 临时医嘱： □ 血常规、尿常规、大便常规＋潜血 □ 肝肾功能、电解质、血型、凝血功能、血氨、甲胎蛋白、各种肝炎病毒学指标检测、感染性疾病筛查 □ 胸片、心电图、腹部超声、上消化道钡餐、胃镜	长期医嘱： □ 普通外科护理常规 □ 二级护理 □ 低脂软食 □ 病人既往基础用药 □ 改善肝脏储备功能的药物 临时医嘱： □ 血红蛋白低于80g/L，输血纠正贫血 □ 术前医嘱：明日在全麻下行脾切除或加选择性贲门周围血管离断术或加选择性贲门周围血管离断术和／或大网膜固定术 □ 术前1天流质饮食 □ 手术日晨置胃管、尿管 □ 手术日前晚口服泻药或手术日晨乳果糖灌肠 □ 抗菌药物：术前30分钟使用 □ 麻醉前用药 □ 备血	长期医嘱： □ 普通外科术后护理常规 □ 禁食水 □ 胃肠减压接负压吸引记量 □ 尿管接袋记量 □ 腹腔引流管接袋记量 □ 记24小时出入量 □ 抗菌药物 □ 其他特殊医嘱 临时医嘱： □ 心电监护、吸氧 □ 补充血容量 □ 止血药物应用

时间	住院第1天	住院第2～4天	住院第5～6天
主要护理工作	□ 介绍病房环境、设施和设备 □ 入院护理评估及计划 □ 指导病人到相关科室进行检查	□ 早晨静脉取血 □ 术前沐浴、更衣、备皮 □ 术前肠道准备、物品准备 □ 术前心理护理	□ 生命体征监测 □ 手术后心理与生活护理 □ 指导并监督病人术后活动 □ 指导呼吸体位排痰
病情变异记录	□无□有，原因： 1. 2.	□无□有，原因： 1. 2.	□无□有，原因： 1. 2.
护士签名			
医师签名			

时间	住院第7～8天 （术后第1～3天）	住院第9～14天 （术后第4～9天）	住院第15～18天 （出院日术后第10～13天）
主要诊疗 工作	□ 注意观察体温、血压等生命体征及神志 □ 注意腹部体征、引流量及性状 □ 上级医师查房，对手术及手术切口进行评估，确定有无早期手术并发症和切口感染 □ 完成病程记录 □ 术后第1天拔除胃管	□ 上级医师查房 □ 评价肝功能、彩色多普勒超声复查，注意有无脾窝和胸腔积液、门静脉系统血栓形成，胸片复查注意有无肺部感染和胸腔积液 □ 完成日常病程记录和上级医师查房记录 □ 根据血小板水平决定是否行抗凝祛聚疗法 □ 术后第3～4天拔除腹腔引流管	□ 上级医师查房，确定出院日期 □ 通知病人及其家属出院 □ 向病人及其家属交代出院后注意事项 □ 术后第9～10天拆线 □ 完成出院小结，将"出院小结"的副本交给病人或其家属

时间	住院第7～8天 （术后第1～3天）	住院第9～14天 （术后第4～9天）	住院第15～18天 （出院日术后第10～13天）
重点医嘱	**长期医嘱：** □ 普通外科术后护理常规 □ 一级护理 □ 禁食、禁水 □ 停胃肠减压 □ 尿管接袋记量 □ 腹腔引流管接袋记量 □ 记24小时出入量 □ 抗菌药物 **临时医嘱：** □ 换药 □ 对症处理 □ 补充水和电解质 □ 血常规、肝肾功能、血氨、凝血功能	**长期医嘱：** □ 普通外科术后护理常规 □ 二级护理 □ 饮食根据病情：术后第2～4天进流质，术后第5～6天半流质 □ 停引流记量 □ 根据病情术后第5～6天停抗菌药物 **临时医嘱：** □ 换药 □ 对症处理 □ 补液护肝、支持治疗 □ 肝及门静脉系统彩超检查 □ 抗凝、抗血小板聚集治疗（必要时）	**出院医嘱：** □ 出院带药 □ 门诊保健、康复和随诊 □ 嘱术后2～3周复查血常规，肝肾功能、血氨、凝血功能，注意血小板变化 □ 术后每3～6个月随访的检查项目： 肝肾功能、胃镜检或上消化道钡餐、B超。有必要时检查内镜超声、CT血管成像（CTA）和磁共振门静脉系血管成像
主要护理 工作	□ 观察病人情况 □ 术后心理生活护理 □ 指导并监督病人手术后活动 □ 指导呼吸体位排痰	□ 观察病人情况 □ 手术后心理与生活护理 □ 指导并监督病人手术后活动	□ 出院准备指导（办理出院手续、交费等） □ 出院宣教
病情变异 记录	□无□有，原因： 1. 2.	□无□有，原因： 1. 2.	□无□有，原因： 1. 2.
护士签名			
医师签名			

附录6　晚期血吸虫病腹水型临床路径（2013年版）

一、晚期血吸虫病腹水型临床路径标准住院流程

（一）适用对象

第一诊断为晚期血吸虫病（轻—中度腹水）者（ICD-10：B65.206）。

内科药物治疗者。

（二）诊断依据

1. 符合晚期血吸虫病的诊断标准　根据中华人民共和国卫生行业标准 WS 261—2006 血吸虫病诊断标准。

（1）长期或反复的疫水接触史，或有明确的血吸虫病治疗史。

（2）临床有门静脉高压症状、体征，或有侏儒、结肠肉芽肿表现。

（3）粪检查获虫卵或毛蚴，直肠活检发现血吸虫卵。

（4）免疫学检查阳性。

（5）诊断标准：疑似病例，具备（1）和（2）。确诊病例，（1）、（2）和（3）。临床诊断，（1）、（2）和（4）。

2. 有腹水的临床症状和体征，如腹胀、腹围增大，腹水征阳性。

3. 腹部超声或 CT 检查有腹腔积液。

4. 腹腔穿抽出腹水并送检。

（三）治疗方案的选择及依据

根据《临床血吸虫病学》（人民卫生出版社，2009 年）、《临床诊疗指南—消化系统分册》（人民卫生出版社，2006 年）、《实用内科学》（人民卫生出版社，2009 年）、《消化系统疾病治疗学》（人民卫生出版社，2006 年）、《晚期血吸虫病人外科治疗救助项目管理办法》和《晚期血吸虫病人外科治疗救助项目技术方案》（卫办疾控发〔2005〕29 号）。

1. 一般治疗　休息，控制水和钠盐的摄入量；

2. 药物治疗　护肝、利尿剂、白蛋白等；

3. 防止并发症　控制感染，防止上消化道出血；

4. 病原治疗　晚期血吸虫病腹水患者，吡喹酮列为禁忌，只有在腹水完全消失达半年以上且病情稳定才考虑用吡喹酮杀虫。

（四）标准住院日为 10～15 天

（五）进入路径标准

1. 第一诊断为晚期血吸虫病（轻—中度腹水）患者；

2. 当患者同时具有其他疾病但在住院期间不需作特殊处理，也不影响第一诊断临床路径管理实施时，可以进入路径管理。

（六）住院期间检查项目

1. 入院后必须完成的检查

（1）血型、血常规、尿常规、粪便常规＋隐血；

（2）肝肾功能、电解质、血糖、血氨；血吸虫免疫学检查；

（3）凝血功能、输血前五项；

（4）肿瘤标志物：AFP、CEA；

（5）心电图、胸部正侧位片、腹部超声（包括腹部重要脏器、门静脉、肝静脉及下腔静脉）。

2. 根据患者具体情况可选择

（1）腹水检查（腹水常规及生化、细胞学检查、细菌培养＋药敏）；

（2）胃镜、腹部 CT、CTA 或 MRI。HBV-DNA。

（七）治疗药物

护肝、利尿、提高血浆胶体渗透压及预防肝性脑病等药物。

（八）出院标准

1. 腹胀消失；

2. 腹围缩小、体重减轻；

3. 超声检查腹水消失；

4. 无严重电解质紊乱。

（九）变异及原因分析

出现较严重的并发症和合并症，导致住院时间延长，住院费用增加等，按相应路径或指南进行救治，退出本路径。如疗效不佳，系顽固性腹水，可转入其他路径，如腹水回输或 TIPS 等。

二、晚期血吸虫病腹水型临床路径表

适用对象：第一诊断为晚期血吸虫病（轻—中度腹水）（符合 ICD-10：B65.229）内科药物治疗。

腹腔穿刺术（ICD9-CM-3：54.911）

患者姓名：　　　性别：　　　年龄：　　　门诊号：　　　住院号：

住院日期：　　年　月　日　　出院日期：　　年　月　日　　标准住院日

时间	住院第 1 天	住院第 2 天	住院第 3 天
主要诊疗工作	□ 完成询问病史与体格检查，完成入院病历及首次病程记录 □ 拟定检查项目及制定初步治疗计划 □ 对患者进行有关晚期血吸虫病（腹水型）的宣教	□ 上级医师查房 □ 明确下一步诊疗计划 □ 完成上级医师查房记录 □ 向患者及家属交代病情，并签署腹腔穿刺检查同意书 □ 对腹水量不大或肥胖患者行超声腹水定位 □ 腹腔穿刺术 □ 观察腹腔穿刺术后并发症（出血、血肿等） □ 完成穿刺记录	□ 上级医师查房 □ 完成三级医师查房记录 □ 根据腹水检查结果调整治疗方案，如加用抗感染治疗等 □ 根据腹部血管彩超结果决定是否请相关科室会诊 □ 评价治疗疗效
重点医嘱	**长期医嘱：** □ 消化内科护理常规 □ Ⅰ-Ⅱ级护理 □ 低盐软食 □ 记 24 小时尿量 □ 测体重＋腹围 Qd **临时医嘱：** □ 血常规、血型、尿常规、大便常规＋隐血 □ 肝肾功能、电解质、血糖、血氨、输血前五项 □ 凝血功能 □ AFP、CEA □ 24 小时尿钠排出量测定、尿钠/钾比值测定 □ 胸部正侧位片、心电图 □ 腹部超声（腹部重要脏器、下腔静脉、肝静脉及门静脉彩超）	**长期医嘱：** □ 消化内科护理常规 □ 一级护理 □ 低盐软食 □ 记 24 小时尿量 □ 测体重＋腹围 Qd □ 呋塞米 20mgQd □ 螺内酯 40mgQd **临时医嘱：** □ 腹腔穿刺术 □ 腹水常规、生化、细胞学检查、腹水培养＋药敏 □ 胃镜、腹部 CT 或 MRI □ 护肝治疗 □ 白蛋白静滴	**长期医嘱：** □ 消化内科护理常规 □ 一级护理 □ 低盐软食 □ 记 24 小时尿量 □ 测体重＋腹围 Qd □呋塞米 20mgQd □螺内酯 40mgQd **临时医嘱：** □ 根据病情需要给予护肝、血浆静滴

时间	住院第1天	住院第2天	住院第3天
主要护理工作	□ 入院宣教 □ 健康宣教:疾病相关知识 □ 根据医生医嘱指导患者完成相关检查 □ 完成护理记录 □ 记录入院时患者体重和腹围	□ 基本生活和心理护理 □ 监督患者进行出入量及体重测量 □ 腹腔穿刺术观察患者病情变化:神志变化、生命体征、穿刺点渗血及渗液情况、发现异常及时向医师汇报并记录 □ 正确执行医嘱 □ 认真完成交接班	□ 基本生活和心理护理 □ 监督患者进行出入量及体重测量 □ 正确执行医嘱 □ 认真完成交接班
病情变异记录	□无□有,原因: 1. 2.	□无□有,原因: 1. 2.	□无□有,原因: 1. 2.
护士签名			
医师签名			

时间	住院第4～6天	住院第7～9天	住院第10～15天
主要诊疗工作	□ 上级医师查房 □ 完成病历记录 □ 评价治疗疗效,调整治疗药物(无浮肿者每天体重减轻300～500g,有下肢浮肿者每天体重减轻800～1 000g,无须调整药物剂量)	□ 上级医师查房 □ 完成病历记录 □ 评价治疗疗效,调整利尿剂剂量 □ 如为顽固性腹水,则转入腹水回输或 TIPS 路径	□ 上级医师查房,确定患者可以出院 □ 完成上级医师查房记录、出院记录、出院证明书和病历首页的填写 □ 通知出院 □ 向患者交代出院注意事项及随诊时间 □ 若患者不能出院,在病程记录中说明原因和继续治疗的方案

时间	住院第4～6天	住院第7～9天	住院第10～15天
重点医嘱	**长期医嘱:** □ 消化内科护理常规 □ 一级护理 □ 低盐软食 □ 记 24 小时尿量 □ 测体重＋腹围 Qd □ 利尿剂 **临时医嘱:** □ 根据病情需下达 □ 酌情复查:24 小时尿钠排出量测定、尿钠/钾比值测定、肾功能、电解质测定	**长期医嘱:** □ 消化内科护理常规 □ 一级护理 □ 低盐软食 □ 记 24 小时尿量 □ 测体重＋腹围 Qd □ 利尿剂 **临时医嘱:** □ 护肝 □ 白蛋白静滴 □ 纠正电解质紊乱	**出院医嘱:** □ 今日出院 □ 低盐软食 □ 出院带药 □ 嘱定期监测肾功能及血电解质 □ 门诊随诊
主要护理工作	□ 基本生活和心理护理 □ 监督患者进行出入量及体重测量 □ 正确执行医嘱 □ 认真完成交接班	□ 基本生活和心理护理 □ 监督患者进行出入量及体重测量 □ 正确执行医嘱 □ 认真完成交接班	□ 帮助患者办理出院手续、交费等事宜 □ 出院指导

续表

时间	住院第4~6天	住院第7~9天	住院第10~15天
病情变异记录	□无□有，原因： 1. 2.	□无□有，原因： 1. 2.	□无□有，原因： 1. 2.
护士签名			
医师签名			

附录7　血防信息传播材料预试验方案示例

为提高血吸虫病流行区居民血防知识和防护技能水平，某部门组织有关专家研制了某血防信息传播材料，并于某年某月完成初稿。现拟对该传播材料预实验，特制定本预试验方案。

1. 预试验目的　检验某血防信息传播材料的科学性、可理解性、吸引性、针对性、实用性、可行性和可接受性，并征求预试验对象进一步修改、完善的意见与建议。

2. 预试验内容与方法

（1）预试验现场：在疫情控制（或传播控制）和传播阻断（或消除）地区各选择1个县（市、区）的1个乡镇（街道）为预试验现场。

（2）预试验对象（目标受众）：小学3年级及以上的学生和成年居民。分别施行2轮预试验，每轮预试验不少于15人，且第二轮预试验需更换全部目标受众。

（3）预试验人员：由血防部门（机构）5~6人组成，其中1名主持人，2名记录员，其余人员负责组织协调及保障工作。

（4）预试验方法：①咨询7~9位血防健教专家（"把关人"）材料的科学性，并倾听具体修改与完善的意见及建议；②其余预试验内容采用"专题小组讨论"法对目标受众预试验。

（5）预试验内容：包括传播材料的科学性、可理解性、吸引性、针对性、实用性、可行性和可接受性，并征求预试验对象进一步修改、完善的意见与建议。

1）科学性：咨询血防健教专家，关于传播材料制作的创新性，传播血防信息的精准性、合理性和公认性（无歧义）。

2）可理解性：传播的血防信息是否通俗易懂，看即明白。

3）吸引性：目标受众对血防传播材料是否感兴趣。

4）针对性：针对不同目标受众，传播的血防信息是否精准。

5）实用性：血防信息是否满足目标受众需求。

6）可行性：目标受众是否感到传播的血防信息与其生活息息相关，防护技能所需器具是否较易获得且较易操作。

7）可接受性：血防信息是否符合目标受众文化与信仰的背景，篇幅是否适当。若为图文结合传播材料，文字叙述与画面是否匹配。

8）征求预试验对象对血防传播材料的具体修改与完善的意见及建议。

3. 预试验程序　现场准备→当地领导向预试验对象介绍主持人→主持人致辞→记录人开始记录→发放预试验材料→目标受众阅读理解预试验材料（约1.5小时）→主持人开放式提问→预试验对象发表意见→主持人征求修改意见与建议→表示衷心感谢并发放纪念

品→预试验结束。

4. 预试验注意事项

（1）现场座次排序注意事项：应采用"圆桌会议"排序方式，预试验人员，尤其是主持人与预试验对象一起围坐。此举可避免预试验对象对预试验人员"高高在上"的感觉，用以增加双方亲和力，有利于预试验顺利开展。

（2）主持人注意事项：为保证预试验顺利进行并取得预期效果，主持人需注意如下4点事项。

1）致辞主要内容：必须向预试验对象说明预试验目的，并谦虚诚恳地表示希望其予以大力支持与帮助。

2）开放式提问技巧：首先要特别说明预试验对象的意见非常宝贵，努力使其解除紧张情绪。

3）关于预试验对象发表意见：无论其意见对错，切勿评判。无论何时，主持人均需持积极支持态度，避免预试验对象产生自错感觉。更不可与其争论，甚至打断对方发言。否则，预试验对象可能闭口不言，预试验将无法进行。

4）现场掌控：主持人应具有一定的预试验现场及时间节奏掌控能力。当预试验对象闭口不言时，要善于打开其"话匣子"；当预试验对象的发言偏离主题时，要巧妙地"力挽狂澜"，使其话题转向"正轨"。

（3）记录员注意事项：在预试验全程，记录员应积极配合主持人，对每位预试验对象的发言认真做好记录，并同时注意其肢体语言。

（4）主持人和记录员共同注意事项：若主持人和/或记录员为某信息传播材料研制人员，此时万不可暴露自己"身份"，以免引起预试验对象思想顾虑。

5. 设计并印制预试验调查表　制作目标受众血防信息传播材料预试验调查表见附2（略）。

6. 经费预算　预试验经费包括预试验人员差旅费、预试验用品及预试验对象纪念品购置费、场地租用费、调查表印制费、专家咨询费和其他费用等。

附录8　目标受众血防信息传播材料预试验调查表示例

姓名_____性别　男　女　出生_____年__月　职业_____文化程度_____

住址____县（市、区）____乡（镇、街道）____村（____居委会____学校____年级____班）

1. 您能看懂这个材料吗？　　　　　　　　　　　　1能　　2不能　　3不知道

2. 您能大概说一下这个材料的主要内容吗？

[此为验证目标受众回答1（能）时的结果真实性，请记录员认真详细记录]

3. 您对这个材料感兴趣吗？　　　　　　　　1感兴趣　　2不感兴趣　　3不知道

若感兴趣或不感兴趣，追问为什么。

4. 您需要这个材料里的每项血防知识吗？　1全需要　2部分需要　3全不需要　4不知道

若部分需要，请说哪项不需要；若全不需要，请说具体原因。

5. 您需要的血防知识这个材料里全都有吗？　　　1全都有　2不全有　3不知道

若不全有，请具体说明缺哪些内容。

6. 传播材料有你不需要的内容吗？　　　　　　　　1没有　2有　3不知道

如果有，请具体说明不需哪些内容。

7. 您认为材料内容有容易引起误解的地方吗？　　　　　　1 有　　2 没有　　3 不知道

如果有，请您说具体点好吗？

8. 这个材料实用吗？　　　　　　　　　　　　　　　　1 实用　　2 不实用　　3 不知道

9. 您在看这个材料时感到舒服吗？　　　　　　　　　　1 舒服　　2 不舒服　　3 无所谓

若不舒服，追问为什么？

10. 您认为这个材料的篇幅合适吗？　　　　　　　　　　1 合适　　2 不合适　　3 不知道

若不合适，您认为是多了还是少了？　　　　　　　　　1 多了　　2 少了　　3 不知道

　　　　　　　　　　　调查员（签名）　　　　　调查日期　　　年　　　月　　　日